Digital Surgery

数字手术

原著 [美] Sam Atallah　　主译 惠 瑞 鲁 通

中国科学技术出版社
·北京·

图书在版编目（CIP）数据

数字手术 /（美）山姆·阿塔拉（Sam Atallah）原著；惠瑞，鲁通主译 . -- 北京：中国科学技术出版社，2025. 1. -- ISBN 978-7-5236-0928-6

Ⅰ. R61-39

中国国家版本馆 CIP 数据核字第 2024FN7669 号

著作权合同登记号：01-2023-5186

First published in English under the title

Digital Surgery

edited by Sam Atallah

策划编辑	王久红　孙　超
责任编辑	王久红
文字编辑	韩　放
装帧设计	佳木水轩
责任印制	徐　飞

出　　版	中国科学技术出版社
发　　行	中国科学技术出版社有限公司
地　　址	北京市海淀区中关村南大街 16 号
邮　　编	100081
发行电话	010-62173865
传　　真	010-62179148
网　　址	http://www.cspbooks.com.cn

开　　本	889mm×1194mm　1/16
字　　数	598 千字
印　　张	20
版　　次	2025 年 1 月第 1 版
印　　次	2025 年 1 月第 1 次印刷
印　　刷	北京盛通印刷股份有限公司
书　　号	ISBN 978-7-5236-0928-6/R·3317
定　　价	198.00 元

（凡购买本社图书，如有缺页、倒页、脱页者，本社销售中心负责调换）

译者名单

主　　审　张　旭　张剑宁

主　　译　惠　瑞　鲁　通

副 主 译　姚志勇　杨　龙　李　丹　肖若秀　朱　捷

译　　者　（以姓氏笔画为序）

王　钟　王　智　王亚斌　王振宁　王梦琳

王道峰　尹　建　叶哲伟　刘　伟　刘元波

刘钟阳　汤　劼　李　丹　李文军　李建涛

杨　勇　沈明志　张　浩　张　婧　张武鹏

张洪宝　陈欣然　范　阳　罗　帅　周　强

赵虎林　胡国梁　宫超凡　姚　达　秦　屹

徐　静　徐高翔　高　宇　黄庆波　梁永平

韩婷璐　惠　瑞　程　岗

学术秘书　聂鸿靖　江璐璐

内容提要

本书引进自 Springer 出版社，全面介绍了当前数字手术在医学领域的应用。在现今传统经验式手术向数字手术过渡的时代背景下，著者根据自身的专业见解，围绕"数字手术"这一新概念，系统阐述了人工智能、云计算、视觉识别、器官三维打印、肢体控制、影像导航、机器人手术、远程指导、扩展现实、荧光可视化等数字技术在医学领域的应用，打开了通向新型手术的大门，为未来的数字手术规划、实施、培训等描绘了一幅全新蓝图。本书内容前沿，极具启发性，是一部里程碑式的著作，将激励新一代医生学者在数字医学领域不断进取，持续开启"数字手术"新篇章。

主译简介

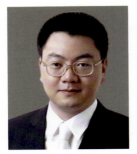

惠 瑞

博士，解放军总医院第一医学中心神经外科医学部副主任医师。英国伦敦密德塞克斯大学计算机科学博士，美国哈佛大学附属布莱根女子医院影像导航学博士后。中国医用机器人标准化技术归口单位首届专家委员会委员，*World Neurosurgery*、*Neurosurgical Review*、*Neurosurgery*、*Journal of Neurosurgical Science* 等神经外科学专业国际期刊特约审稿人。擅长神经肿瘤的综合治疗，以及常见功能性神经系统疾病的诊治，研究领域涉及神经生物学、人脑认知科学、神经网络、医学影像分析、神经外科手术导航技术、医用机器人、新型医疗设备等。

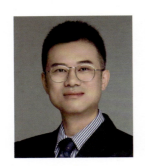

鲁 通

医学博士，国家骨科与运动康复临床医学研究中心首席研究员，北京维卓致远医疗科技发展有限责任公司创始人、董事长。中国云体系产业创新战略联盟常务理事，中国老年医学学会智能与数字外科分会副会长，中国医学救援协会青年科学家委员会委员。专注于利用医学图像、混合现实、导航、机器人、网络等前沿技术解决医学需求问题。作为主要研究者，先后参与了国家自然科学基金、国家科技支撑计划、国家科学技术部 863 计划、北京市科学技术委员会 2006 年度科技计划重大项目等 18 项课题的研究工作。Fast Company 2018 中国商业最具创意人物，全球首部《医学混合现实》专著副主编，国家卫生健康委员会住院医师"十三五"规范化培训教材《智能医学》编者。

中文版序一

　　纵观人类外科技术，其经历了古代手工操作时代、现代外科手术时代、微创外科手术时代，这是一个不断发展和完善的过程。随着影像学及图像处理技术、显微成像技术、计算机及自动化控制技术及 5G 远程技术等在外科及手术领域中的应用和推广，外科技术已然步入数字手术时代。"数字手术"应该是一门涉及临床医学、应用物理学、计算机学、数学、信息学、材料学和机械工程学等多领域的新兴交叉学科。它在术前规划、人工智能辅助、传感监测、远程手术示教及指导等方面起到了重要作用，缩短了外科医生的学习曲线，增强了外科医生的感知能力（如触觉、视觉），提高了手术的精准性，减少了手术创伤和并发症。

　　然而，未来的"数字手术"将何去何从？作为医生，我们该如何认识"数字手术"技术的变革？

　　该书作者从多维度介绍了多种数字解剖可视化技术（虚拟现实、混合现实、三维打印、扩展现实）在外科疾病诊断和治疗，患者沟通、手术示教和外科教育中的作用及价值；解析了不同手术导航技术（光学、电磁技术、荧光引导）的发展和应用情况，以及联合增强现实技术在复杂手术的应用尝试；展望了以手术机器人和机器学习为人工智能技术代表的未来数字手术发展方向。

　　"数字技术"赋能手术是时代发展的趋势，将对我国医学的发展起到强有力的推动作用，医生应该主动拥抱先进的科学技术，充分利用和发挥临床数据在科技创新中的价值，并积极参与到技术成果转化中来，为加速我国医学的创新发展而努力。

中国医科大学校长　王振宁

中文版序二

数字手术：未来已来

外科从开放手术，经过微创手术，正在进入数字手术时代。这将涉及多个治疗领域，且需要复杂交叉学科的融合。数字手术汇聚了全球的顶尖科技力量及医学临床专家的智慧和持续投入。以直觉外科的达芬奇、美敦力的 Hugo 为代表的手术机器人系统正在驱动这个产业的快速发展，越来越多的国内外医疗科技公司在各个治疗领域进行差异化探索，数字手术的时代已经来临。

数字手术先要对基础设施进行改造，对手术范式进行升级。在此基础上，很快会有部分治疗领域的手术实现智能化（更精准、更有预测性、更个性化）。个性化的实现，需要医生的智慧和临床数据的积累。在这一点上，我国具有明显的优势，即我国有全球最丰富的临床资源，患者基数大，且相对集中。

值得关注的是，手术的数字化和智能化进程，需要大量医工交叉的专家聚集在一起，反复摸索、攻坚克难。本书的作者之一 Sam Atallah 博士是美国著名且极具创新精神的消化科医生，开创了贲门癌手术治疗新术式，并开发了经自然腔道肠镜手术机器人，同时推动了临床研究。书中所介绍的人工智能、云计算、器官三维打印、肢体控制、影像导航、视觉识别、远程操控等技术，充分融入了上述技术在外科手术场景下的应用。本书是难得一见的医工结合的著作。

本书的译者是一群志同道合的医生和专家，长期工作在临床一线，深知数字手术在临床应用的痛点及在未来发展的趋势。在繁忙的工作之余，他们圆满完成了本书的翻译，以便有更多的从业者了解并实践数字手术，为产业的发展贡献自己的力量。我有幸与他们结识并进行深入的合作交流，深感荣幸。很荣幸能够为本书作序，一起为我国医疗事业的崛起贡献绵薄之力。

道阻且长，行则将至！未来已来，莫问西东！

中关村股权投资协会副会长
中关村天使投资联盟副主席

译者前言

大约在 5 年前，"手术 4.0"的概念横空出世，这个顶着"数字"光环的新型医疗理念迅速被人们接受，且与当今最流行的"精准＋微创"治疗原则不谋而合。然而，"精准＋微创"的前提是精确，大自然中最精确的非数字莫属。所以，数字化是实现精准、微创医疗最重要的途径，我想这也许是本书被命名为"数字手术"的原因。

那么，什么是"数字手术"？正如本书主编 Sam Atallah 教授描述的那样，它的定义不应受到人类词语的限制，而仅会受到人们想象力的限制。数字手术也许更类似于元宇宙，它把一切医疗数据"数字孪生"，通过"云计算"进行存储和分析，"人工智能"会利用数据进行学习并挖掘其潜在价值，形成整个数字宇宙的一部分。这只是第一阶段，随后扩展现实、三维打印、影像导航、机器人手术、远程指导等技术会将这些价值发挥出来，帮助医生为患者提供最佳的个性化医疗服务。也就是说，数字手术至少应该包含"数字化"和"逆数字化"两个阶段，而这一切都是以数字为转译基础的。

虽然"数字手术"的概念很难一言以蔽之，但本书却为我们梳理了一个基本脉络，把目前最流行的医疗数字化技术一一做了介绍，同时也提出了许多预想。比如在不久的将来，一切医疗流程和行为都会被数字定义，医生的个人经验将汇集成"专家群体意识"，以最精准、最优化的方式为患者提供最全面的医疗支持。这些预想并不是"最后一步"，而仅仅是"下一步"而已。

本书的出版在医学界具有里程碑意义，它适时解答了时代转型期众多医生、学者对医学新兴事物的疑惑，系统总结了数字手术的方方面面。一切已经开始，数字手术的新篇章将会陆续开启，伟大的医疗新时代正在到来！

解放军总医院第一医学中心神经外科

原书前言

　　未来——有时我们闭上眼睛，几乎可以看到它。在 2020 年之前的几年里，人们对数字手术的期待已经达到了狂热的程度。Abraham Lincoln 曾说过："预测未来的最佳方式是创造未来。"在这种背景下，外科手术的未来将由我们自己在当下设计。本书是由许多当下正在为明天的手术环境奠定基础的人撰写的。书中提供了大量有见地的观点，说明我们此刻的处境，以及实现数字手术的艰难道路。

　　什么是数字手术？也许它的定义不应受措辞的约束，而应该受想象的约束。在某种程度上，数字手术是千变万化的，它的面和形状在不断变化。最常见的情况是，它需要将人工智能应用于机器人辅助手术中的计算机视觉和自动化。然而，更一般的目标是以数字方式定义患者、手术领域及手术问题或现有的任务——基于信息而不是仅基于解剖平面进行手术。

　　数字手术已经转变成其他同样有趣的方面，在本书中的章节标题中即可得到例证。例如，数字手术是器官三维打印、肢体控制、影像导航和远程指导的基础。它是打开外科手术入口的钥匙，为外科手术培训、教育、规划等创造了一个全球框架。"手术 4.0"还将提供人体外的测量和感知方法，包括通过近红外荧光有机染料对可见光光谱以外的区域进行可视化的能力，这些染料正在被快速生物工程化以靶向标定特定肿瘤及人们感兴趣的自然解剖结构。

　　数字手术开创了以患者为中心的时代。外科医生不会只关注解剖体，而是会对个体的特定属性进行丰富的理解，包括人类现象、物理组、微生物组、基因组和表观组。与此同时，数字手术将利用"云计算"的力量和流动性。在未来 10 年中，"云计算"将成为外科医生的重要资源，特别是通过区域和全球共享的机器学习。重要的是要明白，数字手术不是进化的最后一步，而只是下一步，是以计算机为中心的外科手术和手术自动化、机器人手术、增强环境等新时代的试金石。

　　2005 年，我在接受外科住院医师培训的第 4 年，我想起了我们在大规模外科创新方面所处的立场。那年我有幸见到了著名的外科医生 Michael DeBakey。在我们的会面中，我怀着真诚的好奇心问他："您认为外科创新和发现的时代已经结束了吗？"接着我讲述了几个具有重大意义的里程碑事件——第一次人体心脏移植、全身麻醉术的发展、肺心脏搭桥机的发明、电灼术等，他笑着道："当然不是！这只是开始！"

　　DeBakey 是对的。事实上，我们正处于外科史上最激动人心的时刻之一，我们才刚刚开始。出发吧！一场伟大且充满冒险的漫长旅程就在前方！

> 　　我们正处于人类历史的初始阶段。我们努力解决问题并非毫无道理。未来还有很长的岁月。我们的责任是尽吾所能，以吾所学，增吾之技，薪火相传。
>
> Richard P. Feynman

Sam Atallah, MD
Orlando, FL, USA

目　录

献　词

致我最小的孩子 Addyson。你的一生中，还会遇到哪些奇妙的经历呢？

第1章　认知革命
The Cognitive Revolution

Thomas M. Ward　Ozanan Meireles　著
惠　瑞　译

在过去的 10 年中，我们见证了医学认知革命在改变手术模式方面的巨大潜力。在探索其发展历史和巨大潜力之前，我们应先明确一些基本概念。首先，认知是"认识的行为或能力"[1]。虽然认知是基础，但对其正式研究始于 20 世纪 50 年代[2]，其主要子领域之一人工智能（artificial intelligence，AI）的最新进展使认知革命成为可能。

革命是一种"某些条件下剧烈或广泛的改变"[1]。工业革命就是一个例子，它推动了现代社会从纯手工劳动向机器辅助劳动的转变。同样地，手术也经历了许多变革。在 19 世纪，普通麻醉和无菌技术的发展使外科医生能够人道且安全地进行侵入性手术。20 世纪兴起的外科缝合器、内镜和腹腔镜等技术，创造了我们熟知的现代手术模式[3]。尽管取得了这些进展，但手术仍然充满危险，其中包括近 30% 的患者可能出现手术并发症[4]。AI 为手术方式的改进提供了潜在解决方案，即认知革命。

一、人工智能

AI 是"使其可能获得感知、推理和行为能力的运算和研究"[5]，这些运算的深度和广度产生了不同类型的 AI。电影和大众科学将 AI 描绘成认知等同于人类的计算机或自动机械，这种包罗万象的 AI 被称为广义 AI[6]。一些人甚至极端地认为 AI 将获得超越人类的智能并结束人类的统治，并称这一事件为奇点[7]。尽管好莱坞有更加夸张的说法，但目前更现实且更易实现的 AI 是一种低层次智能模型，这些智能算法专注于特定任务并能够出色地完成。而狭义 AI 在当今社会无处不在，从电影推荐系统到汽车自动驾驶系统，都存在它的身影。

狭义 AI 与 Warren McCulloch 和 Walter Pitts 在 1943 年提出的 AI 原始概念非常吻合。基于对基础神经生理学、命题逻辑和图灵计算理论的了解，他们提出了任何函数运算都可以用开启或关闭神经元网络进行计算的观点[8]。1950 年，Minsky 和 Edmonds 利用 SNARC 实现了"神经网络计算"，SNARC 是一台模拟 40 个神经元的计算机[9]。这些神经网络在 20 世纪 50 年代取得了初期的巨大成功，早期的原型能够在跳棋游戏中取胜[10]。不幸的是，与早期快速进展相对应的预期在随后几十年中并未兑现。1973 年的 Lighthill 报告体现了公权部门和私营企业对 AI 的看法，该报告导致英国政府几乎完全停止了对 AI 的资助[11]。随之而来的"AI 寒冬"在 20 世纪 80 年代和 90 年代初期几乎造成了 AI 行业完全崩溃[12]。然而，随着 20 世纪 90 年代后期的到来，AI 开始再次获得成功，尤其是在完成狭义 AI 任务上。在 Samuel 和 Checkers 机器学习方面取得成功的 40 年后，IBM（国际商业机器公司）创造了"深蓝"，这是一款能够击败国际象棋世界冠军 Garry Kasparov[13] 的计算机。这一具有里程碑意义的成就是当年及以后几年中 AI 取得的众多成就之一。

二、人工智能革命

20 世纪的 AI 领域缺乏活力，虽然提出了很多期许，但能实现的却很少。然而，AI 的命运在过去的 20 年中发生了巨大变化。AI，尤其是狭义 AI，正在经历一场复兴与革命，但为什么会是现在呢？其成功来源于四个关键因素：①大数据；②足够的计算能力；③深度学习算法；④投资的增加。

AI 革命的第一个关键因素来源于大数据。数据输入构成了 AI 及其子领域机器学习（machine learning，ML）的基础，即没有数据，算法就无法学习。ML 的早期成功来自于解决小而有限的数据空间问题。例如，井字棋游戏只有 9 个方格以填充 2 个可能的标记（X 或 O），所以在不同位置只有 1000 种合理的可能性。而跳棋却有超过 10^{20} 种可能性，围棋游戏则有 10^{170} 种可能性[14, 15]。详细绘制出这些可能性对于计算机来说相对容易，但请想象一下 AI 算法不仅需要玩这些棋盘游戏，还需要处理事物的分类、人类语言的理解，甚至汽车自动驾驶所需的巨大数据量。

在 2003 年之前，人类社会共产生了 5 艾字节（5×10^{18} 字节）的数据量，而截至 2012 年，每 2 天就会产生相同规模数据[16]。在数据可用性方面，医学领域也出现了类似的爆炸效应，1min 高清手术视频所包含的信息量是一份 CT 图像的 25 倍[17]。庞大的数据量为 AI 和 ML 算法提供了所需的信息，而这能使计算机像人类一样学习和行事。

AI 革命的第二个关键因素是足够的计算能力。AI 和 ML 算法需要非常强大的算力资源，尤其是"深度学习"算法。人工智能在 20 世纪中后期的停滞，很大程度上缘于计算能力的缺乏。正如 Moore 在 1975 年提出的著名假设——"计算机电路的复杂性每两年就增加 1 倍"，而这意味着其计算能力每两年大致增加 1 倍[18]。即使是算力成倍增加，但对于一些基于"深度学习"并需要数百万复杂线性代数运算的新型 ML 算法来说，也不能充分满足需求。近期对图形处理单元（graphical processing unit，GPU）的应用为实现这些算法创造了可行性。GPU 最初是为计算机图形任务（如视频游戏等）专门开发的电脑芯片。对于完成 ML 任务，它们的计算速度比传统芯片快几个数量级[19]。谷歌（Google）等公司已经扩展了这一想法，他们制作了专用于 ML 的芯片（如张量处理单元），这些芯片提高了计算速度但也同时增加了能源消耗[20]。这种新增的计算机"马力"使得 AI 发明者原本只能想象的算法得以发挥现实作用。

AI 革命的第三个关键因素是深度学习算法。AI 的诞生来源于计算机网络模拟人类神经网络从而创造智能的理论，并在具备完全可知数据的相对简单任务（如跳棋游戏）等方面很快取得成功[10]。但是，被许多人定义具有真正智能标志的复杂任务（如图像和语音识别等），当初却未被 AI 设计师考虑在内。后来，Krizhevsky 等通过应用深度卷积神经网络在该领域取得了突破，同时也意识到 AI、大数据和计算能力等先天资源终于足够丰富了。然而，要解决像图像识别这样复杂的任务需要开发某种神经网络结构，它像人脑一样足够复杂，并可以使用有限的训练数据集将认知能力扩展到所有相似的事物。与其他竞争者相比，他们应用深度卷积神经网络能将图像识别的错误率减半[21]。这些深度学习算法已成为在达到或超过人类能力水平上创造智能和认知的主要方法，满足从图像识别［计算机视觉（computer vision，CV）］到语言识别［自然语言处理（natural language processing，NLP）］的要求[22]。

AI 革命的第四个关键因素是与之相伴且不断增加的投资。AI 不再会受困于私有和公共机构资金缺失的"AI 寒冬"中[12]。仅 2015 年，美国政府就向 AI 投资了 11 亿美元[23]。私人投资也出现了类似的增长，2016—2017 年 AI 私募股权的投资翻了一番。事实上，仅 2018 年全球 12% 的私募股权投资流向了 AI 行业[24]。尤其是医疗保健领域，其资金从 2014 年的 6 亿美元增加到 2021 年的 66 亿美元[25]。大数据、足够的计算能力、深度学习算法和不断增加的投资造就了今天 AI 的繁荣景象。

三、医疗保健领域的人工智能

AI 革命引爆了其在医疗保健领域的应用。AI 在医疗保健中的应用基础取决于深度学习算法通过计算机视觉和自然语言处理模拟人类认知的能力。在外科领域，它主要起到了增强而非取代人类能力的作用。从术前诊断和风险评估到手术辅助和术后并发症预测，AI 在围术期所有阶段的应用都取得了成功。

AI 技术在术前阶段的应用最为广泛。在术前诊断方面，尤其是放射学和病理学等以图像诊断为主的学科，例如，通过 CT 影像诊断颅内出血、X 线检查诊断乳腺癌和组织切片诊断肺癌等，AI 算法的能力几乎可以与医生旗鼓相当[26]。而在皮肤科领域，AI 的能力甚至"例外"地超过了皮肤科医生。Esteva 等开发了一种基于卷积神经网络的诊断系统，该系统能够将皮肤病变分类为恶性或良性，与专业认证的皮肤科医生相比，具有更高的敏感性和特异性[27]。另外，AI 也有助于对术前患者风险的评估分级。比如一种基于最优分类树 ML 技术的算法（即 POTTER 评分），其性能优于传统的多变量逻辑回归模型手术风险预测算子，如 ACS-NSQIP 算子[28]。

术后阶段也开始引入 AI 技术。由于以往的临床工作已经定义了"抢救失败"的概念，即高绩效和低绩效医院之间的总体并发症发生率相同，但低绩效医院的死亡率是前者的 2 倍，因此大多数 AI 应用都集中在并发症的预测上。这些工作希望通过整合众多变量，及早发现并发症，从而阻止最终造成更高死亡率的滚雪球效应，因为如在合并胰腺癌的情况下，死亡率可能会比一般情况高出一个数量级[29, 30]。再如，一个预测模型会考虑单个患者的 175 000 多个数据点来预测其死亡率和发病率[31]，另一些类似的工作旨在根据术前和术后实验室检查结果预测术后手术部位的感染率[32]。

尽管 AI 技术在术前和术后阶段有所发展，但在术中阶段的应用相对较少。一些计算机视觉小组专注于研究腹腔镜手术视频的时间相位分割，以分析胆囊切除、袖状胃切除和结肠切除等手术操作[33-35]。另一个研究小组致力于将机器人手术的术中表现指标联系起来，以预测术后情况。例如，研究人员可以仅根据术中指标，就能预测患者术后住院时间是否超过 2 天[36]。在过去的 7 年中，AI 在医疗保健领域取得了重大进展，但仍存在许多尚待开发的潜在应用模式。

四、人工智能在外科中的未来应用

上述医疗保健领域里 AI 的创新和应用在技术层面上是具有革命性的。图像、语音和语言分类等看似不可能达成的任务，现在至少在初级水平上可以完成了。然而，在患者医疗保健方面，这些进步似乎很难被贴上"认知革命"的标签。幸运的是，随着数据量不断累积、计算能力逐渐强大、算法持续改进、资金不断投入，医疗保健领域的 AI 已为一场革命做好了准备。

这场革命将逐步推进，决策支持系统的应用将覆盖患者医疗的每个阶段。就结肠癌患者而言，在未来的几年中，患者的首次就诊情况似乎与今天的诊疗活动基本类似，但整个过程将始终与 ML 算法相结合，以提高他们的医疗质量。例如，AI 将使用远优于目前较为粗略的 TNM 分期系统的算法对肿瘤进行分类，以创建个性化治疗方案。此外，包括病史、生命体征、实验室检查结果和影像学等临床指标将被结合起来，从而对患者进行全面的风险评估。最初，风险评估将仅仅有助于确定术前准备的

方案。然而，在未来的几年它将不断发展，并能够为合理的"预适应"提供建议，以优化患者的手术方案。

术中的决策支持系统也将开始在手术室中逐步普及，而它可能会起步于简单的操作指导。例如，AI 可以优化腹腔镜放置位置或将术前影像（如肿瘤和大血管位置信息）与术中成像相互关联，而借助时间相位分割算法（temporal-phase segmentation）将进一步建立并提供真正的操作指导。早期的实施方案可能提供一个简单的信号灯系统，即当手术进行顺利时，会发出"绿灯"信号；而当医生偏离常规手术路径时，会亮出"黄灯"；当他们即将损伤重要结构时，会出现"红灯"信号。它还将提供一个"电话求助"功能，以便与顾问联系并寻求帮助。随着技术的不断发展，这项技术最终将发展成为术中"全球定位系统"（global positioning system，GPS）。

术后决策支持将会把早期预警系统（early warning system）包括在内，用以提示外科医生可能出现的并发症。在不久的将来，把术后患者的临床指标与手术视频相关联，会增加预测的准确性，不仅能预测可能会出现的并发症，而且可以准确推算出必将发生的并发症。由于这些技术将整合来自于各个医院甚至是国家层面的数据，这些知识与经验的累积将远远超过任何一位外科医生，并创造一个统一的"群体手术意识"，以保证最佳的医疗效果。

除了决策支持系统，AI 提供底层支持的自动化技术也将被引入手术室，且将从小型任务的自动化开始。例如，在 AI 推荐的腹腔镜放置位置确定后，系统能够独立对接手术机器人辅助平台。其他一些小型任务可包括筋膜层缝合或吻合术等。智能组织自主机器人（smart tissue autonomous robot，STAR）已经可以进行线性缝合，甚至可以自主进行肠道吻合。实际上，与外科医生完成的肠道吻合相比，其吻合口可以抵抗 2 倍的张力[37, 38]。在未来的几年里，外科医生只需完成主要的解剖操作，准备好肠道，然后再按下"肠吻合"按钮，即可实现完美吻合，而整个吻合过程可以保证张力最小及对合精准。在更远的将来，这些逐渐递增的自主操作步骤将串联起来，直到实现完全自主的手术操作。

五、挑战

AI 预示着一场认知革命，但随着这场革命而来

的是诸多障碍和挑战。如果稍不小心，AI 的进程可能会再次离开正轨，就像 20 世纪 80 年代那样迎来 AI 的第二次寒冬。

六、伦理

AI 和 ML 技术同样会面临多重伦理困境，第一重理论困境是"道德机器"问题。最初的"道德机器"问题向全世界人类发出了各种关于自动驾驶场景的拷问，例如，自动驾驶汽车是否应该撞上行人以拯救车上的乘客，抑或是转向避开行人，但撞上障碍物并夺去车上乘客的生命，而答案取决于具体场景。比如，如果乘客比行人年轻，或者行人非法横穿街道，人们更可能会选择拯救车上的乘客。有意思的是，世界不同地区人们的答案差异很大[39]。随着 AI 在医学中的普及，类似的情况也可能出现。例如，决策支持算法是否会根据某些患者未来潜在的社会贡献而建议他们不进行手术，或更倾向于对富有的患者进行更积极的治疗？AI 模型设计者需要根据当地的文化规范定制算法，并定期与社会团体合作，以提供伦理上可接受的决策。

第二重伦理困境出现在许多 AI 算法固有的倾向性中。最近的一项分析发现，与白种人患者相比，一种商业预测算法显著降低了黑种人患者的分诊级别，这是因为该算法用医疗消费属性替代了患者自身病情的严重性。由于黑种人患者获得昂贵医疗服务的机会更少，他们的医疗低消费属性将他们分入了不正确的健康风险级别[40]。因此，训练数据集需要精心维护，以公平地代表所有患者；否则，不公平训练得到的算法可能会放大现存的差异[41]。

第三重伦理困境来自于 AI 模型的训练过程。ML 模型训练非常耗费能量，需要强大的计算机在多次迭代中花费数小时到数天的时间来训练，才能获得满意的模型性能。2012 年以来，用于训练模型的算力增加了 30 万倍[42]，而训练一个模型会产生近 80 000 磅（约 36 287kg）的二氧化碳，这超过了美国平均每年产生二氧化碳量的 2 倍[43]。因此，这些模型的开发必须以有序和周全的方式进行，以尽量减少对环境的影响。

七、隐私

AI 和 ML 的确需要大数据，但大数据引发了许多隐私问题。"未标识"的数据理应为匿名数据；然而，如果可能做到的话，真正的"去标识"却是很困难的。一位研究人员就有能力将超过 40% 的新闻报道与华盛顿州各医院的"匿名"公共数据库连接起来[44]。事实上，仅凭性别、邮政编码和出生日期（"去身份化"数据集的常见信息），87% 的美国公民身份可以被确认[45]。除了匿名问题之外，许多 ML 算法可以对患者状况进行推断，以填补缺失的数据。例如，AI 可以推断出某些人的吸烟状态（即使未知），以帮助预测其罹患肺癌的风险。未来的算法甚至可能推断出患者不愿获悉的敏感信息，比如人类免疫缺陷病毒（human immunodeficiency virus，HIV）的感染状况[46]。其他一些问题还包括数据所有权问题，以及患者是否有权收回数据和授权的问题等。《欧洲通用数据保护条例》（General Data Protection Regulation，GDPR）等法规的颁布旨在保护数据主人的权利，而保护患者的隐私则必须由全世界共同努力。其中的解决方案可能是拆分学习算法，即神经网络在不同位置跨越多个数据源进行训练，以防止来自中央数据源的信息泄漏[47]。

八、政策

为了安全地解决上述问题，政府和社会组织必须制定健全的政策。由于 AI 和 ML 算法不断"学习"和更新，将来算法训练迭代之后，监管机构对安全性的批准和保证可能不再适用。就美国而言，在 21 世纪初美国食品药品管理局（Food and Drug Administration，FDA）力推将软件（智能手机应用程序、独立软件、基于云的解决方案）分类为医疗设备。美国国会随后通过了《21 世纪治愈法案》，以回应一些智能应用软件应该从医疗器械清单中删除的说法。不幸的是，《21 世纪治愈法案》给临床决策支持软件留下了一个巨大漏洞，即只要它意图向医生解释其逻辑推理，即使这种解释不成功，也可以不受监管[48]。在这种相对放松的监管之下，从可以检测心房颤动的智能手表到诊断糖尿病视网膜病变的算法，越来越多的 AI 相关技术和设备正在获得 FDA 批准[26]。然而，迄今为止只有包含"锁定"算法（即相同输入总会得出相同结果的算法）的技术和设备真正获批。FDA 意识到两个主要问题：第一，漏洞；第二，需要一个框架来解决算法进化问题。作为应对方案，他们正在制定新的监管框架[49]。在我们迈向 AI 未来的过程中，必须在企业、政府和社会层面做出协调一致的努力，以确保我们在安全发展的同时，最大限度地受益于新技术。

九、标注

前面提到的大多数算法属于监督学习算法，即 AI 在人类标记的范例中有效地学习。为了训练一个手术 AI 模型的术中阶段，外科医生将仔细观看视频并对每个阶段进行标注，然后这些标注和视频将提供给算法使其了解每个阶段的组成。机器学习需要大量的数据和与之相应的时间标注。另外一些领域通过外包的方式解决了这一标注问题，例如，在网上常见的 "reCAPTCHA" 测试，以确定当前用户是人类还是机器。Ahn 等应用 reCAPTCHA 测试系统使普通互联网用户从古代文本中抄录了超过 4.4 亿个单词，准确率达到 99%[50]。不幸的是，医疗保健数据过于复杂，无法由未经训练的注释器进行标注，因此我们的注释能力受到了标注专家数量较少的严重限制。

为了解决人工劳动力不足的需求，最近的研究工作致力于简化流程。一个研究小组着眼于使用未标注数据对模型进行预训练，以希望减少精确模型训练所需的标注数据量[51]。另一些研究组采用了一个巧妙的办法：他们使用少量视频来训练模型，然后使用该模型自动注释更多的视频，获得了与 4 倍数据量训练出的模型相似的精度[52]。未来的工作有望继续这项 "自动注释" 过程。真正彻底改变手术模式的 ML 模型需要获得超人的知识和能力，而经过来自世界各地数千至数百万视频的训练，将为其提供无数手术医生的群体经验。在加拿大乡村的一个罕见病例甚至可以阻止某种并发症第 2 天在地球另一端发生。手术经验的总和将创造出一种比个体意识更为强大的群体手术意识。

十、手术训练

AI 所预期的认知革命未来需要不同类型劳动力的加入，但在适合决策支持系统替代的领域（如放射学和病理学等），则会降低对医生数量的需求。自动化让医生不再需要做更多日常琐碎的工作。相反，未来的医生需要接受更多概率论和统计学习方面的培训，以准确理解对他们医疗工作有帮助的算法工具。他们还需要更多地了解伦理法规，以帮助他们在伦理层面上更好地应用这些计算机工具，从而在享受自动化日常辅助带来便利的同时发现其中隐藏的漏洞。

AI 还有望彻底改变手术资格认证的方式。目前认证过程以常规笔试为主，这无法测试实际的手术技能。借助术中 ML 模型，未来的外科医生可以通过提交手术视频进行重新认证。如果视频中的表现达到可接受的执业水平，他们将成功获得认证（当然，前提是他们还需要表现出患者管理和护理方面的能力）。同样，当将新的技术和流程引入外科时，认证过程将首先从术中 GPS 指导外科医生培训开始，然后进行自动视频评估以证明其具备了执业能力。

总结

我们正处于 AI 推动的认知革命的起始阶段，大数据、增长的计算能力、深度学习算法和增加的投资相结合，促成了 AI 创新和应用的大爆发。尽管只经历了不到 10 年的快速发展，AI 模型在患者医疗的所有阶段不仅与人类表现相符，而且经常超越人类。然而，随之而来的挑战是需要解决从伦理到隐私等一系列问题，这就需要周全且谨慎的政策支持。群体手术意识向人们展示了一个振奋人心的未来，更重要的是，它可以让患者的未来更加安全。

参考文献

[1] Stevenson A, editor. Oxford dictionary of English. 3rd ed. New York: Oxford University Press; 2010.

[2] Paul Thagard. Cognitive science. The Stanford Encyclopedia of Philosophy https://plato.stanford. edu/archives/spr2019/entries/cognitive-science/. Accessed 17 Dec 2019.

[3] Tilney NL. Invasion of the body: revolutions in surgery. Cambridge: Harvard University Press; 2011.

[4] Healey MA, Shackford SR, Osler TM, Rogers FB, Burns E. Complications in surgical patients. Arch Surg. 2002;137(5):611–8.

https://doi.org/10.1001/archsurg.137.5.611.

[5] Winston PH. Artificial intelligence. 3rd ed. Reading: Addison-Wesley Pub. Co; 1992.

[6] Goertzel B, Pennachin C, editors. Artificial general intelligence. Berlin/New York: Springer; 2007.

[7] Vinge V. The coming technological singularity: how to survive in the post-human era. 1993.http://hdl. handle.net/2060/19940022856.

[8] McCulloch W, Pitts W. A logical calculus of the ideas immanent in nervous activity. Bull Math Biophys. 1943;5(4):115–33.

[9] Russell SJ, Norvig P, Davis E. Artificial intelligence: a modern approach. 3rd ed. Upper Saddle River: Prentice Hall; 2010.

[10] Samuel AL. Some studies in machine learning using the game of checkers. IBM J Res Dev. 1959;3(3):210–29.

[11] Mccarthy J. Artificial intelligence: a paper symposium: professor sir James Lighthill, FRS. Artificial intelligence: a general survey. In: science research council, 1973.Artif Intell. 1974;5(3):317–22.

[12] Crevier D. AI: the tumultuous history of the search for artificial intelligence. New York: Basic Books; 1993.

[13] Simon HA, Munakata T. AI lessons. (Artificial intelligence; IBM's Deep Blue chess computer). Communicat ACM. 1997;40(8):23.

[14] Schaeffer J, Burch N, Björnsson Y, et al. Checkers is solved. Science. 2007;317(5844):1518–22.https:// www.jstor.org/stable/20037797. Accessed 29 Dec 2019.

[15] Tromp J, Farnebäck G. Combinatorics of Go. In: van den Herik HJ, Ciancarini P, HHLM D, editors.Computers and games. Lecture notes in computer science. Berlin, Heidelberg: Springer; 2007. p. 84–99. https://doi.org/10.1007/978–3–540–75538–8_8.

[16] Sagiroglu S, Sinanc D. Big data: a review. In: 2013. International Conference on Collaboration Technologies and Systems (CTS); 2013. p. 42–7. https://doi.org/10.1109/CTS.2013.6567202.

[17] Natarajan P, Frenzel JC, Smaltz DH. Demystifying big data and machine learning for healthcare. Boca Raton: CRC Press, Taylor & Francis Group; 2017.

[18] Moore GE. Progress in Digital Integrated Electronics. In: International Electron Devices Meeting. Vol 21. Washington, DC; 1975:35–40.

[19] Mittal S, Vaishay S. A survey of techniques for optimizing deep learning on GPUs. J Syst Archit. 2019;99.

[20] Jouppi N, Young C, Patil N, Patterson D. Motivation for and evaluation of the first tensor processing unit. IEEE Micro. 2018;38(3):10–9. https://doi. org/10.1109/MM.2018.032271057.

[21] Krizhevsky A, Sutskever I, Hinton GE. ImageNet Classification with Deep Convolutional Neural Networks. In: Pereira F, Burges CJC, Bottou L, Weinberger KQ, eds. Advances in Neural Information Processing Systems 25. Curran Associates, Inc.; 2012:1097–1105.

[22] LeCun Y, Bengio Y, Hinton G. Deep learning. Nature. 2015;521 (7553):436–44. https://doi.org/10.1038. nature14539.

[23] Preparing for the Future of Artificial Intelligence. Executive Office of the President; 2016.

[24] OECD. Private equity investment in artificial intelligence. 2018. www.oecd.org/going-digital/ai/privateequity-investment-in-artificial-intelligence.pdf.

[25] Collier M, Fu R, Yin L, Christiansen P. Artificial intelligence: healthcare's new nervous system. Viewable at https://www.accenture. com/_acnmedia/pdf-49/accenture-health-artificial-intelligence.pdf.

[26] Topol EJ. High-performance medicine: the convergence of human and artificial intelligence. Nat Med. 2019;25(1):44. https://doi.org/10.1038/ s41591–018–0300–7.

[27] Esteva A, Kuprel B, Novoa RA, et al. Dermatologist-level classification of skin cancer with deep neural networks. Nature, London. 2017; 542(7639):115–8G. http://dx.doi.org.ezp-prod1.hul. harvard.edu/10.1038/nature21056.

[28] Bertsimas D, Dunn J, Velmahos GC, Kaafarani HMA. Surgical risk is not linear: derivation and validation of a novel, user-friendly, and machine-learning-based Predictive OpTimal Trees in Emergency Surgery Risk (POTTER) calculator. Ann Surg. 2018;268(4):574–83. https://doi.org/10.1097/SLA.0000000000002956.

[29] Silber JH, Williams SV, Krakauer H, Schwartz JS. Hospital and patient characteristics associated with death after surgery. A study of adverse occurrence and failure to rescue. Med Care. 1992;30(7):615–29.

[30] Ghaferi AA, Birkmeyer JD, Dimick JB. Complications, failure to rescue, and mortality with major inpatient surgery in medicare patients. Ann Surg. 2009;250(6):1029–34. https://doi.org/10.1097/SLA. 0b013e3181bef697.

[31] Rajkomar A, Oren E, Chen K, et al. Scalable and accurate deep learning with electronic health records. NPJ Digit Med. 2018;1(1):18. https://doi.org/10.1038/s41746–018–0029–1.

[32] Soguero-Ruiz C, Fei WME, Jenssen R, et al. Data-driven temporal prediction of surgical site infection. AMIA Ann Symp Proc 2015; 2015:1164–1173. https://www.ncbi.nlm.nih.gov/pmc/articles/ PMC4765613/. Accessed 1. Feb 2019.

[33] Twinanda AP, Shehata S, Mutter D, Marescaux J, de Mathelin M, Padoy N. EndoNet: a deep architecture for recognition tasks on laparoscopic videos. IEEE Trans Med Imaging. 2017;36(1):86–97. https://doi. org/10.1109/TMI.2016. 2593957.

[34] Hashimoto DA, Rosman G, Witkowski ER, et al. Computer vision analysis of intraoperative video: automated recognition of operative steps in laparoscopic sleeve gastrectomy. Ann Surg. 2019;270(3):414–21. https://doi.org/10.1097/SLA.0000000000003460.

[35] Kitaguchi D, Takeshita N, Matsuzaki H, et al. Real-time automatic surgical phase recognition in laparoscopic sigmoidectomy using the convolutional neural network-based deep learning approach. Surg Endosc. 2019. https://doi.org/10.1007/s00464–019–07281–0.

[36] Hung AJ, Chen J, Gill IS. Automated performance metrics and machine learning algorithms to measure surgeon performance and anticipate clinical outcomes in robotic surgery. JAMA Surg. 2018;153(8):770. https://doi.org/10.1001/jamasurg.2018.1512.

[37] Leonard S, Wu KL, Kim Y, Krieger A, Kim PCW. Smart Tissue Anastomosis Robot (STAR): a vision-guided robotics system for laparoscopic suturing. IEEE Trans Biomed Eng. 2014;61(4):1305–17. https://doi.org/10.1109/TBME.2014.2302385.

[38] Shademan A, Decker RS, Opfermann JD, Leonard S, Krieger A, Kim PCW. Supervised autonomous robotic soft tissue surgery. Science Translational Medicine. 2016;8(337):337ra64. https://doi.org/10.1126/ scitranslmed. aad9398.

[39] Awad E, Dsouza S, Kim R, et al. The moral machine experiment. Nature. 2018;563(7729):59–64. https:// doi.org/10.1038/s41586–018–0637–6.

[40] Obermeyer Z, Powers B, Vogeli C, Mullainathan S. Dissecting racial bias in an algorithm used to manage the health of populations. Science. 2019;366(6464):447–53. https://doi.org/10.1126/science. aax2342.

[41] O'neil C. Weapons of math destruction: how big data increases inequality and threatens democracy. Broadway Books; 2016.

[42] AI and Compute. OpenAI. 2018. https://openai.com/ blog/ai-and-compute/. Accessed 3. Dec 2019.

[43] Strubell E, Ganesh A, McCallum A. Energy and policy considerations for deep learning in NLP. arXiv:19060224. [cs]. 2019. http://arxiv.org/ abs/1906.02243. Accessed 4 Sept 2019.

[44] Sweeney L. Only you, your doctor, and many others may know. Technol Sci. 2015/a/2015092903/. Accessed 12 Sept 2019.

[45] Sweeney L. Simple demographics often identify people uniquely. Health (San Francisco). 2000;671:1–34.

[46] Wiens J, Saria S, Sendak M, et al. Do no harm: a roadmap for responsible machine learning for health care. Nat Med. 2019;25(9): 1337–40. https://doi. org/10.1038/s41591–019–0548–6.

[47] Gupta O, Raskar R. Distributed learning of deep neural network over multiple agents. arXiv:181006060. [cs, stat]. 2018. http://arxiv.org/ abs/1810.06060. Accessed 1. Sept 2019.

[48] Evans B, Ossorio P. The challenge of regulating clinical decision support software after 21st century cures. Am J Law Med. 2018;44(2–3):237–51. https://doi. org/10.1177/0098858818789418.

[49] Food US, Administration D, others. Proposed Regulatory Framework for Modifications to Artificial Intelligence. Machine learning (AI/ML)-based Software as a Medical Device (SaMD) discussion paper and request for feedback. Available at: https:// www.fda.gov/media/122535/ download. Accessed 1. June 2019.

[50] von Ahn L, Maurer B, Mcmillen C, Abraham D, Blum M. reCAPTCHA: human-based character recognition via web security

measures. Science. 2008;321(5895):1465–8. https://doi.org/10.1126/science.1160379.

[51] Funke I, Jenke A, Mees ST, Weitz J, Speidel S, Bodenstedt S. Temporal coherence-based self-supervised learning for laparoscopic workflow analysis. In: Stoyanov D, Taylor Z, Sarikaya D, et al., eds. OR 2.0 context-aware operating theaters, computer assisted robotic endoscopy, clinical image-based procedures, and skin image analysis. Lecture notes in computer science. Springer International Publishing; 2018. p. 85–93.

[52] Yu T, Mutter D, Marescaux J, Padoy N. Learning from a tiny dataset of manual annotations: a teacher/ student approach for surgical phase recognition. arXiv:181200033 [cs, stat]. 2018. http://arxiv.org/abs/1812.00033. Accessed 11.Sept 2019.

第 2 章　数字手术展望
The Vision of Digital Surgery

Bernhard Fuerst　Danyal M. Fer　David Herrmann　Pablo Garcia Kilroy　著

张　浩　刘钟阳　译

一、外科手术新范式的需要

全世界每年进行约 3.1 亿次外科手术，约有 5000 万例发生并发症（16%），约有 140 万例发生死亡（0.45%）[1, 2]，其中一些并发症是可以避免的，因为手术结果的高度可变性取决于进行外科手术的医疗机构和外科医生的经验水平[3, 4]，这些并发症的发生，一小部分归因于信息不足、缺乏协调、医生模式的变化及缺乏责任感。外科学是最复杂的科学之一，因此也是最不透明和最不被理解的科学之一。数字手术旨在通过提供增强外科医生和工作人员更好感知和判断的工具，将外科领域的科学严谨性和透明度提高到一个新水平。随着技术的进步，我们可以利用在全球领域内进行外科手术中收集的知识，为每位患者提供最佳的手术方案。本章将简要概述手术室中的机会领域，以及将数字手术纳入常规实践中所需构建的模块。重点关注领域如下。

- 颠覆外科训练。
- 为手术室带来透明度。
- 揭示影响患者预后的广泛因素。
- 管理患者护理中的技术复杂性。

二、颠覆外科训练

几十年来，传统的 Halstedian 教育，以及培训员工和外科医生范式并没有显著发展。外科知识常通过一对一的培训进行传播，以交流外科团队用来进行外科手术的知识和工具。这些教学方法效率低下、效果有限，尤其是在日益复杂的疾病科学和患者治疗的背景下。在美国，普通外科医生从住院医生毕业时接受了数千小时的外科培训，主刀或作为助手进行至少 850 台手术[5]。注册护士在开始其职业生涯之前接受

平均大约 4 年的培训。然而，临床医生的任务是照顾有一系列独特医疗问题的患者。即使接受了广泛的医学培训，这对于临床医生仍然是一个持续的挑战，需要持续的临床实践[6]。我们仍然依靠纸质文件、一对一的案例指导、科学出版物和会议来交流最新技术并讨论下一步的改进。机器人手术已经降低了特定手术对某些精神运动技能的必要性（与腹腔镜技术相比），并且它拉平了进行微创外科手术的学习曲线。然而，机器人手术并没有扩大外科医生的决策能力，相关培训继续遵循传统的学徒模式。图 2-1 展示了从开放手术到腹腔镜手术再到数字手术所采用和发展的模型，其中机器人手术是从腹腔镜到数字化的桥梁。通过数字手术，外科界有机会彻底颠覆这种传统的教育和培训方法；通过建立一个包含精选信息的知识生态系统，无缝地促进互动、持续学习和发展外科技术的愿望。

三、为手术室带来透明度

在术前和术后，医疗决策是由临床客观数据点驱动的，这些数据点由患者的整体临床情况、放射影像资料、组织病理学和（或）生化指标检测共同指导。相比之下，术中数据仅限于麻醉报告、失血估计、体液平衡指标和通用手术报告，来自手术的大部分关键信息都是非结构化的，一般无法以可分析的方式获取。因此，没有既定的方法可以量化对患者护理至关重要的事件，进而可以跨医疗机构进行比较。由于临床资料的主观性和外科医生手术缺乏标准化，因此获得的数据有限。目前，各种干预措施变得越来越复杂，外科医生大多受限于自己的经验，没有客观和系统的反馈系统。

手术技术的进步依赖于术者的自我思考和自我激

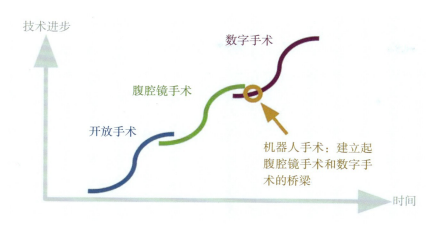

励。对于外科医生所进行的最佳手术技术的讨论，只在进行发病率和病死率的部门内部会议、书面出版物或医学和外科会议上公开。在这样的讨论中只提供了来自手术室的极少数据，因此向所有遇到同样困难的外科医生传播信息仍然非常有限。

数字手术有机会将手术过程中收集的数据颗粒度和透明度提高到一个新的水平，并使外科医生可以实时访问这些数据。分析工具可以过滤与手术成功相关的关键信息，以便执业外科医生群体可以从这些教育机会中学习，并在未来的手术中做出更好的决策。

虽然这些数据很关键，但它也非常敏感，因此这为访问造成重大（但适当的）障碍。由于所涉及的数据（患者人口统计和个人数据、与手术操作相关的计划和数据等）的敏感性，以及获取数据的来源（电子病历、手术视频和其他数字成像）的敏感性，预计单个外科手术可能会产生千兆字节（GB）的数据，从而触发多项法律、法规和技术要求，以保护数据的机密性、完整性和真实性。一种设计方法是在将数据从现场医疗设备传输到异地云存储系统之前，尽可能多地对个人信息进行去识别化处理。通过降低信息的可识别性级别，降低损害患者隐私和无意伤害患者的风险。

为了给手术室带来透明度并优化关键决策，外科领域将需要推动创建数据集，这些数据集可以被挖掘以发现颠覆性见解，从而改善全球外科护理的交付。

四、揭示影响患者预后的广泛因素

手术的成功取决于多种因素的复杂组合，包括外科手术的类型、外科医生的熟练程度及患者和疾病因素[7-10]。最佳治疗计划应考虑所有这些因素，并最终推荐针对特定患者所需的手术方案。目前，这些因素通常被孤立地分析，它们的重点是尽量减少死亡率和发病风险，而不是最大限度地提高手术的成功机会。例如，在减肥手术中，会评估患者卒中和心肌梗死的风险[11, 12]，但预测任何特定手术的成功率仍然难以捉摸[13]。这需要考虑多种因素，并根据成本 / 收益计算确定最佳手术方案的分析模型[14, 15]。

不采用这些模型的部分原因是它们将涉及非常复杂、冗长和昂贵的临床研究，以分析高度异质的变量和结果之间的相关性。确定这些相关性和因果关系的唯一实用方法是定期收集大量患者的相关数据点，以产生具有统计学意义的结果。作为医疗保健系统持续质量改进计划的一部分，无处不在的传感技术、可扩展的数据收集基础设施和强大的机器学习分析工具，将使这些研究能够定期进行。因此，我们对如何以针对特定患者进行优化和个性化的方式治疗疾病的理解将呈指数级增长。

五、解决手术室的复杂性

技术改变了工业界和学术界。到 2020 年，我们见证了越来越复杂的系统被引入手术室。这些新技术的引入导致了手术时间的增加（通过影响工作流程）、医生学习曲线的增加、手术室的拥挤，以及外科医生工作空间的侵占[16-22]。甚至电子病历的整合也导致了文件需求的增加，这是外科医生和手术室工作人员持续挫败感的根源。新技术通常在独立的生态系统中发挥作用，这使得在任何给定的外科手术中，对于使用哪些技术的决定对不同的利益相关者来说都是繁重的，因为很难集成这些工具以在每种情况下都提供最佳的手术。陡峭的学习曲线、大的物理足迹和通常高昂的价格标签，使得医疗保健系统难以采用可能挽救生命的技术。有必要在不增加临床工作人员负担的情况下管理这些复杂性，手术室内外更智能的设备连接将能够以更高效和有效的方式利用生成的信息。它还将提高临床和外科团队的满意度，让他们能够专注于对患者的护理，而不是维护和关心要求苛刻的技术应用。

六、数字手术的目的

新的数字手术技术的最终目标是提高外科医生的治疗效率，从而改善患者的临床预后。通过更有效地提供医疗护理，全球更多患者将更容易获得外科护理。通过利用数据、优化最佳实践并指导外科医生如何交付始终如一地提供优质护理，数字手术将减少结果的可变性并确定改善结果的关键因素。

数字手术是继开腹手术和腹腔镜手术后的第三波外科创新浪潮。它将帮助外科医生更好地了解管理手术问题的最佳方法，解释复杂的手术环境，并有效地管理手术团队。数字手术将帮助工作人员更好地了解外科医生和手术团队的需求，从而为患者提供更有效、更高效的护理。它将有助于教育所有参与者如何最好地发挥他们的作用，并为持续改进提供有效的反馈。它将帮助管理员更全面地了解手术室中发生的情况，以便他们能够最好地管理资源。数字手术将利用互联智能，为患者、外科医生和医疗保健系统提供更好的体验和结果（图 2-2）。通过访问这些信息，可以最有效地利用它来加强各方之间的沟通，减少团队的整体压力甚至倦怠。最重要的是，它将直接帮助患者。他们将得到更好质量和更低成本的护理。

要实现数字手术的愿景，需要以下步骤。

- 建立基础设施以收集所有适当的患者和手术相关数据，以便在正确的时间通知临床医生和工作人员。
- 建立并提供对全球外科知识生态系统的访问。
- 构建工具以自动过滤和管理知识生态系统中的相关数据，以呈现给临床医生和外科医生。
- 授予对信息和知识的无缝访问，预计这将在整个外科界产生可重复和一致的结果。

- 系统地生成客观数据以提高效率、有效性和结果。

这种新的数字手术范式需要从组件和设备转变为统一的平台和生态系统，以分析手术并培训外科医生和临床团队。这将需要对培训新外科医生的方式进行文化变革，临床医生继续自我教育，讨论并发症和困难及如何共享临床数据。

七、数字手术的 5 个支柱

如上文所述，已经确定了 5 个关键支柱（图 2-3），以实现智能互联手术系统，从而提供更安全、更有效的手术。这些中的每一个都是数字手术基础的核心，将在本文中详细介绍。

（一）手术机器人

手术机器人系统已经显示出提高灵活性和增加微创技术对复杂手术的渗透的能力。未来的系统将通过执行辅助任务来支持外科医生，例如，获取可重现的医学图像、自主执行特定的子任务或建立虚拟边界[23-26]。

（二）先进仪器

器械是许多手术中的关键使能组件，器械的标准化使外科医生之间的知识转移更容易（图 2-4）。新仪器不仅包括先进的能量、缝合或吻合功能，还包括用于分析和优化组织相互作用的各种传感器。

（三）增强可视化

任何手术的成功都取决于关键结构和目标解剖结构的清晰可视化。外科医生和助手需要定位或避开关键结构。更好的可视化将需要传统成像、新型成像技术和机器学习算法的结合，以增强外科医生对手术领域的感知。此外，现代数字手术平台需要能够连接和合并其他成像源，并允许图像的无缝和透明融合[27-29]。新的成像技术，例如，术中单光子发射计算机断层成像（single photon emission computed tomography，SPECT）[30]，可以引导外科医生寻找需要复杂方法的深层结构和其他解剖目标，而机器学习算法可以从成像和其他数据集中提取信息[31, 32]。

（四）连接性

对于手术室和医院中的所有系统和设备而言，能够与中央网关通信、记录所有事件和数据点至关重要。一旦同步和收集了所有本地信号，就可以实时提取和研究信息[33]。就这种范式转变而言，站在手术室内某处的单个设备可能不是最好的模型。相

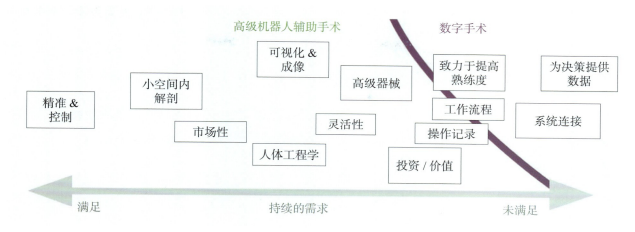

▲ 图 2-2 将通过引入数字手术来满足外科手术中连续需求中的一些未满足的需求

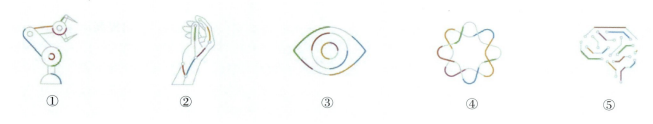

▲ 图 2-3 数字手术的 5 个支柱

包括：①机器人；②先进仪器；③增强可视化；④连接性；⑤数据分析和机器学习。数字手术可以看作是涵盖所有手术方法的先进技术的结合体，利用机器人技术、增强可视化、先进的仪器、连接性和人工智能，为患者、外科医生和更广泛的医疗保健系统提供卓越的结果。这样的平台旨在连接这 5 个支柱的优势和技术

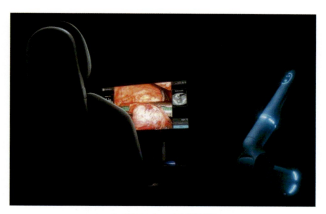

▲ 图 2-4 先进仪器

外科医生的指挥中心是完全互通的，可以通过先进的仪器直接访问医学成像、分析和远程操作

反，应该存在一个能够实现数字平台真正连接的网关。数字手术不是由单一的技术或工具组成，它超越了手术室中可用数据流的简单收集。连接性将支持构建匿名数据的虚拟平台，以支持整个生态系统。

（五）数据分析

数据分析将通过提取信息、整理知识并将其提供给所有外科医生、工作人员和患者，将数据转化为可操作的见解。对于数字手术，这是最复杂和最难创建的构建模块。手术过程、患者和解剖结构以及手术技术的可变性提出了前所未有的挑战，不应由单一实体来解决。鉴于目前从手术记录中获得的传统数据集有限，为数字手术时代的数据格式化提供了重要的机遇和挑战，因为可能捕获的数据范围可能很大。重要的是，这些信息不会仅限于手术室；需要数据结构来轻松整合术前和术后数据，以无缝整合来自患者护理经验的数据。通过这种整合，可以通过客观证明成本和结果的改善来验证患者体验数字化的效用。然后可以利用这些数据来迭代患者护理的持续改进。

八、良性循环（图 2-5）

数字手术提供了基础，以告知手术中持续的刻

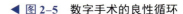

◀ 图2-5　数字手术的良性循环

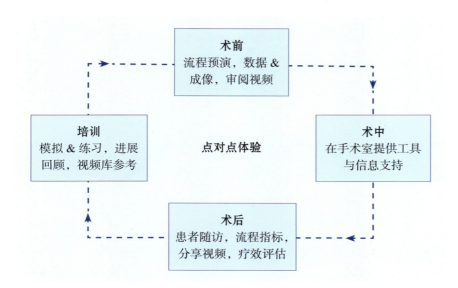

意练习的连续性。在给定手术之前，外科医生将有权访问数据集，这些数据集确定了需要注意的解剖区域、需要改进的区域和重点区域（例如目标器官或感兴趣的肿瘤），可以识别关键解剖结构和步骤，从业者可以快速访问全球公认的最佳实践，以及给定机构独有的数据。这允许参与患者护理的所有各方快速做好准备。

进入手术室后，数据可用于为从业人员和团队实时提供指导，以了解需要哪些手术工具，暴露了哪些关键解剖结构，正在执行手术的哪个步骤，以及正在取得多少进展完成给定的手术任务。目标是为在手术室的实时指导者能够就最佳路径和要避免的陷阱提供指导。

可以确定术后改善的关键领域并具有临床相关性信息可上传至电子健康档案（electronic health record，EHR），为术后护理提供指导。完整的术后报告可用于进一步评估和优化手术室做出的决定。

这些数据会进一步通知受训人员，提供建设性反馈和具体指导。此外，这些数据可以指导培训和模拟，使外科医生能够练习复杂的临床情况和手术场景，而不会使患者面临风险。这样一个数字平台还将允许外科医生从其他人的手术错误中学习，从而可以在全球范围内限制患者的伤害，加强外科医生的教育。这种连续的改进将推动基于临床结果的创新，也有助于手术实践的标准化。

九、通过人工智能将数据转化为洞察力

计算能力、近乎无限的数据存储容量和机器人

技术的进步现在已经促成了一场外科革命，旨在将大数据的成功和现代工程的可重复性应用于外科手术的相对主观性。这个过程需要对手术事件进行编目，这对人类用户来说似乎很明显。近期目标是让计算机识别和描述普通外科医生立即看到的场景。通过汇总数千个程序，最终将能够揭示临床医生无法自行识别的趋势和事件。

这种大规模的数据编目需要一系列新颖的工具来过滤收集的信息，并有效地最大化信噪比。可用于外科手术的常用人工智能子领域，包括机器学习、神经网络、自然语言处理和计算机视觉。这些技术允许开发复杂的统计模型，以基于各种传感器（如视频、音频、成像、编码器、生命体征等）自动识别和分类外科手术的特定事件和特征[34]。

为了自主识别手术室环境中的事件和特征，需要一种客观的语言来描述手术。计算机必须能够描述正在完成的任务、目标解剖结构、使用的工具、任务的执行方式及执行原因。对手术中任务进行分类的早期工作是从对手术的基本组成部分进行分类开始的。这些是在一次手术中以令人印象深刻的准确度识别出来的[35-37]。在识别和跟踪工具和解剖学方面也有重要的工作[37, 38]。这些自动分割手术的解决方案是为外科医生提供自动和特定反馈的基础。

基于描述手术的机器语言，计算机可以生成指标来提高手术教育水平、性能和效率。因此，社区成员必须协作生成机器学习目标的定义[39]，并就如何描述手术的本体论达成共识[36]。手术描述领域的早期工作已经开始，数字手术将应用这些原理，利

用机器学习自动对个体和外科医生群体的手术见解进行分类[39, 40]（图 2-6）。

尤其是对手术视频的分析，有可能为手术室带来透明度[41, 42]并加速外科医生的学习[43, 44]。通过视频分析，执行手术的外科医生之间的关键差异显示出显著的技术差异，当分析和实施时，可以带来更好的结果[45, 46]。在时间紧缺的繁忙临床环境中，这些工具可能会为培训外科医生提供有针对性和具体的反馈。

AI 已经是协助病理和放射领域从业者的重要工具[47]。在手术室中，大多数解决方案仍处于研发阶段，或者严重依赖于对大型数据集的深入手动分析。部分原因是手术室基础设施需要大量投资才能在安全环境中容纳、存储和分析数据。这限制了新算法的开发及其大规模部署。因此，重要的是，通过让研究人员和临床医生使用基本工具来加速算法开发，并提供一种方法来扩展一些有望受益的技术，从而支持创新。

十、数字手术医生的未来生活

在不久的将来，数字手术医生的一天就像大多数日子一样开始。他使用计算机或移动设备访问安全的临床门户，在该门户中可以查看预定的手术病例列表。所需和推荐仪器的详细信息可立即获得，并与手术室工作人员共享以避免延误。通过门户，外科医生可以直接访问知识生态系统，利用广泛的机器学习算法[48, 49]，提供了关于过去病例中表现的详细反馈。此外，还提供了精选信息，以突出最关

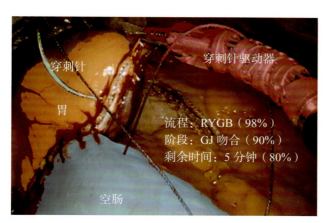

穿刺针

穿刺针驱动器

胃

流程：RYGB（98%）
阶段：GJ 吻合（90%）
剩余时间：5 分钟（80%）

空肠

▲ 图 2-6　机器学习

机器学习提供了一个强大的工具，可以自动识别和管理给定操作的关键组件。描述这些组件的语言达成一致至关重要

键且已知会影响结果的程序步骤和技术。此信息可以与手术助理、住院医师或其他手术室团队成员共享。最后，对于最复杂的病例，外科医生可以通过当地、区域或全球社区寻求帮助，以提高他们的技术和效率。数字手术医生能够直接与经验丰富的同事进行远程指导和技术建议对话。可以设想，在这个框架下，外科医生可以邀请远程导师虚拟参与手术。数字指导提供了下一代平台的关键部分；通过自动和手动工具的结合，来自如何执行特定技术的专家的外科知识将提供有针对性的反馈，使外科医生能够快速适应最有效的技术，并为获得最佳患者结果提供最大的可能性。与此同时，所有手术室团队成员都将有机会在这样的框架下利用增强现实和虚拟现实进行沉浸式培训[50-52]。培训是个性化的，旨在支持每个单独的角色在进入手术室之前，新成员通过外科医生、团队、程序和（或）特定于手术室的经验。这些信息和指导被转移到手术室，视觉和听觉反馈在任何给定程序的术前、术中和术后阶段为所有利益相关者提供帮助[53]。专用的移动或增强现实设备将实现任务的直接可视化，提供离散和特定于角色的警报，并在必要时增强用户的视图[54, 55]。这将确保手术室的有效利用，并通过消除沟通障碍来限制团队内部的挫败感和心理压力。

AI 驱动的病例设置将消除空闲时间，使机器人平台和外科医生控制台做好准备并支持团队的任务。这简化了当使用数字手术平台时手术过程，并进一步消除了挫败感。

借助高效的手术流程，手术的关键任务可以无缝进行，不会分心。数字手术不仅可以提供机器人系统的灵巧性，还可以为外科医生提供决策支持，从而为患者提供最佳护理。当外科医生在手术前访问知识生态系统并在手术过程中扩展到手术室时，这种支持就开始了。系统将识别外科医生和手术人员的行为，以确保所有团队成员都了解手术的步骤。在提议的设计中，系统在手术过程中不显眼地通知外科医生（和所有团队成员）接下来的步骤；该系统还可以设计为在最关键步骤开始之前更积极地提醒外科医生，这与对结果的最大影响相关。这些信息也应提供给手术室工作人员，以便不间断地执行手术，顺利更换仪器，以及对其他辅助任务提供明确的指导。延伸到手术室之外，数字手术平台可以传达手术的进度，允许订购材料或服务，最终以有效

的方式满足患者的护理需求。这种全面的态势感知也将允许更好地协调术前和恢复室。

在手术室范围内，外科医生可以专注于当下的手术，使用先进的仪器来精细地处理组织并进行精确的解剖。在数字手术中，先进的控制将扩大人手的灵活性，并将利用机器人系统和机器人仪器的整个运动范围。此外，外科医生可以选择允许以计算机为中心的系统协同控制器械，确保避免关键结构并强制执行虚拟边界[56-58]，甚至允许系统自行执行子任务[59-63]。这些技术与通过解构产生的不断增长的知识相结合，手术任务将使外科医生不仅能够依靠自己，而且他们将能够接触到全球知识生态系统和外科医生经验的集体财富。这样的全球生态系统可以提供基于"数字导师"技术的自动建议，或者甚至可以更具体地提供术中实时远程指导。

在关键手术步骤中，数字手术平台将为外科医生提供可实时访问的成像技术，从而提供与关键结构识别相关的宝贵信息。其中包括先进的多光谱和高光谱光学成像、具有组织特征的增强超声成像以及术前成像方式。这些信息可以进一步叠加并整合到手术视图中[64, 65]。此外，这些信息还可以提供给床边的团队，以提供更高级别的安全性和指导，以实现最佳患者护理的最终目标。

将生成术后指标以允许外科医生沿着他的熟练度增益曲线前进。这些信息可以与同行和专家共享，以获得更具体的反馈并从全球外科界学习。通过全球社区创建这些指标将为外科医生之间共享信息提供一种通用语言，这将导致外科手术标准化，因为通过利用外科社区的集体知识可以获得最有效和最高质量的技术。这些分析将允许把策划的内容定向给外科医生，这样他们就可以了解自己改进技术中产量最高的部分。

总而言之，数字手术医生的日子有望显著减少目前可能与断开连接的手术室相关的挫败感。将信息定向到关键利益相关者，最终将提高手术室的效率，并使外科医生能够专注于提供给患者在手术和围术期最佳的护理。

十一、前进之路

作为一个外科团体，我们正在努力使数字手术成为现实。实现数字手术一体化未来的一个关键障碍是创建一个核心的集中式数据存储库，另一个重要挑战涉及解决手术室的"不连贯性"。后者的现状及缺乏统一标准导致摩擦，并使非链接组件（如独立机器人平台）与数字手术愿景的全球生态系统隔离开来。它还限制了迭代改进的机会及其背后的AI的设计和能力。许多有助于数字手术的工具都被研究机构和小型实体所隔离。为了有意义地实施这些技术并使手术民主化，必须开发一个将这些工具集成到手术室的场所。

前进的道路需要建立一个虚拟平台，该平台能够集成当今常用的众多手术系统和机器人工具。期望每个组件单独存在，与手术室和医院环境中的其他数据流断开连接是低效且不现实的。我们的目标不仅是整合这些数据流，而且还要对如何将数据呈现给从业者和管理人员具有洞察力和清晰性。不应忽视具有改善结果的绝佳机会的高收益数据，并且需要避免信息过载。

建立一个关键基础设施，以实现机器人技术、AI、先进仪器、先进培训模式和教育计划的无缝集成，将有助于快速创新和降低准入门槛。以这种方式和数字化的框架下在本文概述的外科手术中，全球先进外科护理的提供将继续改善。

参考文献

[1] Meara JG, Leather AJ, Hagander L, Alkire BC, Alonso N, Ameh EA, et al. Global surgery 2030. evidence and solutions for achieving health, welfare, and economic development. Lancet. 2015;386(9993):569–624.

[2] International Surgical Outcomes Study group. Global patient outcomes after elective surgery: prospective cohort study in 2. low-, middle-and high-income countries. BJA Br J Anaesth. 2016;117(5):601–9.

[3] Ely S, Rothenberg KA, Gologorsky RC, Dominguez DA, Chang C, Velotta JB. Differences in NSQIP esophagectomy outcomes by surgeon specialty. J Am Coll Surg. 2019;229(4):S276.

[4] Ho V, Heslin MJ. Effect of hospital volume and experience on inhospital mortality for pancreaticoduodenectomy. Ann Surg. 2003;237(4):509.

[5] ©2019.Accreditation Council for Graduate Medical Education (ACGME). Defined category minimum numbers for general surgery residents and credit role review committee for surgery. 2019 (Accessed: 2019–10–10). Available at https://www.acgme.org/ Portals/0/DefinedCategoryMinimumNumbersfor GeneralSurgeryResidentsandCreditRole.pdf.

[6] Collins JW, Levy J, Stefanidis D, Gallagher A, Coleman M, Cecil T, et al. Utilising the Delphi process to develop a proficiency-based progression train-the-trainer course for robotic surgery training. Eur Urol. 2019;75(5):775–85.

[7] Ficarra V, Novara G, Rosen RC, Artibani W, Carroll PR, Costello A, et al. Systematic review and metaanalysis of studies reporting urinary continence recovery after robot-assisted radical prostatectomy. Eur Urol. 2012;62(3):405–17.

[8] Davenport DL, Henderson WG, Khuri SF, Mentzer RM Jr. Preoperative risk factors and surgical complexity are more predictive of costs than postoperative complications: a case study using the National Surgical Quality Improvement Program (NSQIP) database. Ann Surg. 2005;242(4):463.

[9] Sereysky J, Parsikia A, Stone M, Castaldi M, McNelis J. Predictive factors for the development of surgical site infection in adults undergoing initial open inguinal hernia repair. Hernia. 2019. https://doi.org/10.1007/s10029–019–02050–3.

[10] Matikainen M, Aro E, Vironen J, Kossi J, Hulmi T, Silvasti S, et al. Factors predicting chronic pain after open inguinal hernia repair: a regression analysis of randomized trial comparing three different meshes with three fixation methods (FinnMesh Study). Hernia. 2018;22(5):813–8.

[11] Quilliot D, Sirveaux MA, Nomine-Criqui C, Fouquet T, Reibel N, Brunaud L. Evaluation of risk factors for complications after bariatric surgery. J Visc Surg. 2018;155(3):201–10.

[12] Mechanick JI, Youdim A, Jones DB, Garvey WT, Hurley DL, McMahon MM, et al. Clinical practice guidelines for the perioperative nutritional, metabolic, and nonsurgical support of the bariatric surgery patient—2013 update: cosponsored by American Association of Clinical Endocrinologists, the Obesity Society, and American Society for Metabolic & Bariatric Surgery. Obesity. 2013;21(S1):S1–S27.

[13] King WC, Hinerman AS, Belle SH, Wahed AS, Courcoulas AP. Comparison of the performance of common measures of weight regain after bariatric surgery for association with clinical outcomes. JAMA. 2018;320(15):1560–9.

[14] Lindmark M, Strigard K, Lowenmark T, Dahlstrand U, Gunnarsson U. Risk factors for surgical complications in ventral hernia repair. World J Surg. 2018;42(11):3528–36.

[15] Kim E, Kang JS, Han Y, Kim H, Kwon W, Kim JR, et al. Influence of preoperative nutritional status on clinical outcomes after pancreatoduodenectomy. HPB. 2018;20(11):1051–61.

[16] Van Dam P, Hauspy J, Verkinderen L, Trinh XB, Van Dam PJ, Van Looy L, et al. Are costs of robot-assisted surgery warranted for gynecological procedures? Obstet Gynecol Int. 2011;2011:973830.

[17] Lotan Y. Is robotic surgery cost-effective: no. Curr Opin Urol. 2012;22(1):66–9.

[18] Anderberg M, Kockum CC, Arnbjornsson E. Paediatric robotic surgery in clinical practice: a cost analysis. Eur J Pediatr Surg. 2009;19(5):311–5.

[19] Baek SJ, Kim SH, Cho JS, Shin JW, Kim J. Robotic versus conventional laparoscopic surgery for rectal cancer: a cost analysis from a single institute in Korea. World J Surg. 2012;36(11):2722–9.

[20] Bertani E, Chiappa A, Biffi R, Bianchi PP, Radice D, Branchi V, et al. Assessing appropriateness for elective colorectal cancer surgery: clinical, oncological, and quality-of-life short-term outcomes employing different treatment approaches. Int J Color Dis. 2011;26(10):1317.

[21] Bodner J, Kafka-Ritsch R, Lucciarini P, Fish JH III, Schmid T. A critical comparison of robotic versus conventional laparoscopic splenectomies. World J Surg. 2005;29(8):982–5.

[22] Breitenstein S, Nocito A, Puhan M, Held U, Weber M, Clavien PA. Robotic-assisted versus laparoscopic cholecystectomy: outcome and cost analyses of a case-matched control study. Ann Surg. 2008;247(6):987–93.

[23] Navab N, Hennersperger C, Frisch B, Fuerst B. Personalized, relevance-based multimodal robotic imaging and augmented reality for computer assisted interventions. Med Image Anal. 2016;33:64–71.

[24] Fuerst B. Multi-modal registration and robotic imaging for computer assisted surgery. Munich, Germany: Technische Universitat Munchen; 2016.

[25] Hennersperger C, Fuerst B, Virga S, Zettinig O, Frisch B, Neff T, et al. Towards MRI-based autonomous robotic US acquisitions: a first feasibility study. IEEE Trans Med Imaging. 2016;36(2):538–48.

[26] Kojcev R, Khakzar A, Fuerst B, Zettinig O, Fahkry C, DeJong R, et al. On the reproducibility of expert-operated and robotic ultrasound acquisitions. Int J Comput Assist Radiol Surg. 2017;12(6):1003–11.

[27] Fuerst B, Wein W, Muller M, Navab N. Automatic ultrasound-MRI registration for neurosurgery using the 2D and 3D LC2 metric. Med Image Anal. 2014;18(8):1312–9.

[28] Fuerst B, Fotouhi J, Lee SC, Fischer M, Kojcev R, Navab N, et al. Can intraoperative ultrasound assist transoral robotic surgery? In: Hopkins imaging conference. Baltimore, MD, USA: Hopkins Imaging Initiative; 2015.

[29] Zettinig O, Fuerst B, Kojcev R, Esposito M, Salehi M, Wein W, et al. Toward real-time 3D ultrasound registration-based visual servoing for interventional navigation. In: 2016 IEEE International Conference on Robotics and Automation (ICRA). Montreal, Canada: IEEE; 2016. p. 945–50.

[30] Fuerst B, Sprung J, Pinto F, Frisch B, Wendler T, Simon H, et al. First robotic SPECT for minimally invasive sentinel lymph node mapping. IEEE Trans Med Imaging. 2016;35(3):830–8.

[31] Barker J, Hoogi A, Depeursinge A, Rubin DL. Automated classification of brain tumor type in whole-slide digital pathology images using local representative tiles. Med Image Anal. 2016;30:60–71.

[32] Milletari F, Navab N, Ahmadi SA. V-net: Fully convolutional neural networks for volumetric medical image segmentation. In: 2016 Fourth international conference on 3D Vision (3DV). Los Alamitos, CA, USA: IEEE; 2016. p. 565–71.

[33] Ahmadi SA, Sielhorst T, Stauder R, Horn M, Feussner H, Navab N. Recovery of surgical workflow without explicit models. In: International conference on medical image computing and computer-assisted intervention. Copenhagen, Denmark: Springer; 2006. p. 420–28.

[34] Hashimoto DA, Rosman G, Rus D, Meireles OR. Artificial intelligence in surgery: promises and perils. Ann Surg. 2018;268(1):70–6.

[35] Yu F, Croso GS, Kim TS, Song Z, Parker F, Hager GD, et al. Assessment of automated identification of phases in videos of cataract surgery using machine learning and deep learning techniques. JAMA Netw Open. 2019;2(4):e191860.

[36] Hashimoto DA, Rosman G, Witkowski ER, Stafford C, Navarette-Welton AJ, Rattner DW, et al. Computer vision analysis of intraoperative video: automated recognition of operative steps in laparoscopic sleeve gastrectomy. Ann Surg. 2019;270(3):414–21.

[37] Twinanda AP, Shehata S, Mutter D, Marescaux J, De Mathelin M, Padoy N. Endonet: a deep architecture for recognition tasks on laparoscopic videos. IEEE Trans Med Imaging. 2016;36(1):86–97.

[38] Meeuwsen F, van Luyn F, Blikkendaal MD, Jansen F, van den Dobbelsteen J. Surgical phase modelling in minimal invasive surgery. Surg Endosc. 2019;33(5):1426–32.

[39] Katic D, Julliard C, Wekerle AL, Kenngott H, Muller-Stich BP, Dillmann R, et al. LapOntoSPM: an ontology for laparoscopic surgeries and its application to surgical phase recognition. Int J Comput Assist Radiol Surg. 2015;10(9):1427–34.

[40] Hashimoto DA, Axelsson CG, Jones CB, Phitayakorn R, Petrusa E, McKinley SK, et al. Surgical procedural map scoring for decision-making in laparoscopic cholecystectomy. Am J Surg. 2019;217(2):356–61.

[41] Dimick JB, Scott JW. A video is worth a thousand operative notes. JAMA Surg. 2019;154(5):389–90.

[42] Langerman A, Grantcharov TP. Are we ready for our close-up? Why and how we must embrace video in the OR. Ann Surg. 2017;266(6):934–6.

[43] Soucisse ML, Boulva K, Sideris L, Drolet P, Morin M, Dube P. Video

coaching as an efficient teaching method for surgical residents—a randomized controlled trial. J Surg Educ. 2017;74(2):365–71.

[44] Rindos NB, Wroble-Biglan M, Ecker A, Lee TT, Donnellan NM. Impact of video coaching on gynecologic resident laparoscopic suturing: a randomized controlled trial. J Minim Invasive Gynecol. 2017;24(3):426–31.

[45] Hung AJ, Chen J, Ghodoussipour S, Oh PJ, Liu Z, Nguyen J, et al. A deep-learning model using automated performance metrics and clinical features to predict urinary continence recovery after robot-assisted radical prostatectomy. BJU Int. 2019;124(3):487–95.

[46] Scally CP, Varban OA, Carlin AM, Birkmeyer JD, Dimick JB. Video ratings of surgical skill and late outcomes of bariatric surgery. JAMA Surg. 2016;151(6):e160428.

[47] Fotouhi J, Unberath M, Taylor G, Farashahi AG, Bier B, Taylor RH, et al. Exploiting partial structural symmetry for patient-specific image augmentation in trauma interventions. In: International conference on medical image computing and computer-assisted intervention. Granada, Spain: Springer; 2018. p. 107–15.

[48] Barker J. Machine learning in M4: what makes a good unstructured model? Int J Forecast. 2020;36(1):150–5.

[49] Padoy N. Machine and deep learning for workflow recognition during surgery. Minim Invasive Ther Allied Technol. 2019;28(2):82–90.

[50] Forster T, Taylor G, Mehrfard A, Fotouhi J, Fer D, Nagle D, et al. Submitted: on the effectiveness of virtual reality-based training for robotic setup. Robot Automat Lett (RA-L). 2020.

[51] Bork F, Barmaki R, Eck U, Fallavolita P, Fuerst B, Navab N. Exploring non-reversing magic mirrors for screen-based augmented reality systems. In: 2017 IEEE Virtual Reality (VR). Los Angeles, CA, USA: IEEE; 2017. p. 373–74.

[52] Mehrfard A, Fotouhi J, Taylor G, Forster T, Navab N, Fuerst B. Submitted: A comparative analysis of virtual reality head-mounted display systems. IEEE Virtual Reality. 2020.

[53] Bork F, Fuerst B, Schneider AK, Pinto F, Graumann C, Navab N. Auditory and visio-temporal distance coding for 3-dimensional perception in medical augmented reality. In: Mixed and augmented reality (ISMAR), 2015 IEEE international symposium on. Fukuoka, Japan: IEEE; 2015. p. 7–12.

[54] Qian L, Winkler A, Fuerst B, Kazanzides P, Navab N. Modeling physical structure as additional constraints for stereoscopic optical see-through head-mounted display calibration. In: 15th IEEE International Symposium on Mixed and Augmented Reality (ISMAR). Beijing, China: IEEE; 2016.

[55] Sielhorst T, Feuerstein M, Navab N. Advanced medical displays: a literature review of augmented reality. J Disp Technol. 2008;4(4):451–67.

[56] Zhang H, Gonenc B, Iordachita I. Admittance control for robot assisted retinal vein micro-cannulation under human-robot collaborative mode. In: 2017 17th international conference on control, automation and systems (ICCAS). Jeju, Korea: IEEE; 2017. p. 862–6.

[57] Torabi M, Hauser K, Alterovitz R, Duindam V, Goldberg K. Guiding medical needles using singlepoint tissue manipulation. In: 2009 IEEE international conference on robotics and automation. Kobe, Japan: IEEE; 2009. p. 2705–10.

[58] Kojcev R. Google summer of code project-ROS interface for impedance/force control by Risto Kojcev; 2016. Accessed: 2019–10–10. Available at: https:// rosindustrial.org/news/2016/9/16/google-summer-ofcode-project-.

[59] Kojcev R, Fuerst B, Zettinig O, Fotouhi J, Lee SC, Frisch B, et al. Dual-robot ultrasound-guided needle placement: closing the planning-imaging-action loop. Int J Comput Assist Radiol Surg. 2016;11(6):1173–81.

[60] Garcia P, Rosen J, Kapoor C, Noakes M, Elbert G, Treat M, et al. Trauma pod: a semi-automated telerobotic surgical system. Int J Med Robot Comput Assist Surg. 2009;5(2):136–46.

[61] Seita D, Krishnan S, Fox R, McKinley S, Canny J, Goldberg K. Fast and reliable autonomous surgical debridement with cable-driven robots using a two-phase calibration procedure. In: 2018 IEEE International Conference on Robotics and Automation (ICRA). Brisbane, Australia: IEEE; 2018. p. 6651–8.

[62] Sundaresan P, Thananjeyan B, Chiu J, Fer D, Goldberg K. Automated extraction of surgical needles from tissue phantoms. In: 2019 IEEE 15th International Conference on Automation Science and Engineering (CASE). Vancouver, Canada: IEEE; 2019. p. 170–7.

[63] Thananjeyan B, Tanwani A, Ji J, Fer D, Patel V, Krishnan S, et al. Optimizing robot-assisted surgery suture plans to avoid joint limits and singularities. In: 2019 International Symposium on Medical Robotics (ISMR). Atlanta, GA, USA: IEEE; 2019. p. 1–7.

[64] Fischer M, Fuerst B, Lee SC, Fotouhi J, Habert S, Weidert S, et al. Preclinical usability study of multiple augmented reality concepts for K-wire placement. Int J Comput Assist Radiol Surg. 2016;11(6):1007–14.

[65] Fotouhi J, Fuerst B, Lee SC, Keicher M, Fischer M, Weidert S, et al. Interventional 3D augmented reality for orthopedic and trauma surgery. In: 16th annual meeting of the International Society for Computer Assisted Orthopedic Surgery (CAOS). Osaka, Japan: International Society for Computer Assisted Orthopaedic Surgery; 2016.

第3章 下一代医疗机器人的人工智能技术
Artificial Intelligence for Next-Generation Medical Robotics

M.Mahir Ozmen Asutay Ozmen Çetin Kaya Koça 著

宫超凡 译

自捷克斯洛伐克作家 Karel Čapek 在 1920 年发表的《罗素姆的万能机器人》剧作中首次使用"机器人"以来,"机器人"一词迅速传遍了世界各地,并成为人造生命的通用术语。1978 年开始,机器人就被用于外科手术中;然而,为了证明机器人手术成本的合理性,相对于现有手术技术优势的探索仍在进行中。人工智能(artificial intelligence,AI)是由机器展示的用于模式识别和决策的接近人类的智能技术。未来系统将具有一定程度的智能性并增加交互的可能性,这将为传统外科医生的问题提供答案。创建这些新型智能机器人将是人类未来的任务之一。

一、人工智能

如今,各个医学领域都在生成大量数据,使得数据分析成为艰巨任务。然而,在医疗保健比以往任何时候都更依赖精确度的时代,AI 显然已经超越了人类单独对大数据的分析水平。AI 机器通过使用算法执行模式识别和决策来展示人类智能的特点。AI 大致分为广义 AI 和狭义 AI,前者是展示和模仿人类思想、情感和理性的机器(如能够通过图灵测试的机器,目前仍然难以捉摸),而后者用于技术,在特定任务上(如分析不同领域的大量医学数据),它的表现可以与人类一样或更好。通过消除人为错误,AI 有望在治疗中显著减少误诊病例数,过度的资源浪费、治疗错误及工作流程的无效性,并增加(而不是减少)患者和临床医生之间的互动频次。因此,外科医生了解 AI 并理解其对现代医疗保健的影响非常重要,因为医生将越来越多地与医疗保健环境中的 AI 系统进行交互。

AI 目前作为一种强大工具,应用于多个领域,例如可再生能源系统、经济学、天气预测、制造和医学等,并帮助全世界的研究人员。AI 的基础建立于机器人学、哲学、心理学、语言学和统计学[1, 2]。随着计算机科学(主要是处理能力和速度)的重大进步,AI 的普及性剧增,这使得该领域长期开发的算法获得有效实施。

AI 主要分为 4 个子领域,分别是:①机器学习;②自然语言处理;③人工神经网络;④计算机视觉。尽管看起来很复杂,我们将尝试分别解释每个领域并将它们联系起来,尤其是对于机器人手术应用[1-3]。这 4 个子领域是数字化手术的基础。

(一)机器学习

机器学习(machine learning,ML)是 AI 的一个子领域,通过利用数据集和算法,使机器构建统计模型来学习和做出预测,并解决实践问题。ML 可用于识别人类在大型数据集中无法看到的细微模式。有 4 种类型的学习算法:监督、半监督、无监督和强化学习[4]。

在监督学习中,将人工标记训练数据输入到机器学习算法中,训练计算机学习功能,例如,识别图像器官(胃、十二指肠、结肠、肝脏等)。这种学习对于预测已知结果或结局很有用,因为它侧重于分类。

在无监督学习中,训练数据集由未标记示例组成,将这些未标记数据输入到学习算法中。与监督学习不同,无监督学习不涉及预定义结果。因此它是探索性的,用于在数据集中寻找自然发生的未定义模式或集群。无监督学习中识别到的这些组的意义,将会在后续监督学习中评估表现(即这些新模式在某些方面有用吗)。

在半监督学习中,训练数据集包含少量的标记数据和大量的未标记数据。它可以视为监督学习和无监督学习的结合。训练数据聚类与无监督学习类似,标记训练数据,以监督学习的方式对这些聚类进行分类。现已发现，当与少量标记数据结合使用时，未标记数据可以显著提高学习准确性。半监督学习的目标类似于监督学习。

强化学习由学习算法组成，其中机器在专门设计回报函数的帮助下尝试完成指定任务（玩游戏、驾驶、机器人、资源管理或物流）。通过自身不断错误和成功，强化学习算法为学会策略以执行任务的智能体分配负性或正性回报。策略定义了学习智能体在给定时间的行为方式，并将智能体所处的状态映射到智能体应在该状态下执行的操作。强化学习适用于决策连续、目标长期的特定问题。

（二）自然语言处理

自然语言处理（natural language processing，NLP）是 AI 子领域，将理解人类语言的能力内置到机器中[5]。为此，NLP 识别单词并理解语义和句法。NLP 已用于识别结直肠手术后疑有吻合口瘘患者的手术报告和病程记录中的单词和短语。尽管这些预测大多数与简单临床知识（手术类型和难度）相吻合，但非常有趣的是，该算法还能够调整描述患者状态短语的预测权重，例如，"烦躁"或"疲倦"预测术后 1 天吻合口瘘的灵敏度为 100%，特异度为 72%[6]。

（三）人工神经网络和深度学习

人工神经网络（artificial neural network，ANN）在许多 AI 应用中都非常重要。ANN 基于连接节点（人工神经元）的层，这些节点对生物神经元的基本功能进行建模。在这方面，每个连接都是将信号传输到其他节点（神经元）的通路，类似于大脑突触。在深度学习中，使用的是一种特殊结构的神经网络，称为深度神经网络（deep neural network，DNN），在输入和输出层之间具有多层，而不是简单的 1 或 2 层 ANN，这种结构复杂性使它们能够学习更复杂微妙的模式（图 3-1）。深度学习自主性是它与其他 AI 子类型的区别所在。神经网络不是预先设计的，相反，具有这种特性的数据本身决定层数。人工深度神经网络由数字化输入（即语音或图像数据）组成，这些输入通过多层连接节点逐步检测特征并最终提供输出（即标签）。例如，深度神经网络通过分析 ImageNet 数据库中超过 1500 万张中的 120 万张经过仔细注释的图像，实现了前所未有的低错误率，从而实现了自动图像分类[3,5,7]。

（四）计算机视觉

计算机视觉也称为机器视觉，是专注于计算机如何获得对图像和视频高级理解的科学领域。从医疗保健角度来看，横断面成像中影像采集和判读以及图像引导手术、虚拟结肠镜检查和计算机辅助诊断等，都是计算机视觉的重要应用。当前计算机视觉的工作集中在理解更高层次概念上。手术中，腹腔镜视频实时分析在自动识别袖状胃切除术步骤的准确率是 92.8%，并注意到了缺失或意外步骤[3]。此外，该领域最新研究工作希望"数字手术"。这包括观察手术室的手术团队和设备，以及借助计算机视觉（患者相关解剖结构的实时、高分辨率、AI 处理成像）和综合患者术前数据（包括完整病史、实验室和扫描）的帮助下，来观察外科医生的表现[5]。

AI 是医学强大工具，从诊断到患者护理都使用了不同方法。图 3-2 总结了不同的方法及其各自的应用领域。

二、机器人手术的历史

"机器人"一词最初由美国机器人研究所于 1979 年定义为，"一种可重新编程的多功能机械手，旨在通过各种编程运动来移动材料、零件、工具或专用设备，执行各种任务"[8]。第一个用于真正手术的机器人是 1978 年 Scheinman 开发的可编程通用装配机（programmable universal machine for assembly，PUMA）[9]。在 1985 年被 Kwoh 用于神经外科活检，然后在 1988 年被泌尿科医生使用[10]。它被改良为外科医生辅助机器人，用于前列腺切除术（surgeon-assistant robot for prostatectomy，SARP）。这种机器人只能用于一些固定解剖目标，不适用于胃肠手术等动态流动的手术目标。

在斯坦福研究所，军事外科医生 Richard Satava 引入腹腔镜胆囊切除术后，开发了一种用于器械远程操控的操作系统。1988 年，Satava 和他的团队开始研究用于腹腔镜手术的机器人系统。1993 年，Yulin Wang 和 Computer Motion 有限公司（美国加利福尼亚州戈利塔）开发了 AESOP（用于优化定位的自动内镜系统）。这是第一个获得 FDA 批准的手术机器人[11]。1998 年，国防高级研究计划局（Defense Advanced Research Projects Agency，DARPA）开发了能够再现外科医生手臂运动的新型机器人 ZEUS。它后来在 2001 年被 Marescaux 教授用于进行远程手术，这是一项里程碑式的成就[12]。Computer Motion 公司最终被 Intuitive Surgical 公司收购，后者停止了

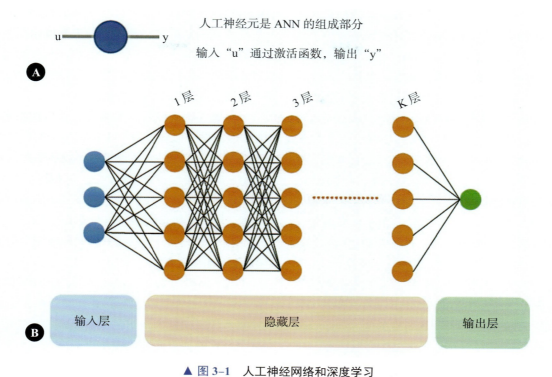

▲ 图 3-1　人工神经网络和深度学习
A. 机器学习中的单个神经元模型；B. 具有多层深度神经网络的示例

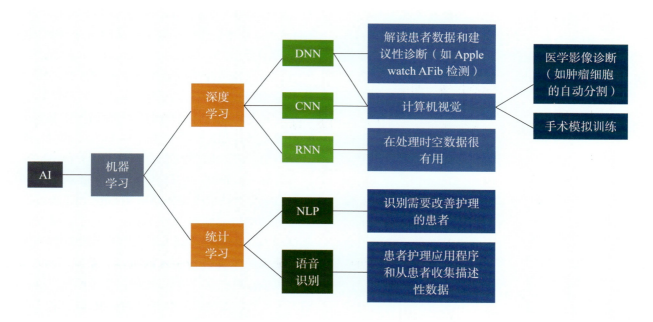

▲ 图 3-2　AI、机器学习及其在医学中的应用
AI. 人工智能；DNN. 深度神经网络；CNN. 卷积神经网络；RNN. 循环神经网络；NLP. 自然语言处理

ZEUS 机器人开发，取而代之是一个新系统。Intuitive Surgical 随后开发了达芬奇主从机器人，1999 年获得 CE 认证，2001 年获得 FDA 全面批准。目前达芬奇手术系统应用最广泛，有 S、Si、Xi 及最新的 SP 型号。

这种主从系统克服了腹腔镜手术的局限性，其技术改进包括放大的 3D 光学系统、具有震颤过滤功能的精确控制腕式仪器和 7 自由度（degrees of freedom, dof）。由于保留自然手眼标定，机器人平台非常适合各种外科手术。达芬奇 Xi 机器人操纵装置的设计比以前版本更纤细，"臂展"更长，这极大地减少了器械碰撞。辅助工具和附件包括具有 6 自由度缝合装置或 6 自由度柔性器械的装订装置、单点、荧光系统、Tilpro 系统和双控制台。最新机器人技术进展也促成了 VeSPA 单孔系统的开发。然而，VeSPA 系统的人体工程学设计欠佳，器械发生碰撞，并且仅提供 4 自由度器械。专为单孔访问而设计的 SP 系统有一个单臂，可提供 3 个多关节器械和 1 个全腕式 3D 高清摄像头，用于在狭窄手术空间中进行可视化和控制 [10]。诸如此类的机器人手术设备用于许多医学领域，并且随着每项技术发展而出现新应用（图 3-3）。

（一）新兴的机器人手术系统

意大利米兰医疗保健公司 Sofar（后来被美国北卡罗来纳州莫里斯维尔 TransEnterix 收购）开发了另一种机器人系统 Telelap ALF-X（现称为 Senhance）。该设计采用远程外科医生工作站、3 个电缆驱动机械臂、配备仪器和安装在 3 个独立推车上的望远镜。该设备采用开放式控制台设计，配有 3D 偏光眼镜，以及有集成眼动追踪系统的显示器，该系统可控制摄像机运动（例如，当外科医生的头部接近屏幕时，图像放大）。两个类似于腹腔镜操纵装置的手柄操纵安装在机械臂上的 4 自由度和 6 自由度器械。Tuebingen Scientific（德国图宾根）开发了基于

Radius 技术的器械。与标准达芬奇机器人相比，触觉反馈和眼动追踪是 Senhance 独特功能。根据施加在器械尖端的力和方向，通过控制台腹腔镜手柄的反向运动实现触觉反馈 [13, 14]。

（二）即将到来的机器人系统

机器人手术系统不断发展，包括床旁边推车和操纵臂特定功能和改进（低重量、小尺寸、安装在手术台或单独的推车上、内部装有各种器械的单臂）、器械（触觉反馈、微型马达）、控制台（开放式、封闭式、半开放式）或不带控制台，以及 3D 高清视频技术（偏光眼镜、目镜、镜像技术）。

已经开发了一些主从系统的改进，控制的应用是分离这些系统的设计方面之一（下文讨论）。Intuitive Surgical 和 Avateramedical 选择使用封闭式控制台来设计他们的机器人系统，并采用在线内 3D 视频技术。这样做的优点之一是不需要偏光眼镜，但有一个重要缺点是封闭控制台通常与视野外围的亮度损失有关。开放式控制台系统可以更好地与床旁团队沟通，以及为综合未来技术（如超高清 4K 视频或全高清 3D 屏幕）提供灵活性。

1. Avatera Avateramedical（德国耶拿）与 Force Dimension（瑞士尼永）和 Tuebingen Scientific（德国图宾根）合作，一直在开发 Avatera，如前所述，它设计为带有集成座椅的封闭式控制台配置，使用了类似显微镜技术和两个可调节目镜，以获得具有全高清分辨率的在线内 3D 图像。四个机械臂安装在一个推车上，使用直径为 5mm 的 6 自由度器械。该系统没有力反馈，仅用于临床前实验 [15]。

2. Medicaroid 2016 年，Medicaroid（日本神户）在硅谷成立了一家公司，利用 Sysmex 和川崎重工的研发和制造专业知识，为日本制造医疗机器人开拓美国市场。该设备具有 3 个连接在手术台上的机械臂；采用类眼直列技术的半封闭控制台，但仍需要偏光眼镜；具有 3D 高清技术望远镜。然而，该系统没有力反馈。该设备在 2020 年开始临床应用 [16]。

3. Medtronic 2013 年，Covidien（爱尔兰都柏林，2015 年晚些时候，美敦力）获得了 MiroSurge（德国航空航天中心，德国奥伯法芬霍芬）的多功能系统许可，并在美国两个研发中心进一步开发（包括器械在内），在 2019 年发布机器人。该系统包括 3～4 个模块化机械臂、1 个带自动对焦显示器的开放式控制台、3D 高清电子镜和 3D 眼镜、指尖控制手柄、离

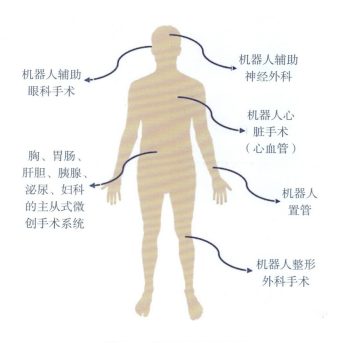

▲ 图 3-3　机器人手术的应用

合器机构和用于激活双极能量的脚踏开关。机械臂由具有串行运动学的 7 个关节组成，与人类手臂相当，器械由微型电机驱动，可选择通过电位计提供触觉反馈[17]。

4. Raven　Raven 项目（圣克鲁斯大学、伯克利大学、戴维斯分校）有开源系统，允许两名外科医生同时对一名患者进行手术。原型系统包括两个便携式手术机器人手臂，每个提供 7 自由度，以及一个便携式手术控制台。Raven Ⅲ 提供 4 个机械臂和（可选）2 个摄像头。Raven Ⅲ 是最先进的手术机器人研究平台之一，专注于战场和水下远程手术[18]。

5. Revo-Ⅰ　Meerecompany（韩国京畿道华城）与延世大学和多个韩国学术和行业团体合作设计了 Revo-Ⅰ 平台，该平台具有开放式控制台、两个手柄及用于离合器模式和烧灼术脚踏控制器。四臂系统安装在单个推车上，使用 3D 高清立体镜和直径为 8mm 的 6 自由度器械。2016 年，与三星合作发表了第一个动物研究结果，并已获得在韩国进行人体试验的批准[19]。

6. SPORT™　在推出 Amadeus RSS 失败后，Titan Medical 专注于将 SPORT™ 手术系统作为机器人单孔腹腔镜手术（laparoendoscopic single-site surgery，LESS）平台。SPORT™ 有 3D 高清视觉控制的开放式控制台、有基于光纤照明的 3D 可调电子镜，以及单个机械臂上的两个柔性器械。主要应用预计是 LESS 胆囊切除术。最近，在动物模型中进行了机器人单端口部分肾切除术，需要额外的套管针进行指引。FDA 正在对该系统进行审批[20]。

7. 达芬奇 SP　达芬奇 Xi 系统还允许使用机器人单端口 SP 1098 平台，包括一个灵活的 3D 高清电子镜和 3 个灵活的器械。该系统有一个主控制台和一个带单臂的从属患者推车。一旦进入腹腔（或者通过自然腔道），具有蛇形手腕的柔性器械可以分离，以实现操作三角[10, 14]。

8. Verb Surgical　Verb Surgical 成立于 2015 年，是一家独立的初创公司，由谷歌和强生公司提供支持，以利用两家公司的独特能力[21]。这在本书的其他地方有详细说明。

9. EndoMaster　EndoMaster 最初在新加坡开发，用于消化道息肉和肿瘤的内镜切除，已用于经自然腔道内镜手术（natural orifice transluminal endoscopic surgery，NOTES）及经口腔机器人手术。该系统设计有机械臂（用于单极透热疗法的夹持器和探头），这些机械臂被整合到柔性内镜末端。它由一个主控的远程手术工作站和一个从动的机械手（带有机械臂的内镜）组成。到目前为止，EndoMaster 仅用于尸体和动物模型的临床前试验[22]。

10. 计算机技术推动机器人技术的进步　机器人手术领域的创新将继续与技术领域的发展并行，尤其是随着计算机科学和 AI 的长足进步。触觉手套、细胞图像引导，甚至自学性等新颖独特的功能可能是下一代设备发展的新方向。Shademan 等已经描述了在开放式手术环境中的体内监督自主软组织手术，由一个支持自主缝合算法的全光 3D 和近红外荧光成像系统实现。计算机程序会生成一个计划，完成可变形软组织的复杂手术任务，例如，根据专家手术实践经验缝合肠吻合口[23]。尽管在手术过程中会发生动态场景变化和组织运动，但他们能够证明，监督自主手术优于外科专家医生和机器人辅助技术的手术。智能组织自主机器人（Smart Tissue Autonomous Robot，STAR）结果显示了自主机器人在提高手术技术的有效性、一致性、功能结果和可及性方面的潜力。到 2020 年，机器人手术曾是一种简单的主从设备，随着演变为数字手术，有望融合 AI 中的基本概念[24]。

三、自主机器人手术

（一）什么是自主

身体、心理、技术的变量决定了外科医生的表现，这些因素会影响结果。手术机器人具有消除震颤、可伸缩运动、不易疲劳和更大范围的轴向运动等优点，这反过来又会对手术护理的质量产生积极影响。

自主性定义为"基于当前状态和感知执行预期任务而无须人工干预的能力"。虽然达芬奇是一个主从机器人，完全依赖于人的控制，但在某种程度上，它具有不同程度的自主性，因为它具有"内置"抗震能力和可伸缩运动。如果配备认知能力，手术机器人可以完成更多的监督任务，从而为外科医生提供更高水平的帮助。部分自主机器人，例如，TSolution-One（Think Surgical，加利福尼亚州弗里蒙特）、Mazor X（Mazor Robotics，凯撒利亚，以色列）和 Cyber Knife（Accuracy，加利福尼亚州桑尼维尔）目前正在临床使用。

机器人不是单一设备。相反，它具有 3 个组件（传感器、末端操纵装置和控制结构），用于处理数据并执行操作。在手术过程中，机器人、外科医生和患者之间存在持续互动。学习系统增加了一个过程，让外科医生观察机器人并根据机器人的行为提供反馈。

将 AI（ML、自然语言处理、人工神经网络和计算机视觉）与手术机器人相结合，可以减少技术和人为错误、手术时间和并发症发生率，并改善结局。机器人可以学习特定的程序。有一些方法可以通过直接编程（显式学习）或让机器人直接观察外科医生或视频（隐式学习）来"教"机器人；在这种情况下，机器人甚至可以在模拟或虚拟现实中进行训练。

先验知识（数据收集）在机器学习中至关重要，而在外科手术中，先验知识通常是从经验丰富的外科医生那里获得的。在这种情况下，这些技能是从机器人手术视频中收集的，以及在熟练外科医生进行类似手术时，机器人传感装置提供的数据。约翰霍普金斯大学和 Intuitive Surgical 公司的手术活动数据集由动作和视频数据组成，可供对此问题感兴趣的研究人员使用[24, 25]。然而，仅仅访问所有这些数据和视频内容还不足以让机器人自主进行手术。学习模型还需要一个大型数据库，其中包含如何在手术中完成特定任务的明确知识。这种数据库将（并且应该）依赖于外科界的输入，基于每种手术的国际外科共识。在任何情况下，单独隐式或显式学习都难以实现机器人手术自动化。然而，将这两种技术与人类外科专家相结合，并不断强化和调整，可以在外科机器人技术中实现可接受的自主水平。

（二）自主学习中的机器学习

未来手术机器人将有能力在没有人为干预的情况下虚拟地看到、思考和行动。某些手术任务（缝合、烧灼胃旁路中的渗漏、夹住某个区域等）可以在不同程度的人工监督下自主执行。当然，只有在自动化机器人系统反复证明其能够在执行必要手术任务时达到可接受的性能水平时，才会考虑这一点。

3 个参数定义了自主手术机器人的任务：手术任务的复杂性、环境难度（手术部位的特性）和人的独立性。多功能自主手术设备需要广泛研发，并整合控制算法、机器人技术、计算机视觉和智能传感器技术，以及外科医生主导审查的广泛试验。由于软组织高度可变形、中空器官易破裂，以及组织脆弱性，需要仔细研究。

基于示例性数据集（由人工输入提供），某些自主系统能够执行有限的手术任务。对于腹腔镜远程手术工作站上的缝合打结任务[26]，通过外科医生提供的动作示例的平滑轨迹，实现了更快、更平滑的轨迹执行（与人相比）。控制器功能的参数根据目标轨迹的误差（从提供的示例中得出）迭代更新，以实现更快的轨迹[27]。EndoPAR 系统（德国慕尼黑工业大学）是一个天花板式安装的实验手术平台，能够使用包含 25 个专家轨迹的数据库和循环神经网络（recurrent neural network，RNN），自主执行打结任务[25]。RNN 是人工神经网络，将先前的输出作为输入（反馈连接），同时具有隐藏状态。换句话说，这样的机器会记住过去，它的决定会受到它过去学到知识的影响，因此相同输入可能会根据序列中的先前输入（顺序记忆）产生不同的输出。这意味着 RNN 可以（原则上）接近任何动态系统，并且可以用于实现需要内存的序列到序列映射，例如，缝合线打结中涉及的轨迹集[28]。达芬奇科研工具（The da Vinci Research Kit，DVRK）是用于观察学习技术的平台，目的是自动执行多边子任务，如清创和模式切割。这种方法将人类演示者的运动示例分割成结构手势，例如，抓握、缩回、穿刺和切割，可以定义为限定状态的机械（finite state machine，FSM）。有限状态机是任何系统的数学模型，该系统具有有限数量的条件状态，可以在任何时间点存在。在 Murali 等的一项研究中，50 次试验的 3D 黏弹性组织模型清创任务的重复性达到 96%，二维（two dimension，2D）正交组织模型的 20 次模式切割试验的重复性达到 70%[29]。

最近使用一种新型血管内手术（endovascular surgery，ES）机器人（目前仅为实验性）来测试基于卷积神经网络（convolutional neural network，CNN）的框架，根据外科医生技能来指导血管内手术机器人。与已知标准相比，基于 CNN 方法有能力适应不同情况，在平均操作时间上能够达到相似的成功率。与手动操作相比，机器人操作表现出相似的操作轨迹，并保持相似水平的操作力度[30]。最后，STAR 用于在各种软组织手术任务中执行有监督的自主机器人辅助手术，例如，沿悬空肠纵向切口的离体线性缝合、离体端-端吻合，以及猪小肠的体内端-端吻合[31]。

尽管存在可执行自主手术任务的系统，但要实现完全自主手术机器人还需要做大量工作。现有系统仅用于无生命或动物模型的实验背景。然而，机器学习所带来的进步和改进也不容忽视。借助 ML 自动化操作将减少手术时间，提高性能并减少沟通错误。如上所述，通过在手术室收集数据点，ML 有可能学习有经验的外科医生的手术技能模型。这些数据还可用于定量评估学员手术技能，并通过准确建模外科医生、患者和机器人之间的交互来改进现有的培训师[32]。显然，这些改进将塑造外科和外科医生的未来。

四、人工智能的局限性

尽管 AI 和 ML 有可能颠覆手术教学和实践方式，但并不是可以解决手术中所有问题的灵丹妙药。在某些情况下，传统分析方法优于 AI/ML。因此，ML 的加入并不总能改善结局[33]。

ML 和其他 AI 分析是高度依赖数据驱动的，输出自然受到可用数据类型和准确性的限制。因此，AI 可以识别的模式或它可以做出的预测，容易受到临床数据收集中系统性偏倚的影响。此外，尽管在因果推理方面取得了进展，但 AI 仍无法在临床实施所需水平上确定数据中的因果关系，也无法为其分析提供自动化的临床解释。在数字手术和 AI 时代，机器算法有可能导致医源性伤害影响多名手术患者，而不是单个外科医生的错误导致单个患者的伤害。在将 AI/ML 系统部署到手术室之前，必须仔细考虑这种无意结果的可能。具体来说，当引入 AI 算法进入临床和外科实践时，需要进行系统调试、审计、广泛模拟和验证及前瞻性的审查。

正如 Stephen Hawking 教授所警告的那样，强大 AI 的创造将是"人类有史以来最好或最坏的事情"。Hawking 曾称赞，创建一个致力于研究智能未来的学术机构"对我们文明和我们物种的未来至关重要"[34]。

五、外科医生应该做什么

随着机器学习和深度学习技术的进步，外科医

生的未来会怎样？数据将变得越来越庞大，为了正确解释如此庞大的数据集，AI 和 ML 将是不可或缺的。工程师可以为数据分析问题提供自动化的计算解决方案，否则这些问题对于手动方法来说成本太高或太耗时，而外科医生则拥有临床洞察力，可以指导数据科学家和工程师用正确数据回答正确问题。

技术进步有可能使每一位外科医生都有能力提高整体外科医疗质量。已有研究表明，高质量手术技术和技能组合与患者预后呈正相关，AI 有助于汇总这种手术经验，类似于基因组学和生物库中的尝试，以实现决策的标准化，从而在世界范围内建立全球共识。外科医生对于数据科学家是非常必要的，以为前者可将自己对看似简单问题（如解剖学和生理学）与更复杂现象（例如，疾病的病理生理学、手术过程或术后并发症）的相关性和重要性的理解传授给后者。AI 需要对其在医学上的预测和建议负责；因此，外科医生和工程师有责任推动易懂的和可解释的算法，以确保更多专业人士深入了解其影响。下一代手术机器人将有效加强外科医生的技能，从而在复杂手术中实现准确度和高精度[35]。手术机器人实现的下个手术水平将可能会发展到包括 AI 和 ML[36]。

在 20 世纪初，机器人技术、机器学习、人工智能、手术机器人和远程手术是科幻小说中的事物。然而今天，它们都成为现实。我们相信，与 20 世纪相比，21 世纪的一切将变化更快。虽然机器人将成为日常生活中不可或缺的一部分，但在医学领域，人工智能手术机器人将在不久的将来，发展到至少具有一定自主性和基于 ML/AI 的决策分析。完全自主手术机器人可能仍然遥不可及。然而，在未来 10 年，机器学习、深度学习、大数据分析和计算机视觉的使用将转化到（配备适当的）手术机器人中，能够学习手术的每一步，这是数字手术时代的预兆。

参考文献

[1] Kalogirou SA. Artificial neural networks in renewable energy systems applications: a review. Renew Sust Energ Rev. 2001;5(4):373–401.

[2] Buchanan BGA. (Very) Brief history of artificial intelligence. AI Magazine. 2005;26(4):53. https://doi. org/10.1609/aimag.v26i4.1848.

[3] Hashimato DA, Rosman G, Rus D, Meireles OR. Artificial intelligence in surgery: promises and perils. Ann Surg. 2018;268:70–6. https://doi. org/10.1097/SLA.0000000000002693.

[4] Burkov A. The hundred-page machine learning book, Andriy Burkov; 2019.

[5] Topol EJ. High-performance medicine: the convergence of human and artificial intelligence. Nat Med. 2019;25:44–56. https://doi.org/10.1038/s41591-018-0300-7.

[6] Soguero-Ruiz C, Hindberg K, Rojo-Alvarez JL, et al. Support vector feature selection for early detection of anastomosis leakage from bag-of-words in electronic health records. IEEE J Biomed Health Inform. 2016;20(5):1404–15. https://doi.org/10.1109/JBHI.2014.2361688.

[7] Jones LD, Golan D, Hanna SA, Ramachandran M. Artificial intelligence, machine learning and the evolution of healthcare: a bright

future or cause for concern? Bone Joint Res. 2018;7(3):223–5. https://doi.org/10.1302/2046-3758.73.Bjr-2017-0147.R1.

[8] Hockstein NG, Gourtin CG, Faust RA. History of robots: from science fiction to surgical robotics. J Robot Surg. 2007;1:113–8.

[9] Kwoh YS, Hou J, Jonckheere EA, et al. A robot with improved absolute positioning accuracy for CT guided stereotactic brain surgery. IEEE Trans Biomed Eng. 1988;35(2):153–60.

[10] Ghezzi LT, Corleta CO. 30 years of robotic surgery. World J Surg. 2016;40:2550–7. https://doi. org/10.1007/s00268–016–3543–9.

[11] Satava RM. Robotic surgery: from past to future: a personal journey. Surg Clin North Am. 2003;83:1491–500.

[12] Marescaux J, Leroy J, Gagner M, et al. Transatlantic robot-assisted telesurgery. Nature. 2001;413(6854):379–80.

[13] Gidaro S, Buscarini M, Ruzi E, et al. Telelap Alf-X: a novel telesurgical system for the 21st century. Surg Technol Int. 2012;22:20–5.

[14] Rassweiler JJ, Autorino R, Klein J, et al. Future of robotic surgery in urology. BJU Int. 2017;120(6):822–41. https://doi.org/10.1111/bju.13851.

[15] www.transenterix.com/news-item/transenterix-aquires-alf-x-surgical-robotsystem/.

[16] http://www.sysmex.co.jp/en/corporate/news/2016/160113.html.

[17] http://newsroom.medtronic.com/phoenix.zhtml?c=25 1324&p=irolnewsArticle&ID=2010595.

[18] Hannaford B, Rosen J, Friedman DW, et al. Raven-II: an open platform for surgical robotics research. IEEE Trans Biomed Eng. 2013;60:954–9.

[19] http://www.meerecompany.com/en/product/surgical_ 01.asp.

[20] http://www.titanmedicalinc.com/titan-medical-inccompletes-amadeuscomposertm-pre-production-console-and-video-tower.

[21] http://www.bidnessetc.com/38230-google-inc-joinshands-with-johnsonjohnson-for-developing-robotsurgical/.

[22] Tay G, Tan HK, Nguyen TK, Phee SJ, Iyer NG. Use of the EndoMaster robot-assisted surgical system in transoral robotic surgery: a cadaveric study. Int J Med Robotics Comput Assist Surg. 2018. 2018:e1930. https://doi.org/10.1002/rcs.1930.

[23] Cha J, Shademan A, Le HN, Decker R, et al. Multispectral tissue characterization for intestinal anastomosis optimization. J Biomed Opt. 2015;20:106001.

[24] Panesar S, Cagle Y, Chander D, Morey J, Fernandez-Miranda J, Kliot M. Artificial intelligence and the future of surgical robotics. Ann Surg. 2019;270(2):223–6.

[25] Gao Y, Vedula SS, Reiley CE, Ahmidi N, Varadarajan B, Lin HC, Tao L, Zappella LL, Bejar B, Yuh DD, Chen CCG, Vidal R, Khudanpur S, Hager GD. "The JHU-ISI Gesture and Skill Assessment Working Set (JIGSAWS): A Surgical Activity Dataset for Human Motion Modeling", In Modeling and Monitoring of Computer Assisted Interventions (M2CAI) – MICCAI Workshop, Boston, MA 2014. p. 1–10.

[26] Cavu MC, Tendick F, Cohn M, Sastry SS. A laparoscopic telesurgical workstation. IEEE Trans Robot Autom. 1999;15(4):728–39.

[27] Berg JVD, Miller S, Duckworth D, Hu H, Wan A, Fu XY, Goldberg K, Abbeel P. "Superhuman performance of surgical tasks by robots using iterative learning from human-guided demonstrations," 2010 IEEE International Conference on Robotics and Automation, Anchorage, AK, 2010. pp. 2074–81. https://doi.org/10.1109/ROBOT.2010.5509621.

[28] Mayer H, Gomez F, Wierstra D, Nagy I, Knoll A, Schmidhuber J. "A System for Robotic Heart Surgery that Learns to Tie Knots Using Recurrent Neural Networks," 2006 IEEE/RSJ International Conference on Intelligent Robots and Systems, Beijing, 2006. pp. 543–8. https://doi.org/10.1109/IROS.2006.282190.

[29] Murali A, Sen S, Kehoe B, Garg A, Mcfarland S, Patil S, Boyd WD, Lim S, Abbeel P, Goldberg K. "Learning by observation for surgical subtasks: Multilateral cutting of 3D viscoelastic and 2D Orthotropic Tissue Phantoms," 2015 IEEE International Conference on Robotics and Automation (ICRA), Seattle, WA, 2015. pp. 1202–9. https://doi.org/10.1109/ICRA.2015.7139344.

[30] Zhao Y, Guo S, Wang Y, et al. A CNN-based prototype method of unstructured surgical state perception and navigation for an endovascular surgery robot. Med Biol Eng Comput. 2019;57(9):1875–87. https://doi. org/10.1007/s11517–019–02002–0.

[31] Shademan A, Decker RS, Opfermann JD, et al. Supervised autonomous robotic soft tissue surgery. Sci Transl Med. 2016;8:337–42.

[32] Kassahun Y, Yu B, Tibebu AT, et al. Surgical robotics beyond enhanced dexterity instrumentation: a survey of machine learning techniques and their role in intelligent and autonomous surgical actions. Int J Comput Assist Radiol Surg. 2016;11:553–68. https://doi.org/10.1007/s11548–015–1305–z.

[33] Hutson M. Artificial intelligence faces reproducibility crisis. Science. 2018;359(6377):725–6. https://doi. org/10.1126/science.359.6377.725.

[34] Hern A, Hawking S. AI will be 'either best or worst thing' for humanity. https://www.theguardian.com/ science/2016/oct/19/stephen-hawking-ai-bestorworst-thing-for-humanity-cambridge. Date last accessed 20 Dec 2018.

[35] Kawashima K, Kanno T, Tadano K. Robots in laparoscopic surgery: current and future status. BMC Biomed Eng. 2019;1:12. https://doi.org/10.1186/s42490–019–0012–1.

[36] Feußner H, Park A. Surgery 4.0: the natural culmination of the industrial revolution? Innov Surg Sci. 2017;2(3):105–8.

第4章 机器人和手术云计算
Cloud Computing for Robotics and Surgery

Asa B. Atallah　Sam Atallah　著

王振宁　译

1961年，斯坦福大学计算机科学家和人工智能（artificial intelligence，AI）核心创始人John McCarthy（1927—2011年）预言了云计算的时代，他陈述如下。

有朝一日，计算可能会被组织为一种计算机实用程序，就像电话系统是一种公共实用程序一样……计算机实用程序可能成为一个新的重要行业的基础[1]。2007年，McCarthy的预测将成功实现，因为它准确地描述了当今云计算的基础。

在本章中，读者将了解云的历史及其存储和计算架构的基础，以及在机器人和外科手术领域的潜在应用。本章还研究了将云计算集成到手术室的可能，以及将其应用于开发配备人工智能的下一代手术机器人的能力，并在此提出了以这种模式将这种框架用于外科领域的可能性。本章还比较了通过云进行机器学习与单一设备进行机器学习。

一、云的历史和基础

在计算领域，网络涉及复杂的连接，包括有线和无线。这通常难以说明，因此计算机科学家为了简化问题，通过用积云图表示它们来简化这些复杂的网络。Joseph Licklider（1915—1990年）在高级研究计划署（Advanced Research Projects Agency Network，APRANET）中发挥了关键作用，他被誉为20世纪60年代初期云计算概念的奠基人之一。"云计算"的概念于1996年由康柏高管George Favaloro[2]首次正式使用，但在现代云计算出现之前经历了10年的孵化。在2006年的搜索引擎战略会议上，Eric Schmidt重新引入了云计算的概念[3, 4]。同年，亚马逊网络服务（Amazon Web Services，AWS）推出了基于云的存储服务。这定义了云的一个关键方面，即利用云可以进行几乎无限的数字文件存储。次年（2007年）

云计算成为一种新型服务。如今，主要的全球云计算服务提供商是AWS、谷歌云平台（Google Cloud Platform，GCP）和微软Azure。

云数据存储是无限、高度安全且极其可靠的。据估计，每存储10 000个文件，需要1000万年才能丢失其中一个。云存储在实际物理位置（称为数据中心）中维护，其中信息保存在硬盘驱动器和其他存储设备上，并在多个区域设置备份。当AWS于2006年引入云作为存储实用程序时，这种存储方式被称为简单存储服务（simple storage service，S3）。

S3和其他云"存储服务"是外科医生和非计算机科学家最熟悉的方式，将文件"存储在云端"，并可以在任何地方访问它们。如今，各种基于云的平台，包括Dropbox、iCloud和OneDrive已经达到了这样的目的。虽然可访问的文件、多媒体和照片数据为机器学习（machine learning，ML）和深度学习（deep learning，DL）（包括医疗机器人）提供了宝贵、高度安全且近乎无限的资源，但是这样还不足够，因为ML和DL还需要强大的计算能力，而不仅仅是装满数据的硬盘。

二、现代云计算的出现

在推出S3 1年后，AWS于2007年推出了弹性计算云（Elastic Compute Cloud，EC2），这是McCarthy建议的云计算的开始。简单来说，这允许软件开发人员通过Internet登录云并同时使用1台、2台、3台或多台计算机。在云计算之前，提供基于互联网的计算框架的一个重要步骤是，需要在数据中心中物理部署服务器并为它们建立与互联网的有线连接。EC2等服务的出现允许通过点击或编程方式将计算机部署到云中，这比传统方法效率更高。使用EC2，工程师可以部署任意数量的计算机或 EC2 "实例"（实例可以简单地被认为是云计算机）。这有效地使它们具有可扩展性，并可以根据服务需求水平进行定制。因此，在云中拥有一台实例化的计算机是计算机科学向前迈出的重要一步。

实例有多种形状和大小。有些只有一个处理器，而有些可能有几十个。有些可能包括 GPU，其中包括数千个小型处理器或可编程的硬件。这两者都可以用来加速某些类型的计算密集型任务。在云计算中，一组实例一起工作以提供服务。因此，正如网络由相互关联的网页组成，云也由相互关联的服务组成，这些服务通过互联网相互通信。其中一些服务以我们习惯看到的网页的形式呈现，而其他服务仅与终端用户设备（如手机）"对话"。

EC2 和其他云计算服务本质上提供了一个由低成本计算机（数万台）组成的网络，这些计算机被组织成非常大的具有仓库大小的数据中心，而这些数据中心位于战略区域的未公开站点。通常，这些数据中心位于人口密集的中心附近。例如，全球最大的云服务提供商 AWS（维护着全球 34% 的基础设施）的数据中心位于弗吉尼亚北部，靠近北美主要城市。此外，数据存储设施（容纳硬盘驱动器阵列）也以类似的方式配置。云代表数据中心内这些计算机的网络，它具有特殊的互连方式，因此可以被远程访问。人们可以自行决定访问和使用计算机（收费）[3, 4]。

出于计算目的使用云计算机或实例在许多方面类似于租车，用户不负责车辆的维护，可以在预设的时间段内以预设的金额借用它，并在不再需要时归还。通过这种方式，云将计算作为一种实用程序。但是计算机数量众多且成本相对较低，为什么有人需要"借用"计算机呢？这种框架的优势是什么？这些问题的答案可以用云计算的优势解释：①在同时用于给定任务的处理器和机器的数量方面具有弹性或可扩展性；②提供近乎无限的存储；③可以获得无限的处理速度。

（一）云作为计算平台的优势

- 近乎无限的存储空间。
- 可扩展性和弹性计算。
- 执行分布式计算的能力。
- 执行较大强度的计算能力强。
- 系统安全。
- 信息丢失概率低。

- 不需要占用空间的硬件。
- 全球可访问。
- 由云服务提供商升级和维护。

云作为计算实用程序不由普通人（当然也不是外科医生）直接使用，但对于当今的程序员、计算机科学家，以及在全球范围内积极开发 AI 和 ML 的研究者至关重要。

云计算以其强大的基础设施和几乎无限的容量，有效地取代了大型计算机；如今，几乎每个主要行业都由云计算驱动并取代了集中式大型计算机。云计算通过改变软件的发展进而改变了网络本身，它可以被视为如何构建、部署、监控和管理任意互联网服务或应用程序的范例。云计算的核心计算和磁盘资源对于用户来说是无限的，并且它们通常仅受预算限制。软件工程师通过远程访问数据中心，保持对任何给定计算集群内的云计算的完全控制。因此，云计算结构没有失去控制或多功能性。

（二）将计算工作交给云端

云计算中的一个重要概念是将计算密集型任务交给云端的能力。在我们了解云如何应用于手术室的手术和机器人技术之前，首先我们需要了解它的原理。我们举一个日常生活中的例子，如基于应用程序的 GPS 导航系统确定汽车路线，可以在几秒钟内找到最佳路线和替代路线，但这究竟是如何做到的呢？最佳路线的确定可能很复杂，涉及基于 Dijkstra 算法[5-8]的计算、给定地理位置的历史交通数据，以及来自普通道路上驾驶员的宽带蜂窝实时交通模式[9]。因此，确定最短路线需要计算能力、地图和交通数据，这远远超出了我们手持移动设备的能力。为了进行路线计算，手机充当云计算机的中继站，而将困难的计算交给云端，计算出的路线信息被转发到手机以进行即时导航，并根据交通模式进行实时校正。由于云的弹性和可扩展性，可以同时轻松管理多个用户的计算路线。正是云的使用使基于手机的导航系统成为模块化内置汽车导航系统的有用替代品，而后者需要在光盘设备和其他笨重的硬件上存储（通常是过时的）地图。因此，基于云的汽车导航原理为理解云如何应用于包括手术机器人系统在内的其他领域，提供了一个很好的范例。

三、云的原理和架构

考虑到基于云的服务只为非常繁忙的站点提供

静态网页。在云中实施此服务的典型方式是使用一定数量的计算实例（N），其范围通常为 $1 \leqslant N \leqslant 500$。基于云的计算实例通常与负载均衡器一起运行。负载均衡器是一种简单但高度可靠的设备，它将传入的请求发送到其背后的实例进行处理（图 4-1）。这种架构很有用，因为它是唯一外部可见的服务，并且它允许计算机程序员向外界透明地添加和删除计算实例（如动态扩展任何给定的服务以满足用户需求）。

用户可以在其浏览器上指定 URL http://lb（表示负载均衡器已配置的域名或 IP 地址）查看网页。终端的浏览器应用程序将通过负载均衡器请求主页，负载均衡器会将该请求以循环方式转发到其中一个实例中。该实例可以从其本地磁盘读取站点的主页内容，并通过负载均衡器将其转发回终端以在浏览器中呈现。如图 4-1 所示，架构可以扩展到相当高的水平，因为用户获取网页的每个请求都可以由任何实例处理，实际上每个实例通常可以同时处理数百个这样的请求。如今的负载均衡器每秒可以处理多达 500 000 个请求，但这也不是上限，如果串联使用多个负载均衡器每秒可以处理数千万个请求。无论负载均衡器选择哪个实例来处理请求，用户看到的结果都是一样的。如果一个实例在处理请求时失败，可以通过负载均衡器重试这项请求，以期望它会成功，从而实现高级服务的可用性。

基于云的服务通常可以执行比渲染静态网页更复杂的功能，但它们的基本结构通常与图 4-1 中描述的没有什么不同。而复杂的服务通常是通过服务组合来创建的。也就是说，为了执行一项功能，一个服务通常会调用一个或多个其他服务，这些服务又可以进一步调用其他服务来完成给定任务。为了帮助我们理解其中与医学相关的这一点，我们设想一个医疗保健门户或电子病历（electronic medical record，EMR）服务，如图 4-2 所示。医疗保健门户服务将主要负责呈现门户的网页。它可能会调用用于验证登录凭据的患者账户服务、用于显示测试结果的电子图表服务，以及用于显示计费历史的患者计费服务。

基于云的商业服务部署在多个区域。一般拓扑图如图 4-3 所示。这很有用因为 GeoDNS（本质上是根据地理位置路由云和互联网流量）[10] 可用于将请求无缝路由到最接近最终用户的数据中心，从而获得响应速度更快的用户体验。如果没有这种架构，网络延迟可能会达到数百毫秒，比其他方式的延迟高出一个数量级。

四、云作为摩尔定律的解决方法

1965 年，英特尔的创始人之一 Gordon Moore 正确地预测计算速度将继续呈指数级增长，而这将与成本的大幅下降相匹配[11-14]。具体来说，Moore 通过将计算机电路板上的晶体管数量增加 1 倍预测到计算速度将每 2 年翻一番，如公式 4-1 所示。

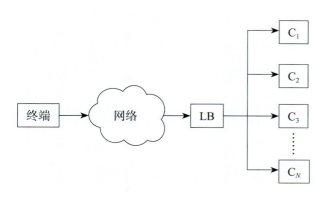

▲ 图 4-1　云计算服务的一般框架

任何具有互联网访问权限的用户计算机接口的"终端"可以通往云的网关。云服务由众多计算机（C_1、C_2、$C_3 \cdots C_N$）组成。负载均衡器（LB）在 N 个示例之间分配计算工作负载，从而提高计算效率以满足需求。与云计算相关的一个重要概念是可以同时使用多个实例，从而线性增加计算能力

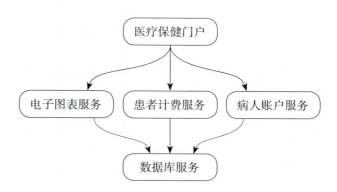

▲ 图 4-2　基本医疗保健门户（电子病历系统）基于云的模型示意

在此示例中，患者账户、患者计费和电子图表都代表单独的方面或服务，它们构成了云中的医疗保健门户。这些服务的组合创建了一个复合服务，其中包含医疗保健门户的所有基本组件

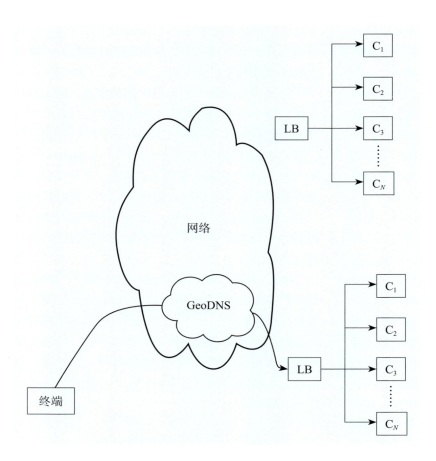

◀ 图 4-3　基于云的商业服务多区域部署的一般拓扑
当容纳云计算实例的数据中心在地理上接近最终用户（终端）时，云运行最佳。为了帮助将用户路由到最近的数据中心，GeoDNS 被集成到云中。GeoDNS 和负载均衡器（LB）协同工作以提高云的计算效率，并限制与网络相关的延迟帮助其与最终用户无缝协作

$$n_b = n_a 2^{\left((y_b - y_a)/2 \right)} \qquad （公式 4-1）$$

其中 y_b 表示任意给定的未来年份，n_b 表示该年份的晶体管数量（或等效计算能力），y_a 和 n_a 分别对应当前年份和当前计算能力。然而，摩尔定律[15-18]存在基本限制。用霍金的话来说，这些基本限制是由物质本身的原子性质和光速定义的。2007 年，Gordon Moore 表示，他的定律将达到一个边界，即一个基本极限，而如果超过该极限，进一步的处理速度和计算加倍将结束。这可以根据物理定律在数学公式上得以证明。具体来说，康普顿波长[19]λc 可以定义如公式 4-2。

$$\lambda c = \left(\frac{h}{m_e c} \right) \qquad （公式 4-2）$$

其中 h 表示普朗克常数（6.63×10^{-34} Js），将其除以电子质量 m_e 与光速 c 的乘积得到康普顿波长 λc。λc 代表了测量最小物质粒子的基本极限，而在量子计算中，它可以代表最小的"量子"数据位（见下章）。

由于光速和电子质量是已知的，并且计算速度每年翻一番可以使用摩尔定律建模，即计算机速度翻倍的时间点将可以确定。JR Powel 通过摩尔定律计算出到 2036 年，计算机的计算速度将接近其极限[20]。Powel 预测届时计算速度的绝对物理极限将已经实现。然而，云计算可以为摩尔定律的绝对限制提供一种解决方法[21-23]，稍后将详细讨论。通过分布式计算和云联网计算机，即使达到了这个极限，仍然可以实现远远超过当今任何台式计算机的虚拟计算速度。从这个意义上说，云计算提供了一条绕过摩尔定律极限的关键途径，也是现代机器学习最实用的框架。

五、云目标：机器学习和视觉

AI 并没有像大型机时代预测的那样迅速发展[24, 25]，这可能是因为这种转变必须依赖于从基于算法的逻辑编程过渡到利用机器和深度学习（ML 和 DL）原理的逻辑编程[26-29]。在计算机科学中，机器学习基于数据集（通常称为训练数据）进行模式识别。与基于执行指令集和三段论的传统计算机算法不同，

ML 通过示例数据对机器进行训练[30, 31]，而这与人类的认知过程是相似的，但人类学习识别任何特定项目或物体所需的示例数据要少得多，因为人类大脑在使用少量数据来抽象信息方面比如今的机器要好。一个年幼的孩子在看到几只鸟和飞机之后就可以识别出它们之间的区别，但是机器需要通过学习来自各种飞机和鸟类的图像来学习。例如，一台机器需要"看到"（基于特征进行数字化解释）大型飞机、螺旋桨飞机、喷气式飞机等，然后才能将它们识别并标记为"飞机"。这就是为什么机器学习在能够做出正确分类之前需要一个庞大的数据库来提取特征。在机器学习中，对识别对象具有数字化重要性的特定项目被称为特征（如飞机的机翼和发动机是"特征"），而根据对象所具有的特征将对象分类为对应的类别称为标签。

虽然我们以鸟类和飞机为例，但同样的原理也可以应用于解剖目标中。在临床医学中，ML/DL 的最佳应用之一可能与图像识别有关。具体来说，使用卷积神经网络（ConvNets，参见第 31 章）对皮肤癌进行分类，能够达到与经验丰富的皮肤科医生相同的能力水平[32]。*在手术机器人领域，下一代系统可以利用机器学习和云作为平台，并应用存储在云中的手术视频和照片库中的示例（这些示例可以在全球范围内访问）进行学习。*人们设想利用机器学习根据特定特征识别各种关键解剖结构（如肠系膜上动脉、喉返神经、胆总管或输尿管），并标记这些目标以帮助降低发病率和手术伤害，从而提高手术的安全性。

通过将云计算与机器学习相结合，下一代手术机器人可以增强视觉系统和目标跟踪的能力。关于已知（机器学习到的）特征的位置定向和追踪过程通常被称为视觉测量[33]。这种方法依赖于机器学习和解释视野（通过识别特征）的能力，然后对给定环境做出适当的反应。如视觉测量用于行星漫游中好奇者号（Mars Curiosity）[34]。视觉测量允许好奇者号的系统是自主的，只要它能够识别关键特征并将其转换为标签即可。这将允许它使用各种计算机视觉方法［包括同步定位和映射（simultaneous localization and mapping，SLAM）和相关算法］自主避开危险地形[35-41]。一些家用真空机器人系统也通过视觉测量进行操作[42]。在医学领域，视觉 SLAM 已应用于内镜胶囊机器人技术[43, 44]和腹部微创手术的表面重建[45, 46]。

六、云机器人在手术中的应用

手术中的机器人技术正在迅速发展，许多竞争平台有望在 2021 年之前进入手术领域[47]。此类系统旨在解决当今外科医生和医疗保健系统的问题，并提高手术效率[48-50]，例如，减少对手术助手的需求[51]。今后的手术机器人将为外科医生提供一个信息和数据丰富的环境，理论上可以提高复杂病例的手术质量[52-54]，尤其在逐步手术过程中提高视觉结构识别的能力[55]。

手术自动化机器人目前正在开发中，如自动智能缝合机器人的出现，已证明 STAR[56] 是可行的。STAR 将 AI 与视觉和触觉传感器结合使用完成手术任务，甚至在定量分析的基础上已被证明在特定任务上的表现优于外科医生[53, 56, 57]。然而，为了最大限度地发挥 STAR 等新兴系统的潜力，需要一种新的计算和处理方法。云计算可以提供理想的框架，因为它克服了机械计算机的限制。

（一）手术室中车载机器人的缺点

- 需要可能会限制设备操作的物理空间和重量。
- 必须为每个单独的机器人执行软件管理（升级）。
- 大幅增加设备的成本。
- 不能进行集中式机器人机器学习（每个机器人独立于其他机器人）。
- 不允许在不同地区的机器人之间共享信息学习的方法。

如上文所述，云机器人概念的核心是将计算交给云端的能力[58-65]。重要的是，这个概念也可以与机器人技术相结合。"远程大脑"机器人的想法可能出现在 21 世纪之交，比现代云早了大约 6 年[66, 67]。云计算是在非手术中应用全球联网机器人系统的基础，其中最著名的可能是 RoboEarth[68] 和达芬奇项目[69]。如今的云框架可以支持医疗机器人计算，但医疗机器人应用程序本质上是平台即服务（platform as a service，PaaS）模型的一部分[70]。用于手术的基于云的机器人系统的核心优势是通过具有负载平衡的网络对计算机处理和存储进行全局访问，并基于可用的云计算资源分配工作负载[70]。在这个结构中，具有 ML 能力的手术机器人可以共享学习信息，因为它们共享一个共同的大脑[62, 71]。

假设在一个示例中，位置（X）的手术机器人（A）

学习识别特定解剖结构或执行特定任务，而位置（Y）的手术机器人（B）学习识别单独的解剖结构或执行单独的任务。随着时间的推移，机器人（A）和机器人（B）都会掌握它们学习的目标。由于机器人系统在云中共享一个共同的大脑（图4-4），因此机器人（A）有效地掌握了机器人（B）的任务，反之亦然。在这样的模型中，添加更多的手术机器人（n）会增加基于云的中央大脑系统的学习能力，从而表现出更强的纵向效应（随着时间的推移，集体手术机器人的经验丰富了云大脑）。

与外科医生的类比，假设人类有一个像云机器人一样的共同大脑。想象一下4个医学生匹配4个专业——神经外科、泌尿科、眼科和病理科。完成住院医师工作后，每个人都会有他擅长的领域，但是，因为有一个共同的大脑，每个医生现在都掌握了所有4个专业的技能。这就像您有一天一觉醒来，突然可以熟练地进行脑部手术，尽管您实际上可能只是1名病理学住院医师！*因此，通过以云为中心的机器人技术和基于云的机器学习，机器人学习各种类型的手术任务越多，共同大脑的学习能力和经验越强。* 这突显了基于云的计算系统的潜在能力。基于云的计算可以为下一代机器人和数字手术提供基础，

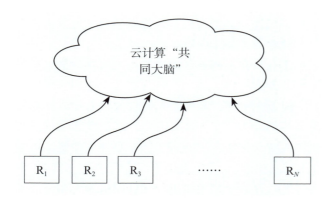

▲ 图4-4 云机器人手术愿景的核心是通用计算、基于云的"大脑"的概念

对于任何手术机器人，R_1、R_2、R_3……R_N，机器学习都是集中维护的。这种方法有重要的优点。首先，对于任何单个机器人的每个独立学习的任务，同一机器人云网络中的所有其他机器人都会自动学习相同的任务。其次，由于共同的大脑框架，在任何给定时间段内，机器人学习手术任务的次数越多，云机器人的集体学习就越大，并且这种学习随着时间的推移而保持不变。最后，将大量计算工作负载卸载到云端可降低单个机器人的复杂性，同时允许访问极其强大的计算框架，该框架能够处理下一代手术机器人所需的机器学习的高要求

此外，应用医疗机器人云计算的其他关键原因包括如下。

（二）医疗机器人云计算的优势

- 医疗机器人的计算变得集中（通用计算大脑）。
- 由于大多数计算资源都存储在云中，因此最大限度地减少了手术室中的硬件占用空间。
- 软件和系统操作由第三方（云服务提供商）管理。
- 文件和数据的存储几乎是无限的。
- 基础设施适用于机器学习和人工智能，因为它具有可扩展的容量和利用分布式计算的能力（见下文）。
- 无论地理区域如何，信息都可以从一个机器人系统共享到另一个机器人系统。
- 在一台设备上开发的机器学习模型通过云网络被平台上的所有设备自动知晓。
- 通过将计算工作分载到云端，机器人的成本降低。
- 手术中使用计算机的费用成为运营费用，而不是资金费用（按使用付费）。
- 允许多个机器人及其云计算环境之间的双向数据流。
- 能够在机器人和手术室设备之间共享学习（集体学习）。
- 允许随着时间的推移纵向共享所学信息。

有了云的背景，我们现在将更仔细地研究如何在手术环境中使用基于云的计算技术。我们还将研究通过云分布式计算并行化问题的想法如何为机器学习提供宝贵的资源。稍后，基于云的计算机的学习曲线也将被阐述。

七、云手术

试想未来的手术室中将配备基于云的"黑匣子"数据中心记录仪[72-75]，其可以通过全球化的云记录、存储和分析各种数据和指标，有效提高手术安全性。有了这样的设备，就可以将手术室与云连接并进行大规模的分析，并且将每个操作的各种数据自动捕获记录在电子手术记录（electronic surgical record，ESR）中。ESR可以通过云进行管理，因此从外科医生到研究人员乃至医院和政府管理部门的各个相关人员都可以访问。虽然黑匣子只是捕获单个案例的操作程序，但以云为中心的ESR将捕获全部案例的

整体信息，从而帮助提升 ML 和大数据分析[76]。来自 ESR 的同类指标也可以反过来为应用者提供信息，并可提供远程指导。

八、电子手术记录

（一）基于云基础架构的示例和应用展示

- 对比分析：外科医生可以查询他的胆囊切除术的手术时间，并且与国家或国际数据对比，计算所处的百分位分数。
- 手术数据库和指标：可以了解和分析某个州、国家或更大区域的所有机器人右半结肠切除术的达芬奇机器人系统对接所需要花费的时间。
- 纵向手术病例分析：可以立即获知并追踪在某个日期、月份或年份进行的腹腔镜胰腺切除术的数量。
- 案例参数和差异：可以计算、比较和分析所有右上叶切除术的平均尿量、失血量、氧合和平均动脉压，将可测量值与部门、地区、国家或更大区域的观察值进行比较。可以实时记录和共享警讯事件，尤其协作术者在开展未进行过的手术时，提高对潜在手术风险的认识。
- 实时区域和全球操作日志：可以知道一天中的时间段与某种手术的关系。例如，在任何特定的时间，在法国巴黎进行的剖宫产手术有多少？月份和星期几的趋势是什么样的？此类信息可以帮助预算人员的配备和手术服务。
- 手术服务供需分析：确定特定城市中进行的旁路移植手术数量随时间推移的趋势，以预测手术量增长并确定任何特定医院或地区的整体外科医生供需情况。
- 外科医生日志数字化：外科医生可以根据自动生成的日志追踪其手术量，并能与同一领域的专家进行比较。例如，耳鼻喉科外科医生可以将他在过去 1 年中进行的扁桃体切除术的数量，与按城市、地区或国家进行相同年数的耳鼻喉科医师进行的数量进行比较。这可以自动注册到以云为中心的日志系统中。
- 外科医生绩效评估：通过具体数据为外科医生制订包括病例时间、失血量、手术方式等的计分卡来评估绩效。例如，外科医生 Jones 的右半结肠切除术的平均手术时间为 34min，在 2019

年处于全国 98% 水平；若将 3% 的手术时间转为开放式，就达到了全国 96% 水平。
- 特征可搜索化视频：通过云访问和存储，外科医生可以通过系统查询并捕获所有标记特征的视频，以方便回顾、分析及教学等，如所有胆总管损伤的视频。
- 全球外科病理学数据库：如果病理系统通过云端与 ESR 连接，那么病理数据就能被纳入其中；就像如今使用的 SEER 数据库一样，很多信息都能即时了解。例如，加利福尼亚州今天切除了多少例 T_2 期的直肠腺癌？哪个国家的下肢肉瘤切除率最高？
- 机器学习的解剖视频库：基于云的现代医疗机器人通过使用机器学习来识别关键解剖结构，并通过云共享信息。在云手术时，机器人可共享大脑结构，例如，进行乙状结肠切除术的手术机器人能够确定并识别左侧输尿管的特征，以防止其损伤。与此同时，云端模型中的所有机器人也能立即掌握此信息。

（二）分布式云计算、阿姆达尔定律及加速比

回想一下我们之前类比的例子，即使用云计算机就像租一辆车或一队汽车。软件工程师可以通过安全服务器访问云，并"租用"任意数量的计算机。他们租得越多，可用的计算能力就越强。通过这种方式，程序员能够通过云计算解决需要大量中央处理器（central processing unit，CPU）各类问题。尽管数据中心使用的计算机通常算力水平普通，但软件工程师仍然更喜欢使用它们，因为它们可以连接在一起以提高计算能力。

需要了解的是，尽管分布式计算比云计算早了几十年，但其是现代云计算发展的不可或缺的部分[77-79]。而分布式计算即在不同机器之间划分计算工作的过程。

要了解分布式计算的工作原理，可以先设想有一个非常复杂的问题要解决，即使计算机的处理速度很高，也需要数小时才完成。软件工程师可以通过编写程序，在不同的机器之间分配计算。分配的计算机越多，获得解决方案的速度就越快。故而，分布式计算是一种提高机器虚拟计算速度的方法。请注意，云计算是可扩展的，由于这种内在属性，可以同时访问多台计算机[80-82]。分布式云计算架构是云的基础结构范式。在大多数情况下，"工作单

元"非常小，因此分布式计算可实现的速度增益并不总是很明显。然而，随着问题复杂性的增加，改进的计算速度，也称"加速比"，可能取得相当的效果。

对于分布式计算算力的理解，可以参考其他在计算机图形学中的使用效果，尤其在光线追踪任务中表现显著。光线追踪是一种图形渲染技术，可以分析反射、观察者的视角和光源方向性，以生成高度逼真的数字图像。它的计算量非常大，因为必须分析从图像中每个像素获取的光，以查看它与场景中的哪些对象相互影响，同时对于反射对象，查看光束的反射与哪些其他对象相互影响。为具有许多对象和光源的复杂场景渲染光线追踪图像可能需要数小时，但这是一个高度可并行化的问题。我们可以通过一组计算机来做到这一点，每台计算机都会渲染目标图像的某些部分，然后将它们的结果"黏合在一起"。例如，在云端，我们可以通过让 4 个实例中的每一个都渲染图像的一个象限来将光线追踪场景的渲染速度提高近 4 倍（图 4-5）。请注意，与图像渲染时间相比，向每个实例描述场景并将完成的视觉场景拼接在一起所需的时间可以忽略不计。通过云端，可以使用以下假设模型来完成光线追踪的分布式计算任务。例如，考虑来自亚马逊的云计算服务的 m5.xlarge 实例，它是一个四核架构。现在，假设将 500 m5.xlarge 实例配置为服务来渲染光线追踪图像。由于 m5.xlarge 实例的每个 CPU 的时钟频率为 3.1GHz，因此可以计算出虚拟时钟频率如公式 4-3。

$$\{(\text{m5.xlarge})\text{实例数量}\} \times \{\text{时钟频率}\} \times \{\text{核心数量}\} = \text{虚拟时钟频率}$$

或

$$\{500\} \times \{3.1\} \times \{4\} = 6200\,\text{GHz} \quad (\text{公式 4-3})$$

因此，在此示例中，基于云的分布式计算速度比当今最快的商用处理器快 3 个数量级以上。

我们可以在此类问题上实现的加速比限制，取决于问题的不可并行部分以及可能受到互相干扰的"计算单元"的数量。对于云，这些计算单元可以被认为是实例的数量，同时需要考虑每个实例的 CPU 数量。计算单元的数量可以定义为 N。例如，对于一个有 2 个实例且每个实例有 4 个 CPU 的系统，N 的结果如公式 4-4 所得。

$$N = \{2\text{实例}\} \times \{4\,\text{CPU}\} = 8 \quad (\text{公式 4-4})$$

如果一个问题适合并行化的百分比是 p，那么根据阿姆达尔定律[83]，加速比（S）将由公式 4-5 表达式给出。

$$S = \frac{1}{(1-p) + \dfrac{p}{N}} \quad (\text{公式 4-5})$$

其中 S 是总加速比。因此，如果 $p=99.95\%$（即除 0.05% 之外的所有问题都可以并行处理）且 $N=4$，则如公式 4-6。

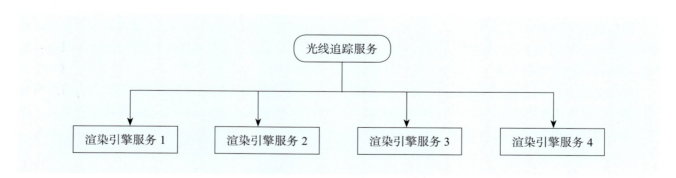

▲ 图 4-5　基于云的光线追踪服务框架

光线追踪是计算量巨大，也是高度可并行的。因此，完成任何特定的数字光线追踪所需的时间可以大幅减少。解决此类问题的"加速比"可以根据阿姆达尔定律（Amdahl law）来计算。在此例中，光线追踪已经被分布到云中的 4 个实例，这可以减少完成任务和渲染数字图像所需的时间。此例展示了将一个问题分布在云中的多个实例上可以提高计算能力

$$S = \frac{1}{(1-0.9995)+\left(\dfrac{0.9995}{4}\right)} = \frac{1}{(0.0005)+(0.2499)} = \frac{1}{0.2504} = 3.99361$$

（公式 4-6）

在此例中，预期的加速比将约为 4 倍。因此，基于阿姆达尔定律，任何给定问题可以并行化得越多，加速比就越大。

现在，让我们假设一个基于云的计算系统具有无限数量的实例。当 $N \to \infty$，并且假设一个问题可以完全并行化（$p=1.0$），那么加速比的上限将变为无限，因为 $S \to \infty$（公式 4-7）。

$$S = \frac{1}{(1-1)+\dfrac{1}{\infty}} = \frac{1}{(0)+\dfrac{1}{\infty}} = \frac{1}{\dfrac{1}{\infty}} = \infty$$

（公式 4-7）

进一步推广得到，当 $p=1$ 时，$S=N$，即加速比取决于用于解决给定问题的处理器数量，如公式 4-8 所示。

$$S = \frac{1}{(1-1)+\dfrac{1}{N}} = \frac{1}{(0)+\dfrac{1}{N}} = \frac{1}{\dfrac{1}{N}} = N$$

（公式 4-8）

而当 $N \to \infty$ 时，最大可实现的加速比可以表示如公式 4-9（$0 \leq p \leq 1$）。

$$\lim_{N \to \infty} S = \frac{1}{1-p}$$

（公式 4-9）

公式 4-9 描述了加速比的极限，即该极限取决于可以并行化的问题比例。我们可以直观地了解加速比如何根据 p 变化，如图 4-6 所示，其中给出了 3 个任意 p 值：0.9、0.8 和 0.4 的加速比（注意：由于实际限制，$p \neq 1$，因为计算问题通常不能是 100% 并行化的）。

此处告诉我们，一个问题可以并行化得越多，可以用于以分布式方式解决问题的计算机数量越多，加速比就越大。由于云提供了数千台计算机供我们使用，其提供了完美的框架来显著提高计算速度，以解决可以并行化的复杂问题。这就是为什么在计算能力方面经常说云是无限的。这可以看作是云与分布式计算架构相结合的明显优势。在计算机科学中，添加更多实例的能力，即增加 N 的能力，称为水平扩展（horizontal scaling）。相反，垂直扩展即

为使用更快的实例。因此，云作为可扩展的计算机，为解决需要高计算能力的复杂问题提供了一个虚拟平台，避免占用庞大的物理空间[84, 85]，进而使该框架成为手术室有限空间的理想选择。

九、人类和机器学习的可变性

正如外科医生表现出不同的学习能力和熟练程度一样，机器也是如此。在此，我们将探索并尝试理解其中的一些差异，让我们首先探讨外科医生的学习情况。人类认知和熟练度增益曲线是 S 形曲线（即 Logistic 曲线），并且在一定程度上基于外科医生的能力而变化。其可以表示为公式 4-10。

$$f(x) = \frac{1}{(\partial + \Delta e^{-x})}$$

（公式 4-10）

这里，e 代表欧拉常数（约 2.71828），∂ 代表与外科医生技能和能力相关的系数，近似于任何特定任务或操作的总体学习能力。因此，根据外科医生的内在能力和资质，学习是沿着熟练度增益曲线可变的（图 4-7）。系数 ∂ 越小，外科医生的学习能力就越大，在此假设模型中为 0.1～0.07 变化；Δ 也是外科医生特定的系数，代表 sigmoid 曲线的斜率，作为学习速度的衡量标准。现在，让我们随着时间的推移比较人类或机器学习。机器学习与人类（外科医生）学习有何不同？对于基于云的共同大脑系统与不基于云的机器系统的机器学习有何不同？在我们理解这些关系之前，需要做出一些重要的假设。首先，我们将假设云计算能力几乎是无限的。其次，理论上，能够进行机器学习活动的云连接机器人的数量没有上限（R_1、R_2、R_3……R_{n+1}）。最后，与所有手术和解剖学领域相关的机器可学习任务或事件的数量正在扩大，而且同样是无限的。在这个模型中，人们可以设想一个共同大脑系统，该系统将持续扩展，并且随着具有机器学习能力的机器人数量的每一次增量增加，将增长到超过非基于云的机器人的数量级。

在具有共同计算大脑的基于云的手术系统中，机器的增量学习可以被视为两个协变量的函数，特别是在手术中的手术机器人（R）的数量（在单个中心或多个医院的相互独立的位置）和每个系统随时间执行的手术数量（P）。这意味着共同大脑的机器学

习会随着特定云系统的运行的手术机器人 R 的数量和手术 P 的数量而增加。

网络架构可以显著影响整体机器学习能力。如前所述，云机器人方法可能特别有效。从概念上讲，这是一种非常不同的机器学习方法，因为它意味着

随着更多机器人系统被添加到系统中，云共脑手术机器人系统会增加集体学习。当每个单独的机器人掌握任何特定的机器学习任务时，所有机器人都会掌握相同的任务。换句话说，学习的机器人越多，每个基于云的机器人的集体技能就越大。这就是理

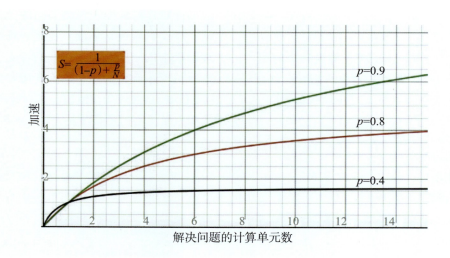

▲ 图 4-6　加速比根据 *p* 值变化的示意

在计算机科学中，阿姆达尔定律在数学上预测了任何特定问题的加速比，并由公式 4-5 表示，其中 S 代表总加速比，p 代表任何特定问题的可并行部分，N 代表在一个特定的云计算系统中计算的计算机（CPU）的数量。该图通过比较 3 个不同的问题，即拥有 40% 的可并行化比例（$p=0.4$），80% 的可并行化比例（$p=0.8$），以及 90% 的可并行化比例（$p=0.9$）。此图表明，问题中可并行的部分越大，加速比就越大

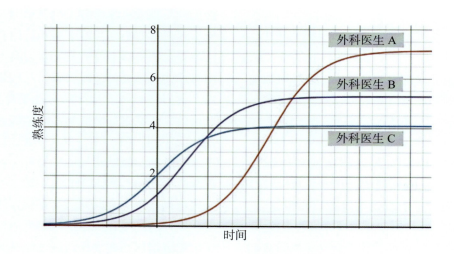

▲ 图 4-7　外科医生的学习曲线

一般来说，外科医生的能力会基于经验随着时间的推移而提高，但也取决于外科医生的先天能力。人类熟练度增益曲线是一个 S 形 Logistic 曲线，在此图中曲线展示了的 3 个虚拟外科医生间的可变性。外科医生 C 的学习速度比外科医生 B 和 A 快，但在熟练度增益曲线上达到峰值较早。外科医生 B 获得的熟练程度与外科医生 C 非常相似，但随后达到比外科医生 A 更低的平台期。最后，外科医生 A 沿熟练度曲线上升的时间最长，但最终超过了其他两名外科医生。正如外科医生表现出不同的学习能力一样，机器系统也有类似的差异。基于云的系统可能能够实现远远超过传统计算机系统能力的机器学习能力

解云机器人的能力和可扩展性的基本原理。

我们可以从数学的角度来思考机器学习。假设我们有一个具有机器学习能力的机器人。众所周知，机器学习模型会随着训练样本数量的增加而提高[86]。这种改进通常采用逆幂律曲线[87-89]的形式，如公式4-11所示。

$$\delta(t)=b-a(rt)^{-k} \quad \text{（公式 4-11）}$$

其中 $\delta(t)$，机器熟练程度 / 技能，随着手术次数的增加而增加，其中 r 是每单位时间的手术率，$k>0$，$a>0$，b 可以任意定义。因此，对于学习单一技能的单个机器人，学习和熟练程度如图 4-8 所示（$a=1$；$b=0.99$；$r=1$；$k=0.50$）。使用云机器人，我们以比单个机器人案例高 N 倍的速率为操作积累训练样本。因此，技能会急剧增加，并且由于训练样本的总数会更高，因此预计会渐进地保持更高的水平。图 4-9 说明了 20 个云机器人在技能获取方面的相对差异。对于多项手术（即多项技能或学习的机器人任务），单个机器人具有相对于 $N=20$ 的基于云的机器人的 1/20 的学习能力。在数学上，这可以表示如公式 4-12 和

公式 4-13。

$$\text{单个机器人：} \delta(t)=b-a(\lambda t)^{-k} \quad \text{（公式 4-12）}$$

$$\text{20 云机器人：} \delta(t)=b-a(20\lambda t)^{-k} \quad \text{（公式 4-13）}$$

这里，λ 表示单个手术机器人的操作或学习率。对于多个云机器人，每个机器人都在学习不同的手术或操作类型 P，总技能 S（所有手术任务的机器人的能力）将随着 P 继续增加，可以定义为如公式 4-14。

$$S(t)=\sum_{P}^{i=1}\delta i(t) \quad \text{（公式 4-14）}$$

其中 $\delta i(t)$ 是操作 i 在时间 t 下的技能水平。因此，$S(t)$ 是所有操作（P）中所有机器人技能（即机器学习）的总和。因为云机器人共享一个共同的大脑，因而该方案是可行的。$P=1$ 与 $P=10$ 的技能获取差异如图 4-10 所示。如果系统中机器人的数量和执行的手术操作随时间线性增长并且 P 是无限的，那么数学建模预测机器的学习将超过人类的学习（图 4-11）。

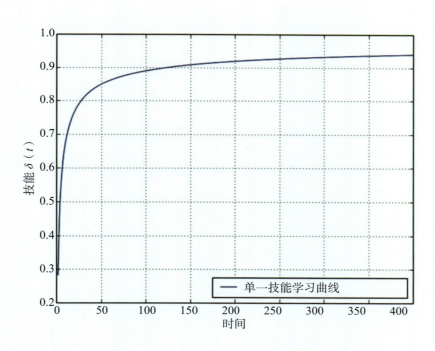

▲ 图 4-8　单个机器人学习单一技能的熟练程度

机器学习随着训练样本数量的增加而提高。在数学上，这种关系可以表示为 $\delta(t)=b-a(rt)^{-k}$，其中 $\delta(t)$，机器的熟练程度 / 技能，随着时间相关手术数量的函数而增加。在这个图中，说明了单个机器人学习单一技能的情况（$a=1$，$b=0.99$，$r=1$，$k=0.50$）。该图的形状是反幂律曲线，对于单机学习来说非常典型

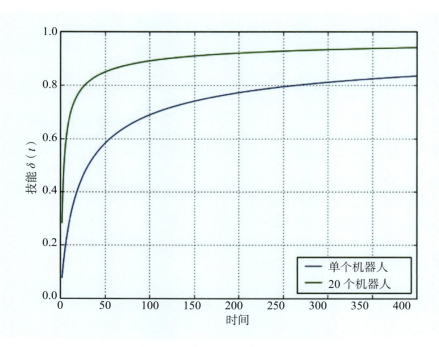

▲ 图 4-9　20 个云机器人在技能获取方面的相对差异

如果单个机器或机器人的学习可以表示为 $\delta(t)=b-a(\lambda t)^{-k}$，那么对于 20 个云连接机器人，该图将呈现出更高的平台期，并表示为 $\delta(t)=b-a(20\lambda t)^{-k}$。这说明了多个（在本例中为 20 个）云连接机器人的机器学习速率与单个传统机器人的机器学习相比呈渐进增长。λ 表示单个机器人的操作或学习率。在此示例中，$a=1$，$b=0.99$，$k=0.5$

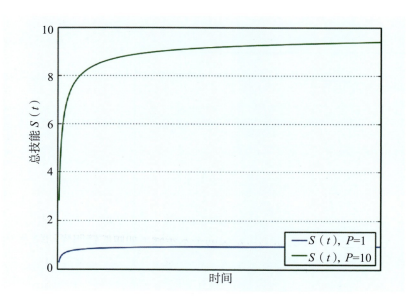

◀ 图 4-10　学习 1 个程序和学习 10 个程序的机器人或机器人系统的技能获取差异

云机器人系统的整体学习潜力取决于机器人能够学习的手术数量（P）。这张图说明了一个只学习 1 个程序的机器人（$P=1$）与一个能够学习 10 个程序的机器人或机器人系统（$P=10$）在整体学习方面的相对差异。这可以表示为公式 4-14，其中 $\delta i(t)$ 是操作 i 在时间 t 下的技能水平。因此，$S(t)$ 是所有手术（P）的机器学习的总和

十、云机器人手术的示范

在本节中，提出了一种实现云手术的工具导向架构的理论设想[90]。假设存在一个通用的云机器人手术平台，该平台在物理上能够不同程度地自主执行任何操作。这样的系统可以设计成具有两种不同的模式：训练模式和操作模式。在训练模式下，外

科医生手动描绘手术步骤，即在视野中标注结构。在手术过程中，所有输入信息流都被记录下来，并作为一种 ESR 传输到云中的训练数据采集工具。使用 N 个这样的机器人（R），系统的整体架构将如图 4-12 所示。

在操作模式下，将为手术机器人提供正在执行

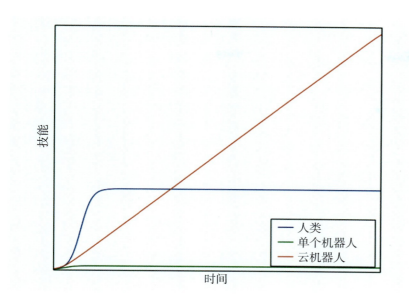

◀ 图 4–11 机器的学习将超过人类学习的数学建模预测

此模型显示了人类、单个机器人系统和云机器人系统的不同学习曲线。对于单一的机器人系统和单一的可学习任务，学习平台较早，整体学习是有限的。对于任何外科医生来说，所有手术的学习都会随着时间的推移而增加，并且基本上是符合 S 形的熟练度增益曲线。云机器人表现出通过共同计算大脑学习的能力，如果假设机器人学习手术的数量不断增加，那么机器学习能力将没有上限

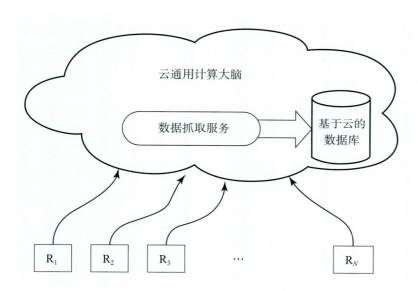

◀ 图 4–12 使用 N 个机器人的系统的整体架构

基于云的机器人技术是有弹性的，因此可以大量扩展到特定系统中的 N 个数量的机器人。机器人（R）接受各种手术程序的训练。然后，这些数据被采集到公共云中，允许任何特定的机器人在任何时间共享和访问。信息被上传到数据采集工具，在那里，数据既可以被存储分析，也可以在云数据库中维护。以上为手术的人工智能和机器学习提供了一个理想的框架

的手术和患者特异性的相关数据信息。接下来，云中的手术技能工具将下载驱动机器人所需的机器学习模型（即神经网络）和配置信息，并以可变的自主性协助外科医生进行手术，从而增强对复杂手术的认知。相应的云架构如图 4–13 所示。

在这个框架中，有一个关键工具负责生成机器学习模型（即手术技能）并加以存储以供使用技能存储工具的机器人应用。尤其对于每种手术类型，它会定期构建一个机器学习模型并将其存储在技能存储工具中。该模型是通过查询训练数据存储工具以获取相关手术的训练样本，然后使用适当的机器学习算法为手术的每个步骤或特定的手术任务生成实用模型来构建的。我们可以这样直观的设想：对于 1000 个任意手术的视频训练数据集，并且数据集可以分解为可定义的手术步骤（如腹腔镜胆囊切除术），技能生成工具将分析前 800 个示例，然后使用创建的模型为接下来的 200 个训练样本在模拟中创建对照。接下来，技能生成工具将根据外科医生的已知的对照输入（或决策点）和计算机生成的对照输入（或决策点）寻找之间误差最小的模型，并将最佳模型存储以供将来使用[91-93]。

总结

云非常适用于未来的手术室，它能将人工智能、机器学习，以及所需的大规模计算完美整合。同时，

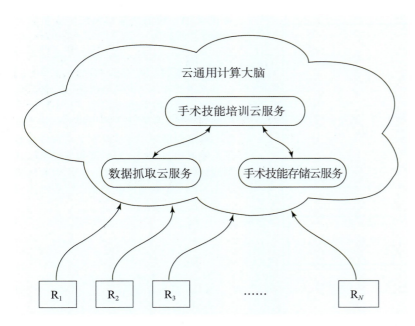

◀ 图 4–13　使用 N 个机器人的云机器人手术系统的整体架构

在所有手术机器人共享的共同计算大脑中，机器学习的工具可以包括数据采集和手术技能存储工具。这将是一个更大的，具有适应性的手术技能培训云工具的一部分。这个架构的基础是将计算工作移交到云上，同时进行集中计算，以使其在全球范围内任何机器和任何数字手术系统上都可以使用

它还能够为手术室中的新一代机器人提供有力的保障和支持，并拓宽人工智能和机器学习在医学和手术中的作用。而近乎无限的数据存储、计算能力，以及通过机器人共享信息，实现集体学习，都远远超越了传统系统。因此，云可以被视为是通往数字手术的大门。

参考文献

[1] Jadeja Y, Modi K. Cloud computing-concepts, architecture and challenges. International conference on computing, electronics and electrical technologies (ICCEET). IEEE; 2012. p. 877–80.

[2] Regalado A. Who coined 'cloud computing'? Technol Rev. 2011;31.

[3] Erl T, Puttini R, Mahmood Z. Cloud computing: concepts, technology & architecture. Westford, MA, USA: Pearson Education; 2013.

[4] Qian L, Luo Z, Du Y, Guo L. Cloud computing: an overview. In: IEEE international conference on cloud computing. Berlin, Heidelberg: Springer; 2009. p. 626–31.

[5] Dijkstra EW. A note on two problems in connexion with graphs. Numer Math. 1959;1(1):269–71.

[6] Duckham M, Kulik L. "Simplest" paths: automated route selection for navigation. In: International conference on spatial information theory. Berlin, Heidelberg: Springer; 2003. p. 169–85.

[7] Nazari S, Meybodi MR, Salehigh MA, Taghipour S. An advanced algorithm for finding shortest path in car navigation system. In: 2008 first international conference on intelligent networks and intelligent systems. New York City, NY, USA: IEEE; 2008. p. 671–4.

[8] Wang H, Yu Y, Yuan Q. Application of Dijkstra algorithm in robot path-planning. In: 2011 second international conference on mechanic automation and control engineering. New York City, NY, USA: IEEE; 2011. p. 1067–9.

[9] Paul U, Subramanian AP, Buddhikot MM, Das SR. Understanding traffic dynamics in cellular data networks. In: 2011 Proceedings IEEE INFOCOM. New York City, NY, USA:IEEE; 2011. p. 882–90.

[10] Hawley J. GeoDNS—geographically-aware, protocol-agnostic load balancing at the DNS level. In: Proceedings of the linux symposium. p. 123–30. https://www.linuxsecrets.com/kdocs/ols/2009/ols2009-pages–123–130.pdf.

[11] Moore G. Moore's law. Electronics Magazine. 1965;38(8):114.

[12] Mack CA. Fifty years of Moore's law. IEEE Trans Semicond Manuf.

2011;24(2):202–7.

[13] Schaller RR. Moore's law: past, present and future. IEEE Spectr. 1997;34(6):52–9.

[14] Keyes RW. The impact of Moore's law. IEEE Solid-State Circuits Soc Newsletter. 2006;11(3):25–7.

[15] Waldrop MM. The chips are down for Moore's law. Nature News. 2016;530(7589):144.

[16] Lundstrom M. Moore's law forever? Science. 2003;299(5604): 210–1.

[17] Kish LB. End of Moore's law: thermal (noise) death of integration in micro and nano electronics. Phys Lett A. 2002;305(3–4):144–9.

[18] Borkar S. Obeying Moore's law beyond 0.18 micron [microprocessor design]. In: Proceedings of 13th annual IEEE international ASIC/SOC conference (Cat. No. 00TH8541). New York City, NY, US: IEEE; 2000. p. 26–31.

[19] Compton AH. A quantum theory of the scattering of X-rays by light elements. Phys Rev. 1923. 21(5):483.

[20] Powell JR. The quantum limit to Moore's law. Proc IEEE. 2008;96(8):1247–8.

[21] Theis TN, Wong HS. The end of Moore's law: a new beginning for information technology. Comput Sci Eng. 2017;19(2):41.

[22] Roberts LG. Beyond Moore's law: internet growth trends. Computer. 2000;33(1):117–9.

[23] Meindl JD. Beyond Moore's law: the interconnect era. Comput Sci Eng. 2003;5(1):20–4.

[24] Schwartz WB. Medicine and the computer. The promise and problems of change. N Engl J Med. 1970;283(23):1257–64.

[25] Schwartz WB, Patil RS, Szolovits P. Artificial intelligence in medicine. Where do we stand? N Engl J Med. 1987;316(11): 685–8.

[26] Topol EJ. High-performance medicine: the convergence of human and artificial intelligence. Nat Med. 2019;25(1):44.

[27] LeCun Y, Bengio Y, Hinton G. Deep learning. Nature. 2015;

521(7553):436–44. https://doi.org/10.1038/nature14539.

[28] Hinton G. Deep learning-A technology with the potential to transform health care. JAMA. 2018;320(11):1101–2. https://doi.org/10.1001/jama.2018.11100.

[29] Beam AL, Kohane IS. Big data and machine learning in health care. JAMA. 2018;319(13):1317–8. https:// doi.org/10.1001/jama.2017.18391.

[30] Rajkomar A, Dean J, Kohane I. Machine learning in medicine. N Engl J Med. 2019;380(14):1347–58. https://doi.org/10.1056/NEJMra1814259.

[31] Ferrucci D, Brown E, Chu-Carroll J, Fan J, Gondek D, Kalyanpur AA, Lally A, Murdock JW, Nyberg E, Prager J, Schlaefer N. Building Watson: an overview of the DeepQA project. AI Mag. 2010;31(3):59–79.

[32] Esteva A, Kuprel B, Novoa RA, Ko J, Swetter SM, Blau HM, Thrun S. Dermatologist-level classification of skin cancer with deep neural networks. Nature. 2017;542(7639):115–8. https://doi.org/10.1038/nature21056. Epub 2017 Jan 25.

[33] Nistér D, Naroditsky O, Bergen J. Visual odometry. In: Proceedings of the 2004 IEEE computer society conference on computer vision and pattern recognition, 2004. CVPR 2004, vol. 1. New York City, NY, USA: IEEE; 2004. p. I.

[34] Howard TM, Morfopoulos A, Morrison J, Kuwata Y, Villalpando C, Matthies L, McHenry M. Enabling continuous planetary rover navigation through FPGA stereo and visual odometry. In: 2012 IEEE aerospace conference: IEEE; 2012. p. 1–9.

[35] Bojarski M, Del Testa D, Dworakowski D, Firner B, Flepp B, Goyal P, Jackel LD, Monfort M, Muller U, Zhang J, Zhang X. End to end learning for selfdriving cars. arXiv preprint arXiv:1604.07316. 2016.

[36] Dissanayake MG, Newman P, Clark S, Durrant Whyte HF, Csorba M. A solution to the simultaneous localization and map building (SLAM) problem. IEEE Trans Robot Autom. 2001;17(3):229–41.

[37] Guivant JE, Nebot EM. Optimization of the simultaneous localization and map-building algorithm for real-time implementation. IEEE Trans Robot Autom. 2001;17(3):242–57.

[38] Leonard JJ, Durrant-Whyte HF. Simultaneous map building and localization for an autonomous mobile robot. In: Proceedings IROS'91: IEEE/RSJ international workshop on intelligent robots and systems' 91: IEEE; 1991. p. 1442–7.

[39] Montemerlo M, Thrun S, Koller D, Wegbreit B. FastSLAM: A factored solution to the simultaneous localization and mapping problem. AAAI/IAAI. 2002;593–8.

[40] Newcombe RA, Izadi S, Hilliges O, Molyneaux D, Kim D, Davison AJ, Kohli P, Shotton J, Hodges S, Fitzgibbon AW. Kinectfusion: real-time dense surface mapping and tracking. In: ISMAR. Vol. 11, No. 2011. New York City, NY, USA: IEEE; 2011. p. 127–36.

[41] Newcombe RA, Lovegrove SJ, Davison AJ. DTAM: dense tracking and mapping in real-time. In: 2011 international conference on computer vision. New York City, NY, USA: IEEE; 2011. p. 2320–7.

[42] Yamamoto Y, Pirjanian P, Munich M, DiBernardo E, Goncalves L, Ostrowski J, Karlsson N. Optical sensing for robot perception and localization. In: IEEE workshop on advanced robotics and its social impacts, 2005. New York City, NY, USA: IEEE; 2005. p. 14–7.

[43] Turan M, Almalioglu Y, Konukoglu E, Sitti M. A deep learning based 6 degree-of-freedom localization method for endoscopic capsule robots. arXiv preprint arXiv:1705.05435. 2017.

[44] Turan M, Almalioglu Y, Araujo H, Konukoglu E, Sitti M. A non-rigid map fusion-based direct slam method for endoscopic capsule robots. Int J Intelligent Robot Appl. 2017;1(4):399–409.

[45] Lin B. Visual SLAM and surface reconstruction for abdominal minimally invasive surgery. 2015. Graduate Theses and Dissertations. https://scholarcommons.usf.edu/etd/5849.

[46] Lin B, Sun Y, Qian X, Goldgof D, Gitlin R, You Y. Video-based 3D reconstruction, laparoscope localization and deformation recovery for abdominal minimally invasive surgery: a survey. Int J Med Robot

Comput Assist Surg. 2016;12(2):158–78.

[47] Peters BS, Armijo PR, Krause C, Choudhury SA, Oleynikov D. Review of emerging surgical robotic technology. Surg Endosc. 2018;32(4):1636–55.

[48] Atallah S, Parra-Davila E, Melani AGF. Assessment of the Versius surgical robotic system for dual-field synchronous transanal total mesorectal excision (taTME) in a preclinical model: will tomorrow's surgical robots promise newfound options? Tech Coloproctol. 2019;23(5):471–7. https://doi.org/10.1007/s10151.019–01992–1. Epub 2019 May 8.

[49] Wu C. Towards linear-time incremental structure from motion. In: 2013 international conference on 3D vision-3DV 2013. New York City, NY, USA: IEEE; 2013. p. 127–34.

[50] Burschka D, Li M, Ishii M, Taylor RH, Hager GD. Scale-invariant registration of monocular endoscopic images to CT-scans for sinus surgery. Med Image Anal. 2005;9(5):413–26.

[51] Chen PD, Hu RH, Liang JT, Huang CS, Wu YM. Toward a fully robotic surgery: performing robotic major liver resection with no table-side surgeon. Int J Med Robot. 2019;15(2):e1985. https://doi.org/10.1002/rcs.1985. Epub 2019 Feb 17.

[52] Panesar S, Cagle Y, Chander D, Morey J, Fernandez-Miranda J, Kliot M. Artificial intelligence and the future of surgical robotics. Ann Surg. 2019;270(2):223–6. https://doi.org/10.1097/SLA.0000000000003262.

[53] Hashimoto DA, Rosman G, Rus D, Meireles OR. Artificial intelligence in surgery: promises and perils. Ann Surg. 2018;268(1):70–6. https://doi.org/10.1097/SLA.0000000000002693.

[54] Mezger U, Jendrewski C, Bartels M. Navigation in surgery. Langenbeck's Arch Surg. 2013;398:501–14.

[55] Hashimoto DA, Rosman G, Witkowski ER, Stafford C, Navarette-Welton AJ, Rattner DW, Lillemoe KD, Rus DL, Meireles OR. Computer vision analysis of intraoperative video: automated recognition of operative steps in laparoscopic sleeve gastrectomy. Ann Surg. 2019. https://doi.org/10.1097/SLA.0000000000003460. [Epub ahead of print].

[56] Leonard S, Wu KL, Kim Y, Krieger A, Kim PC. Smart tissue anastomosis robot (STAR): A vision-guided robotics system for laparoscopic suturing. IEEE Trans Biomed Eng. 2014;61(4):1305–17.

[57] Shademan A, Decker RS, Opfermann JD, Leonard S, Krieger A, Kim PC. Supervised autonomous robotic soft tissue surgery. Sci Transl Med. 2016;8(337):337ra64. https://doi.org/10.1126/scitranslmed.aad9398.

[58] Hu G, Tay WP, Wen Y. Cloud robotics: architecture, challenges and applications. IEEE Netw. 2012;26(3):21–8.

[59] Kehoe B, Patil S, Abbeel P, Goldberg K. A survey of research on cloud robotics and automation. IEEE Trans Autom Sci Eng. 2015;12(2):398–409.

[60] Goldberg K, Kehoe B. Cloud robotics and automation: a survey of related work. EECS Department, University of California, Berkeley, Tech. Rep. UCB/EECS–2013–5. 2013.

[61] Wan J, Tang S, Yan H, Li D, Wang S, Vasilakos AV. Cloud robotics: current status and open issues. IEEE Access. 2016;4:2797–807.

[62] Quintas J, Menezes P, Dias J. Cloud robotics: towards context aware robotic networks. In: International conference on robotics; 2011. p. 420–7. Available online at: https://home.isr.uc.pt/~jorge/wp-content/uploads/OP242.pdf.

[63] Kamei K, Nishio S, Hagita N, Sato M. Cloud networked robotics. IEEE Netw. 2012;26(3):28–34.

[64] Turnbull L, Samanta B. Cloud robotics: formation control of a multi robot system utilizing cloud infrastructure. In: 2013 Proceedings of IEEE Southeastcon. New York City, NY, USA: IEEE; 2013. p. 1–4.

[65] Du Z, He L, Chen Y, Xiao Y, Gao P, Wang T. Robot cloud: bridging the power of robotics and cloud computing. Futur Gener Comput Syst. 2017;74:337–48.

[66] Goldberg K, Siegwart R, editors. Beyond Webcams: an introduction to online robots. Cambridge, MA, USA: MIT Press; 2002.

[67] Inaba M, Kagami S, Kanehiro F, Hoshino Y, Inoue H. A platform for

robotics research based on the remote-brained robot approach. Int J Robot Res. 2000;19(10):933–54.

[68] Waibel M, Beetz M, Civera J, d'Andrea R, Elfring J, Galvez-Lopez D, Häussermann K, Janssen R, Montiel JM, Perzylo A, Schiessle B. Roboearth-a world wide web for robots. IEEE Robotics Automation Magazine (RAM), Special Issue Towards a WWW for Robots. 2011;18(2):69–82.

[69] Arumugam R, Enti VR, Bingbing L, Xiaojun W, Baskaran K, Kong FF, Kumar AS, Meng KD, Kit GW. DAvinCi: A cloud computing framework for service robots. In: 2010 IEEE international conference on robotics and automation. New York City, NY, USA: IEEE; 2010. p. 3084–9.

[70] Mohanarajah G, Hunziker D, D'Andrea R, Waibel M. Rapyuta: A cloud robotics platform. IEEE Trans Autom Sci Eng. 2014;12(2):481–93.

[71] Aguiar RL, Gomes D, Barraca JP, Lau N. Cloud thinking as an intelligent infrastructure for mobile robotics. Wirel Pers Commun. 2014;76(2):231–44.

[72] Goldenberg MG, Jung J, Grantcharov TP. Using data to enhance performance and improve quality and safety in surgery. JAMA Surg. 2017;152(10):972–3. https://doi.org/10.1001/jamasurg.2017.2888.

[73] Grantcharov TP, Yang KL, inventors; Surgical Safety Technologies Inc, Assignee. Operating room black-box device, system, method and computer readable medium for event and error prediction. United States patent application US 15/561, 877. 2018.

[74] Gambadauro P, Magos A. Surgical videos for accident analysis, performance improvement, and complication prevention: time for a surgical black box? Surg Innov. 2012;19(1):76–80.

[75] Guerlain S, Adams RB, Turrentine FB, Shin T, Guo H, Collins SR, Calland JF. Assessing team performance in the operating room: development and use of a "black-box" recorder and other tools for the intraoperative environment. J Am Coll Surg. 2005;200(1):29–37.

[76] Murdoch TB, Detsky AS. The inevitable application of big data to health care. JAMA. 2013;309(13):1351–2.

[77] Dikaiakos MD, Katsaros D, Mehra P, Pallis G, Vakali A. Cloud computing: distributed internet computing for IT and scientific research. IEEE Internet Comput. 2009;13(5):10–3.

[78] Nickolov P, Armijo B, Miloushev V, Inventors; CA Inc, Assignee. Globally distributed utility computing cloud. United States patent US 9,578,088.2017.

[79] Strom N. Scalable distributed DNN training using commodity GPU cloud computing. In: Sixteenth annual conference of the International Speech Communication Association. 2015. Available online at: https://www.isca-speech.org/archive/interspeech_2015/papers/ i15_1488.pdf.

[80] Skala K, Davidovic D, Afgan E, Sovic I, Sojat Z. Scalable distributed computing hierarchy: cloud, fog and dew computing. Open J Cloud Computing (OJCC). 2015;2(1):16–24.

[81] Jonas E, Pu Q, Venkataraman S, Stoica I, Recht B. Occupy the cloud: distributed computing for the 99%. In: Proceedings of the 2017 symposium on cloud computing. New York, NY,USA: ACM; 2017. p. 445–51.

[82] Zhang Q, Cheng L, Boutaba R. Cloud computing: state-of-the-art and research challenges. J Internet Services Appl. 2010;1(1):7–18.

[83] Amdahl GM. Validity of the single processor approach to achieving large scale computing capabilities. In: Proceedings of the April 18–20. 1967. spring joint computer conference. New York, NY,USA: ACM; 1967. p. 483–5.

[84] JoSEP AD, KAtz R, KonWinSKi A, Gunho LE, Patterson D, Rabkin A. A view of cloud computing. Communications ACM. 2010;53(4):50–8.

[85] Vecchiola C, Pandey S, Buyya R. High-performance cloud computing: a view of scientific applications. In: 2009 10th international symposium on pervasive systems, algorithms, and networks. New York, NY, USA: IEEE; 2009. p. 4–16.

[86] Banko M, Brill E. Scaling to very very large corpora for natural language disambiguation. In: Proceedings of the 39th annual meeting on association for computational linguistics. Stroudsburg,PA,USA: Association for Computational Linguistics; 2001. p. 26–33.

[87] Mukherjee S, Tamayo P, Rogers S, Rifkin R, Engle A, Campbell C, Golub TR, Mesirov JP. Estimating dataset size requirements for classifying DNA microarray data. J Comput Biol. 2003;10(2):119–42.

[88] Hwang EJ, Jung JY, Lee SK, Lee SE, Jee WH. Machine learning for diagnosis of hematologic diseases in magnetic resonance imaging of lumbar spines. Sci Rep. 2019;9(1):6046.

[89] Johnson M, Anderson P, Dras M, Steedman M. Predicting accuracy on large datasets from smaller pilot data. In: Proceedings of the 56th annual meeting of the Association for Computational Linguistics, vol. 2: Short Papers; 2018. p. 450–5. Available online at: https://www.aclweb.org/anthology/P18-2072.pdf.

[90] Seth A, Singla AR, Aggarwal H. Service oriented architecture adoption trends: a critical survey. In: International conference on contemporary computing. Berlin, Heidelberg: Springer; 2012. p. 164–75.

[91] Stépán G. Instability caused by delay in robot systems. Periodica Polytechnica Mech Eng. 1989;33(1–2):37–44.

[92] Buzurovic I, Debeljkovic DL, Misic V, Simeunovic G. Stability of the robotic system with time delay in open kinematic chain configuration. Acta Polytechnica Hungarica. 2014;11(8):45–64.

[93] Behnke S, Egorova A, Gloye A, Rojas R, Simon M. Predicting away robot control latency. In: Robot soccer world cup. Berlin, Heidelberg: Springer; 2003. p. 712–9.

第 5 章 面向外科医生的量子力学和量子计算
Quantum Theory and Computing for Surgeons

Sam Atallah　Asa B. Atallah　著

张洪宝　译

我们观察到的并不是大自然本身，但大自然却会在我们探寻的方法和脚步中逐步被揭示。

Werner Heisenberg

W. Heisenberg（1901—1976 年）因 1925 年发表的量子力学著作而在 1932 年获得诺贝尔物理学奖，当时他 24 岁。

本章将向外科医生和非物理学家介绍一些量子物理的基本原理，以便作为理解量子计的基础。在量子力学中，很多概念都与牛顿力学和经典力学中有所区别[1-5]。比如在经典物理中，可观测的宇宙中的一切都由物质或者波组成。而我们都知道，在量子力学所描绘的宇宙中，粒子可以表现出类似波的行为。不仅如此，波和粒子并不是非此即彼的。因此波也能表现出粒子的行为，即光子。这一点爱因斯坦在 20 世纪初的前量子力学时代就用光电效应证明过了[6]。与之相对应的是，粒子也可以表现出波的性质（这不意味着粒子可以以波的形式传播，而是它就是一种波）。量子理论预言我们宇宙中的一切都可以用"物质与波"模型的叠加态描述，正如 Davisson-Germer 双缝实验所揭示的（图 5-1）[7]。电子作为波的行为后来会被证明取决于系统是否被观测以及如何被观测，这依然是迄今为止量子物理学中最令人困惑的谜题之一[8-11]。

在量子物理学中，波与物质的关系可以用德布罗意波长表示。这与按前一章讨论的康普顿波长 λc [12] 完全相同。它是为电子定义的，记为 λe [13]，并可以表示为 $\lambda e = h/p$；其中 p 为动量，h 为普朗克常数。（同样的等式也被用于光，但由于光子没有质量，所以有一个用于定义接近光速时的动量公式，不过更复杂且超出了本文讨论的范围。）简单地说，电子不仅表现为波，而且表现为具有离散的可测量波长的波。因此，电子既是物质又是波，在量子力学的领域里，它以叠加态的形式存在。

一、量子自旋和叠加态

在粒子物理学中，原子和电子具有微弱的磁场，这就产生了一个和传统磁体南北极相同的方向。在量子力学中，这被称为"自旋"，对医生和医学科学家来讲并不是完全陌生的。毕竟这是 Felix Bloch 及 Edward Mills Purcell 在 1947 年设计磁共振成像（magnetic resonance imaging，MRI）的基础[14, 15]。本质上讲，就是通过用磁场和无线电波控制的原子自旋来确定组织性质，以便在不使病人承受有害电离辐射的情况下进行医学成像。粒子自旋是量子力学和量子计算的基础。

1924 年，量子力学背景下的物质自旋性质首次被探索到。同年 Stern 和 Gerlach 对原子自旋的研究是里程碑式的，因而这个实验如今被称为 Stern-Gerlach 实验[16, 17]。他们选取了银原子作为实验对象。而根据玻尔模型，银原子有 47 个电子且最外层只有 1 个电子[18]。原子核周围轨道上的其他电子会抵消它们的磁场，但外层电子却不会。这就产生了一个微弱的磁场。这样，银原子就变成了有南北两极的微型磁铁。进行这个实验的年代，人们对原子和电子磁场所知甚少，但我们之后便能看到，这是量子计算的基础部分，因为它允许粒子被用作比特元。在 Stern-Gerlach 实验中，银原子束被发射到两个磁铁之间（图 5-2）。随后银原子的位置可以在屏幕上显示。南极磁性比北极强；这就允许银原子受磁场影响在屏幕上垂直分布。如果银原子有一个"南上"的自旋，它会被吸引到北极磁体上，而如

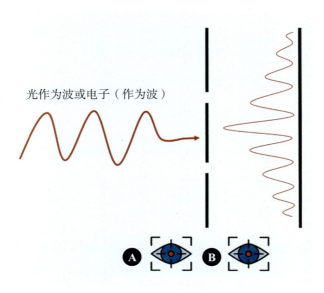

光作为波或电子（作为波）

▲ 图 5-1　双缝实验

双缝实验是理解量子力学和粒子行为的基础实验之一。光和电子通过光源或电子枪射向双狭缝。由于光是一种波，当它通过这两条狭缝时，就会产生干涉图案。在经典物理框架下，任何波（如水波）通过狭缝时都会产生干涉图案。但是在经典物理学背景下，粒子显然是不会产生这样的图案的，只会留下两个离散带，与两个狭缝的位置相关。但是，在实验中电子并没有表现出类似的行为，而是和波一样在屏幕上产生了干涉图案。粒子有时候表现为波。这种性质暗示了量子力学的核心法则，也就是态的叠加。量子力学还有另一个重要法则，那就是观察或者测量会影响结果。以这个双缝实验为例，如果一个观测者 A 试图"看"电子会穿过的是哪一条缝，电子就会回到粒子的行为，屏幕上会出现两个离散带而不是干涉图案。而即使在电子穿过缝之后，观测者 B 再去观测，干涉图案也会变成两条带。它们会回到粒子的状态，就好像"它们知道它们被观测了"。在它们被观测时，就只会表现出粒子的特性。这仍然是量子力学中一个令人困惑的性质

果它有一个"北上"自旋，它则会被吸引到南极磁体上。

但如果所有原子都是随机排列的呢？或者如果南北方向是在其他方向，比如横向呢？那我们可以预测它会落在屏幕正中央。对于每一种不同自旋方向的原子，它们的落点会构成一条位于北极上限点和北极下限点中间的线。但这种现象并没有出现。在这个实验中最终只在屏幕上发现了两个点。这是因为原子自旋要么朝上，要么朝下，不存在中间态。因此，原子自旋量子化并没有给出一系列可能性，而是给出两种情况，自旋向上或向下（图 5-3）。这种量子化的输出基于测量且相对于测量方向，而这

就是量子计算原理的基础。

从这个实验和其他各种实验中，我们可以总结出一些额外的发现。第一，对任意给定粒子，自旋向上或向下是完全随机的。第二，粒子自旋向上或向下必须通过测量才能确定。第三，后续的测量会影响粒子自旋状态。后者有些诡异，与经典物理学完全不同。在量子力学中，如果发现一个粒子的自旋是向上的，再以完全相同的方式测量（方法 1），它自旋向上的概率是 100%，但如果你用另一种方式测量（方法 2），它可能不再是自旋向上，测量本身会影响自旋取向。现在，如果你回头试着像之前那样测量自旋（方法 1），你会发现结果已经回到了随机（自旋向上的概率 50%）。也就是说，在某种程度上测量自旋的行为本身影响了结果。

对于执业外科医生，让我们用一个例子来帮助阐明这一点。假设我们正在测量一个手术标本的质量，如直肠癌根治性切除后直肠系膜的质量。我们让病理学家 A 对标本进行分级，她说标本是完整的（完整的直肠系膜）。我们再问她一次，她给了我们同样的答案：这个标本是完整的。无论我们要求病理学家 A 给我们多少次标本分级，都是一样的。在病理学家 A 给我们评分之后，我们让病理学家 B 来测量标本的质量，他说标本并不是完全完整的，因为包膜有缺损。假设我们把标本交还给病理学家 A，现在她看到了缺损，她改变了主意，将标本重新分级为不完整。因此，通过改变我们衡量事物的方式（在这个例子里，就是让不同的病理学家进行评估），标本分级的结果会被影响，这随后会影响到第一位病理学家最初的分级。这就是我们在量子测量中所观察到的性质。虽然 Stern 和 Gerlach 在他们的实验中使用了银原子，这同样适用于电子，电子也表现出相同的磁场和相同的量子化自旋值（即自旋向上或自旋向下），这使得它们在量子计算中非常有用，这将在后文进一步讨论。

二、量子纠缠

量子纠缠[19-21] 是量子物理的重要组成部分，它代表了特定粒子之间的一种特殊关系。纠缠在经典物理中没有对应概念[22]。当两个量子粒子纠缠在一起时，对一个粒子的测量可以用来预测对另一个粒子的测量值。例如，如果一个电子被测量为自旋向上，与之纠缠的第二个电子将总是被测量出自旋向

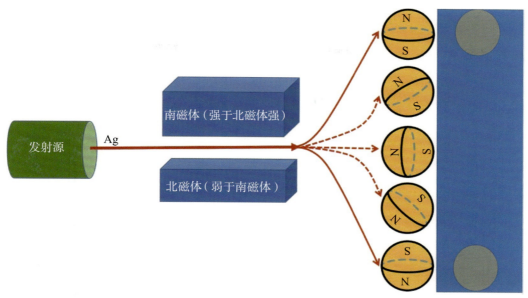

▲ 图 5-2　Stern-Gerlach 实验

银原子（Ag）以粒子束的形式打入两个磁体之间：一个是北磁体，另一个是相对较强的南磁体。因为 Ag 本身就像一个小磁铁，如果 Ag 的北极朝向（较强的）南极，它就会被吸引到屏幕的远上端，在那里它会被记录下来。如果 Ag 的南极正对着南磁体，那么它就会受到更强的南磁体的排斥，从而使它转向屏幕的底部。假设对于 Ag 的每一个其他方向（即南北两极不是精确的上或下），原子会不同程度地偏离，沿着检测屏幕形成一条线（红色虚线箭）。但这种现象并没有在实验中被观测到。相反，Stern 和 Gerlach 观察到，测量屏幕上只有两个点。也就是说，Ag 要么是北极向上，要么是北极向下（自旋向上或自旋向下）。这意味着原子粒子是量子化的。换句话说，相对于测量方向，量子自旋解析为向上或向下。这个原理是量子理论和量子计算的基础

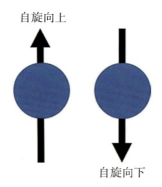

▲ 图 5-3　原子自旋量子化

电子和其他量子会随机地被探测出自旋向上或自旋向下的状态。虽然在探测之前，它们可能存在于叠加态中，但在测量它们的自旋时，相对于测量方向，它们将坍缩为自旋向上或自旋向下（没有介于两者之间的情况）。将粒子自旋量化或解析为两个值（即向上或向下）意味着它们可以以类似于二进制计算机代码的方式使用，其中数据要么为 0，要么为 1

下，无论这两个电子之间的距离有多远。为了帮助我们理解量子纠缠，我们会在我们所熟悉背景下设计一个思想实验。让我们用两个相同的硬币表示处于量子纠缠态的两个粒子（电子），把两枚硬币放进

相同的盒子里。想象一下，你带着他们中的一个坐飞机去地球的另一边，而我保持原地不动。在预定的时间，你和我将把我们的硬币从盒子里取出来，扔到地上。我先扔，然后你再扔。如果我的硬币落地时正面着地，那由于量子纠缠，我就能知道你的硬币落地时是反面着地的。同样地，尽管你离我千里之外，也能立刻知道我的硬币是正面着地的。这与两个纠缠在一起的粒子之间的距离无关，如果它们在星系的两端，情况也是如此。尽管这看起来很奇怪，但这种"信息的隐形传递"已被证明是量子力学的特性。John S. Bell（和其他人）[23] 也证明了，这不是一个预先确定的结果。也就是说，两个相隔一定距离的粒子之间不存在通信介质。还要注意的是，第一次硬币落地的测量（正面或反面）是完全随机的，因为它有 50% 的概率以任何一面落地 [24, 25]。爱因斯坦之前曾将其称为"远距离的幽灵作用"，并且认为量子必须拥有一些导致纠缠态的"隐藏变量"[26]（后来被 Bell 推翻）。

　　量子纠缠是量子计算区别于经典计算的一个重要原因，也是量子传输原理的基础 [27-29]。纠缠量子比

特（下文讨论）创建了传统计算中不存在的关联，这可以帮助实现传统计算不可能实现的计算快捷方式。这些量子算法中最引人注目的是 Shor 和 Grover 开发的算法[30-39]。

三、量子计算

有了这个背景，我们就可以开始理解量子计算[40-42]。在 20 世纪 20 年代，一群物理学家们（特别是 E. Schrodinger 和 W. Heisenberg）[2, 5] 开创了量子物理学。而量子计算的概念是在 20 世纪 80 年代中期出现的，主要归功于 R. Fcynman[43] 和 D. Deutsch[44]。量子计算是一种复杂的实验方法，在方法论上与经典计算有很大的不同（表 5-1）。经典的计算是基于比特上 0 或 1 比特位（二进制数字）的信息，表示微晶体管处于开或关的状态。晶体管可以开或关（1 或 0），但当然不能同时处于两种状态。然而，在量子计算中，0 和 1 是由粒子自旋的测量决定的，这样的计算单位被称为量子比特。自旋向上表示为 $|\uparrow\rangle$，自旋向下表示为 $|\downarrow\rangle$。所以，自旋为 $|\uparrow\rangle$ 的电子代表 1，自旋为 $|\downarrow\rangle$ 的电子代表 0。因此，量子计算机使用天然粒子（与人造晶体管不同）作为基本的计算单元（图 5-4）。通过使用原子模型中最小的粒子（电子），量子计算机实际上能够在原子尺度上运行，可以把它想象成一个电子大小的开 / 关晶体管。而这种原子尺度的优势可以帮助延长摩尔定律达到其极限之前的时间，但这还不是最重要的。具体地说，由于这种系统能够表现出态的叠加和量子纠缠，使得量子计算能够使用传统计算系统无法实现的计算方式（图 5-5）。在量子计算中，基本的计算单位（电子）直到测量为止都处于叠加态。也就是说，量子比特可以同时为 0 和 1。此外，量子物理中的物质是概率的（即它的行为具有不确定性；因

表 5-1 经典计算对比量子计算	
经典计算	量子计算
二进制输出	二进制输出
计量单位：位	计量单位：量子位
一个比特：0 或 1	一个量子比特：0 和 1 的叠加态
0 或 1：开或关	0 或 1：粒子自旋 $|\uparrow\rangle$ 或 $|\uparrow\rangle$
一种计算	多种计算：量子门、量子退火、通用量子门
用算法分段解决问题	一次解决整个问题
系统稳定，不受环境影响	极易受到外部环境的影响
网络允许	网络允许
可以基于云计算	可以基于云计算

此直到测量为止，我们不知道结果是 0 还是 1）。请注意，态的叠加是量子力学中一个反复出现的主题。正如我们在双缝实验中看到的那样，在这个实验中，电子既是粒子又是波，具有特定、确定的德布罗意波长。

但是状态叠加到底有多重要，又是什么让这个特性在量子计算中如此强大呢？答案是，量子比特（处于叠加状态）指数地增加了每个量子位所能容纳的信息量。对于 1 个量子位，可以有 2 种状态；2 个量子位，有 4 种状态；3 个量子位，8 个叠加态等。换句话说，对于每个量子位，可以存在两个经典比特的信息（0 或 1），或者经典比特的 $2n$，其中 n 为子计算机或量子电路中的量子比特数（图 5-6）。每个量子计算系统可能的组合也可以表示为如下矩阵。

$$3 \text{ 量子比特计算机：} 2^3 \text{ 表示为} \begin{bmatrix} 0 & 0 & 1 & 1 & 0 & 1 & 0 & 1 \\ 0 & 1 & 0 & 1 & 1 & 0 & 0 & 1 \\ 1 & 0 & 0 & 0 & 1 & 1 & 0 & 1 \end{bmatrix} = 8 \text{ 个可能的态}$$

$$\text{相同数据用粒子自旋表示} \begin{bmatrix} \downarrow & \downarrow & - & - & \downarrow & - & \downarrow & - \\ \downarrow & - & \downarrow & - & - & \downarrow & \downarrow & - \\ - & \downarrow & \downarrow & \downarrow & - & - & \downarrow & - \end{bmatrix} = 8 \text{ 个可能的态}$$

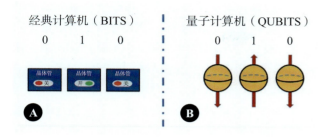

▲ 图 5-4　经典计算机与量子计算机对比

在经典计算机中，所有的数据都是用二进制代码表示的。具体来说，比特（0 或 1）是由微型晶体管的开 / 关状态决定的。如果晶体管关闭代表 0，打开则代表 1。在这个意义上，量子计算机也可以简化为二进制代码。然而，量子计算机使用的不是人造晶体管，而是天然粒子，比如电子。这是因为〈电子在测量时产生了二进制结果，也就是说，它们要么被测量为自旋 $|\uparrow\rangle$，要么被测量为 $|\uparrow\rangle$。因此，$|\uparrow\rangle$ 可以表示 1，$|\uparrow\rangle$ 可以表示 0，并以此进行运算（有时表示为 $|1\rangle$ 和 $|0\rangle$）。当量子自旋以这种方式使用时，它可以表示数值。类似于经典比特（1，0），在量子计算中则是量子比特（$|1\rangle$，$|0\rangle$）

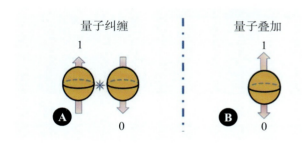

▲ 图 5-5　量子计算

A 和 B 是量子计算最重要的两个方面，它们提供了一个强大的框架，使量子计算机进行某些类型的计算时，能够比经典计算系统更有效。A 说明了两个粒子的量子纠缠。这意味着当一个粒子的测量结果（如自旋方向）被确定时，就会自动确定纠缠粒子的测量结果。因此，如果一个电子自旋为 $|\downarrow\rangle$，那么纠缠的第二个电子的自旋就是 $|\downarrow\rangle$。经典计算使用人造晶体管，因此一个经典位不能影响另一个。量子叠加（B）是定义量子计算唯一性的另一个重要因素。由于一个量子比特解析为 $|\downarrow\rangle$ 或 $|\downarrow\rangle$，那么直到测量为止，它们都处于一种叠加态（这意味着量子比特同时表示自旋向上和自旋向下。这增加了任意给定的量子比特可能存在的状态，使得在任何给定的量子计算系统中有更多的 1 和 0 的可能组合（图 5-6）

由于这种指数特性，如果开发一个可控制的 300 量子位的量子计算机，它将有 2^{300} 种可能，超过了可观测宇宙中所有粒子的数量（这个数字被称为爱丁顿数，约为 10^{86}）。这允许每个计算单元以一组极多的态存在，可以帮助科学家解决具有指数级解的问题

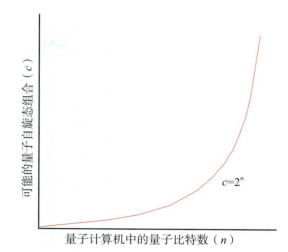

▲ 图 5-6　量子计算系统中量子比特可能存在的状态

在经典计算中，每个比特只包含一个值。例如，比特可以是 1 或 0。然而，在量子计算中，每个量子比特表示状态的叠加（一个量子比特是 1 和 0），直到它被探测为止，在这时它坍缩为一个或另一个。这意味着对于每个量子比特，有 2^n 种可能，定义为 C。例如，对于 2 量子比特，组合的可能性是 4 种 00、01、10、11，或 2^2。相比之下，对于经典计算机，2 比特就是 2 位数据，并且不存在组合的可能性，因为在量子计算中没有状态叠加。显示了指数含义。如果考虑一个 300 量子比特的量子计算机，这将代表一个有 2^{300} 种可能组合的系统，这比可观测宇宙中粒子的数量还多

（包括手术和机器人系统特有的问题集）。

量子计算机解决某些问题的速度也比经典计算机快得多。例如，确定一个大数的质数因子，传统计算机需要数百万年才能解决，但是量子计算机可以在几分钟内解决这个问题。这是因为量子计算机有能力减少确定计算所需的步骤数（而不是因为它们在计算方面本质上更快）。最近，Arute 等使用可编程的超导 53 量子位系统演示了量子优越性。在他们的分析中，他们的量子计算机需要 200s 才能完成的工作，一台传统的超级计算机则需要 10 000 年 [45]。因此，这种计算方式对于潜在答案的数量非常大的问题很有用，例如，一个大分子中可能的原子构型，或者解是基于阶乘的问题。如果需要计算出 100 的 100 阶乘（$100 \times 99 \times 98 \times 97 \times \cdots\cdots$）可能的解，一般来说量子计算可能最适合这样的计算。

重要的是，我们应该知道量子计算并不是经典计算的替代品。它的实际计算速度也不一定更快。然而，当遇到需要多次复杂执行才能解决的问题时，量子计算可以指数级地缩短获得解决方案所需的计

算次数。因此，对于包括在手术室和外科机器人在内的一些特殊的问题，量子计算将扮演非常重要的角色。如今，我们才刚刚开始了解这种新型计算的能力。如果我们用交通运输来打个比方，它目前的发展阶段就像在实验室里有一台可以工作的喷气发动机，但要把这样的发动机安装在能够作战的飞机上，技术上还需要很多年。

量子计算机的设计是非常复杂的，有多种方法，例如量子门模型计算[46, 47]和量子退火[48, 49]。它们使用电子或原子（量子比特）来表现出自旋，这样的自旋来自于超导约瑟夫森结[50-52]［需要冷却到0.015K，比外太空的温度2.7K（即 –270.45℃）还要低］。这种系统随后要耦合到微波谐振器；其他结构和方法，包括超导铌也被应用。虽然量子计算看起来不可思议，而且实际上已经有了可以通过云网络访问的操作系统。2004 年，IBM 公司推出了量子门模型计算机 "*The IBM Q System One*"。2016 年，任何人都可以通过这个网址进行访问：http://ibm.biz/qx-introduction。*IBM Q* 有两个 5 量子位的量子处理器和一个 16 量子位的处理器。与此同时，它还允许终端用户构建量子计算"电路"（图 5-7）。D-Wave 开发了一种有 2000 量子位的云量子退火计算机，其链接为：https://cloud.dwavesys.com。不过因为量子计算机对外部环境高度敏感，量子计算最大挑战之一是控制量子位，使它们能够被精确测量，并创建一个稳定的系统。

利用内部量子计算机用于手术机器人的 AI 和机器学习（machine learning，ML）成本高昂且不切实际，

量子门模型计算

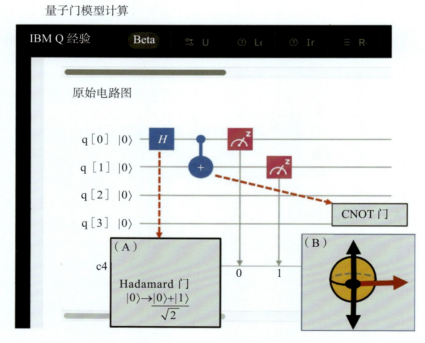

▲ 图 5-7　基于云的量子门计算

图为在 IBM Q 云量子计算机上创建量子电路的用户图形界面。这台计算机有 4 个量子位，从较低能量的自旋向下 $|0\rangle$ 状态开始（与 $|\downarrow\rangle$ 相同），在回路图上记为 q[0]、q[1]、q[2]、q[3]。在这个简单的系统里，第一量子比特 q[0] 是 $|0\rangle$，和所谓"H"（Hadamard）量子门，通过线性代数方程（A），使自旋相对于测量方向（如电子自旋模型上的红色箭所示，方程 B）定向于 $|\rightarrow\rangle$。回想一下 Stern-Gerlach 实验，自旋值是量子化的，因此在测量时为 $|\downarrow\rangle$ 或 $|\downarrow\rangle$（即 0 或 1）。由于量子随机性，应用 Hadamard 门后，测量 $|0\rangle$ 或 $|1\rangle$ 自旋的真实概率为 50%。在第二个量子位 q[1] 中，我们把一个叫作受控非（CNOT）量子逻辑门用到电路中，使其与量子比特 q[0] 产生纠缠。对于 q[0] 和 q[1] 两个量子位的纠缠，我们期望自旋是相反的，例如，如果 q[0] 是 $|\downarrow\rangle$，那么 q[1] 是 $|\downarrow\rangle$。然而，CNOT 门的作用是改变 q[1] 的自旋，使其与 q[0] 相同；因此，预期结果为 q[0] 和 q[1]：$|\downarrow\rangle$ 和 $|\downarrow\rangle$。两个量子位的这种关系代表了一种称为贝尔态的特殊条件，这是两个量子位最大量子纠缠的一个例子，通常在数学上表示为 $\langle\Phi|\Phi\rangle$

原因有很多，包括需要过冷和维护这些系统，尽管在室温附近超导的可能性最近被成功证明（虽然有局限）[53]。量子计算机必须在专门的设施中进行维护，因此手术室中的实际使用并不现实。然而，通过云技术来访问是可以实现的。我们可以想象这样的量子云计算，一个集中的系统被维护在一个专门的设施中，并通过网络访问来进行计算，可以用与云计算相同的方式在今天的商品计算机上运行，就像访问 IBM Q 一样（图 5–8）。

四、量子机器人和手术中的可能应用

目前很多研究者正在开发功能性量子机器人[54-59]，这种技术可能很快就会被应用到下一代手术机器人上。可以通过量子机器人更有效地解决某些问题（如根据目标解剖确定机器人设备的最佳位置和轨迹），而量子机器人的学习效率在数学上已经得到了证明。在复杂性和计算机的科学理论中，朗道符号 O 表示任意给定函数的增长率。通常，与搜索相关的问题复杂度定义为 N 阶或 $O(N)$。而 Grover 已经证明，量子计算可以将其复杂性降低到 $O(\sqrt{N})$[32]。由此我们可以想象，Grover 算法如何减少多少复杂的操作，例如给定空间内的机器人导航（可能包括解剖和手术目标的机器人导航）。Dong 等已经证明，可以设计量子机器人来处理规模为 N 的非结构化搜索问题，并将复杂度减至 $O(N\sqrt{N})$，而在使用二次关系的经典系统中则是 $O(N^2)$。相比经典计算系统，问题的指数复杂度降低了[57]（图 5–9），量子机器人学习控制算法的效率得到了极大的提高[57-59]。这主要是因为量子计算机和量子机器人有更强的并行处理能力。虽然量子机器人还停留在理论层面，但具有不同程度自主学习能力的远程（基于云的）手术机器人可能会在未来 10～15 年内引入。这样的系统将能够更快地解决某些类型的复杂问题，并为下一代手术机器人的机器学习和深度学习提供一个框架，最终帮助增进我们在手术领域的认知和对手术环境的理解。

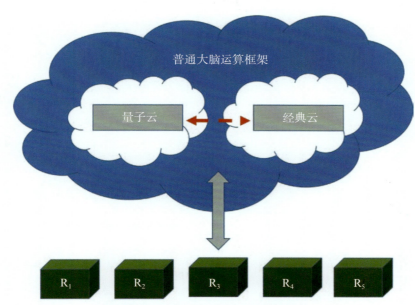

▲ 图 5–8　未来可能的云计算示意

未来的数字手术框架可能包括一个云接口，将经典计算机和量子计算机互联。在这张示意中，具有机器学习和深度学习能力的机器人操作系统将具有不同程度的自主性，并将高要求的计算工作负载转移到云端上。外科手术机器人可以通过集中式、基于云的计算实现互联，将大量数据集存储在云端。这些数据集对机器学习和深度学习至关重要。由于量子计算不是一种替代，而是经典计算的一种补充，因而这个设计将在云基础设施中同时利用量子计算和经典计算

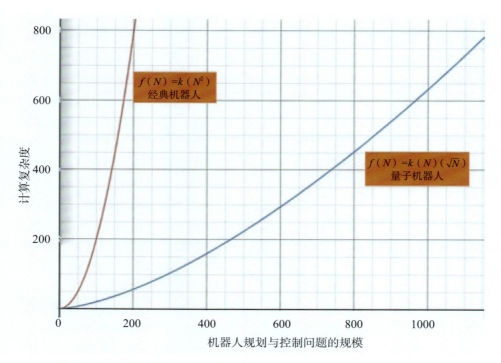

▲ 图 5-9 描述经典机器人和量子机器人计算（时间）复杂性差异的比较模型

Grover 的量子计算算法有效地说明了对于特定类型的问题（如搜索一个特定的目标）可以将复杂度从 $O(N)$ 减少到 $O\sqrt{N}$[32] 但对于机器人导航来说，复杂性就更高了，因为机器人的状态（即相对于目标的位置）也必须考虑在内。对于基于经典计算机的机器人系统，这种问题的复杂度为 $O(N^2)$，相应的，在量子机器人框架下可简化为 $O(N\sqrt{N})$[57]。在这个图中，$f(N)$ 表示 Y 轴值，k 是任意系数（在这个例子中，$k=0.02$）。为了演示，X 和 Y 轴设置为任意比例，并给出了经典机器人和量子机器人的方程和曲线。这就描绘出了任何给定的问题增加的特点（范围和大小）。例如，搜索区域的范围和大小的目标解剖，可以看出相比于经典机器人，量子机器人处理问题的复杂性增长要慢得多。由于计算复杂度代表了计算时间，这表明量子机器人平台能够比经典机器人平台更有效地执行搜索和导航任务。这可能适用于各种与搜索相关的机器人"规划和控制"功能，包括自主导航。在未来，这可能会包括在外科的应用

参考文献

[1] Murdoch TB, Detsky AS. The inevitable application of big data to health care. JAMA. 2013;309(13):1351–2.

[2] Schrödinger E. Quantisierung als eigenwertproblem. Ann Phys. 1926;385(13):437–90.

[3] Heisenberg W. The physical principles of the quantum theory. Mineola, New York, USA: Courier Corporation; 1949.

[4] Kramers HA, Heisenberg W. Über die streuung von strahlung durch atome. Zeitschrift für Physik A Hadrons and Nuclei. 1925;31(1):681–708.

[5] Heisenberg W. Über den anschaulichen Inhalt der quantentheoretischen Kinematik und Mechanik. Z Phys. 1927;43:172–98.

[6] Millikan RA. Einstein's photoelectric equation and contact electromotive force. Phys Rev. 1916;7(1):18.

[7] Davisson C, Germer LH. Diffraction of electrons by a crystal of nickel. Phys Rev. 1927;30(6):705.

[8] Wheeler JA. The "past" and the "delayed-choice" double-slit experiment. In: Mathematical foundations of quantum theory. New York, New York, USA: Academic Press, Inc.; 1978. p. 9–48.

[9] Jacques V, Wu E, Grosshans F, Treussart F, Grangier P, Aspect A, Roch JF. Experimental realization of Wheeler's delayed-choice gedanken experiment. Science. 2007;315(5814):966–8.

[10] Walborn SP, Cunha MT, Pádua S, Monken CH. Double-slit quantum eraser. Phys Rev A. 2002;65(3):033818.

[11] Kim YH, Yu R, Kulik SP, Shih Y, Scully MO. Delayed "choice" quantum eraser. Phys Rev Lett. 2000;84(1):1.

[12] Compton AH. A quantum theory of the scattering of X-rays by light elements. Phys Rev. 1923;21(5):483.

[13] De Broglie L. Waves and quanta. Nature. 1923;112(2815):540.

[14] Bloch F. Nuclear induction. Phys Rev. 1946;70(7–8):460.

[15] Purcell EM, Torrey HC, Pound RV. Resonance absorption by nuclear magnetic moments in a solid. Phys Rev. 1946;69(1–2):37.

[16] Gerlach W, Stern O. über die richtungsquantelung im magnetfeld. Ann Phys. 1924;379(16):673–99.

[17] Rosen N, Zener C. Double Stern-Gerlach experiment and related collision phenomena. Phys Rev. 1932;40(4):502.

[18] Bohr N. The structure of the atom. Nature. 1923;112(2801):29.

[19] Bengtsson I, Życzkowski K. Geometry of quantum states: an introduction to quantum entanglement. Cambridge, United Kingdom: Cambridge university press; 2017. 2017.

[20] Laflorencie N. Quantum entanglement in condensed matter systems. Phys Rep. 2016 Aug 3;646:1–59.

[21] Streltsov A. Quantum entanglement. In: Quantum correlations beyond

entanglement. Cham: Springer; 2015. p. 11–6.

[22] Bernhardt C. Quantum computing for everyone. Cambridge, MA, USA: MIT Press; 2019.

[23] Bell JS. On the einstein podolsky rosen paradox. Physics Physique Fizika. 1964;1(3):195.

[24] Erber T, Putterman S. Randomness in quantum mechanics-nature's ultimate cryptogram? Nature. 1985;318(6041):41.

[25] Dürr D, Goldstein S, Zanghi N. Quantum mechanics, randomness, and deterministic reality. Phys Lett A. 1992;172(1–2):6–12.

[26] Einstein A, Podolsky B, Rosen N. Can quantum-mechanical description of physical reality be considered complete? Phys Rev. 1935;47(10):777.

[27] Kohn W, Luttinger JM. Quantum theory of electrical transport phenomena. Phys Rev. 1957;108(3):590.

[28] Bouwmeester D, Pan JW, Mattle K, Eibl M, Weinfurter H, Zeilinger A. Experimental quantum teleportation. Nature. 1997;390(6660):575.

[29] Ren JG, Xu P, Yong HL, Zhang L, Liao SK, Yin J, Liu WY, Cai WQ, Yang M, Li L, Yang KX. Ground-to-satellite quantum teleportation. Nature. 2017;549(7670):70.

[30] Shor PW. Polynomial-time algorithms for prime factorization and discrete logarithms on a quantum computer. SIAM Rev. 1999; 41(2):303–32.

[31] Shor PW. Algorithms for quantum computation: discrete logarithms and factoring. In: Proceedings 35th annual symposium on foundations of computer science. Philadelphia, PA, USA: IEEE; 1994. p. 124–34.

[32] Grover LK. A fast quantum mechanical algorithm for database search. arXiv preprint quant-ph/9605043. 1996.

[33] Grover LK. Quantum mechanics helps in searching for a needle in a haystack. Phys Rev Lett. 1997;79(2):325.

[34] Zidan M, Abdel-Aty AH, El-shafei M, Feraig M, Al-Sbou Y, Eleuch H, Abdel-Aty M. Quantum classification algorithm based on competitive learning neural network and entanglement measure. Appl Sci. 2019;9(7):1277.

[35] Zidan M, Abdel-Aty AH, Younes A, Zanaty EA, El-khayat I, Abdel-Aty M. A novel algorithm based on entanglement measurement for improving speed of quantum algorithms. Appl Math. 2018;12(1): 265–9.

[36] Zalka C. Grover's quantum searching algorithm is optimal. Phys Rev A. 1999;60(4):2746.

[37] Vandersypen LM, Steffen M, Breyta G, Yannoni CS, Sherwood MH, Chuang IL. Experimental realization of Shor's quantum factoring algorithm using nuclear magnetic resonance. Nature. 2001; 414(6866):883.

[38] Bennett CH, Shor PW. Quantum information theory. IEEE Trans Inf Theory. 1998;44(6):2724–42.

[39] Lanyon BP, Weinhold TJ, Langford NK, Barbieri M, James DF, Gilchrist A, White AG. Experimental demonstration of a compiled version of Shor's algorithm with quantum entanglement. Phys Rev Lett. 2007;99(25):250505.

[40] Leuenberger MN, Loss D. Quantum computing in molecular magnets.

Nature. 2001;410(6830):789.

[41] Steane A. Quantum computing. Rep Prog Phys. 1998;61(2):117.

[42] Walther P, Resch KJ, Rudolph T, Schenck E, Weinfurter H, Vedral V, Aspelmeyer M, Zeilinger A. Experimental oneway quantum computing. Nature. 2005;434(7030):169.

[43] Feynman RP. Quantum mechanical computers. Optics News. 1985;11(2):11–20.

[44] Deutsch D. Quantum theory, the church-Turing principle and the universal quantum computer. Proc Royal Soc Lond A Math Phys Sci. 1985;400(1818):97–117.

[45] Arute F, Arya K, Babbush R, Bacon D, Bardin JC, Barends R, Biswas R, Boixo S, Brandao FG, Buell DA, Burkett B. Quantum supremacy using a programmable superconducting processor. Nature. 2019;574(7779):505–10.

[46] Barenco A, Bennett CH, Cleve R, DiVincenzo DP, Margolus N, Shor P, Sleator T, Smolin JA, Weinfurter H. Elementary gates for quantum computation. Phys Rev A. 1995;52(5):3457.

[47] Monroe C, Meekhof DM, King BE, Itano WM, Wineland DJ. Demonstration of a fundamental quantum logic gate. Phys Rev Lett. 1995;75(25):4714.

[48] Bunyk PI, Hoskinson EM, Johnson MW, Tolkacheva E, Altomare F, Berkley AJ, Harris R, Hilton JP, Lanting T, Przybysz AJ, Whittaker J. Architectural considerations in the design of a superconducting quantum annealing processor. IEEE Trans Appl Supercond. 2014; 24(4):1–0.

[49] Finnila AB, Gomez MA, Sebenik C, Stenson C, Doll JD. Quantum annealing: a new method for minimizing multidimensional functions. Chem Phys Lett. 1994;219(5–6):343–8.

[50] Josephson BD. Possible new effects in superconductive tunnelling. Phys Lett. 1962;1(7):251–3.

[51] Makhlin Y, Scöhn G, Shnirman A. Josephson-junction qubits with controlled couplings. Nature. 1999;398(6725):305.

[52] Cataliotti FS, Burger S, Fort C, Maddaloni P, Minardi F, Trombettoni A, Smerzi A, Inguscio M. Josephson junction arrays with Bose-Einstein condensates. Science. 2001;293(5531):843–6.

[53] Hamlin JJ. Superconductivity near room temperature. Nature. 2019; 569(7757):491–2.

[54] Benioff P. Quantum robots and environments. Phys Rev A. 1998; 58(2):893.

[55] Benioff P. Some foundational aspects of quantum computers and quantum robots. Superlattice Microst. 1998;23(3–4):407–17.

[56] Benioff P. Quantum robots. Feynman Comput. 2018;8:155–75.

[57] Dong D, Chen C, Zhang C, Chen Z. Quantum robot: structure, algorithms and applications. Robotica. 2006;24(4):513–21.

[58] Mahanti S, Das S, Behera BK, Panigrahi PK. Quantum robots can fly; play games: an IBM quantum experience. Quantum Inf Process. 2019;18(7):219.

[59] Kagan E, Ben-Gal I. Navigation of quantum-controlled mobile robots. In: Recent advances in mobile robotics. London, UK: IntechOpen; 2011.

第 6 章　5G 网络、触觉编解码器和手术室

5G Networks, Haptic Codecs, and the Operating Theatre

Mischa Dohler　著

杨　勇　译

互联网已经经历了很多代的发展，最初最早的"原始"互联网，是由计算机组成的虚拟无限制的网络，这种革命性的改变重新定义了 20 世纪后期全球经济。后来，互联网发展到移动互联网时代，数十亿的智能手机、笔记本电脑通过互联网实现了互联互通，并重新定义了 21 世纪第一个 10 年经济的整体组成。如今，我们又看到了物联网（internet of thing，IoT）网络的到来，快速实现数十亿物体的连接，同时也迎来了下一个 10 年全球各类经济的重新定义。

以网络中的零延迟数据传输速度和无线边缘触觉互联网为基础特性，现今可以把互联网分为新的两大类：专注于制造效率的工业局域网（"工业 4.0"）和专注于人类技能的技能互联网（"人类 4.0"）。

本章聚焦技能互联网方面，技能互联网可以增强用户身体体验的传递，比如远程接触或移动一个目标。这一技能不仅带来了工业操作和服务的能力，同时将变革我们教学、学习与周边交互的方式。技能互联网将成为技能增强组合的推动者，从而为全球服务驱动型经济体提供非常及时的技术支持。

这一创造带来的潜在全球影响将有助于克服世界上一些最大的挑战。技能互联网具有广泛的适应性和按需部署的特性，可以在诸如需要远程手术、远程医疗等这类特殊性操作应用（如埃博拉疫情地区）；远程教育（如饱受战争蹂躏的加沙地带的一名儿童被教导绘画）；工业化远程维护能力（如远程维修非洲一辆坏的汽车）；还有其他一些重要应用。

以联合国应对埃博拉大流行为例，该大流行的部分内容如下。我们坚信，一些基本和频繁的手动操作，如向设备和医护人员喷洒消毒剂，以及通过手势、图片或动画与患者沟通，都可以使用商业化的轻便的触觉机器人来完成。医学专家通过使用技能互联网网络远程操作移动机器人的手和夹具等工具，来发出指令和收到反馈。通过这种操作方式，方便工作人员和医学专家对埃博拉病情的反应进行操作，而工作人员无须冒被病毒感染的风险，以及避免由此带来的病毒向不同区域传播的发生。这一模式同样适用于对新型冠状病毒向肺炎的防疫控制。

我们再来看另外一个远程服务应用案例。到目前，运营成本是迄今为止工业最大的支出项目之一，其中未达标的技能所导致的低效是最主要因素。应用技能互联网技术将允许把一个物理位置的特定需求匹配给另一个位置的最佳技能。可以通过远程服务方式完成对汽车和飞机的维护，工业厂房的检测和维修，高价值制造业的监督，所有这些都可以以更加高效和有效的方式开展，并最大程度减少碳排放量。技能互联网将如同互联网普及大众知识一样，让远程技能交互应用大众化。

本章目的是介绍在设计和构建技能互联网的第一次迭代时遇到的技术挑战，以及如何将其应用于机器人手术室的场景。本章的内容组织如下，介绍技术设计的挑战概述，然后是仔细阐述重要组成，比如第五代移动通信技术（fifth generation mobile communication technology，5G）网络的出现、AI 和标准化触觉编解码器。本章节最后讨论技能互联网在医疗干预和未来医疗框架背景下的应用。

一、技能互联网

在本节中，我们概述了针对技能互联网所采取的设计方法，以及技术上的挑战和限制。

（一）设计方法

虽然触觉通信已经存在有一段时间[1]，并且零延迟互联网/触觉互联网的通信原理也已建立[1-6]，但是技能互联网的设计仍需要突破性的跨学科方法来实现。这方面特别需要整合电机工程学（通信、联网）、计算机科学（AI、数据科学）和机械工程（动觉机器人、触觉传感器）。

为了加速设计新的技能互联网，有必要借鉴当今互联网发展中的见解和经验教训。互联网经过几十年的创新，从一个高度专有的范式转变为如今标准化互联网促成的规范经济。其中两个重要的发展值得关注。

- IP 网络：首先发展的是网络设备通过单一标准化"语言"进行相互通信的互联网协议（internet protocol，IP）网络，发展到 IPv4 和如今的 IPv6 协议。一个设备一旦能"说出 IP"，它就能与其他任何一个无论大小和远近的设备进行通信。因此，当今支持 IP 的纳米传感器可以连接到地球另一侧的超级计算机。

- 视频/音频编解码器：第二个重要的发展是音频和视频信号标准化编码器和解码器（简称"编解码器"），不仅允许保存传输带宽，同时也迎合了大量的相应设备和软件制造商，因此，得

益于编码器标准化，使用者可以在任何设备上（如笔记本）浏览任何一款智能手机录制的视频。

IP 网络和编解码器带来重要成本降低，因此能够在全球范围内扩展网络，到如今已形成社会数字化结构。图 6-1 展示了这一发展过程，图片上半部分呈现的是经典发展演变，下半部分则呈现了互联网技能发展设计的途径。

事实上，技能互联网到来时，其必要的元素和组成部分其实已经存在，就像 50 年前互联网诞生时存在所需的基石一样。在当时，支持视频的设备只能在同一供应商的设备上工作，并且成本相当高昂。在 2020 年时，主从手术系统可以允许本地或者远程手术机器人手术，也是必须通过同一个设备供应商才能实现（达芬奇连接达芬奇®）。进一步来讲，这个方式同样也是十分昂贵的。原先的网络经常因信号弱和不稳定而时常会中断。如今，我们拥有的网络比以往要好得多，但仍然没有达到满足两家医院之间远程手术机器人手术操作所需网络的可靠性和延迟水平要求。要实现远程手术机器人操作所需网络传输支持，关键是在集成的端到端低延迟网络和触觉编解码器设计中定义基础模块，以实现从当今专有且昂贵的触觉边缘技术网络到真正全球化、标准化和可扩展的技能互联网的转变。

科学创新
网络技术、音视频解码

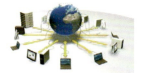

A 专有线路切换，
音视频技术

标准化数据包切换，
规模化互联网经济

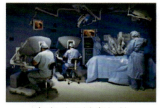

科学创新
低延迟光学和无线网络、
智能、触觉编解码器

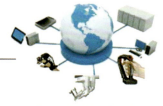

B 专有（且昂贵）的
触觉边缘技术

标准化网络技术，实
现规模化服务经济

▲ 图 6-1　社会数字化结构的形成过程

A. 可视化从专有内联网到可扩展互联网的根本性转变；B. 触觉范式"互联网化"的基础块，即实现从当今非常昂贵的触觉边缘技术到标准化技能互联网的转型（左下图片经 ©2016 Intuitive Surgical，Inc. 许可使用；经 IEEE 许可转载，引自 Dohler et al.[7]）

（二）设计挑战

这种转变首先必须解决重大的设计挑战。所以网络从一开始就必须具备以下特性：①确保超高的可靠性，因为许多远程执行的任务至关重要；②提供可忽略不计的延迟，因为动觉（运动）数据的传输需要闭合的控制回路来支持，因为长时间延迟的动作/反应会导致系统不稳定；③依靠廉价的边缘技术实现真正的规模。图6-2展示了需要在三大技术和科学领域内进行重大研究和创新：①通信网络；②人工智能；③标准化触觉编解码器。

网络基础设施必须能够提供最大限度地减少传输延迟，从而形成可靠而强大的无线通信系统。通过软件定义网络（software-defined networking，SDN）技术实现的网络切片端到端路径保留将成为此类下一代网络成功不可或缺的一部分。此外，触觉互联网将有助于保证无线边缘的最小延迟和最大的鲁棒性。关于需要进行基本的体系结构更改以实现低延迟，以及许多其他网络转换方面，后续会阐述。

人工智能与网络的组合，在提供零延迟网络的感知方面发挥着重要作用。事实上，人们可以考虑模型介导的远程操作系统，通过人工智能应用能够预测远程端的运动，从而为信号到达目标提供足够的时间，无须考虑地理上的划分如何。在典型的网络条件下传输在100～1000km的范围时，触觉控制环路通常存在1～10ms的延迟。这种方式可以通过模型介导的方法扩展到提供全球可接受服务所需的数万公里。触觉编解码器未来会实现扩展，它将避免相应供应商的"锁定"。在这里，我们设想将触觉（触摸）和动觉（运动）信息组合成已经可用的视频和音频形式。这一领域的进展和发展将在下一节中讨论。

另一个开放性挑战是包括外科应用在内的机器人领域。为了实现人机交互时代的到来，技能互联网增强了人类技能，需要更加重视柔性机器人技术的应用。挑战在于设计能够激活力的机器人结构，这些结构是完全可控的，并具备部分或完全柔性。

二、技能互联网的技术推动者

（一）5G端到端切片技术

电信系统大致分为三部分。

- 无线电频道：用来连接移动电话，或者说终端用户设备（user equipment，UE），一般是通过基站天线连接，或者更大的天线建在屋顶这类的信号塔。

- 无线接入网络：基站天线需要借助光纤或者其他无线系统（通常通过较小可见的圆形天线天线，可实现这些连接）来实现相互连接。这些

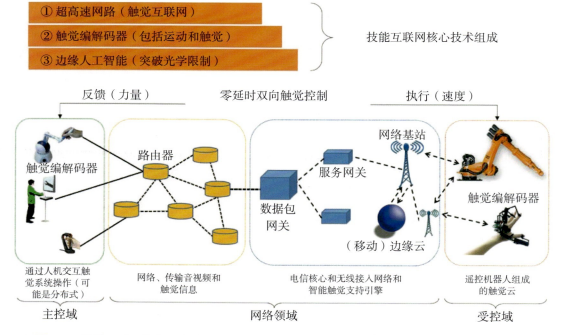

① 超高速网路（触觉互联网）
② 触觉编解码器（包括运动和触觉）
③ 边缘人工智能（突破光学限制）

技能互联网核心技术组成

反馈（力量）　零延时双向触觉控制　执行（速度）

触觉编解码器　路由器　网络基站　服务网关　数据包网关　（移动）边缘云　触觉编解码器

通过人机交互触觉系统操作（可能是分布式）　网络、传输音视频和触觉信息　电信核心和无线接入网络和智能触觉支持引擎　遥控机器人组成的触觉云

主控域　网络领域　受控域

▲ 图6-2　技能互联网的高级体系结构和所需的构建模块（经IEEE许可转载，引自Dohler et al.[7]）

相互连接的基站形成的网络成为无线接入网络（radio access network，RAN）。这对于确保信号传输切换至关重要，即一个基站能够在不中断连接的情况下将呼叫移交给另一个基站。

- 核心和传输网络：最后一个节段构成传输网络，并将屋顶基站与更广泛的互联网，或另一运营商或同一电信运营商的另一个基站连接起来。这里的基础设施是巨大的，因为它本质上是电信公司拥有的"自有互联网"，它延伸到整个国家，只有几个能通往更广泛互联网的网关。控制整个端到端基础设施的算法和软件框架称为核心网络。

对于 2G、3G 和 4G 网络，电信公司的组成部分是硬编码的，并在专用硬件中传输，使得基础设施不灵活且昂贵。5G 网络中一个非常重要的发展优势则是更加灵活。这场设计革命由以下几个技术发展来支撑。

- 软硬件分离：在 5G 系统中，软件和硬件正变得越来越各自分离、互不依赖。这意味着 5G 功能在软件中虚拟化，并通过商用硬件传输，在虚拟机（称为容器）上运行。这种软硬件脱钩的方式很重要，因为它使每个生态系统能够独立地按照各自的节奏进行创新。事实证明，它在计算行业中非常成功，其中硬件（计算机）、中间件（操作系统）和软件（应用程序）是独立开发的。

- 功能原子化（atomization of functionalities）：我们现在观察到软件中功能的原子化要比以前强得多，基于数据和控制平面之间的明确分离，前者携带用户流量，后者控制流量。软件功能的明确分离使人们有可能用更高级的实施来更快地替换某些功能。因此，该技术的渐进式改进现在可以在几个月内更容易发生，不必像原来传统方式需要数年的物理设备或固件才能实现。

- 虚拟化和编排：原子化软件组件更容易虚拟化，然后根据需要进行排列和物理放置。例如，负责移动管理的软件功能（如切换）可以放置在网络的边缘（即靠近屋顶天线），供移动用户驾驶或步行状态下使用；相同的功能可以更经济高效地托管在中央云服务器中，用于缓慢移动的用户，如咖啡店中观看流媒体视频或其他内容的人。最后，对于物联网应用（如机器人手术），这些功能可以完全省略，因为这些设备是静止的。因此，可以灵活地移动高级功能，在一瞬间实例化资源，并大规模交付服务。所有这些都需要适当的控制，该控制由称为业务流程协调程序的功能处理来实现。

- 开源：另一个关键的发展是转向使用开源硬件和软件。除了更具成本效益之外，开源还利用了设计解决方案的社区所具有的集体智慧，因此从安全性和稳定性的角度来看，开源也受到了更多的审查。最突出的代表是 Open-RAN（O-RAN）联盟，该联盟依靠几家知名供应商和运营商。

- （超级）融合：鉴于当前网络系统的高度灵活性，5G 将使各种无线技术（包括 4G/3G/2G 和 Wi-Fi），以及光纤技术之间的融合成为可能。在差异很大的不同系统之间实现这种"超级融合"，可以实现更高的可靠性和性能。

这些实质性的设计改进将会为电信架构中的新一波创新方式奠定基础。与数字手术的出现有关，将为下一代服务提供一个框架，如跨不同地区提供机器人远程手术。

从技术上讲，5G 电信生态系统体现了几个高级特性和功能联系。首先，它在关键绩效指标（key performance indicator，KPI）上提供了数量级的改进。如图 6-3 所示，其中 KPI 在表中突出显示。我们观察到平均经验数据速率从 4G 中的 10Mbp 增加到 5G 中的 100Mbp，延迟从 10ms 减少到 1ms，可以连接的设备数量从每平方千米 1000 个设备增加到 >每平方千米 1 000 000 个设备。图 6-4 总结了这些 KPI 能够支持的 3 个重要用例。他们将依赖于明显更高的数据速率［增强型移动宽带（enhanced mobile broadband，eMBB）］，增加的物联网设备［大规模机器型通信（massive machine-type communications，mMTC）］和关键服务功能［超可靠和低延迟通信（ultra-reliable and low-latency communications，URLLC）］。

在技术能力和特点方面，以下几点很重要，值得关注。

- 5G 频谱：为了能够提供 KPI，需要在全球范围内提供全新的频谱。尽管每个国家在确切的频段分配方面有所不同，但 5G 新增的频谱区域是

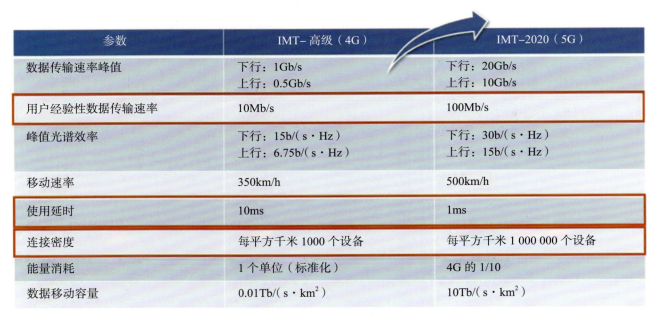

参数	IMT- 高级（4G）	IMT-2020（5G）
数据传输速率峰值	下行：1Gb/s 上行：0.5Gb/s	下行：20Gb/s 上行：10Gb/s
用户经验性数据传输速率	10Mb/s	100Mb/s
峰值光谱效率	下行：15b/（s·Hz） 上行：6.75b/（s·Hz）	下行：30b/（s·Hz） 上行：15b/（s·Hz）
移动速率	350km/h	500km/h
使用延时	10ms	1ms
连接密度	每平方千米 1000 个设备	每平方千米 1 000 000 个设备
能量消耗	1 个单位（标准化）	4G 的 1/10
数据移动容量	0.01Tb/（s·km²）	10Tb/（s·km²）

▲ 图 6-3　重要的 5G 关键性能指标并与 4G 的比较（引自 ITU 和 5G-Courses.com）

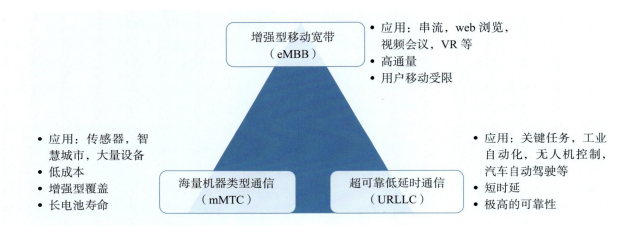

▲ 图 6-4　最重要的 5G 用例，由更高的数据速率、更多的物联网设备及支持关键服务的能力提供支持（引自 ITU 和 5G-Courses.com）

3 个"开创性频段"，如图 6-5 所示。第一个是亚 GHz 频段，约 700MHz，通常占据模拟电视信号频段的位置（在向数字过渡之前）；此频段特点是提供低容量但覆盖范围很大。第二个是约 3.5GHz 频段，它提供了巨大的容量和非常好的覆盖范围。第三个是毫米波，即 24GHz 及更高范围内的任何频率，仅提供近距离覆盖的容量。因此，5G 这些频段的异构组合，作为一个整体允许提供所需的服务。

- 5G 无线电功能：除了提供能够在更宽频段和更高频率上通信的无线电硬件的挑战之外，5G 中最具破坏性的元素是大规模多输入多输出（大

规模 MIMO 或 MMIMO）。MIMO 今天在 4G 网络中被广泛使用，其中可用的元素越多，可以传输的数据就越多。如今，在 4G 网络中，在手机背面有 3～6 个天线元件，同步对应在位于建筑物屋顶上的基站中也有 3～6 个天线元件。在 5G 网络中，手机中的天线元件数量略有增加，但基站中的天线元件数量将大幅增加。目前，这个数字约为 100，但预计将增加到 1000 甚至更多。因此可以传输更多的数据，并且可以以更高的精度生成光束，如图 6-6 所示。

- 云无线接入网络和功能分离：虚拟化接入网络环境中，这一方式在标准化机构中已经成

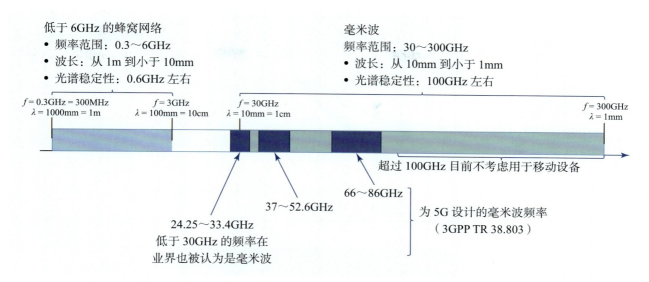

▲ 图 6-5　对于 5G 新的光谱区域：低于 1GHz，约 3.5GHz，高于 24GHz（引自 5G-Courses.com）

熟[8-10]。在 5G 之前，无线电信号的处理是在基站进行的。然而，规模经济性表明，多个基站应使用单个处理服务器群，该服务器群可以放置在给定建筑物的地下室中。通过云基础设施将无线电元件与处理分离，被称为云无线接入网络（cloud radio access network，C-RAN）。在实施时，如何完成处理拆分是一个开放的选择，只要它遵守 5G 标准建立的配置协议 3GPP 就行。

- 虚拟化核心网络：虚拟化核心网络功能可以更灵活地部署，可以解决 5G 所需的一些 KPI，从而为面向服务的核心铺平道路。具体而言，3GPP 考虑了 5G 的模块化核心网络架构[11]，其中控制和用户面功能完全解耦，并通过新接口相互通信。当控制面和用户面功能分开时，用户面（在比控制平面更严格的时间尺度上运行）可以作为内容和服务配置的本地突破驻留在更靠近边缘的位置。这种部署允许服务分散和跨网络分发内容缓存，这个技术解决了传输网络中的延迟和堵塞问题。

- 软件定义网络：核心网络中的路由器和交换机也正在"软件化"，即堵塞问题可以更好地大规模化处理，并且还可以引导标记为高优先级的特定 IP 数据包而不会出现排队延迟。这些决策由 SDN 控制器完成，这些控制器依赖于基础结构和业务流程协调程序提供的信息来决策。总体而言，使用现代 SDN 技术可以显著提高网络中的服务质量（quality of service，QoS）。

- 网络功能虚拟化（network function virtualization，NFV）和编排：自 NFV 框架应用以来，通信系统中包含的所有网络功能都是物理元素（如天线）和在云基础架构中运行的软件的组合。如图 6-7 所示，云和虚拟化技术是允许动态部署和管理这些虚拟化网络功能的关键工具[10]。为了实现成功的部署和管理，NFV 架构包括虚拟基础架构管理（virtual infrastructure management，VIM）组件，该组件控制 NFV 基础架构，即构建部署 VNF 环境的所有硬件和软件组件的全部。电信界已经认识到 OpenStack 的潜力，并且它已被公认为 NFV 的可行平台[12]。管理和编排（management and orchestration，MANO）组件通过开源 MANO（open source MANO，OSM）进行寻址，该软件堆栈支持 VNF 或网络服务的编排、同步和有效期管理。OSM 促进了插件框架，以使用各种不同的软件解决方案，并包含内部的即用型资源编排和 VIM[10]。

- 服务切片：此处的技术转型允许灵活的 5G 架构，其中功能按需在软件中启用。如图 6-8 所示，移动管理功能不用于 IoT 切片（底部），用于移动边缘（中），而用于移动缓慢移动的宽带用户的中央核心云（顶部）。

（二）人工智能和数字孪生

跨地域超低延迟连接的一个主要障碍是被限定的光速。虽然硬件、协议和架构的进步对于减少端

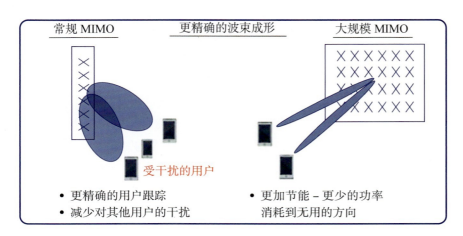

◀ 图 6-6 从 4G 中的常规 MIMO 过渡到 5G 中真正复杂的大规模 MIMO（引自 5G-Courses.com）

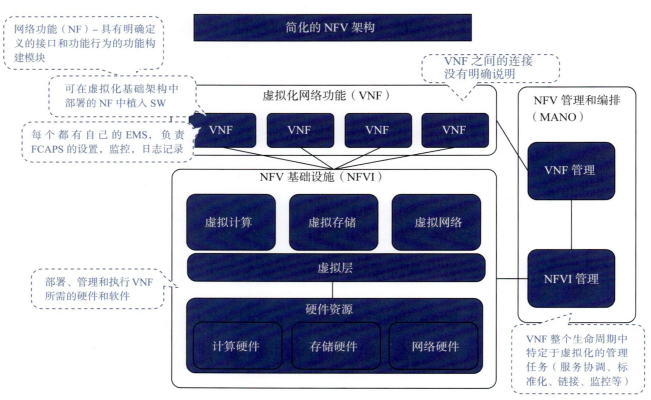

▲ 图 6-7 5G 中完全虚拟化的基础设施方法，模仿现代计算系统（引自 5G-Courses.com）

到端延迟至关重要，但最终的限制是由这个上限设定的。由于难以打破物理定律，因此需要调用其他更复杂的技术来促进所需的方式转变。这可以通过前所未有的边缘 AI 引擎来实现，这些引擎被缓存，然后实时执行，接近技能体验状态。其中两个最重要的组件如下。

- 边缘云内容缓存：使用云计算技术，需要加载或移植技能互联网应用程序内容。一个典型的例子是 AI 算法（见下文），它是为在远程手术等环境中工作而量身定制的。这些先进的缓存

技术和面向用户的网络边缘流量管理方法，通过消除核心网络的拥堵和减少端到端延迟来提高网络性能，后者对技能互联网尤为重要。目前在最佳边缘云缓存策略方面已经开展了大量工作[13]。通过这些方法的倡导，在基站和用户设备上进行缓存，智能地满足可预测的用户和应用程序需求，从而大大减少了峰值流量需求。虽然所倡导的方法涉及相当长期的窗口和文件结构，但它却构成了预测性技能互联网缓存的基础。

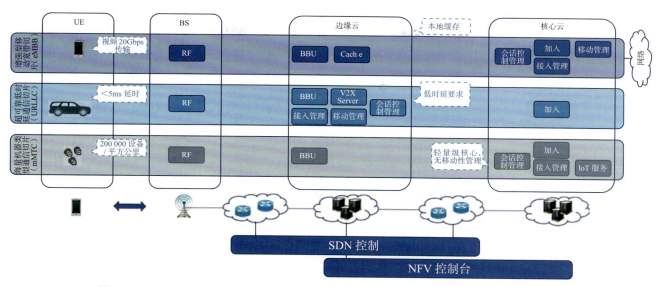

▲ 图 6-8　5G 的切片能力，即能够为不同的应用提供不同的软件功能（引自 5G-Courses.com）

- 人工智能引擎：AI 算法可以预测触觉 / 感知体验，即一端的运动加速和另一端的力反馈。这允许技能互联网的主动端和反应端之间进行空间解耦，因为触觉体验在两端几乎都是模拟的。反过来，这允许触觉末端之间的物理距离更宽，超过 10ms 的光速限制。该算法框架目前是基于简单的线性回归算法，能够预测数十毫秒内的运动和反应。其原因主要是因为我们的技能组合驱动的动作相当重复，并且在 6 自由度上表现出应力分布图。如图 6-9 所示，当预测的作用 / 反应与实际作用 / 反应偏离一定数量 ε 时，系数被更新并传输到另一端，允许在造成损害之前进行校正，如 δ 的偏差。目前更复杂的算法已经可用。例如，Sakr 等 [14] 通过先进的一阶自回归（autoregressive，AR）模型对三维位置和力数据进行了预测。在初始化和训练过程之后，将计算模型的自适应系数用来生成预测值。然后，该算法决定是否需要从预测数据或当前实际数据更新训练值。

稳定系统的两端允许创建数字孪生体，这是一种新兴的可操作性技术，可以从远程端可视化确切的空间环境开展该技术。它可以适应未来的外科手术用途，如允许外科医生在远程机器人手术期间提高场景意识。如图 6-10 所示，这种方法是通过模型介导的远程操作系统实现的，该系统能够以超过 100ms 的延迟稳定端到端系统（从而覆盖从 20000～30000km 的地理范围）。

（三）触觉编解码器

随着多媒体技术的整合，高质量的视听通信技术使用户在一定程度上感受到了远程存在感。然而，迄今为止，物理互动和强烈的沉浸感仍然不足，可能是因为人类在日常生活环境中严重依赖触觉交互 [15]。触觉感知的添加已被证明可以显著提高远距离通信的沉浸程度 [16]。触觉感知依赖于两种不同的人体感受器，它们是动觉和触觉的。前者是指肌肉和关节的身体运动 / 激活，而后者包括感知压力、温度、质地和触摸质量。用于动觉数据的（专有）编解码器的设计和开发已经使用不同的压缩方法进行了充分的研究，如采样和量化技术、感知死区（perceptual deadband，PD）和预测编码 [17]。

了解负责人类触觉感知的机械感受器是有帮助的，这些感受器总结在表 6-1 中，用途如下 [18]。

- 目标识别：人类的触觉感知系统在与物体的相互作用中依赖于动觉和触觉感官信息。人类通常执行各种类型的探索模式来识别未知物体。人类举起物体来估计它们的重量。静态触摸用于通过裸露的手指识别热导率。按压材料可显示有关其刚度的信息。最后，任意滑动运动允许感知精细的粗糙度，也称为触觉纹理和物体表面的摩擦特性。
- 触觉维度：已经确定了 5 个主要的触觉维度 [18, 19]，包括裸露的手指和表面之间的摩擦迫使人类在滑动运动期间施加特定的侧向力，硬度感知来自特定的探索模式，例如在物体

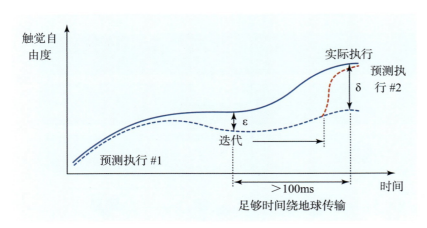

◀ 图 6-9　图例说明预测边缘 AI 如何感知 1ms 的延迟，而通信引起的实际延迟可能要大得多（引自 Simsek et al.[5]，经 IEEE 许可转载）

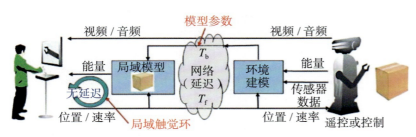

◀ 图 6-10　模型介导的远程操作系统方法，实时提供跨越遥远地区的数字孪生（引自 Prof Eckehard Steinbach，TU Munich）

表面上敲击，人体皮肤中的热感受器感知的温暖导电性，最后确定宏观粗糙度和微观粗糙度。

最大的挑战是将触摸感知标准化为触觉编解码器，该编解码器可供不同的供应商以低成本使用。这已是 IEEE P1918 触觉互联网（tactile internet，TI）标准化计划的核心。正如 Holland 等[20] 所详细概述的那样，IEEE 1918.1 TI 标准 WG[15] 最初是由 IEEE ComSoc 标准开发委员会（ComSoc Standards Development Board，COM/SDB）5G 快速反应标准化计划（Rapid Reaction Standardization Initiative，RRSI）制订的，是伦敦国王学院和德累斯顿工业大学之间的合作努力结果。基准标准的范围是为新兴的低延迟 TI 定义一个框架，包括对其应用场景的描述、定义和术语、所涉及的必要功能及技术假设。这包括参考模型和体系结构的定义，包括常见体系结构实体的详细描述、这些实体之间的接口以及函数到这些实体的定义和映射。这类结构（包括正在进行的工作包）如图 6-11 所示。

IEEE 1918.1.1 的重点是定义触觉编解码器（haptic codecs，HC），以解决有人的应用场景，包括远程控制。其任务是为闭环（通过肌肉运动进行动觉信息交换）和开环（通过触摸进行触觉信息交换）通信定义感知数据缩减算法。如上所述，这些编解码器的设计使它们可以与稳定控制和本地通信体系结构结合使用。该标准还旨在指定触觉设备之间功能交换的机制和协议，例如定义工作空间，设备的自由度，每个设备的振幅范围、时间和空间分辨率[20]。

标准小组现在已经评估了正在考虑的所有类型的编解码器的要求，这些编解码器在文献[18] 中进行了总结。根据其基本要求将工作分为两种类型的编解码器：动员学（闭环）和触觉（开环），标准流的结构如图 6-12 所示，并在下面进行了更详细的解释。

- 动觉编解码器（第一部分）：它与动觉信息的编解码器有关，该编解码器由 3D 位置、速度、力和扭矩数据组成。数据由各自的传感器捕获，并在不同的动觉节点之间交换以进行远程操作。主要目标是降低更新速率，同时保持高质量的体验，我们需要区分两种情况。

- 无通信延迟（延迟不容许）：在这种情况下，编解码器不需要控制机制来稳定物理交互，如上所述。

- 通信延迟（延迟容限）：当存在通信延迟（通常高于 5～10ms）的情况下，需要部署稳定控制机制。标准工作表明，虽然可以将编解码器与控制方法分开，但两者紧密耦合却具

项　目	Merkel 细胞	Ruffini 小体	Meissner 小体	Pacinian 小体
表 6-1　4 种机械感受器的功能、应用和各自的频率范围				
最佳刺激	压力、边缘、角、点	伸展	横向运动	高频振动
例子	阅读盲文	举起大物体	感受物体滑动	感受纹理
频率范围（Hz）	0～100	/	1～300	5～1000
最佳敏感频率（Hz）	5	/	50	200

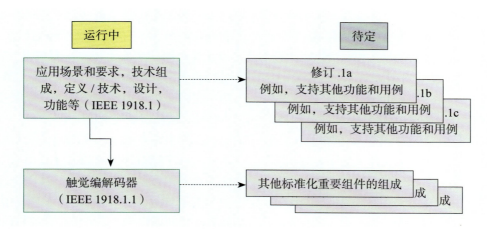

▲ 图 6-11　工作组及其基线标准作为进一步标准的基础

IEEE 1918.1 和 1918.1.1 已经开始被执行（引自 Holland et al.[20]）

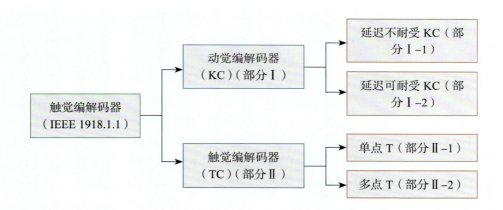

▲ 图 6-12　IEEE 1918.1.1 标准化流程

分为闭环动觉编解码器和开环触觉编解码器（引自 Holland et al.[20]）

有显著的好处。

- 触觉编解码器（第二部分）：在这种情况下，开环交互意味着，特别是延迟要求相当宽松，可达到 10～100ms。正如 Holland 等[20] 所建议的那样，这为不能在动觉编解码器设计中使用的编解码器提供了机会。其示例是基于模块的处理或人类触觉感知的频域模型。虽然触觉模态由几个子模态（硬度、热导率、摩擦力、微粗糙度和宏观粗糙度）组成，但该工作组开始了与微粗糙度和摩擦有关的振动触觉信号的标准工作[21, 22]。触觉交互可以是点交互（单点）或表面交互（多点采样）。

– 单点动觉编解码器（第 II−1 部分）：输入的是一维振动触觉信号（如 100Hz，32bits）。编解码器将振动触觉信号分成小段，并独立地对这些片段进行编码[20]。应该使用振动触觉感知模型来隐藏低于感知阈值的编码伪差。从这个意义上说，这种编码过程与语音 / 音频编码[22] 有许多相似之处。

– 多点动觉编解码器（第 II−2 部分）：多点触觉编解码解决了从几个点同时刺激表面人体皮肤的问题，这将导致更逼真（基于区域）的体验。从编解码器的角度来看，除了振动触觉信号中的时间相关性之外，现在，还应该使用通道间或空间相关性来实现最大的压缩性能。

两个编解码器家族的标准化是一个开放和持续的过程；它的重要性与其他需要人类感知的文件的标准化是公平的，例如，音频文件（如 .mp3）、照片文件（如 .JPEG）和视频文件（如 .MPEG）。

三、手术室应用

（一）微创手术和机器人技术在外科手术中面临的挑战

机器人手术是一种微创手术，现在已经相当成熟。与传统手术相比，它已被证明是有益的，可以减小切口尺寸并减少失血量，两者都显著降低了感染风险以及减少了住院时间。腹腔镜检查具有相同的优势，但不能提供可扩展性的范例。为此，机器人平台最适合。然而，需要改进才能实现全球市场和医院的真正应用规模[23]。

• 触觉反馈：外科医生非常依赖他们术中的触觉和对人体组织、手术器械和缝合线施加的力量感受来区分关键结构；这使他们能够避免无意中周围组织损伤来预防术中并发症[24]。因此，动觉和皮肤触觉反馈的缺失对手术来说是一个重要的缺点，这一问题一旦被克服，将允许术者在更高的患者安全性水平下进行更复杂的干预。

• 远程手术：虽然已经进行了原型远程手术试验（见下文），但外科医生和患者在不同位置的空间分布式系统尚不实用。然而如果这一挑战能解决，将有利于各国能够更有效地利用外科技术。

• 部署和运营成本：这些系统非常昂贵，因此无法大规模承受。众所周知，成本降低 10 倍会导致指数级市场渗透率远远超过 10 倍。因此，首要目标应该是将这种设备的成本降低一个数量级。

这些挑战可以通过使用上述技能互联网及其技术功能来解决[23]。值得注意的是，任何未来的系统都以超灵敏的微型传感器为基础，这些传感器将通过腹腔镜或机器人穿刺器插入患者的体腔，从而能够为外科医生提供精确的触觉反馈。此外，超可靠和低延迟的 5G 通信网络将能够提供小于 10ms 的信号往返时间，从而实现完全身临其境的手术体验，包括视觉、音频和触觉信息。最后，标准化的触觉接口将防止供应商锁定，从而降低医院和社会的成本，能在医院实现规模化应用。

远程手术系统的未来实施方式可以允许多名手术外科医生同时为同一患者进行手术干预，无论医生来自不同医院、身在何处。在更先进的实施案例中，本地或远程 AI 可用于人类辅助自主手术。技能互联网的虚拟化技能方法将允许不同的领域专家，无论是人还是机器，都可同时对同一患者进行协作操作，从而减少手术时间和医疗成本。

（二）过去和现代远程操作

远程手术并不新鲜，然而使用公共且极其可靠和低延迟的互联网实现却是新的方式。第一次远程手术是 2001 年年中在法国斯特拉斯堡和美国纽约市之间进行的。6500km 的距离采用的是昂贵的专用光纤覆盖的。手术系统由 ZEUS 机器人系统提供（随后由美国加利福尼亚州桑尼维尔的 Intuitive Surgical 收购）。通过 2h 的腹腔镜操作完成一名 69 岁女性患者的胆囊切除术，该患者术后恢复顺利[25]。此后，伦敦国王学院的 Prokar Dasgupta 教授于 2008 年使用达芬奇机器人系统（Intuitive Surgical，Sunnyvale，CA，USA）在伦敦和斯德哥尔摩之间进行了进一步的试验。

所有研究得出的结论是，原则上远程手术是可行的，也毫不奇怪，大多数经过实际测试的系统报告的最显著缺点是与网络延迟有关。进一步深入研究[26] 得出的结论是，延迟应 <100ms 才能使远程手术系统安全可用，而 >300ms 的延迟在医疗干预期间会产生严重的不准确性，并可能产生灾难性的影响。随着新兴的触觉反馈系统进一步放大了对网络延时要求这一点，因此需要更严格的延迟控制要求，其他主要问题还涉及成本和网络稳定性。在一个实例中，必须使用 40 名工程师来确保连接的稳定性。伦敦国王学院的研究人员（包括作者）同时启动测试了 5G 公共网络基础设施和新兴的技能互联网，并已经能够证明远程手术克服这些挑战的可行性[27, 28]。

2019 年初，中国外科医生使用 5G 网络技术进行了首次商业（临床前）试验尝试。据报道，中国福建的一名外科医生使用超可靠且性能非常强的 5G 系统来控制几英里外的偏远地区的机械臂。外科医生对一只实验动物的肝脏进行了手术，操作延迟极低[29]。在未来几年，我们希望看到越来越多的 5G 基础设施应用到远程手术场景中。

（三）其他医学应用

使用 5G 和技能互联网的远程手术的应用，只是可以使用这个新技术平台执行的众多医疗使用场景其中之一。其他应用包括在救护车中使用先进的 5G 技术，以便熟练的医生可以更快地进行急救干预，从而在院前环境中更适当地提供治疗。另一个应用可能涉及使用 5G 连接的无人机在护理人员和其他急救人员到达现场之前，迅速向偏远地区提供药品。

最近，伦敦国王学院正在探索的最令人兴奋的应用之一是在设计一个支持 5G 的技能互联网应用程序，用于远程结肠镜检查[30]。那些不擅长进行结肠镜检查的人很难检测到结肠癌，从而导致许多因未被发现而死亡的，其次是缺乏临床专业知识，而这一设计方案可以很好地解决这一问题。农村和边远地区这一问题更加突出。在 Dr.Hongbin Liu 的带领下，正在设计一个系统，该系统允许使用 5G 和高性能光纤从中国的主要医院到农村地区进行远程结肠镜检查。此外，Liu 博士还开创了新型传感和柔性机器人技术，所有这些都构成了该解决方案产品组合的一部分。如果成功，远程结肠镜检查能够成为 5G 网络的一个重要的、可能挽救生命的应用；最终，如同互联网信息普及一样，医学操作技能也能同样普及均质化。

致谢：Prokar Dasgupta 教授，Toktam Mahmoodi 博士，Hongbin Liu 博士，Eckehard Steinbach 教授，Xun Liu 和 Sandra Kim 长达数年的合作和投入，本章的材料才成为可能。

参考文献

[1] Fettweis G, Boche H, Steinbach E, et al. The tactile internet. ITU-T Technology Watch Report. 2014. http://bit.ly/1BvAhlr.

[2] Dohler M, Fettweis G. The tactile internet-IoT, 5. and cloud on steroids. Telefonica Guest Blog Post, 30 October 2014. >200k views; http://bit.ly/1BpOG3H.

[3] Fettweis G. The tactile internet: applications and challenges. IEEE Vehicular Technology Magazine. 2014;9(1); http://bit.ly/1wXjwks.

[4] Aijaz A, Dohler M, Aghvami AH, Friderikos V, Frodigh M. Realizing the Tactile Internet: Haptic Communications over Next Generation 5G Cellular Networks, in IEEE Wireless Communications. 2017;24(2):82–9. https://doi.org/10.1109/MWC.2016. 1500157RP.

[5] Simsek M, Aijaz A, Dohler M, Sachs J, Fettweis G. 5G-Enabled Tactile Internet, in IEEE Journal on Selected Areas in Communications. 2016;34(3):460–73. https://doi.org/10.1109/JSAC.2016.2525398.

[6] An internet of skills, where robotics meets AI and the tactile internet. Plenary Keynote at IEEE ICC 2016. 26 May 2016. Kuala Lumpur, [PDF].

[7] Dohler M, et al. Internet of skills, where robotics meets AI, 5G and the tactile internet. EuCNC. 2017.

[8] Mountaser G, Rosas ML, Mahmoodi T, Dohler M. On the feasibility of MAC and PHY split in cloud RAN. 2017 IEEE Wireless Communications and Networking Conference (WCNC). San Francisco; 2017. p. 1–6. https://doi.org/10.1109/WCNC.2017.7925770.

[9] 3GPP TR38.801. Study on new radio access technology: radio access architecture and interfaces. Release 14 Mar 2017.

[10] Quintana-Ramirez I, Tsiopoulos A, Lema MA, Sardis F, Sequeira L, Arias J, Raman A, Azam A, Dohler M. The making of 5G-building

an end-to-end 5G-enabled system. IEEE Communications Standards Magazine. Accepted 10 Aug 2018.

[11] 3GPP TR23.501. System architecture for 5G. Release 15 Dec 2017.

[12] OpenStack Foundation Report. Accelerating NFV delivery with OpenStack. White Paper. 2016. [Online] Available at: https://www.openstack.org/ telecoms-and-nfv/.

[13] Bastug E, Bennis M, Debbah M. Living on the edge: the role of proactive caching in 5G wireless networks. Communications Mag IEEE. 2014;52(8):82–9.

[14] Sakr N, Georganas N, Zhao J, Shen X. Motion and force prediction in haptic media. In: Multimedia and expo, 2007 IEEE international conference on, July 2007. p. 2242–5.

[15] MacLean KE. Haptic interaction design for everyday interfaces. Rev Human Factors Ergonomics. 2008;4(1):149–94.

[16] Steinbach E, et al. Haptic communications. Proc IEEE. 2012;100(4):937–56.

[17] Steinbach E, Hirche S, Kammerl J, Vittorias I, Chaudhari R. Haptic data compression and communication. IEEE Signal Process Mag. 2011;28(1):87–96.

[18] Steinbach E, Strese M, Eid M, Liu X, Bhardwaj A, Liu Q, Al-Ja'afreh M, Mahmoodi T, Hassen R, El Saddik A, et al. Haptic codecs for the tactile internet. Proc IEEE. 2018;107(2):447–70.

[19] Okamoto S, Nagano H, Yamada Y. Psychophysical dimensions of tactile perception of textures. IEEE Trans Haptics. 2013;6(1):81–93.

[20] Holland O, Steinbach E, Prasad RV, Liu Q, Dawy Z, Aijaz A, Pappas N, Chandra K, Rao VS, Oteafy S, et al. The IEEE 1918.1 "tactile internet" standards working group and its standards. Proc IEEE.

2019;107(2):256–79.

[21] Liu X, Dohler M. A data-driven approach to vibrotactile data compression. IEEE SiPS 2019. IEEE international workshop on signal processing systems, Nanjing, 20–23 Oct 2019.

[22] Liu X, Dohler M, Mahmoodi T, Liu H. Challenges and opportunities for designing tactile codecs from audio codecs. EuCNC; 2017.

[23] Kim S, Dohler M, Dasgupta P. The internet of skills: the use of 5th generation telecommunications, Haptics, and artificial intelligence in robotic surgery. BJU Int. 2018;122(3):356–8. https://doi.org/10.1111/bju.14388. Epub 10 June 2018.

[24] Okamura AM. Haptic feedback in robot-assisted minimally invasive surgery. Curr Opin Urol. 2009;1:102–7.

[25] Choi PJ, Oskouian RJ, Tubbs RS. Telesurgery: past, present, and future. Cureus. 2018;10(5):e2716.

[26] Xu S, Perez M, Yang K, Perrenot C, Felblinger J, Hubert J. Determination of the latency effects on surgical performance and the acceptable latency levels in telesurgery using the dV-trainer((R)) simulator. Surg Endosc. 2014;28:2569–76.

[27] Can connected health be the lifeblood of 5G? Mobile World Congress 2017. last accessed Q4 2019: https://www.mobileworldlive.com/blog/blog-can-connected-health-be-the-lifeblood-of- 5g/.

[28] Ericsson and King's College London give tactile robotic surgery the finger with 5G. Fierce Wireless. June 2016. last accessed Q4 2019.: https://www. fiercewireless. com/europe/ericsson-applies-5g-to-robotic-surgeon-s-finger.

[29] Surgeon performs world's first remote operation using '5G surgery' on animal in China. Independent, 17 January 2019; last accessed Q4 2019: https:// www.independent.co.uk/life-style/gadgets-and-tech/ news/5g-surgery-china-robotic-operation-a8732861. html.

[30] 5G future: a world of remote colonoscopies. Financial Times, 28 March 2018: last accessed Q4 2019.: https://www.ft.com/video/ecce7b44-fd92-4073-915b-36b7a537fc60.

第 7 章 手术机器人的触觉和视觉系统
Haptics and Vision Systems for Surgical Robots

Marco Ferrara　Mark K. Soliman　著

徐　静　译

缩略语		
3D	three dimensional	三维
AR	augmented reality	增强现实
HD	high definition	高清
SD	standard definition	标清
UHD	ultra-high definition	超高清
VR	virtual reality	虚拟现实

尽管大多数人认为机器人手术是最近逐渐发展的，但实际上早在 20 世纪 80 年代就有文献记载一款手术机器人——PUMA。由于机器人系统所涉及的各种技术不断改进，现代机器人系统得到了实质性的发展。2000 年，达芬奇手术系统在加利福尼亚州桑尼维尔市的 Intuitive Surgical 公司问世，自此手术机器人成为主流，并极大地扩展了其潜在应用价值。直到最近，这还是美国 FDA 唯一批准的一款手术机器人系统。因此，机器人领域的进步大多都会在该系统上及时应用。当下，有许多大小公司都在开发创新型的手术机器人，以进一步提高外科医生照顾患者的能力。这些各种各样的平台不仅仅能替代外科医生原有的工具，还能进行扩展。这些扩展以多种形式呈现，从改进的人体工程学到提供那些传统腹腔镜和机器人无法触及的解剖目标的路径。

已经被证明实用并可能给未来带来最大希望的领域之一是手术机器人在外科医生操作时提供更强的可视化效果。还有一个领域发展有些落后，并且仍然限制机器人手术准确度，那就是将触觉反馈结合到机器人系统中。

一、手术机器人的触觉反馈

手术机器人不仅可以模拟人类天生的灵敏度和视觉，还可以增强外科医生的整体能力和表现。当前机器人的视觉系统已经达到了相当的高度，并会随着时间推移继续发展。然而，要真正通过机器人实现模拟和增强手术，触觉反馈至关重要。然而，这是相当具有挑战性的，因为目前设计的任何手术器械都不可能替代一名训练有素的外科医生那灵敏的双手。触觉能实现对质地、温度、肿胀等的感知，有助于外科医生在手术期间评估结构的完整性以及识别重要的解剖结构。人类的手本身就包含许多功能不同的触觉神经末梢，每一个末梢都有助于辨别纹理、温度等许多其他组织特征，这些特征使外科医生决定了如何更恰当地对给定的对象进行操作[1]。

虽然不等同于组织直接触诊，但腹腔镜器械的触觉反馈可以对组织的阻力和张力进行初步评估。已有研究探索在腹腔镜手术中引入能反馈更多信息的触觉感知系统，并测试和开发了一些系统[2]。尽管有独创性和潜力应用价值，但尚未被广泛采用。但其中一个值得注意的案例是美国北卡罗来纳州莫里斯维尔市 Transentrix 外科公司的 Senhance® 外科手术系统。该平台具备触觉反馈能进行精确解剖，并且其成本低于传统机器人平台。虽然没有被广泛使用，还需要进一步研究，但其设备性能以及患者应用情况的初步报告很值得期待[3, 4]（图7-1）。

将触觉集成到机器人系统中是一个很大的挑战，因为外科医生往往距离要操纵的器械很远。在机器人手术中实施触觉反馈存在无数的技术和逻辑上的障碍，这迫使许多技术研究停留在设计和开发阶段，无法进入临床应用[5]。此外，一些人报告，在不造成机器人系统潜在干扰振荡的情况下，很难集成触觉反馈[6]。因此有人提出其他可以增强触觉反馈的途径，其中之一就是感官替代，包括通过刺激其他感官（如听觉或视觉）来转换力的感知。然而，这些途径实现效果不如不变的力反馈[7]。

二、触觉反馈与手术训练

不可低估触觉反馈在外科手术实习生训练手术技能过程中的重要性。虚拟现实在外科手术中起的作用越来越大，这一真理已经得到验证和检验。Rangarajan 等最近的一项系统性综述表明，对于外科任务和活动，与没有触觉反馈的模拟器相比，有触觉反馈的模拟可以提高真实感，减少受训者的学习曲线[8]。其他几项研究表明，触觉反馈对于外科实习生的技能获取是不可或缺的[9, 10]。但是应用触觉反馈的一个限制是，作为一项相对较新的技术，最初的产品往往很笨重且难以集成，特别是在狭窄空间工作时，但这是机器人手术中经常出现的情况。然而，这是一个活跃的研究领域，因为技术改进将允许更小、更全面的系统来感知和传输触觉信息。

三、触觉反馈的临床价值

机器人平台缺乏触觉感知将会造成很多问题，其中之一是机器人的操作臂会造成过大的抓握力和剪切力，这可能导致组织损伤。结合触觉中的力觉感知能在处理缝合材料中具备很大潜力。大多数尝试过机器人缝合的外科医生都经历过缝合材料意外磨损或断裂。比处理缝线更重要的是，机器人自动打结需要经过练习并密切注意视觉信号提示，避免缝线断裂，否则这可能往往令人沮丧，在手术中浪费了大量时间。然而依赖视觉是不完美的，因为这取决于图像质量[11]。为了缓解这种情况，可特地使用多种触觉传感器已被专门应用避免缝合损伤。在执行复杂的操作（如缝合）时，传输可用触觉信息的困难之一是外科医生经常要向多个方向拉动缝合材料，这使单轴传感器的效用非常有限[12]。双轴剪切传感和触觉反馈的研究已经得到应用，当施加在缝合材料上的张力过度时可提醒外科医生。Dai 等最近的一项研究对这种系统进行了测试，结果表明，缝线断裂情况减少了 59%，整体平均施力减少了 25%[13]。Abiri 等的一项类似研究利用一种多模态气动系统，该系统利用各种触觉面，可以进行更精细的组织处理。这项研究同样发现，集成触觉感知的系统会显著降低施加的力，以及从理论上减少组织创伤[14]。这项技术的未来发展还需要识别到缝合材料的不同拉伸强度，因为它的差异很大[15]。打结不良或缝线材料损坏可能导致很多并发症，不应为适应更广泛的手术平台而降低手术基本的质量标准。

随着外科医生具备更多机器人手术的经验，许多人学会了使用视觉信号来引导他们的动作。因此，触觉反馈对于专家级的医生来说可能效用有限。事实上，手术机器人通过提供更好的视觉光学系统，来弥补触觉的损失。在 Reiley 等的一项研究中，视

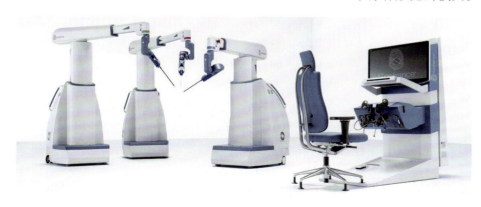

◀ 图 7-1 Senhance® 手术系统（TransEnterixSurgical Inc, Morrisville, NC, USA）（经 ©2020 TransEnterix Surgical, Inc. 许可，Senhance 是 TransEnterix 的注册商标，图片公开于 https://www.senhance.com/us/digital-laparoscopy）

觉提示有助于力反馈，从而提高了新手外科医生的表现，但对已有达芬奇机器人系统使用经验的外科医生来说，没有显著影响[16]。还有人通过解析实时视觉提示来评估缝合线应变的情况[11]。

四、皮肤反馈

虽然在机器人手术中，力的感知整合仍然是一个重大挑战，但如何将外科医生指尖所感受到的皮肤反馈整合在机器人系统上，可能是一个更大的挑战。皮肤反馈主要就是针对外科医生指尖上检测到的方向、位置和强度等其他参数的感知。研究发现，利用皮肤反馈不会造成机器人系统不稳定，但可以为外科医生提供触觉信息[7]。已经开发了多种不同的技术并进行了适应调整，以实现类似皮肤的反馈。早期的许多方法依靠气动机构来传递触觉反馈[17]，例如，SynTouch BioTac 传感器，该系统利用传感器对变形、温度和内部流体压力进行探测，然后将这些数据传输到手术医生的手指，实现组织的皮肤反馈。尽管目前非常庞大，还不适用于外科手术，但这项技术的进一步发展可能最终会达到其适应性[18]。

五、机器人手术中的视觉系统

不仅是机器人，所有的视频辅助手术所带来的主要和直接的改进之一，是在有难度的部位进行手术时能够改善关键结构的可视化。随着视频技术的改进，手术的可实施性和手术质量也逐渐提高。虽然许多外科医生在进行机器人手术时已从改进的光学技术中获得很大帮助，但这一领域本身还相对年轻，并具有进一步整合为先进视觉系统的潜力，从而使手术更安全、更准确，最终提高患者护理的质量。

六、高清晰度视觉系统

市场消费者对高分辨率电视和电脑屏幕的需求推动了视觉投射技术的进步。然而，这些进步随后可以应用于广泛的领域，特别包括医学和外科。不幸的是，在手术室所使用的光学器件的质量没有一个普遍的标准，许多人仍然使用标清（standard-definition，SD）技术。高清（high-definition，HD）技术已经变得更加广泛，并能在分辨率方面提供显著的优势，高达 1920×1080 像素。虽然没有那么广泛，以 3840×2160 像素分辨率描绘视频的 4K 高清视觉

系统已经在手术室使用了几年，首先被应用于骨科手术。今天，大多数手术视觉系统供应商提供 4K 平台。虽然 4K 视觉系统还没有普及，但已经有 8K 系统正在高级的中心被测试评估。8K 技术允许显示 7680 像素 ×4320 像素，在北美和欧洲的手术室广泛使用的标准 2K 高清技术的基础上有了明显的改进。虽然许多目前使用标准高清甚至标清技术的外科医生都能熟练地进行复杂的手术，但人们可以认为，更高的分辨率能为有经验的外科医生提供更多的信息，将进一步改进手术医疗质量。从表 7-1 看出，与标准清晰度相比，4K 的像素几乎是标准清晰度的 30 倍，而 8K 的像素则增加了 100 倍。

表 7-1　常用屏幕分辨率和各自的像素计数

分辨率	像素分辨率	像素总数
480p（标清）	640×480	307 000
720p（高清）	1280×720	921 600
1080p（全高清）	1920×1080	2 073 600
4k（超高清）	3840×2160	8 294 400
8k 超高清）	7680×4320	33 177 600

Ohigashi 等报告了他们利用 8K 超高清内镜进行 3 例结肠癌切除手术的经验。改进的视觉效果允许在解剖过程中提高识别和保留自主神经的能力[19]。在这个分辨率水平上，经常有报道称立体视觉得到改进，以投射出更真实的 3D 视觉，而不一定要采用特定的技术来投射 3D。与许多新技术一样，由于更高分辨率相机需要更多的板载处理器，第一次迭代出来的产品会更重，并占据相当的空间。随着时间的推移和技术的进一步改进，这种情况预计将得到改善，使其在手术室中更加实用。尽管如此，通过提高视频质量来获得的附加值可能有一个限度，超过这个限度，可观的效益就会减少。人们还可以争辩说，在达芬奇机器人手术中相机取景器与使用的监视器距离很近的情况下，当其图像分辨率进一步提高时，外科医生可感知的实际差异将微乎其微。

目前达芬奇机器人系统采用了 3D 高清视觉，可以准确解剖和识别微小的解剖细节。集成 Firefly® 红外摄像机后，可进一步使外科医生识别关键结构，以避免无意的伤害，并评估组织灌注效果。这

项技术利用近红外荧光（near-infrared fluorescence，NIRF），当与吲哚菁绿合用时，可以识别组织灌注情况。当患者在如再次手术或进行新的辅助放射治疗时，解剖结构可能发生改变，因此识别组织灌注情况通常特别有用。这项技术的未来用途包括可能识别淋巴结，以便更精确地进行肿瘤切除[20]。最近成像技术的进步使基于自发荧光的结构识别成为可能，不需要使用荧光剂，允许在手术中对结构进行更连续的评估[21]。特别是在盆腔手术中，使用红外线照明输尿管支架，可以帮助识别和保护这些结构（图7-2）。

七、增强现实

增强现实（augmented reality，AR）是一项令人兴奋的技术，已经开始变得越来越普遍，对数字手术的发展尤为重要。潜在的应用场景是明确的，并且已经有许多系统被开发出来应用于不同的外科领域。与手术相关的 AR 价值可能最适合用于相对静态的解剖结构，如大脑、腹膜后结构或骨骼[22-24]。这些器官的性质可以使它们在术中准确呈现，因为大多数 AR 系统整合了术前成像，可以向手术医生显示重要的结构。AR 用于机器人肾脏切除术已取得了很好

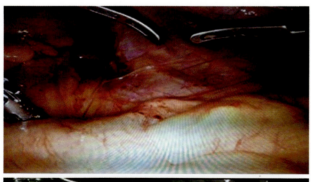

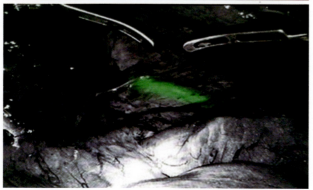

▲ 图 7-2　达芬奇机器人手术过程中的输尿管免疫荧光（Firefy®）（经 **Dr. Avery Walker** 许可转载）

的效果[25]。AR 的未来用途可以通过避免危险区域来协助外科医生，并在其进入一个错误的平面时重新引导进行正确解剖。AR 在机器人手术培训中的应用使得几种不同系统得到开发，重点是复制精确的解剖模型，并结合外科发育的综合指导。

除了在手术中识别结构外，还可以利用 AR 技术使外科医生从同行那里获得实时反馈，而不受地理限制。这有可能彻底改变全世界的外科医疗质量，特别是在难以获得外科专业知识的地区。整形外科医生和 Proximie 公司的创始人 Nadine Hachach-Haram 在 2017 年的 TED 演讲中，对这一点和其他 AR 在手术中的潜在用途感到兴奋[26]。随着数据的民主化和通信技术带来的可及性增加，不受地域限制实时分享专家意见的能力正变得不再是科幻小说，而是现实。

八、虚拟现实

虚拟现实（virtual reality，VR）是另一项已经被广泛使用的技术，特别是使外科医生获得基本的机器人技能。最常用的是达芬奇模拟器，它允许外科医生在虚拟空间中练习各种手法和操作[27]。其他虚拟训练平台包括 RobotiX Mentor、Robotic Surgical Simulator 和 Mimic dV-Trainer[28]。已经充分证明，在虚拟空间内进行结构化的机器人训练练习，可以提高实时手术技术的效率[29-32]。随着这项技术不断成熟，并结合了更真实的物理引擎和软件，外科医生可以在开始实际操作前在虚拟现实环境中"练习"特定病例。这还可以用来帮助识别异常的解剖结构，甚至帮助开发创新的新技术来解决难以处理的手术场景。

总结

机器人手术提高了外科医生进行复杂手术的能力，使患者和外科医生都从中受益。机器人手术的目标不仅仅是实现外科医生先天的感知能力，而且还能扩大这些能力。该领域的持续发展汇集了医学、生物工程、计算机编程及许多其他学科。随着这些个别领域和技术的不断进步，人机协同合作的可能性将继续扩大到崭新的、往往是意想不到的方向。这些进展将会为机器人手术带来更高的准确度和更低的成本，该领域的采用和效用将继续增长。

参 考 文 献

[1] Johansson RS, Flanagan JR. Coding and use of tactile signals from the fingertips in object manipulation tasks. Nat Rev Neurosci. 2009;10(5):345–59.

[2] Tholey G, Desai JP, Castellanos AE. Force feedback plays a significant role in minimally invasive surgery: results and analysis. Ann Surg. 2005;241(1):102–9.

[3] Samalavicius NE, Janusonis V, Siaulys R, Jasėnas M, Deduchovas O, Venckus R, et al. Robotic surgery using Senhance(®) robotic platform: single center experience with first 100 cases. J Robot Surg. 2019;12. doi: [Epub ahead of print].

[4] deBeche-Adams T, Eubanks WS, de la Fuente SG. Early experience with the Senhance®– laparoscopic/robotic platform in the US. J Robot Surg. 2019;13(2):357–9.

[5] Amirabdollahian F, Livatino S, Vahedi B, Gudipati R, Sheen P, Gawrie-Mohan S, et al. Prevalence of haptic feedback in robot-mediated surgery: a systematic review of literature. J Robot Surg. 2018;12(1): 11–25.

[6] Diolaiti N, Niemeyer G, Barbagli F, Salisbury JK. Stability of haptic rendering: discretization, quantization, time delay, and coulomb effects. IEEE Trans Robotics. 2006;22(2):256–68.

[7] Meli L, Pacchierotti C, Prattichizzo D. Sensory subtraction in robot-assisted surgery: fingertip skin deformation feedback to ensure safety and improve transparency in bimanual haptic interaction. IEEE Trans Biomed Eng. 2014;61(4):1318–27.

[8] Rangarajan K, Davis H, Pucher PH. Systematic review of virtual haptics in Surgical simulation: a valid educational tool? J Surg Educ. 2019;26. [Epub ahead of print].

[9] Cao CGL, Zhou M, Jones DB, Schwaitzberg SD. Can surgeons think and operate with haptics at the same time? J Gastrointest Surg. 2007;11(11):1564–9.

[10] Rodrigues SP, Horeman T, Sam P, Dankelman J, van den Dobbelsteen JJ, Jansen FW. Influence of visual force feedback on tissue handling in minimally invasive surgery. Br J Surg. 2014;101(13):1766–73.

[11] Martell J, Elmer T, Gopalsami N, Park YS. Visual measurement of suture strain for robotic surgery. Comput Math Methods Med. 2011;2011:879086.

[12] Abiri A, Askari SJ, Tao A, Juo YY, Dai Y, Pensa J, et al. Suture breakage warning system for robotic surgery. IEEE Trans Biomed Eng. 2019;66(4):1165–71.

[13] Dai Y, Abiri A, Pensa J, Liu S, Paydar O, Sohn H, et al. Biaxial sensing suture breakage warning system for robotic surgery. Biomed Microdevices. 2019;21(1):10.

[14] Abiri A, Pensa J, Tao A, Ma J, Juo YY, Askari SJ, et al. Multi-modal haptic feedback for grip force reduction in robotic surgery. Sci Rep. 2019;9(1):5016.

[15] Abiri A, Paydar O, Tao A, LaRocca M, Liu K, Genovese B, et al. Tensile strength and failure load of sutures for robotic surgery. Surg Endosc. 2017;31(8):3258–70.

[16] Reiley CE, Akinbiyi T, Burschka D, Chang DC, Okamura AM, Yuh DD. Effects of visual force feedback on robot-assisted surgical task performance. J Thorac Cardiovasc Surg. 2008;135(1):196–202.

[17] Li M, Luo S, Seneviratne LD, Nanayakkara T, Althoefer K, Dasgupta P. Haptics for multi-fingered palpation. IEEE international conference on systems, man, and cybernetics. IEEE. Manchester. 2013. p. 4184–9.

[18] Pacchierotti C, Prattichizzo D, Kuchenbecker KJ. Cutaneous feedback of fingertip deformation and vibration for palpation in robotic surgery. IEEE Trans Biomed Eng. 2016;63(2):278–87.

[19] Ohigashi S, Taketa T, Shimada G, Kubota K, Sunagawa H, Kishida A. Fruitful first experience with an 8K ultra-high-definition endoscope for laparoscopic colorectal surgery. Asian J Endosc Surg. 2019;12(3):362–5.

[20] Daskalaki D, Aguilera F, Patton K, Giulianotti PC. Fluorescence in robotic surgery. J Surg Oncol. 2015;112(3):250–6.

[21] Gorpas D, Phipps J, Bec J, Ma D, Dochow S, Yankelevich D, et al. Autofluorescence lifetime augmented reality as a means for real-time robotic surgery guidance in human patients. Sci Rep. 2019;9(1):1187.

[22] Guha D, Alotaibi NM, Nguyen N, Gupta S, McFaul C, Yang VXD. Augmented reality in neurosurgery: a review of current concepts and emerging applications. Can J Neurol Sci. 2017;44(3):235–45.

[23] Lee C, Wong GKC. Virtual reality and augmented reality in the management of intracranial tumors: a review. J Clin Neurosci. 2019; 62:14–20.

[24] Burström G, Nachabe R, Persson O, Edström E, Elmi TA. Augmented and virtual reality instrument tracking for minimally invasive spine surgery: a feasibility and accuracy study. Spine (Phila Pa 1976). 2019;44(15):1097–104.

[25] Hughes-Hallett A, Mayer EK, Marcus HJ, Cundy TP, Pratt PJ, Darzi AW, et al. Augmented reality partial nephrectomy: examining the current status and future perspectives. Urology. 2014;83(2):266–73.

[26] Hachach HN. How augmented reality could change the future of surgery. Presented at TEDWomen. 2017. https://www.ted.com/talks/nadine_hachach_haram_how_augmented_reality_could_change_the_future_of_surgery?language=en.

[27] Intuitive Surgical. da Vinci skills simulator. http:// www.intuitives-urgical.com/products/skills_simulator/. Accessed Oct 2019.

[28] Julian D, Tanaka A, Mattingly P, Truong M, Perez M, Smith R. A comparative analysis and guide to virtual reality robotic surgical simulators. Int J Med Robot. 2018;14(1):e1874.

[29] Schreuder HW, Persson JE, Wolswijk RG, Ihse I, Schijven MP, Verheijen RH. Validation of a novel virtual reality simulator for robotic surgery. ScientificWorldJournal. 2014;2014:507076.

[30] Ruparel RK, Taylor AS, Patel J, Patel VR, Heckman MG, Rawal B, et al. Assessment of virtual reality robotic simulation performance by urology resident trainees. J Surg Educ. 2014;71(3):302–8.

[31] Alzahrani T, Haddad R, Alkhayal A, Delisle J, Drudi L, Gotlieb W, et al. Validation of the da Vinci Surgical skill simulator across three surgical disciplines: a pilot study. Can Urol Assoc J. 2013;7(7–8):e520–9.

[32] Kumar A, Smith R, Patel VR. Current status of robotic simulators in acquisition of robotic surgical skills. Curr Opin Urol. 2015;25(2): 168–74.

第 8 章　用于手术规划的数字与 3D 打印模型
Digital and 3D Printed Models for Surgical Planning

Jordan Fletcher　Danilo Miskovic　著

李　丹　译

3D 可视化及打印技术在外科界十分受欢迎，具有广泛应用于临床，特别是术前设计的潜力[1, 2]。术前设计是安全有效进行手术的关键因素。我们可以泛化术前设计定义，即旨在了解患者解剖或病理的任何活动，为临床决策提供信息，并确定合适的手术策略[3]。这可涉及理解特定结构关系、术前演练、模拟、对给定操作可行性的判断（例如肿瘤可切除性）、生理建模或植入物放置 / 设计[4, 5]。它可以包括外科医生个人层面上进行的各种活动，或者作为更正式过程的一部分，如多学科团队（multidisciplinary team，MDT）会议。

医学成像在手术外科规划中发挥着重要作用。目前，外科医生和（或）放射科医生通过审阅 2D 成像方式［如普通 X 线片、计算机断层扫描（computed tomography，CT）或 MRI］做出临床决策。然而，对于经验丰富的医生来说，从 2D 图像中提取相关 3D 解剖关系并应用于术中，也并不容易。从直观角度来看，3D 重建显然比传统 2D 图像具有优势。因此，近年来，人们对 3D 可视化技术在外科专业中的兴趣在不断增加[6]。

通过多种方法，可以从标准 2D 医学数字成像和通信（digital imaging and communications in medicine，DICOM）数据集重建解剖学上精确的 3D 虚拟模型[2]。这种虚拟模型随后可以通过称为增材制造过程，通常为 3D 打印成实际物体。虽然有多种 3D 打印方法可用，但每种方法都依赖于按顺序铺放 2D 材料层的原则来构建 3D 结构。

技术进步促进了 3D 建模的推广。更容易获得优秀的计算机处理能力，再加上开源图像和计算机图形软件的激增，使得在个人计算机上生成解剖模型成为可能[7]。同样，低成本 3D 桌面打印机的开发使

其能够在工业制造之外使用。在口腔颌面外科和先天性心脏病外科医生进行了早期开拓性工作之后[8, 9]，大多数外科专业现在已经使用 3D 可视化来规划和操作各种手术[10]。

早期研究表明，3D 可视化可能会促进在解剖上的理解[11, 12]。这在涉及高度可变、复杂结构关系的情况下尤其明显[13, 14]。支持者希望 3D 模型可以促进更量身定制的手术，减少错误和并发症，并最终改善患者结局[1]。除了纯粹的解剖可视化，3D 建模可以促成与术前备好的成像数据相交互的新方法。3D 模型可以实现患者特定虚拟仿真和定制植入物的计算机辅助设计（computer-aided design，CAD），并作为 AR 增强导航的基础[15-17]。

尽管最初保持乐观态度，但 3D 模型对术前决策的影响程度及其相对有效性仍有待确定。此外，理想用户（初学者相对于专家）、特定适应证、最佳用户界面甚至评估方法仍然未知。本章将概述 3D 重建方法以及当前的 3D 打印技术，以及这些技术迄今为止如何用于外科专科的术前规划，并强调未来的研究重点。

一、生成三维虚拟重构的方法

（一）分割

图像分割是 3D 表面渲染模型生成的基本步骤。分割是指将独特标签应用于成像数据以识别感兴趣的解剖或病理结构的过程[18]。这可以是手动的，也可以是不同程度的自动化操作，目前大多数方法都需要部分用户输入。

手动分割是最简单的方法。用户（通常是放射科医生）将逐层手动突出显示或勾勒相关结构。这可以用一个简单的鼠标控制光标来执行；然而，像平板

电脑 / 数码笔这样的专用设备会更好。

主要优点之一是灵活性。手动分割始终适用，即使由于伪影或成像质量差而难以描绘结构。然而，由于扫描数据的个体解读造成人工分割可能会非常耗时，并且缺乏精度或可重复性。尽管存在这些缺点，手动分割由于其易于实现和多种开源软件解决方案的可用性而被广泛采用。

已有几种不同的算法方法可以实现分割功能。对这一复杂领域的详细讨论超出了本章的范围，本章主要概述几种关键技术。

1. 阈值　一种简单快速的方法称为阈值法。用户设置一个全局或上下阈值，用于生成二值分割的 Hounsfield 强度。像素被分类为属于目标结构或标记为背景。这种方法对于骨等高强度结构非常有效[19]。

2. 基于边缘的分割　基于边缘的分割依赖于图像数据中的不连续性，通常以两个不同结构之间的像素信号强度的快速变化为标志[19]。

3. 基于区域的分割　基于区域的分割基于同质性的概念。假设目标结构具有聚集在一起的相似像素。使用种子点方法（seed point method），用户识别目标结构内的种子点，然后迭代生长强度相似的同质像素区域。区域生长方法通常用于增强对比血管结构[18]。

4. 基于图谱的分割　在基于图谱的分割中，器官、血管和软组织的几何和特征被编译为图谱。可以构建大型图像数据库，为人群内的解剖变化提供丰富的信息。统计形状模型（statistical shape model, SSM）形成了基于图谱的分割基础。SSM 迭代变形，以适应具有从标记数据的图谱训练集中导出形状获得新结构的目标。尽管概念上简单，但实现该目标要依赖计算且耗时[18, 20]。

5. 自动分割　由于现代医学的时间限制，全自动分割仍然是一个非常理想的目标。通过"一键"，整个任务将从头到尾准确可靠地执行。尽管有许多算法分割方法（如上所述），但仍然没有适用于每种形式医学成像的通用算法。由于在医学成像中遇到的成像方式、解剖关系、病理过程和生物多样性的广泛差异，这种方法很可能是不现实的。例如，大脑成像的要求与腹部成像有很大不同。

此外，自动化解决方案必须考虑到所有成像模态的共同问题，如部分体积效应（由于成像系统的分辨率有限，小的结构中活动损失）、成像伪影（例如，运动、环、强度不均匀性）和信号噪声。

自动分割的关键要求如下。

(1) 准确度：如结果将用于临床决策，相关结构应被正确识别和精确描述。

(2) 速度：结果应足够快，以便能够融入当前临床工作流程。

(3) 重复性：分析相同数据的不同用户的结果应该相似。

(4) 稳定性：方法应适用于广泛的场景[21]。

最近的研究表明，CNN（机器学习的一个分支）可能有助于解决自动分割问题。简而言之，CNN 从动物视觉皮层以网格模式处理数据中获得灵感，形成从低到高特征的分层方式自适应学习空间模式[22]。来自世界各地的研究人员成功地将该技术应用于多个分割问题，包括大脑和腹部分割[23, 24]。CNN 代表了一种监督学习的形式，这意味着它们需要大量的训练数据集和标记扫描数据。

（二）三维虚拟模型的渲染方法

我们可以将 3D 虚拟可视化大致分为两大类：表面渲染模型、体积渲染模型。

（三）表面渲染技术

表面渲染模型由基于分割结果导出的间接多边形网格表示。因此，它也被称为间接体积可视化，因为表面网格表示不是原始数据集本身。

通过分割，我们将成像数据的每个像素分类为属于特定解剖结构。该标记的结果按顺序逐层堆叠，并由分割软件用于重建 3D 表面几何结构。随后可以将其导出为多边形曲面网格，以便进一步编辑和处理（图 8-1）。

网格的基本单位是顶点，它描述了 3D 空间中的位置，由一条直线连接的两个顶点形成一条边。多边形由欧几里得空间中相应数量的边连接 3 个（三角形）或 4 个（四边形）顶点定义。多边形建模是一种通过使用多个多边形近似其表面结构来表示 3D 对象的方法（图 8-2）。

表面提取方法通常依赖于二进制决策。例如，图像切片中的给定像素是否属于表面。这适用于具有不同表面的结构，如骨骼或牙齿。然而，当考虑非均匀数据集（如腹部或盆腔成像）时，这可能会产生误导性结果，因为这些数据集的结构边界不清楚。通常会看到"阶梯"或"跨步"效应，尤其是当成像切片之间的距离增加时（这在 MRI 中尤为明显）。因此，使用此工作流程生产的大多数模型都需要一些处理。

由于 GPU 容量的提高，原始优势（如更快的渲染时间，这是与体积渲染模型相比减少内存需求的结果）在今天已不那么重要。然而，表面渲染仍然是医学可视化中的一项重要技术，其他潜在优势如下。

(1) 由于内存需求较低，网络或移动平台上的交互式可视化简单。

(2) 3D 打印需要表面网格模型（见下文）。

(3) 使用计算机游戏引擎的生物医学虚拟仿真需要表面网格模型。生成具有"数字解剖"物理特性的可变形模型需要曲面网格对象。

(4) 大多数商用计算机图形软件与表面网格一起工作，允许应用先进的模型操作技术（例如，数字雕刻、结构分割、着色和透明度、器官的真实纹理）。

（四）体积渲染

体积绘制，也称为直接体积可视化，表示原始数据集，无须中间重复。数据被可视化为 3D 体积数据的采样函数，这些数据作为半透明体积投影到 2D 观察平面上（图 8-3）。

在不需要分割的情况下，该方法保留了图像体积中包含的所有信息。通过对体积的贡献结构的值进行分类并指定视觉属性（如颜色和透明度），可以在渲染图像中识别曲面。

二、3D 打印

近年来 3D 打印技术的快速发展为外科手术计划和教育创造了新的可能性。成本的大幅降低和准确性的提高，促进了患者专用解剖打印模型的生产。

3D 打印或快速原型增材制造最初报道于 20 世纪 80 年代，基于顺序分层材料以构建物理对象的原理。每层材料的厚度都是相等的，这在机器和技术之间有所不同，层高越小，模型的精度或分辨率就越高。

从 DICOM 数据创建 3D 打印模型的第一步，与上述创建 3D 表面网格的过程同义。必须分割感兴趣的区域，然后将其导出为立体光刻（stereolithography，STL）文件，这是 3D 打印中使用最广泛的文件格式。然而，原始分割网格数据可能需要处理，以便优化 3D 打印。

基本的平滑算法可以应用于模型，以纠正微小的表面不规则性（如继发于"跨步"伪影）。平滑的缺点可能是分辨率的损失。必须注意不要严重扭曲原始解剖结构。更先进的技术可以用于将物体分割成独立的组件，完成不完整的网格结构，并进行"数字雕刻"。这些操作可以通过大多数商用计算机图形建模软件实现，然而，这需要一定程度的专业知识，对于初学者来说通常会是一个陡峭的学习曲线。

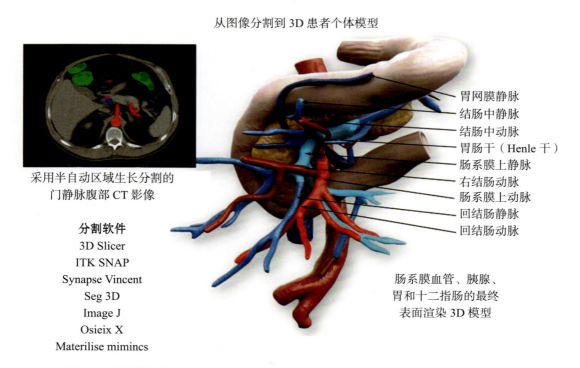

从图像分割到 3D 患者个体模型

采用半自动区域生长分割的
门静脉腹部 CT 影像

分割软件

3D Slicer

ITK SNAP

Synapse Vincent

Seg 3D

Image J

Osieix X

Materilise mimincs

胃网膜静脉
结肠中静脉
结肠中动脉
胃肠干（Henle 干）
肠系膜上静脉
右结肠动脉
肠系膜上动脉
回结肠静脉
回结肠动脉

肠系膜血管、胰腺、
胃和十二指肠的最终
表面渲染 3D 模型

▲ 图 8-1 从图像分割到表面渲染模型，从 CT 影像导出的肠系膜血管解剖的表面渲染模型

三、3D 打印方法

常用的 3D 打印方法有 3 种。

1. 材料挤出

- 熔融沉积成形（fused deposition modeling，FDM）。
- 熔丝制造（fused filament fabrication，FFF）。

2. 粉末固化

- 选择性激光烧结（selective laser sintering，SLS）。
- 黏结剂喷射成形（binder Jetting，BJ）。

3. 光固化

- 立体光刻（stereolithogrophy，SLA）。
- 聚合物喷射（polyjet，PJ）。
- 数字光处理（digital light processing，DLA）。

材料挤出是商用桌面 3D 打印机最常用的技术。材料挤出打印机需要连续"热塑"长丝，通过加热的喷嘴挤出。使用步进电机在计算机控制下精确移动打印头，在水平面上沉积感光膜，一次一层，以确定打印形状（图 8-4）。由于其低成本和易于安装，而被广泛使用。但缺点包括打印时间慢、相对缺乏精度（与其他方法相比），以及可能限制其临床应用的可靠性问题[6]。

粉末固化技术，如选择性激光烧结和黏结剂喷射成形，可固化粉末材料。选择性激光烧结使用激光烧结粉末床（形成通过施加热量和压力使其成为固体，不熔化至熔点）。当该层固化时，构建板降低，并添加一层新的粉末，然后重复该过程（图 8-5）。由于粉末床用作支撑，因此不需要支撑材料。黏合剂喷射类似使用粉末床构建板，但使用精确喷射的液体黏合剂进行固化[25]。

光固化使用由透镜和镜子控制的紫外光激光器来固化可光固化液体树脂的电视胸腔镜（video-assisted thoracotomy，VAT）。当物体的每一层都以熟悉的逐层方式制造时，构建平台通常被倒置并向上移动（图 8-6）。光固化可以快速生成高度精确的

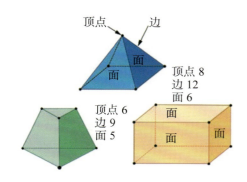

由 214 000 个多边形组成的复杂肛瘘疾病 3D 重建表面网格

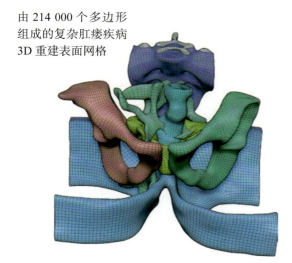

▲ 图 8-2　由顶点、边和面组成的表面渲染多边 3D 模型

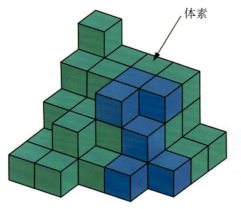

体积渲染的 CT 腹部影像

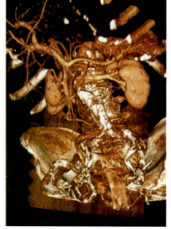

◀ 图 8-3　体积渲染模型

每个体素表示规则 3D 网络上的一个点，它们的位置 / 坐标不在其值中显示编码，而是从它们的位置推断到其他体素，为了渲染 3D 数据集的 2D 项，相对于体积定义相机，并使用 RGBA（红、绿、蓝和 α）传递函数对每个体素去噪

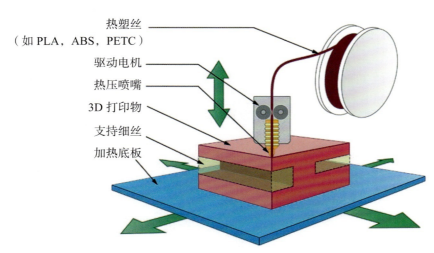
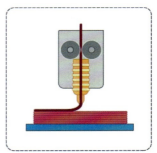

热塑丝
（如 PLA，ABS，PETC）

驱动电机

热压喷嘴

3D 打印物

支持细丝

加热底板

长丝从一个大的移动加热线圈打印机头挤出，构建每一层，打印头在计算机控制下移动，来定义 3D 几何结构

头部通过 2D 平面移动沉积形成一个水平层；然后，加热的打印物垂直向移动一层高度，开始打印新的一层

▲ 图 8-4　材料挤出式 3D 打印

复杂模型（非常适合打印格状血管结构）。需要注意确保树脂的正确处理，这可能导致严重的接触性皮炎。

打印 3D 解剖的患者模型时，应牢记几个注意事项。对于每种方法，都需要一定程度的技术知识才能排除常见的机械或打印错误。如果在临床中使用打印作为常规医疗流程的一部分，可能需要专门的技术人员或科室[25]。

四、计算机辅助手术

计算机辅助手术（computer-assisted surgery，CAS）旨在利用术前计划和术中导航的数字技术，提高手术干预的效果和安全性。3D 患者特定模型是 CAS 的一个组成部分。如上所述，工作流程从图像采集开始，然后进行高阶处理（分割和渲染等），为可视化阶段做准备。正是在进行手术计划阶段，外科医生与虚拟 / 实物模型交互，理解特定解剖结构，并可在各个方面预演手术和模型的结果。

这种交互在特定字符、用户界面、所使用的软件类型和计划活动方面具有很大的变化。虽然 2D 屏幕界面构成与虚拟模型交互的主要方法，但虚拟现实和增强现实的发展允许了新的创新界面机制出现。

由此产生的计划随后被转移到手术室。这可以是隐匿的，通过在脑海中与模型交互形成的病例再现，也可以是显现的，使用图像引导手术或机械引导（例如，患者专用 3D 打印切割导板引导）。随着

3D 模型在手术室中通过实时增强现实界面（其中数字图像覆盖在手术视图上）帮助实现手术导航，规划和导航之间的区别越来越模糊。图像可以是静态的，也可以利用先进的跟踪技术，以便与真实世界的组织操作同步地使模型变形。

3D 模型已被广泛用于各种规划应用中，可以将手术计划活动分为以下通用任务。

- 提高对解剖学和病理学的空间理解。
- 患者特定模拟——任务预演与结果导向的建模。
- 切除计划（通常在肿瘤手术中）。
- 重建规划。
- 植入物放置 / 设计。

五、三维和解剖理解

解剖理解是计划和执行所有外科手术的基本要求。改善对患者解剖和病理空间的理解是 3D 可视化的一个常见优势。即使对于经验丰富的外科医生来说，依据 2D 成像切片在脑海中重建复杂结构的任务也相当困难。

有几位作者研究了 3D 虚拟模型对大学生解剖学知识获取的影响。Azer 等对 3D 解剖模型对学习的影响进行了系统综述。在 30 项研究中，60% 为随机对照试验，其余 40% 为非随机对照试验。60% 的人使用了客观结果测量［欧洲安全与合作组织（Organization for Security and Co-operation in Europe，OSCE），笔试］，而 40% 的人使用主观评分[26]。由

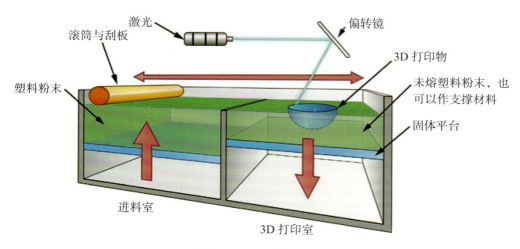

▲ 图 8-5　粉末固化 3D 打印

高功率激光用于熔合材料颗粒（塑料、玻璃、金属），每一层制作完成后，动力床降低，滚筒在顶部添加新的材料层，并重复该过程

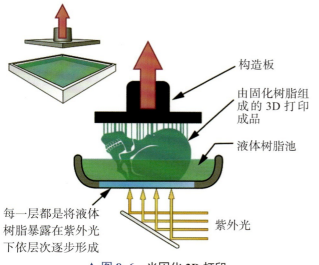

▲ 图 8-6　光固化 3D 打印

于所用方法的异质性及缺乏对给定结果测量的验证，这些研究难以得出初步结论。与传统教学方法相比，学生通常会更喜欢 3D 可视化技术[26]。然而，与其他教学方法相比，并非所有的研究都证明了 3D 的优越性。这项工作的一个重要观察是，认识到多个因素相互作用，影响 3D 模型在学习中的效果。这些因素包括 3D 模型和界面设计、认知负荷和任务复杂性、与学习者相关的因素（如先天视觉空间能力），以及将 3D 工具融入更广泛的课程。

很少有作者比较虚拟模型和打印模型的有效性。Kong 等发现，与传统基于图谱的训练相比，虚拟模型和打印模型都能更好地理解肝段解剖结构，但两个 3D 组间没有差异[27]。

评估 3D 模型影响外科医生解剖学理解的研究相对较少。Awan 等发现，在正式培训计划中使用 3D 打印的髋臼骨折模型，提高了放射科学员识别骨折亚型的短期能力[28]。Yang 等评估了 3D 打印模型对医学生、实习生和外科医生了解腹膜后肿瘤解剖结构的影响。当被要求识别 3 种血管结构时，3D 打印和虚拟模型均显示出优于多排 CT、MDCT（分别为 83.33%、73.33% 和 46.67%，$P=0.007$），学生组的收益最大[14]。

3D 可视化技术被认为最有利于思考复杂的可变解剖结构。Cromeens 等测试了儿科外科医生（$n=21$）使用传统 CT、虚拟重建和 3D 打印模型，识别解剖结构、理解点对点测量及臀部连体双胞胎的形态和比例的能力。与 MDCT 相比，3D 打印模型在统计上提高了儿科外科医生对形状、比例和解剖结构的理解[13]。

（一）患者特定模拟

我们可以将使用 3D 患者特定建模的模拟大致分为两组：过程模拟和结果模拟。在过程模拟中，模型被虚拟或实际地用于重建整个过程或过程中的各个步骤。结果模拟试图预测手术结果和手术对患者的影响。这可以包括对重建后的美学外观、血流或器官功能的预测[21]。

（二）过程模拟

近几十年来，随着学习从手术室过渡到模拟实验室，外科教育经历了思维和方法上根本性的转变。手术区域缩小、对能力训练课程的需求及对患者安全的考量，加速了这一转变。手术模拟使学员能够在安全环境中练习和演练技能。这对于复杂、不常进行的操作特别重要。

模拟可以包括广泛的技术和活动；但现有训练模型的一个缺点可能是其通用性，缺乏在真实患者中发现的解剖学变化[29, 30]。3D 建模为患者特定演练提供了可能性。成像数据现在可用于生成虚拟和实际模型，其中受训者或外科医生可以在对真实患者进行实际手术之前执行关键的手术步骤。考虑到在体育、桌游和音乐等广泛领域的刻意练习与专家演示之间的联系，患者特定演练在提高操作性能和安全性方面提供了巨大希望[31, 32]。

（三）三维打印和模拟

精确打印骨骼解剖模型的能力（图 8-7），使来自不同专业的外科医生能够预演创伤和重建手术的各个方面。外科医生使用这些打印模型来设计和实施截骨术、预弯和应用骨合成植入物。头颈外科医生广泛使用这种方法，来模拟复杂下颌和其他复杂的面部重建[33-35]。作者通常将减少手术时间、提高准确性和优异的美学效果作为主要益处[8]。

大多数 3D 打印机使用的质硬材料限制了其用于模拟对软器官的操作。但现在可以打印柔性材料，并且可以使用硬 3D 打印来制作用于传统铸造技术的硅胶模具。

Coelho 等最近开发了一个 3D 打印模型，其中包含多种不同浓度和阻力的材料，用于计划额叶脑

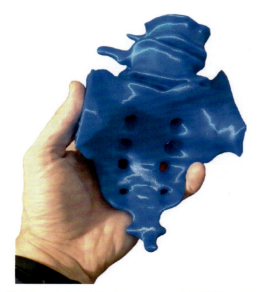

▲ 图 8-7　根据 CT 数据，以 1：1 熔融沉积成形进行的 3D 打印骶骨（打印材料聚乳酸，打印时间 34h）

膜脑膨出矫正术。除了将手术时间缩短约 29% 以外，该模型还促进了神经外科医生和整形外科医生之间的多学科讨论，允许改变先前制订的计划[36]。

患者专用 3D 打印模型模拟肾切除术已进行了初步可行性研究。Glybochko 等对 5 例肾癌患者的个体专用硅胶模型进行评估。外科医生对模型的可靠性给予很高评价，事实上，这些模型能够更好地评估肿瘤解剖结构[37]。Von Rundstedt 等为 10 名具有复杂肾肿瘤解剖结构的患者，模拟生成了用于术前演练的患者特定软模型。模型和实际肿瘤之间相似的剜除时间和切除组织体积证明了结构的有效性。作者认为，这种演练影响了他们的手术操作入路，因为在模拟过程中遇到的困难显著改变了一些肿瘤病例的入路[15]。Cheung 等采用三阶段生产工艺开发并验证了小儿腹腔镜肾盂成形术。基于图像数据的 3D 器官被用于创建 3D 打印模具，用于随后的硅胶模具铸造。在加拿大泌尿外科协会的初步验证期间，受训者和专家用户对模型的总体印象评分为 4.75 分（满分5 分），真实感评分为 4.50 分，操控评分为 4.38 分[38]。尽管未来可期，但这些早期研究缺乏对效用或可转化性的明确客观评估。进一步的缺点与产生时间和费用有关，模型需要 5 天的时间成本和 450～1000 美元的生产成本。

（四）虚拟患者特定模拟

鉴于实际模型生产所需的材料成本和基础设施，虚拟仿真更为可取。然而，基于成像衍生的 3D 模型生成患者特定仿真程序模拟仍然是重大挑战。

模型必须经过复杂的分割后处理，才能优化游戏引擎。游戏引擎是视频游戏开发中使用的软件开发环境，能够将逼真的渲染和物理应用于 3D 模型。

创建具有真实世界物理属性的可变形模型，用户可以与之交互并进行解剖，这不仅成本高昂且耗时，而且需要一个具有高级计算机编程知识的团队[39]。

目前，只有少数早期可行性研究可用。Rai 等利用 Mimics（比利时鲁汶）3D 虚拟仿真环境，使用CT 重建模型模拟 3 例部分肾切除病例[16]。其他一些由头颈外科医生初步研究开发的虚拟手术环境，模拟 10 例内镜颅底手术操作，证明其具有足够的真实性，可以进行特定患者演练[40]。尽管虚拟患者特定模拟存在明显困难，但对外科训练和患者安全的潜在益处是巨大的，因此应成为未来外科教育和培训

的研究重点。

（五）结果模拟

结果模拟试图预测手术结果。我们在文献中遇到了 4 种主要类型的输出模拟：美学、运动、血流和结构。如下文进一步详细讨论的，美学结果在整形和口腔颌面外科手术中尤为重要。使用有限元方法的计算机建模可以准确预测下颌骨骨重建后的软组织变化，从而预测最终的面部外观[41]。在矫形物植入后预期的运动范围与建模类似，这可以对不同植入物和放置的虚拟试验进行实时反馈，有助于做出决策[42]。

使用虚拟支架，可以对术后血流模式进行建模。这在计划介入手术时至关重要，例如动脉瘤修复。可以预测支架放置后的压力和壁应力，可以优化平均放置[21]。骨科医生使用算法方法来预测植入物和人工植入物的结构完整性。外科医生现在能够将植入物上的力和应力可视化，优化配置[43]。

六、切除计划

实现 R_0（无肿瘤）切除边缘是肿瘤外科治疗的主要目标，也是长期生存的最重要预测因素之一[44]。

手术计划涉及 2D CT/MRI 成像的解读，以便在脑海中重建肿瘤解剖结构和与周围结构的关系。3D 建模有可能会提高对手术的理解，进而影响决策和手术效果，因此在规划复杂的切除手术时可能会特别有效。该手术的挑战之一在于切除足够的组织，以确保无肿瘤边缘，同时保留足够的组织以避免术后肝衰竭。识别血管分支是保护健康肝脏的手术计划的基本点。肝胆外科医生在原发性和继发性肝癌的肝切除术前计划中曾使用 3D 重建[45]。

Tian 等模拟肿瘤切除，证明了使用该技术对标本体积和手术边缘的准确预测值[46]。Wang 等对 305 名连续接受肝切除术的患者进行了 3D 可视化和虚拟切除术，并与 2D 成像进行了比较。在 131 例患者中的 49 例，3D 可视化改变了复杂肝切除术患者的手术计划；值得注意的是，根据 2D DICOM 数据，15 名被认为不可切除的患者被重新考虑为可手术患者。虚拟切除体积与最终样本体积相似[47]。

肝脏肿瘤的虚拟 3D 分析能够准确识别解剖段切除术所必需的肿瘤承载血管和灌注区域。此外，通过将融合数据与虚拟切除相结合，可以自动向外科医生提供切除体积、功能性肝脏储备和功能障碍体积，这些都是规划肝切除可行性时的关键信息。然而，并非所有研究都证明 3D 有益处。例如，Andert 等发现 3D（$n=17$）和非 3D（$n=26$）规划方法的肝门胆管癌 R_0 切除率没有差异[48]。

电视胸腔镜（VAT）肺叶切除术是一种以病变为导向的手术，需要明确了解与血管和支气管复杂分布相关的病理学。因此，胸外科医生可以用 3D 重建来规划微创肺切除术[49, 50]。在计划肾细胞癌的部分肾切除术、结肠癌的完全结肠系膜切除术[12]和复杂肉瘤切除术[51]中也进行了类似的初步工作。虽然 3D 被认为有利于手术操作，但这些研究的特点是缺乏对照的主观结果，因此无法得出任何确凿的结论。在圣马可医院（英国伦敦），我们进行了初步可行性评估工作，评估了用于计划局部晚期直肠癌切除手术的 3D 重建（图 8-8）。

七、重建

口腔颌面外科（oral maxillofacial surgery，OMFS）是使用 3D 建模规划重建手术的最佳示例之一。口腔颌面外科主要处理创伤后面部骨骼重建或矫正先天畸形[52]，不仅颅面解剖结构复杂，畸形也异常明显，给患者带来了巨大的心理社会负担。因此，操作的精度和美观要求尤为严格。3D 成像可能具有最大的影响，其中缺陷的矫正对于功能和美容效果至关重要。

3D 可视化技术不仅用于提高对畸形的理解，而且还用于精确规划截骨术，虚拟 / 实际演练重建技术[52]，精确建模预测软组织术后外观[53]，以及 3D 打印患者专用切割导板和定制植入物[54]。这些措施使得手术速度更快，精度和美学效果都有所提高[55, 56]。

在面部创伤中，碎骨片的空间定位对于恢复面部形态和正常咬合至关重要。3D CT 能够规划矫正对称性以及植入物的放置。几项研究证明了 3D CT 可视化在治疗复杂中面部和下颌骨骨折移位中的价值[54, 57, 58]。

3D 在评估和治疗颅面裂、骨缝和其他不对称性方面也有价值。在狭颅症中，颅骨骨缝提前闭合，改变了颅骨生长模式，3D CT 更可能揭示细微的不对称，并可对异常缝线更准确分类[59]。3D 打印还提供了一种有效的模拟手术，特别是通过规划和执行截骨术部位。

在一篇综述中，Lin 等确认了过去 10 年中的 78

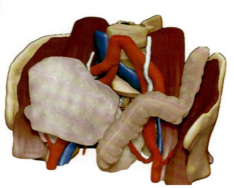

▲ 图 8-8　2 例需要进行场外切除手术的复杂结直肠癌患者的 3D 表面渲染

病例 1

晚期坏死性盲肠肿瘤包裹髂血管和右输尿管，侵犯右髂腰肌并附着于乙状结肠

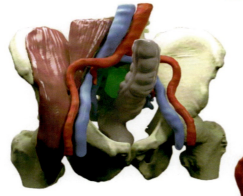

病例 2

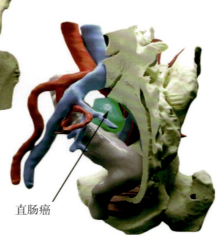

侵袭 S1 的晚期直肠癌需手术切除

直肠癌

项研究，这些研究采用 3D 打印将虚拟计划转移到实际的正颌重建（方法包括咬合夹板、截骨导板、重新定位导板、固定板 / 植入物、间隔器和 3D 模型）[60]。大多数研究为前瞻性病例系列，范围为 1～150 名患者（中位数为 10），以准确性作为主要结果指标。

进行的随机对照试验明显减少。Ayoub 等将计算机辅助下颌骨重建术与常规手术进行了比较，共有 20 例患者随机分到各组。计算机辅助手术减少了移植物缺血时间，减少了供体部位缺损的大小[61]。

总结

3D 建模是一项新兴技术，在未来 10 年内，它可能会在外科工作中获得越来越突出的重要性。患者特定建模不仅有助于提高解剖学理解，而且还提供了与成像数据交互的新方法。支持者希望这种模型的使用将有助于传递精准医疗，并带来更安全、快速的手术和更好的结果。

然而，3D 虚拟或打印模型的有效性仍有待初步确定。如果要将 3D 建模集成到日常临床工作中，仍然存在相当大的技术挑战。如果模型生产要实现自动化，外科学界可能需要与工业界合作。

我们尚未阐明理想用户（初学者与专家）、具体适应证、最佳设计和界面特征。目前的大多数文献都是小规模的可行性研究，其中只采用了效用的主观度量。未来的研究必须解决这些问题，并建立合适的方法，以验证 3D 建模是术前规划的有效辅助手段。

参考文献

[1] Martelli N, Serrano C, Van Den Brink H, Pineau J, Prognon P, Borget I, El Batti S. Advantages and disadvantages of 3-dimensional printing in surgery: a systematic review. Surg (United States). 2016;159:1485–500.

[2] Bücking TM, Hill ER, Robertson JL, Maneas E, Plumb AA, Nikitichev DI. From medical imaging data to 3D printed anatomical models. PLoS One. 2017;12:1–10.

[3] Salb T, Weyrich T, Dillmann R. Preoperative planning and training simulation for risk reducing surgery. Proc Int Train Educ Conf. 1999; 1–8.

[4] Fadero PE, Shah M. Three dimensional (3D) modeling and surgical planning in trauma and orthopaedics. Surgeon. 2014;12:328–33.

[5] Okuda Y, Taura K, Seo S, Yasuchika K, Nitta T, Ogawa K, Hatano E, Uemoto S. Usefulness of operative planning based on 3-dimensional CT cholangiography for biliary malignancies. Surgery. 2015;158:1261–71.

[6] Hodgdon T, Danrad R, Patel MJ, et al. Logistics of three-dimensional printing: primer for radiologists. Acad Radiol. 2018;25:40–51.

[7] Ballard D, Trace A, Ali A, Hodgdon T, Zygmont M, DeBenedectis C, Smith S, Richardson M, Patel M, Decker S. Clinical applications of 3D printing: primer for radiologists. Acad Radiol. 2018;25:52–65.

[8] Crafts TD, Ellsperman SE, Wannemuehler TJ, Bellicchi TD, Shipchandler TZ, Mantravadi AV. Three-dimensional printing and its applications in otorhinolaryngology-head and neck surgery. Otolaryngol Head Neck Surg. 2017;156:999–1010.

[9] Lau I, Sun Z. Three-dimensional printing in congenital heart disease: a systematic review. J Med Radiat Sci. 2018;65:226–36.

[10] Soon DSC, Chae MP, Pilgrim CHC, Matthew W, Spychal RT, Hunter-smith DJ. 3D haptic modeling for preoperative planning of hepatic resection: a systematic review. Ann Med Surg. 2016;10:1–7.

[11] Javan R, Herrin D, Tangestanipoor A. Understanding spatially complex segmental and branch anatomy using 3D printing: liver, lung, prostate, coronary arteries, and circle of Willis. Acad Radiol. 2016;23:1183–9.

[12] Luzon JA, Andersen BT, Stimec BV, Fasel JHD, Bakka AO, Kazaryan AM, Ignjatovic D. Implementation of 3D printed superior mesenteric vascular models for surgical planning and/or navigation in right colectomy with extended D3 mesenterectomy: comparison of virtual and physical models to the anatomy found at surgery. Surg Endosc. 2018;32:567–75.

[13] Cromeens BP, Ray WC, Hoehne B, Abayneh F, Adler B, Besner GE. Facilitating surgeon understanding of complex anatomy using a three-dimensional printed model. J Surg Res. 2017;216:18–25.

[14] Yang T, Lin S, Tan T, Yang J, Pan J, Hu C, Li J, Zou Y. Impact of 3D printing technology on comprehension of surgical anatomy of retroperitoneal tumor. World J Surg. 2018;42:2339–43.

[15] von Rundstedt FC, Scovell JM, Agrawal S, Zaneveld J, Link RE. Utility of patient-specific silicone renal models for planning and rehearsal of complex tumour resections prior to robot-assisted laparoscopic partial nephrectomy. BJU Int. 2017;119:598–604.

[16] Rai A, Scovell JM, Xu A, Balasubramanian A, Siller R, Kohn T, Moon Y, Yadav N, Link RE. Patient-specific virtual simulation-a state of the art approach to teach renal tumor localization. Urology. 2018;120:42–8. https://doi.org/10.1016/j. urology.2018.04.043.

[17] Khor WS, Baker B, Amin K, Chan A, Patel K, Wong J. Augmented and virtual reality in surgery-the digital surgical environment: applications, limitations and legal pitfalls. Ann Transl Med. 2016;4:454.

[18] Paragios N, Duncan J. Handbook of biomedical imaging. Handb Biomed Imaging. 2015. https://doi. org/10.1007/978–0–387–09749–7.

[19] Sharma N, Aggarwal LM. Automated medical image segmentation techniques. J Med Phys. 2010;35:3–14.

[20] Kaur D, Kaur Y. Various image segmentation techniques: a review. Int J Comput Sci Mob Comput. 2014;3:809–14. date accessed: 18/05/2016.

[21] Preim B, Botha CP. Visual computing for medicine. 2nd ed. New York: Morgan Kaufmann; 2014.

[22] Yamashita R, Nishio M, Do RKG, Togashi K. Convolutional neural networks: an overview and application in radiology. Insights Imaging. 2018;9:611–29.

[23] Hu P, Wu F, Peng J, Bao Y, Chen F, Kong D. Automatic abdominal multi-organ segmentation using deep convolutional neural network and timeimplicit level sets. Int J Comput Assist Radiol Surg. 2017; 12:399–411.

[24] Trebeschi S, Van Griethuysen JJM, Lambregts DMJ, Lahaye MJ, Parmer C, Bakers FCH, Peters NHGM, Beets-Tan RGH, Aerts HJWL. Deep learning for fully-automated localization and segmentation of rectal cancer on multiparametric MR. Sci Rep. 2017;7:1–9.

[25] Garcia J, Yang Z, Mongrain R, Leask RL, Lachapelle K. 3D printing materials and their use in medical education: a review of current technology and trends for the future. BMJ Simul Technol Enhanc Learn bmjstel-2017. 000234. 2017.

[26] Azer SA, Azer S. 3D anatomy models and impact on learning: a review of the quality of the literature. Heal Prof Educ. 2016;2:80–98.

[27] Kong X, Nie L, Zhang H, Wang Z, Ye Q, Tang L, Li J, Huang W. Do three-dimensional visualization and three-dimensional printing improve hepatic segment anatomy teaching? a randomized controlled study. J Surg Educ. 2016;73:264–9.

[28] Awan OA, Sheth M, Sullivan I, Hussain J, Jonnalagadda P, Ling S, Ali S. Efficacy of 3D printed models on resident learning and understanding of common acetabular fracturers. Acad Radiol. 2018; 26:130.

[29] Kneebone R. Evaluating clinical simulations for learning procedural skills: a theory-based approach. Acad Med. 2005;80:549–53.

[30] Reznick RK. Surgical simulation. Ann Surg. 2005;242:640–1.

[31] Ericsson KA. Deliberate practice and the acquisition and maintenance of expert performance in medicine and related domains. Acad Med. 2004;79:70–81.

[32] Crochet P, Aggarwal R, Dubb SS, Ziprin P, Rajaretnam N, Grantcharov T, Ericsson KA, Darzi A. Deliberate practice on a virtual reality laparoscopic simulator enhances the quality of surgical technical skills. Ann Surg. 2011;253:1216–22.

[33] Fan B, Chen H, Sun YJ, Wang BF, Che L, Liu SY, Li GY. Clinical effects of 3-D printing-assisted personalized reconstructive surgery for blowout orbital fractures. Graefes Arch Clin Exp Ophthalmol. 2017;255:2051–7.

[34] Ciocca L, Mazzoni S, Fantini M, Persiani F, Marchetti C, Scotti R, Cam CAD. CAD / CAM guided secondary mandibular reconstruction of a discontinuity defect after ablative cancer surgery. J Cranio Maxillofacial Surg. 2012;40:e511–5.

[35] Zheng W, Su J, Cai L, Lou Y, Wang J, Guo X, Tang J, Chen H. Application of 3D-printing technology in the treatment of humeral intercondylar fractures. Orthop Traumatol Surg Res. 2018;104:83–8.

[36] Coelho G, Chaves TMF, Goes AF, Del Massa EC, Moraes O, Yoshida M. Multimaterial 3D printing preoperative planning for frontoethmoidal meningoencephalocele surgery. Childs Nerv Syst. 2018;34:749–56.

[37] Glybochko PV, Rapoport LM, Alyaev YG, Sirota ES, Bezrukov EA, Fiev DN, Byadretdinov IS, Bukatov MD, Letunovskiy AV, Korolev DO. Multiple application of three-dimensional soft kidney models with localized kidney cancer: a pilot study. Urologia. 2018;85:99–105.

[38] Cheung CL, Looi T, Lendvay TS, Drake JM, Farhat WA. Use of 3-dimensional printing technology and silicone modeling in surgical simulation: development and face validation in pediatric laparoscopic

pyeloplasty. J Surg Educ. 2014;71:762–7.

[39] Zhang J, Chang J, Yang X, Zhang JJ. Virtual reality surgery simulation: a survey on patient specific solution. Lect Notes Comput Sci. 2017:220–33.

[40] Bin WT, Hwang P, Lim JH, Cho SW, Paek SH, Losorelli S, Vaisbuch Y, Chan S, Salisbury K, Blevins NH. Early experience with a patient-specific virtual surgical simulation for rehearsal of endoscopic skull-base surgery. Int Forum Allergy Rhinol. 2018;8:54–63.

[41] Westermark A, Zachow S, Eppley BL. Three-dimensional osteotomy planning in maxillofacial surgery including soft tissue prediction. J Craniofac Surg. 2005;16:100–4.

[42] Digioia AM, Jaramaz B, Nikou C, Labarca RS, Moody JE, Colgan BD. Surgical navigation for total hip replacement with the use of HipNav. Oper Tech Orthop. 2000;10:3–8.

[43] Dick C, Georgii J, Burgkart R, Westermann R. Stress tensor field visualization for implant planning in orthopedics. IEEE Trans Vis Comput Graph. 2009;15:1399–406.

[44] Shaikh I, Holloway I, Aston W, Littler S, Burling D, Antoniou A, Jenkins JT. High subcortical sacrectomy: a novel approach to facilitate complete resection of locally advanced and recurrent rectal cancer with high (S1–S2) sacral extension. Color Dis. 2016;18:386–92.

[45] Xiang N, Fang C, Fan Y, Yang J, Zeng N, Liu J, Zhu W. Application of liver three-dimensional printing in hepatectomy for complex massive hepatocarcinoma with rare variations of portal vein: preliminary experience. Int J Clin Exp Med. 2015;8:18873–8.

[46] Tian F, Wu J-X, Rong W-Q, et al. Three-dimensional morphometric analysis for hepatectomy of centrally located hepatocellular carcinoma: a pilot study. World J Gastroenterol. 2015;21:4607–19.

[47] Wang X-D, Wang H-G, Shi J, Duan W-D, Luo Y, Ji W-B, Zhang N, Dong J-H. Traditional surgical planning of liver surgery is modified by 3D interactive quantitative surgical planning approach: a single-center experience with 305 patients. Hepatobiliary Pancreat Dis Int. 2017;16:271–8.

[48] Andert A, Bruners P, Heidenhain C, Ulmer F, Klink CD, Alizai PH, Kuhl C, Neumann UP, Binnebosel M. Impact of preoperative three-dimensional computed tomography cholangiography on postoperative resection margin status in patients operated due to hilar cholangiocarcinoma. Gastroenterol Res Pract. 2017;2017:1947023.

[49] Iwano S, Usami N, Yokoi K, Naganawa S. Segmentectomy simulation using a virtual three-dimensional safety margin. Ann Thorac Surg. 2012;93:e37–9.

[50] Kanzaki M, Kikkawa T, Shimizu T, Maeda H, Wachi N, Isaka T, Murasugi M, Onuki T. Presurgical planning using a three-dimensional pulmonary model of the actual anatomy of patient with primary lung cancer. Thorac Cardiovasc Surg. 2013;61:144–50.

[51] Jentzsch T, Vlachopoulos L, Fürnstahl P, Müller DA, Fuchs B. Tumor resection at the pelvis using three-dimensional planning and patient-specific instruments: a case series. World J Surg Oncol. 2016;14:1–12.

[52] Herlin C, Charles J, Bigorre M, Cheikh H, Captier G. Computer-assisted midface reconstruction in Treacher Collins syndrome part 1. Skelet Reconstr. 2013;41:670–5.

[53] Van Hemelen G, Van Genechten M, Renier L, Desmedt M, Verbruggen E, Nadjmi N. Three-dimensional virtual planning in orthognathic surgery enhances the accuracy of soft tissue prediction. J Craniomaxillofac Surg. 2015;43:918–25.

[54] Day KM, Gabrick KS, Sargent LA. Applications of computer technology in complex craniofacial reconstruction. Plast Reconstr Surg Glob Open. 2018;6:e1655.

[55] Ciocca L, Mazzoni S, Fantini M, Persiani F, Marchetti C, Scotti R. CAD/CAM guided secondary mandibular reconstruction of a discontinuity defect after ablative cancer surgery. J Cranio Maxillofacial Surg. 2012;40:e511–5.

[56] Chin SJ, Wilde F, Neuhaus M, Schramm A, Gellrich NC, Rana M. Accuracy of virtual surgical planning of orthognathic surgery with aid of CAD/CAM fabricated surgical splint-a novel 3D analyzing algorithm. J Cranio-Maxillofacial Surg. 2017;45:1962–70.

[57] Lo Casto A, Priolo G, Garufi A, Purpura P, Salerno S, La Tona G. Imaging evaluation of facial complex strut fractures. Semin Ultrasound, CT MRI. 2012;33:396–409.

[58] Hanasono MM, Jacob RF, Bidaut L, Robb GL, Skoracki RJ. Midfacial reconstruction using virtual planning, rapid prototype modeling, and stereotactic navigation. Plast Reconstr Surg. 2010;126:2002–6.

[59] Strumas N, Antonyshyn O, Caldwell CB, Mainprize J. Multimodality imaging for precise localization of craniofacial osteomyelitis. J Craniofac Surg. 2003;14:215–9.

[60] Lin HH, Lonic D, Lo LJ. 3D printing in orthognathic surgery-a literature review. J Formos Med Assoc. 2018;117:547–58.

[61] Ayoub N, Ghassemi A, Rana M, Gerressen M, Riediger D, Hölzle F, Modabber A. Evaluation of computer-assisted mandibular reconstruction with vascularized iliac crest bone graft compared to conventional surgery: a randomized prospective clinical trial. Trials. 2014. https://doi.org/10.1186/1745-6215-15-114.

第9章 用于模拟和训练的真实器官模型
Realistic Organ Models for Simulation and Training

Pratik M. S. Gurung　Ahmed E. Ghazi　著
王亚斌　译

	缩 略 语	
3D	three dimensional	三维
CAD	computer-aided design	计算机辅助设计
cm	centimeter	厘米
CT	computed tomography	计算机断层扫描
DICOM	digital imaging and communication in medicine	数字成像和通信
EBL	estimated blood loss	估计失血量
GEARS	Global Evaluative Assessment of Robotic Skills	机器人技能全球评估
MIPN	minimally invasive partial nephrectomy	微创肾部分切除术
mm	millimeter	毫米
N	newton	牛顿
OR	operating room	手术室
PCS	pelvicalyceal system	盆腔系统
PSM	positive surgical margin	阳性切缘
PVA	polyvinyl alcohol	聚乙烯醇
RAPN	robot-assisted partial nephrectomy	机器人辅助肾部分切除术
RMSE	root mean square error	均方根误差
STL	stereolithographic	立体光刻技术
WIT	warm ischemia time	热缺血时间

　　模拟训练在优化大部分外科专业人员的技能方面发挥重要作用，包括泌尿外科[1]。在当前世界的医疗系统中，一方面需要以省时的方式培养出称职的外科医生，另一方面又需要确保患者的安全。因此，模拟培训可以将外科实习医生的学习曲线，从手术室的真实患者转移到更易受控制的模拟室环境中[2]。事实上，大多数培训项目主管都建议在规定外科课程范围内以结构化的形式进行模拟培训[3]。此外，技

术进步如机器人平台的应用要求将更新、动态和复杂的手术模拟培训纳入此类手术课程中[4]。

关于模拟平台中使用的器官模型，理想化的模型是可以用来重建针对特定患者定制的最关键手术操作流程。外科课程中常规使用的尸体和活体动物模型尽管能够提供真实的专业体验，但是由于多种因素，诸如使用成本、可用性、潜在转移疾病及伦理问题，受到了极大的限制[5]。即使考虑到这些限制，动物模型或尸体也不能提供特定解剖变异（例如，血管解剖）和（或）特定病理学（如肿瘤大小、位置）的手术暴露，而这些对于达到更高水平的手术熟练程度很重要[6]。在这种情况下，精心设计的器官模型平台不仅可以复制人体器官的形态结构和机械纹理，但还可以实现动态和功能沉浸模拟期间（例如，部分机器人模拟肾切除术或经皮肾镜取石术中的尿液渗漏），为模拟培训增加身临其境的经验。反过来，模拟训练可以转化为改善学员的学习曲线（即使是经验丰富的外科医生解决复杂问题时的学习曲线），针对个别患者，最终获得更好的手术结果。本章以泌尿系统作为范例，但这些原则也可以应用于其他器官和系统。

一、融合技术：3D 打印和水凝胶铸造

3D 打印是一种能够通过数字模型创建三维实体对象的过程。自 20 世纪 80 年代引入立体光刻技术以来，3D 打印技术迅速发展，并且医学 3D 打印尤其重要[7]。从本质上讲，医疗 3D 打印涉及许多技术步骤图 9-1[8]。

第一步需要根据可获得的成像（如 CT、MRI）来选择目标器官（如肾脏、前列腺），然后将选定的目标图像从数字成像和通信（DICOM）转换为 STL 文件格式。优化各分段文件并发送到选定的 3D 打印机。打印机选择合适的材料，从底层开始层层堆积直至顶层，最终创建选定患者的器官模型。

在一般医疗用途中，大多数模型由硬质材料制成。尽管该模型有助于理解解剖学和病理学，但是由于受到模拟材料与实际组织的相似性，低密度触觉反馈和动态交互的限制，需要使用合适生物力学特性的材料来创建器官模型（如前列腺、肾脏），尝试用这些材料组合或排列来再现器官（如动脉、静脉和肾集合系统）。此外，这些模型还可以纳入高精密度仿真平台（例如，如果在部分肾切除术模拟过程中器官被无意侵犯，则从肾静脉收集血液或集合系统收集泄漏的尿液）。聚乙烯醇（polyvinyl alcohol，PVA）是一种生物相容且廉价的水凝胶聚合物，可以用于器官模型制作[9]，并可通过改变 PVA 的浓度和形成聚合物键冻融循环次数来复制不同组织（如实体脏器组织、血管、肿瘤和脂肪）可变力学性质，所需的浓度是通过加热市售的聚乙烯醇粉和不同数量的水而获得，是一种相对黏性的凝胶，具有材料骨架稳定和较好的成本效益（目前成本约为每升 1 美元）。冻结过程在 −20℃ 完成，解冻在 23℃ 完成，时间取决于物体的大小。PVA 的相变特性对于制造过程也是至关重要的，通过诱导交联和连续的冻融循环，将其从可注射的凝胶聚合成逐渐变硬和更坚固的纹理，以保持其形状。使用添加剂和减法方法的组合，将 PVA 水凝胶融合到患者的特殊解剖结构的几何结构中。

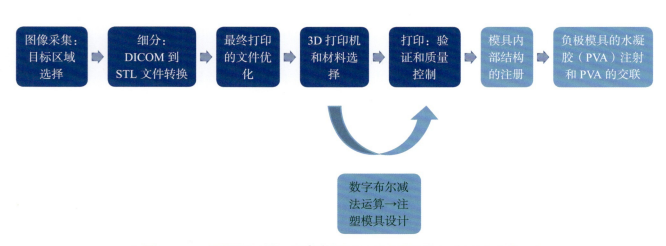

▲ 图 9-1　3D 打印工作步骤，以制作柔软真实的水凝胶器官（改编自文献 [8]）

二、泌尿外科真实器官模型：肾，部分肾切除术

在泌尿外科，有许多现实的器官模型正在开发和验证中。上尿道模型包括部分肾切除术（partial nephrectomy，PN）或经皮肾镜取石术（percutaneous nephrolithotomy，PCNL）的肾模型。下尿道器官模型包括前列腺根治性肾切除术和膀胱根治性膀胱切除术，通常用于微创手术平台（如机器人辅助根治性前列腺切除术和机器人辅助根治性膀胱切除术）。在此，使用为 PN 优化的肾模型为例，阐明 PVA 水凝胶模型在基本原理、创建和验证方法的显著优势。本章提供了实验操作方案、实验数据和观察详细信息，使读者能够关注和（或）复制。

（一）根本原因

与根治性肾切除术（包括全肾切除）相反，微创肾部分切除术（minimally invasive partial nephrectomy，MIPN），通过腹腔镜或机器人进行［机器人辅助肾部分切除术（robot-assisted partial nephrectomy，RAPN）］，试图根据与癌症有关的小肾肿块（small renal masse，SRM）的去辨识手术治疗中需要保存的肾单位。尽管 MIPN，尤其是 RAPN 在世界范围内越来越流行，但由于学习曲线原因影响专业人士的广泛应用。这就包括需要了解肾脏内肿瘤的 3D 空间融合，以减少阳性手术边缘或进入收集系统；在选择性或非选择性动脉夹持、肿瘤切除和再修补过程中减少缺血所需的先进技术技能；与开放手术相比，用有限的触觉反馈处理组织。在这种情况下，模拟平台包含了患者真实的特异性 3D 肾模型，允许在实际病例之前对 MIPN 进行练习。

（二）模型创建方法

每个患者特定模型首先从计划进行 MIPN 的肾肿瘤患者的 CT 数据导入医学图像处理软件（如 Mimics，比利时）。对患者肾脏的每个组成部分进行分割，包括实质、肿瘤、下腔静脉和肾静脉、腹主动脉和肾动脉及泌尿引流系统（图 9-2A）。大多数结构易于使用"阈值"和"区域增长"工具进行分割。多张幻灯片编辑用于提高非对比结构分段的准确性。然后将每个组件转换为一个 3D 网格（图 9-2B）。并导入医学图像处理软件，形成患者解剖结构的 CAD 模型。每个结构都被包装起来，并按照"fix 向导"的建议进行修正（图 9-2C）。为了 PVA 水凝胶重建

患者肾脏的解剖和功能方面，使用布尔差分法将患者 CAD 转换为"注塑模子"，以创建一个相同形状的空腔（图 9-2D）。PVA 被注射到这些模具中，一旦处理完毕，将保留代表患者解剖结构的空腔几何形状（图 9-2E）。三大主要注射的模具来自肿瘤、肾脏和肾门（图 9-2F）。所有注塑模具设计完成后，它们以硬塑料（plastic，PLA）打印在 3D 上打印机（如 Fusion3 Design；Greenboro，NC）。

为了将模型在出血和尿漏方面功能结合起来，肾门结构（动脉、静脉和泌尿系统）使用可溶解的 PVA 薄片，使用 Pro 打印并涂上处理过的 PVA（图 9-3A）。一旦涂层固化后，内部 PVA 火焰溶解在水中形成中空、防水的血管和泌尿系统（图 9-3B）。然后将所有这些结构登记到肾门模型中，并被 PVA 包围以模拟脂肪形成肾门。同时，肿瘤模具内也注射 PVA 与硅粉水凝胶混合或碘造影剂，以模拟这些组织在超声和 X 线成像下的外观（图 9-3C）。然后将该模具注入之前曾被测试的 PVA 中用于复制人类肾脏的力学特性（讨论如下）。结果是复制患者解剖结构的肾模型（图 9-3D）。

（三）模型验证方法

所生成的模型需要进行不同级别的验证。首先，真实的手术模拟要求合成器官表现出逼真的机械特性。猪组织由于其更广泛的可用性、减少生物危害问题及与人体组织的相似特性而被广泛使用。另外，体外研究已证实猪的肾脏与人类肾脏的物质特性非常匹配，足以作为人类肾脏的替代品[10, 11]。在这项工作的指导下，我们测试了新鲜的猪肾标本，以模拟在我们的模型中使用的 PVA 水凝胶的力学性能。压缩实验已经完成以确定复制猪肾性质的 PVA 水凝胶的最佳浓度。猪的肾脏在死后 24h 内获得，并保存在 4℃的环境中直到检测。仔细检查样品将皮层切成立方体，注意排除髓质，收集 40 个样本。通过不同的浓度组合和冻融循环组合制备了 4 种不同的 PVA 条件，按平均大小制备肾脏样本。每个样品放置在 −20℃冷冻 16h，然后在 23℃下解冻 8h（按规定循环次数）。每种条件下从块上切下 10 个立方体，在所有采集的样品中测量出的长度和宽度为 10.14（±0.659）mm，高度为 9.966（±0.725）mm。样品被放置在被砂纸覆盖的测试板上，以创建一个无滑移的边界，在测试时去除多余的液体（图 9-4A）。使用采用 1000N 加载元件的 E10000 线扭转动态测试

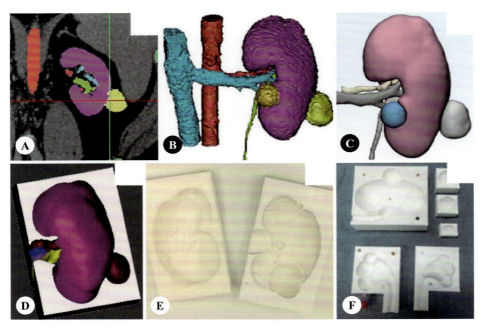

◀ **图 9-2 肾模型（CAD）创建方法**

A. 患者 DICOM 图像分割；B. 生成 3D 网格；C. 3 个平滑修复后的 CAD；D. 布尔运算减法形成肾脏模具；E. 用 PLA 打印的肾脏注射模具，具有肾门和肿瘤配准点；F. 肾、肿瘤和肾门模具

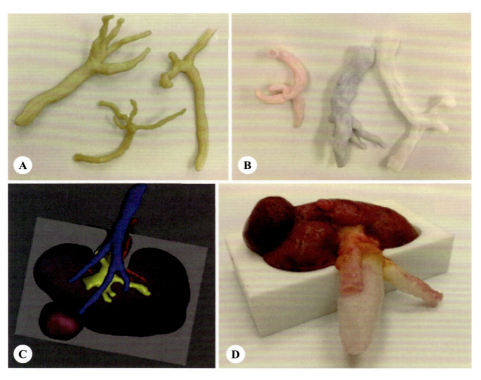

◀ **图 9-3 出血和尿漏的肾模型**

A. 肾动脉、肾静脉和肾盏 PVA 图；B. 采用我们的处理技术制作空心血管结构；C. 在肾模型（CAD）中的肾门结构和肿瘤的定位；D. 肾模型模具

仪器（仪器公司，诺伍德，美国马萨诸塞州），数据采集和测试协议由 Bluehill 软件（仪器公司，诺伍德，美国马萨诸塞州）完成。猪样品沿其高度被压缩，对应径向向量，速度为 10mm/min。PVA 样品沿其高度压缩，速率为 10mm/min（图 9-4B）。试验在失败或达到 1MPa 的力后结束。

应变以高度变化百分比计算（mm/mm），应力计算为在初始横截面积（mm²）上测量的力（N）。图 9-5 显示了平均应力在每个 PVA 条件和皮质样本中，经历了与手术中应用相关的低应变。计算代表猪皮层 PVA 条件的每条曲线之间的均方根误差（root mean square error，RMSE），以确定哪种条件的猪皮层复制效果最好。结果如图 9-5 所示，初步力学试验数据表明，与猪组织相比，经过两次处理周期后 7% 浓度的 PVA 的应力 - 应变关系产生了最低的 RMSE 值（0.0003）。这一评估将作为复制人体肾组织力学特性

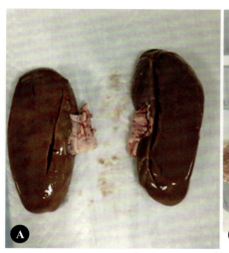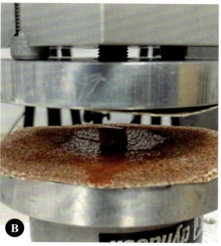

◀ 图 9-4 压缩实验
A. 猪肾脏；B. 压缩实验期间的皮质样本

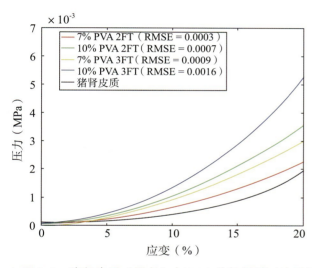

▲ 图 9-5 猪肾皮质（黑色）与 PVA 单轴压缩（冻融）（MPa）下的应力应变关系

的基础。

其次，在有效性方面，需要验证所生成模型解剖的准确性。为了验证其解剖学的准确性，在肾盏、动脉和静脉后，使用 CT 仪以 3mm 的空间分辨率重新成像。利用模型的双模图像进行类似的分割和表面重建过程，从患者的原始扫描和其他的来自 PVA 的复制品生成重复的 CAD 图像集。然后将患者原始成像 CAD 和匹配的 PVA 肾脏虚拟图进行覆盖。使用医学图像处理软件分析模块中的部分比较工具（如 Mimics3-matic，比利时）进行详细的定量误差分析，并通过多次迭代，以尽量减少图像叠加之间的差异。模型和患者之间的差异以 mm 为单位显示在模型的 CAD 表面上（图 9-6）。

最后，需要验证手术模拟是否类似于活体手术病例。为了重现整个手术体验，搭建一个包含患者特异性肾模型的完整程序排练平台。在定制的腹部训练器中创建周围相关的周围结构，如肠、肝脏或脾脏（图 9-7A 和 B）。训练器还覆盖了一个通用的外腹壁模型，以便进行切开和套管针进入，以重建手术的相关步骤（如放置端口和机械臂的对接，如图 9-7C）。对于患者特有的肾部分切除术，主要手术步骤可以进行排练（如机器人辅助的肾部分切除术，如图 9-7C 至 F）。重点不仅是排练的实际手术顺序步骤，从切开到标本提出，而且在于识别正确的组织平面、避免对邻近结构的附带损伤、切除肿瘤和修复实质缺损方面的准确性和效率。在这方面，可以收集诸如手术室时间、估计失血量、夹紧时间或热缺血时间（warm ischemia time，WIT）、进入收集系统和阳性切缘（positive surgical margins，PSM）等指标。来自模拟病例的指标可以与实际手术病例的数值进行比较。此外，还可以收集手术病例的结局质量指标，如围术期并发症和住院时间。此外，可以通过模型的多度量有效性来区分专家和新手的能力（图 9-7）。因此，这些模型证实具有人脸、内容、构造和并发效度[12-14]。

为了验证我们的仿真平台，从单个肾动脉中等复杂肿瘤（4.2cm、部分外生性、邻近于肾盂系统、RENAL 评分为 7 分）计划行 RAPN 术患者的 CT 扫描获取 DICOM 文件，输入后形成肾脏虚拟模型。然后将部分组织成分（肾脏合并血管和盆腔系统、肾筋膜、周围脂肪膜、腹膜、部分结肠段和腹壁）在解剖方向组装，并进行神经处理和器官凝聚以创建 RAPN 模拟平台。在获得机构研究审查委员会（Institutional

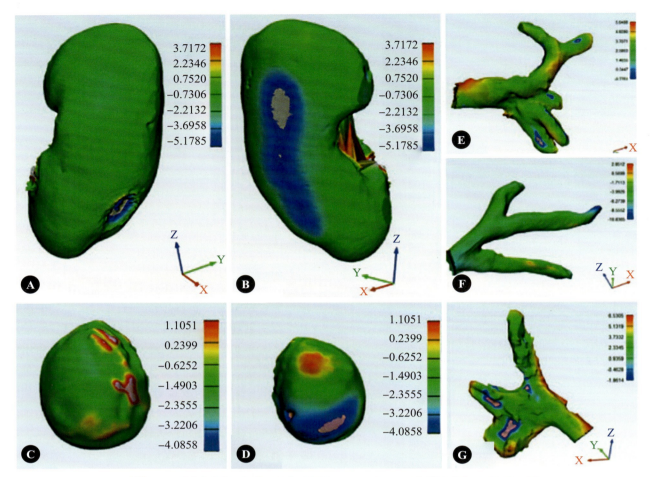

▲ 图 9-6　模型和患者之间的差异以毫米（mm）为单位显示在模型的 CAD 表面

使用部分比较工具进行分析显示模型与患者肾脏的距离（mm）。A. 肾脏前视图；B. 肾脏后视图；C. 肿瘤前视图；D. 肿瘤后视图；E. 动脉；F. 静脉；G. 肾盏

Research Review Board，IRB）批准后，在 2 个学术机构中招募了 43 名参与者（16 名曾行 150 例以上呼吸道机器人手术的专家和 27 名 10～50 例类似机器人手术的新手），专家按照 Larcher 等标准定义 [15]。使用达芬奇机器人（Intuitive Surgical，CA，USA）参与者完成了部分肾切除术的所有步骤（图 9-7）。所有参与者在手术前都接受了相同的指导，并鼓励进行现场病例治疗，并都配备了经验丰富的床旁助手。两组之间手术表现差异通过比较模型中的特定指标，同时也计算了现场手术的 WIT。制备的血管灌注系统由红色生理盐水和模拟血液黏度的甘油组成 [16]。在模拟结束时，通过测量吸出的人工血液来估计失血量。通过对标本的检查确定阳性手术切缘。使用经过验证的机器人技能全球评估（Global Evaluative Assessment of Robotic Skill，GEARS）[17] 复盘的视频完成了肿瘤切除和再修复的第三方验证（C-SATS）（图 9-8）。专家和新手在 WIT、EBL、PSM 和 GEARS 方面存在显著差异（所有 P 值＜0.01）。此外，专家组无重大并发症，但新手组有 6 例发生主要术中并发症，包括 2 例肾静脉损伤、2 例肾动脉损伤、2 例输尿管横断。

总结

以机器人辅助的肾部分肾切除术为例，显然可以创建真实的器官模型，其首要目标是改善手术训练，并最终改善手术结果。随着这种器官模型的构建，以及在各种模拟平台中使用的越来越普遍，对其方法和验证的文献必须进行可靠的评估，以便能够复制和提出标准化报告的协议。

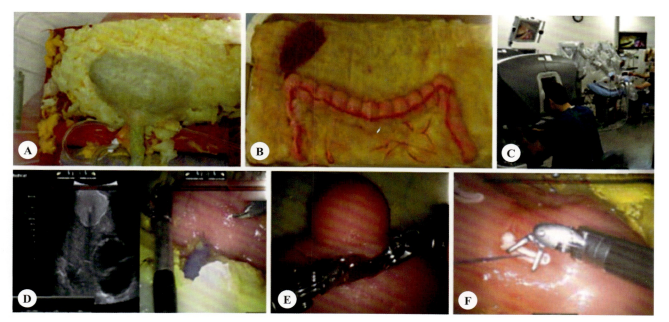

▲ 图 9-7　验证手术模拟是否类似于活体手术病例

A. 肾模型在人造的腹后肌壁上，周围有脂肪，主要血管位于中线；B. 在排练前完成模型，增加脂肪、降结肠和脾脏；C. 排练在模拟手术室进行；D. 左：术中超声图像，右：超声探针在模拟过程中用于识别肿瘤边界；E. 切除伴有功能性出血的肿瘤；F. 闭合实质缺损部分

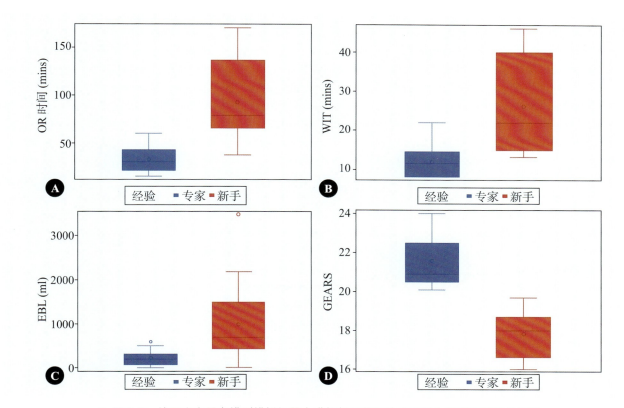

▲ 图 9-8　使用真实器官模型模拟机器人进行部分肾切除术过程中专家和新手的区别

A. 手术室（OR）时间在专家中显著少；B. 热缺血时间（WIT）在专家中显著少；C. 估计失血量（EBL）在专家中显著低少；D. 机器人技能全球评估（GEARS）在专家中显著更高

参考文献

[1] Rashid P, Gianduzzo TR. Urology technical and non-technical skills development: the emerging role of simulation. BJU Int. 2016;117(Suppl 4):9–16.

[2] Cox T, Seymour N, Stefanidis D. Moving the needle: simulation's impact on patient outcomes. Surg Clin North Am. 2015;95(4):827–38.

[3] Kamel M, et al. Simulation-based training in urology residency programmes in the USA: results of a nationwide survey. Arab J Urol. 2018;16(4):446–52.

[4] Aydin A, et al. Simulation-based training and assessment in urological surgery. Nat Rev Urol. 2016;13(9):503–19.

[5] Van Bruwaene S, et al. Porcine cadaver organ or virtual-reality simulation training for laparoscopic cholecystectomy: a randomized, controlled trial. J Surg Educ. 2015;72(3):483–90.

[6] Ericsson KA. Deliberate practice and the acquisition and maintenance of expert performance in medicine and related domains. Acad Med. 2004;79(10 Suppl):S70–81.

[7] Garcia J, et al. 3D printing materials and their use in medical education: a review of current technology and trends for the future. BMJ Simul Technol Enhanc Learn. 2018;4(1):27–40.

[8] Aimar A, Palermo A, Innocenti B. The role of 3D printing in medical applications: a state of the art. J Healthc Eng. 2019;2019:5340616.

[9] Li P, et al. Biomaterial characteristics and application of silicone rubber and PVA hydrogels mimicked in organ groups for prostate brachytherapy. J Mech Behav Biomed Mater. 2015;49:220–34.

[10] Snedeker JG, et al. Strain energy density as a rupture criterion for the kidney: impact tests on porcine organs, finite element simulation, and a baseline comparison between human and porcine tissues. J Biomech. 2005;38(5):993–1001.

[11] Umale S, et al. Experimental mechanical characterization of abdominal organs: liver, kidney & spleen. J Mech Behav Biomed Mater. 2013;17:22–33.

[12] Ghazi A, et al. Simulated inanimate model for physical learning experience (simple) for robotic partial nephrectomy using a 3-d printed kidney model. J Urol. 2015;193(4):e778.

[13] Candela B, et al. Concurrent validity of a simulated inanimate model for physical learning experience in partial nephrectomy (SIMPLE-PN). J Urol. 2016;4:e220.

[14] von Rundstedt FC, et al. Utility of patient-specific silicone renal models for planning and rehearsal of complex tumour resections prior to robot-assisted laparoscopic partial nephrectomy. BJU Int. 2017;119(4):598–604.

[15] Larcher A, et al. The learning curve for robotassisted partial nephrectomy: impact of surgical experience on perioperative outcomes. Eur Urol. 2019;75(2):253–6.

[16] Boes S, et al. Control of the fluid viscosity in a mock circulation. Artif Organs. 2018;42(1):68–77.

[17] Kowalewski TM, et al. Crowd-sourced assessment of technical skills for validation of basic laparoscopic urologic skills tasks. J Urol. 2016;195(6):1859–65.

第 10 章　增强现实在外科手术中的挑战
The Challenge of Augmented Reality in Surgery

P. J. "Eddie" Edwards　Manish Chand　Manuel Birlo　Danail Stoyanov　著
高 宇 译

一、背景

在过去的 50 年里，影像已经彻底改变了外科手术。影像诊断是疾病管理期间决定是否进行手术的关键工具；术中影像是微创外科手术（minimally invasive surgery，MIS）的主要驱动力之一，术后影像是有效的随访和患者监测的重要手段。然而，值得注意的是，在这些不同的临床方法之间，信息交换或成像方式融合仍然相对较少[1]。

术前影像提供了患者内部解剖结构和病理 3D 化，可对其进行分割并转换为平面，以作为虚拟模型显示。几十年前，就有在手术中将该影像模型叠加在术野中的想法，早在 1982 年就在神经外科显微镜中提供了解决方案[2]，1996 年在头戴式显示器中

提供了解决方案[3]。自这些开创以来，围绕此类系统的技术和临床翻译的研究兴趣稳步增长。Peters 等的书[4]和最近关于该主题的评论[5, 6]提供了技术方面的最新进展。

AR 设备大致可以分为两组，基于视频的 AR 和光学透视 AR（图 10-1）。关于前者的文献主要集中在微创外科手术和腹腔镜手术方面，当使用手持器械[5]或达芬奇手术系统[7]进行手术时，这些手术非常适合 AR。

始于手术显微镜系统的光学透视增强现实，由于普遍使用可佩戴的增强现实头戴式显示器，如微软全息透镜，人们对其重新产生了兴趣，但最近的研究仍然表明，尤其是在硬件方面，还需要做更多的工作，

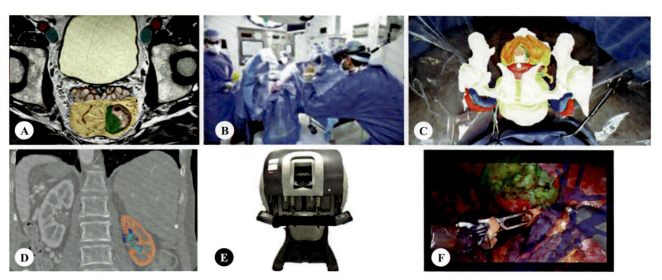

▲ 图 10-1　手术应用中的增强现实设备

A. 光学透视增强现实示例，显示了分段的术前磁共振成像；B. 结肠直肠手术中的头戴式显示器（Microsoft 全息透镜）；C. 带有叠加的外科医生视图；D. 手术前的分段 CT；E. 达芬奇机器人控制台；F. 在肾部分切除术期间通过控制台覆盖肾模型

使该技术更有效地应用于手术[8]。

虽然将来自不同成像模式的信息组合在一起的叠加应该直接提供人体工程学的可视化的想法似乎是合理的，但这种增强现实可视化尚未进入主流临床实践。事实上，尽管在实验室和手术室中有许多AR指导的初步演示，但对所开发系统的临床有效性进行研究的尝试很少。在这种情况下，手术视图上直接叠加的临床效用通常不清楚或未得到证实，并且很少有包含AR的成功案例。

本章通过相关的例子对文献中描述的现有增强现实方法或应用研究进行了评论。目的不是提供一个全面的概括，而是给出一个适合AR研究明确的临床领域。

我们首先从该领域的历史背景出发，描述了增强现实的两大类：视频透视和光学透视。然后，我们继续检查构成AR系统的组件，在每种情况下都检查该组件的可能为这些方面可能会阻碍将其引入临床（图10-2）。最后，我们提出了在虚拟和实验室环境中，以及在手术室中以任务为中心的应用程序中，增加对人类感知和对性能影响研究的理由。随着可视化设备的可用性和质量的提高，人们对这一领域的兴趣似乎将继续增加。我们希望本章有助于告知和指导该领域的研究人员开发临床有效的产品。

二、历史关联

1982年，Kelly等[2]首次提出AR手术指导，他将CT中的肿瘤轮廓叠加到附于立体定向框架上的手术显微镜视图中。几年后，Roberts等进一步将超声跟踪系统纳入其中[9]。尽管误差大于5cm，但这些努力是神经外科无框架立体定向术的开始，该术式现在更常称为图像引导手术，并且常规用于脑疾病的治疗[4]。

手术显微镜中的AR覆盖层成为蔡司MKM机器人显微镜系统的一部分，提供了与Kelly等最初提出相似的视图[2]。在耳鼻喉科和神经外科的手术显微镜内，还提出了提供术前成像模型3D可视化的增强现实表示[10]。这种增强视图现在可用于外科显微镜产品，包括蔡司Kinevo®900和徕卡ARveo，以及图像引导系统，如Brainlab的神经外科显微镜导航产品[11]。

此类基于显微镜的系统是光学透视（optical see-through，OST）AR的示例，其中叠加的信息使用半镀银镜投影到光学视图上。OST-AR系统的结构如图10-3所示。除了定制解决方案（如用于针头引导的Perk Station[12]），随着商用头戴式设备（如Microsoft HoloLens 2™）（www.microsoft.com/en-us/hololens）

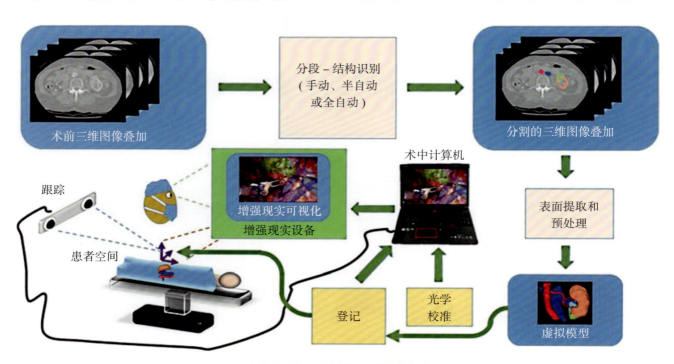

▲ 图10-2 增强现实系统布局示意

展示了我们在本章中描述的增强现实系统的不同技术组件是如何连接的

的推出，OST-AR 也逐渐受到关注（www.magicleap. com）。

与光学透视系统相比，Fuchs 等在 1996 年开发了一种基于摄像头的头戴式显示系统，用于指导乳腺和肿瘤活检[3]。该系统将 VR 耳机与经过校准的立体摄像机相结合，能够显示从探头末端的可视化超声图像。几年后，该初始系统进一步开发用于乳腺肿瘤抽吸，并在模型和 4 个临床病例中得到证实[13]。这是第一台用于外科手术指导的视频 AR 设备。图 10-4 显示了如何实现视频 AR 的示意，其中虚拟视图和真实视图在计算机上混合，然后显示给外科医生。

基于视频的手术 AR 的最新文献以达芬奇手术系统（Intuitive Surgical，CA，USA）为主。机器人最初是为心脏手术而开发的，特别是为了执行完全内镜下冠状动脉搭桥术（totally endoscopic coronary artery bypass，TECAB），并且已经使用 4D 心脏 CT 模型进行此类手术的 AR[14]。这扩展到使用来自视频馈送和有限元建模的动态信息来潜在地补偿心脏运动[7]。然而，TECAB 的成本效益并不容易证明，机

器人的临床重点已转移到泌尿科，前列腺切除术和部分肾切除术已成为常规手术，机器人子宫切除术等妇科手术也是如此。因此，AR 的焦点转向了这些应用领域[15]。

Qian 等最近对机器人辅助手术中的 AR 进行了全面综述[16]。尽管在 19 年的研究中考虑了 93 篇相关论文，但他们指出，机器人辅助手术中的 AR 领域尚未成熟，临床有效性仍有待证明。泌尿外科手术中 AR 的系统综述重申了这一结论[17]。癌症服务由 Innersight Labs Ltd.（https://www.innersightlabs.com）、Visible Patient（visiblepa-tient.com）、Ceevra 股份有限公司（https://ceevra.com）和 Intuitive Surgical Inc.（Intuitive.com）等公司通过他们的达芬奇虹膜应用程序提供。允许在手术室中更多地使用 AR，从而更清楚地了解机器人增强现实手术指导的临床有效性和最佳操作模式。

除机器人手术外，还提出了将基于视频的 AR 用于非机器人腹腔镜手术（图 10-5）。在腹腔镜肝切除术中提供指导已经吸引了研究[18, 20]和工业[21]的大量努力。在腹腔镜妇科领域，Bartoli 等提出了一种用

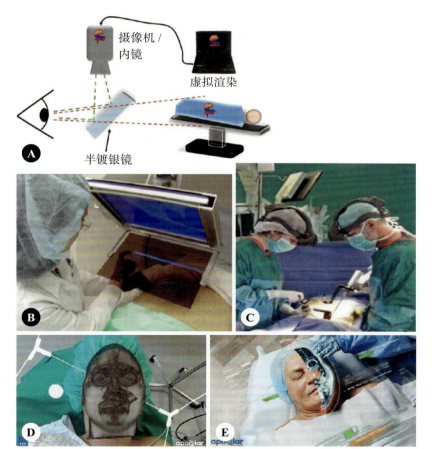

▲ 图 10-3 OST-AR 系统及其应用

A. OST-AR 系统的布局。使用半镀银镜将纯虚拟视图叠加在外科医生的直接光学视图上。B. 示例包括用于 CT 针引导的 PerkStation（引自 Worcester Polytechnic Institute）；C. 用于脊柱手术的 Augmedics XVision 系统（引自 Augmedics）；D 和 E.apoQlar 的 VSI 叠加系统（https://apoqlar.com/）使用面部表面对齐，使用全息透镜指导鼻窦手术（引自 apoQlar GmbH）

于子宫手术的 AR 系统[22]。神经外科手术因其对精确性的需求和颅骨内相对刚性的解剖结构，是图像引导的理想候选者，Meola 等对该领域进行了全面综述[23]。

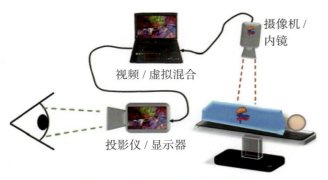

▲ 图 10-4 基于视频的增强现实系统

摄像机拍摄患者的实时图像，在显示给外科医生之前，该图像与计算机上的虚拟视图混合

Google Scholar 搜索"增强现实与手术"时，可见对 AR 研究兴趣呈明显增加趋势，结果如图 10-6 所示。2019 年有近 5000 篇论文，而且趋势仍在上升。尽管有迹象表明这种系统可能会在遥远的将来出现，但 AR 产品在手术室中的普及尚未与这一重大研究工作相匹配。例如，飞利浦和微软最近宣布，合作开发结合成像技术和全息透镜平台的手术室增强现实解决方案[24]。apoQlar GmbH 的 VSI 解决方案将护理融入增强视图中，包括用于鼻窦手术 AR 引导的面部表面对齐（图 10-3D 和 E）。Scopis 系统还为内镜鼻窦手术提供 AR 可视化（https://navigation.scopis.com/tgs）。对用于外科手术的 AR 的兴趣可能会继续增长。

在本章的其余部分，我们将考虑产生精确对齐所需的阶段 AR- 术前模型构建、校准、配准、跟踪和可视化。在每种情况下，我们都要考虑如何实现这一目标，仍存在哪些研究问题，以及这些问题是

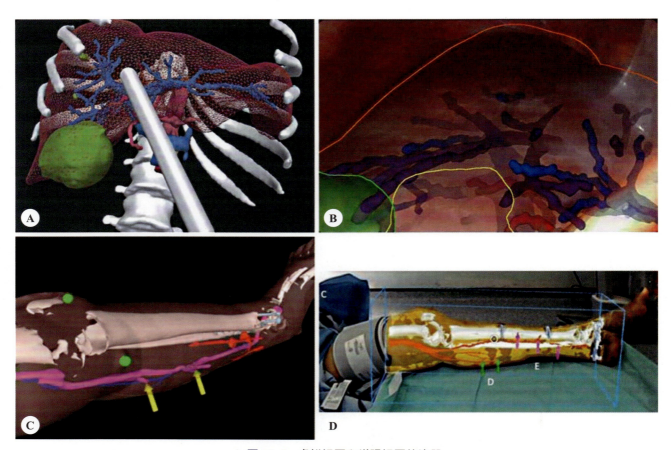

▲ 图 10-5 虚拟视图和增强视图的注册

A. SmartLiver 系统[18] 显示了内镜相对于患者解剖结构的位置渲染；B. 覆盖在内镜视图上的 CT 肝脏轮廓、下方血管和病变；C 和 D. 通过表面匹配实现对准。Pratt 等[19] 的整形外科引导系统使用手动对齐，将骨骼和血管的虚拟视图（C）叠加到外科医生使用全息透镜对患者的视图（D）（引自 Pratt et al.[19].Open Access article under the Creative Commons Attribution 4.0 International License）

否可能是 AR 临床摄取不足的原因。

三、术前患者数据采集与模型构建

CT 的分割示例见图 10-7，供应肾脏的血管与病变本身和输尿管一起被分割，该模型旨在指导机器人辅助肾部分切除术。传统上，识别相关解剖和生理结构是通过手工或半自动方式在每个图像切片中标记结构来实现的。一些免费或可用于帮助此过程

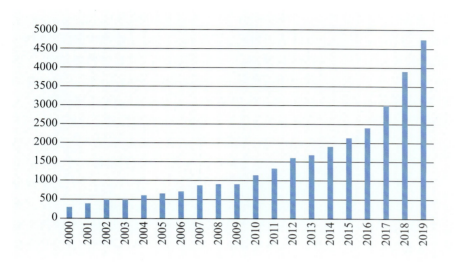

◀ 图 10-6　过去 20 年"增强现实"和"外科手术"的谷歌学术搜索结果

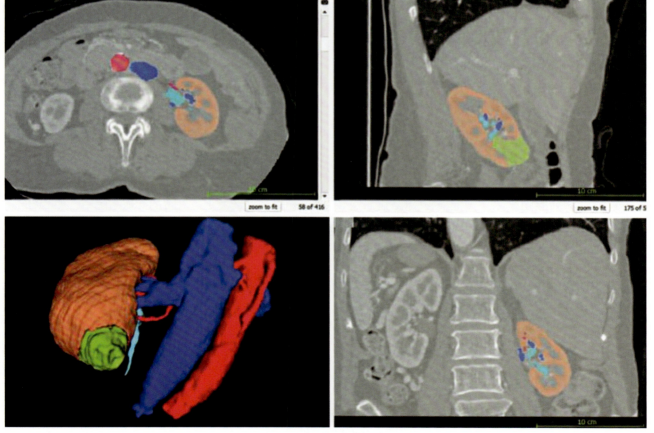

▲ 图 10-7　肾脏肿瘤的 CT 分割示例

体素在三个正交切口中进行标记，并构建三维渲染模型（左下）。血管、输尿管、肾脏和病变（模型由 Innersight Labs Ltd. 提供，在 ITKSnap 中显示）

的开源软件包，包括 Slicer（https://www.slicer.org/），ITKSnap（http://www.itksnap.org/），Osirix（https://www.osirix-viewer.com/）和 ImageJ（https://imagej.net/）。这些软件包很有帮助，但尚未完全准备好用于临床使用，以生成用于 AR 可视化的解剖模型。此类软件包需要增加的主要功能是提高分割的自动化程度，以减少临床医生生成 AR 模型所需的时间，以及对特定器官和模态进行聚焦，以确保跨不同外科专业生成高保真度模型。

随着深度学习在结构自动识别中的应用日益广泛，图像分割的研究领域也越来越成熟[25]。图 10-7 所示图像描绘了 Innersight Labs Ltd. 的模型。这类服务或自动分割虽然目前集中在肾脏，但有望在其他临床应用领域变得更容易获得。

术前 3D 成像提供的 AR 手术指导，首先要求术前成像能够提供对正在进行的手术有用的信息。深度学习正在向图像的自动分割发展，这正在接近资深放射科医生[25]。然而，尽管自动化分割方法有着巨大的前景和大量的研究工作，但它尚未进入常规的临床工作。这给 AR 指导的手术工作流程带来了重大挑战。另一个问题是术前成像是否提供了所需的信息，以及是否可以在扫描中容易地识别解剖和病理结构。以机器人手术为例，在肾部分切除术中，从 CT 和 CT 血管造影术获得的模型提供了肾脏的大致形状和供血动脉的结构，在切除病变之前必须对其进行夹闭，也可以看到肿瘤本身，尽管尚未确定在实质中描绘肿瘤边界的准确性。CT 模型可以加快血管识别过程，也有助于与腹腔镜超声结合的肿瘤描绘[26]。

根治性前列腺切除术主要是保护神经血管束，因为保留神经和血管将改善术后功能。但这种结构在术前影像学检查中并不容易被准确地发现，这使得该手术的 AR 引导情况不太明确[15]。随着新成像剂或 PET-MRI 等混合成像技术的采用，这一问题可能会得到缓解。这是 AR 未来成功应用的一个关键标准，必须考虑术前成像是否能提供有助于指导手术的相关关键信息，这是在任何新的临床专业中推荐 AR 时应首先考虑的因素。

四、光学仪器检定

校准是 AR 系统软件的一个关键组成部分，允许在环境、传感器和 AR 模型的不同坐标系之间转换信息。标准程序是校准手术镜头，以在手术部位的 3D

空间和摄像机传感器的视频图像之间建立对应关系。OpenCV 和 MatLab 中有常用标准的实现[27, 28]。对于视频透视而言，校准方法已成熟，大多数研究表明，配准是一个更大的误差源[29]，但结合套管针点位置的新约束条件可能会减少误差[30]。

HoloLens 等 OST 设备的校准更为复杂。在全息透镜的情况下，设备上的传感器创建房间的模型，物体放置在这个坐标系中。为了将物体固定在房间中的特定位置，已经提出了光学跟踪标记，例如 ARToolkit 标记或 Vuforia 提供的基于图像的跟踪[31]。这种方法通过与那些相同的传感器进行表单跟踪用于头部跟踪；校准应该是直接的甚至是不必要的。然而，必须依靠制造商对单个用户视觉的校准。除了单用户校准之外，还可以让多个用户（每个人都佩戴全息透镜）通过在房间内固定在参考系上的同一地点观察同一物体来进行交互。仍然缺乏数据来检验其准确性，虽然这对协作工作很有帮助，但我们不清楚全息透镜用于临床指导的这一方面。来自 Augmedics 的脊柱手术指导系统（https://www.augmedics.com/）使用定制的可视化系统实现协同 AR 指导（图 10-3C）。

五、向患者注册术前模型

为了将术前成像模型与 AR 视图对齐，首先需要将成像模型与手术部位或患者的物理空间对齐。这可以通过被动或主动的标记物来实现，并且这些标记物可以固定到解剖结构（如植入骨）或使用黏合剂来附着。如果能够可靠地检测到基准标记，则基准标记允许直接计算不同坐标系之间的变换，但是实际上，即使在商业上可获得的导航系统中，如 Brainlab 的外科手术产品（https://www.brainlab.com/sur-gery-products/）以及美敦力公司的 StealthStation™[32]，这种系统也可能存在遮挡或视线问题。

将手术视频馈送与术前模型对齐的无标记配准算法一直是许多研究系统和论文的主题[18, 22, 33-35]。尽管此类技术取得了长足进步，且所需算法的各个方面都取得了进展，实时性能、生物力学变形和真实性、准确性和鲁棒性，但全自动临床解决方案仍不容易获得。这在 AR 应用方面至关重要，因为配准精度可能是缺乏 AR 摄取的关键因素。Bertolo 等在对泌尿外科手术文献的系统性评论中，将配准精度确定为 AR 的主要限制因素[17]。

然而，即使在虚拟系统中实现了完美的配准，

AR 也可能不是最有效的可视化方法。Dilley 等将 AR 与邻近虚拟渲染和无引导进行了比较，发现邻近虚拟渲染比 AR 和无引导更有效[36]。这表明准确的配准不是 AR 局限性的唯一原因。

六、跟踪

当观察者的视角改变时，需要对图像进行实时跟踪和更新，以便在场景和观察者改变他们的关系时进行精确的增强现实。在机器人辅助过程的情况下，摄像机运动可能由机器人运动学提供，尽管可能需要校正，因为误差在机器人编码器坐标和摄像机框架之间传播[30]。对于非机器人微创外科手术，通常在帕拉 - 罗斯科镜的近端连接一个外部跟踪器，用于估计摄像机的运动[18]。然而，对于光学跟踪，已经认识到跟踪器和摄像机位置之间的距离会导致显著的误差。这使得人们有兴趣使用内镜视觉视图改进跟踪[37-39]，并有可能同时在运动结构（structure from motion，SfM）或同步定位和映射（simultaneous localization and mapping，SLAM）框架中映射整个手术场景[40, 41]。

跟踪不佳可能会影响制导精度，因为注册的 AR 模型可能会偏离对准。在机器人程序中，摄像机的移动速度相对较慢，因此问题较少，机器人还从系统的运动学中提供摄像机位置信息。即使使用手持腹腔镜手术，摄像机也往往保持相当稳定。

对于头戴式显示器，即使是相对较小的延迟也会导致不舒适甚至恶心。全息透镜的主要优势之一是，R&D 公司致力于提高精度，减少头部跟踪和环境位置映射的延迟，以缓解这一精确问题。

七、术中可视化

在校准光学系统并将模型与患者正确对齐后，仍需决定手术期间 AR 的最有效可视化方式。在无法直接进入或可视化解剖结构的微创外科手术或显微外科手术中，显示器的固有使用方便了 AR 可视化。在开放性手术或骨科手术中，需要将 AR 显示纳入手术过程（见图 10-3C、图 10-5C 和 D）。除了显示之外，对于手术 AR 显示，许多附加考虑因素也很重要，包括深度可视化的保真度和所呈现信息的最小化，以避免过载[42, 43]。总体而言，可视化以及围绕感知和交互的问题似乎实际上是 AR 手术指导面临的最大问题[44]。下面将更详细地讨论一些挑战。

（一）深度知觉

即使使用正确的对准和良好校准的立体视图或其他 3D 场景映射手段，在人类视觉的一般领域中仍存在已被研究过的深度感知问题[45]。这也是外科应用中的一个重大问题[46]。通常，当真实和虚拟物体接近同一深度时，感知的相对深度会发生变化，这种效应被称为深度对比。这是一个值得更多关注的领域，因为在不同的实验中观察到了不同的失真方向[45, 47]。有可能通过正确的混合水平、调整视觉参数（如空间频率或颜色）及结合其他视觉线索（如运动），这些影响可以被减少或可能完全减轻。在基于视频的 AR 中，诸如逆真实感之类的技术也用以帮助使真实表面看起来透明，其中真实表面可以被部分涂黑，以使对底层结构的感知更加自然[48,49]。

（二）乏力

在虚拟和嵌入式显示器中已经认识到，在一段时间内，使用该设备可能会导致用户疲劳或不舒适。已有疲倦、头晕甚至恶心等症状的报道[50, 51]。原因尚未完全确定，但有人认为头部运动和虚拟场景运动之间的滞后可能是一个因素，也可能是因为双目视觉的聚焦和会聚之间的不一致[52]。VR 显示器出现的问题同样是 AR 的问题，可归因于显示器分辨率、刷新率、亮度和其他特性[53]。VR 社区为缓解可穿戴消费游戏系统的疲劳所做的努力可能会为外科手术中解决这个问题提供有用的想法，示例包括动态景深[54] 和焦面显示[55]。

（三）视觉混乱

作为一种手术指导方法，AR 面临的最大挑战可能是它会增加场景的混乱。图 10-8 中的可视化展示了这个问题，其中工具被实体 AR 视图遮挡。Dixon 等[56] 和 Hughes-Hallet 等[57] 特别记录了这一问题，Qian 在《机器人 AR 的回顾》中也认识到了这一点，他们建议可以使用按需激活等方法来减少视觉混乱[16]。

八、未来方向

（一）增强现实显示技术

在微创外科手术或显微外科设置中，融合信息的显示自然适应于显示手术摄像机馈送的数字监视器的固有存在。然而，显示器是进一步开发的一个主要技术领域，以允许在其他过程中或在没有手术摄像机的情况下进行 AR。可引入透视镜面显示器或视频透视显示器，以实现视觉信息覆盖[58]。这些

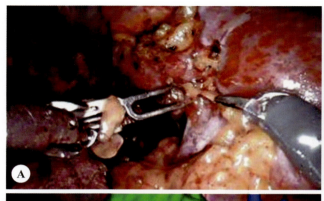

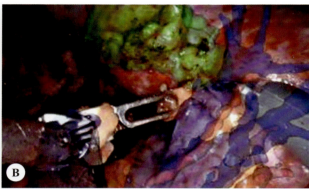

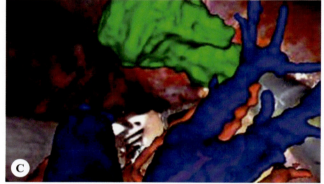

▲ 图 10-8　AR 面临的视觉混乱

采用图 10-7 的 CT 模型，机器人辅助下无覆盖层（A）、透明覆盖层（B）和实体覆盖层（C）的肾部分切除术场景。该图强调了提供虚拟视图和真实视图的适当混合的需要，以便不模糊或偏离外科医生的视野

可以通过不同的显示技术来增强，例如，在不使用沉浸式控制台的情况下，通过自动立体显示或通过将信息投影到手术部位直接在患者身上进行可视化，来支持更好的深度感知[59]。

（二）介入成像

在使用不同能量水平对解剖结构进行成像的手术中，有可能增加除患者光学视图以外的视图。这在血管内检查或介入放射学中尤其相关，其中使用荧光透视来查看内部解剖结构。将 CT 信息叠加到荧光图像上可以指导一系列手术中的治疗，从而更好地支持支架放置或瓣膜置换，同时减少手术时间，从而减少辐射剂量。图 10-9 显示了使用 Cydar EV 系统精确对准荧光透视视图的术前 CT 叠加图（https://www.cydarmedical.com/product），在云中执行实时变形，以提供准确可靠的对齐。这是一个系统示例，其中可以使用术前模型增强实时放射图像。

实时成像也可用于增强内镜视图。这方面的例子包括图 10-10 所示的达芬奇荧光成像。荧光成像可以提供代谢的实时可视化，显示血管或癌组织的位置[60, 61]，还可以通过视频放大等分析方法识别血管[62]。这种实时成像模式的使用减少了模型配准的需要，并且这些方法很可能在未来的手术实践中发挥重要作用。但是，开发能够通过利用不同模态中

可用的特定结构的所有相关对比来优化显示信息的系统仍然很重要。

九、结论和建议

在本章中，我们概述了用于实现手术引导和导航的 AR 的方法和应用。虽然有一些系统已经证明了在少数病例中使用 AR 的潜在临床优势，但在基础技术和临床翻译方面显然仍存在挑战，以使 AR 符合当前的临床流程。需要补充的是，图 10-6 所示图表中的大部分论文，试图解决 AR 可视化或配准中的一些技术或算法挑战。然而，很少有论文详细论述基础技术的临床实用性和可能的障碍，例如，医学图像分割和预处理，尽管取得了巨大进展，但仍不能常规用于所有解剖区域。其他技术挑战依然存在，如可穿戴 AR 设备的成熟程度及其在外科手术中的适用性受到限制[44]。

我们建议有必要在实验室进行实验，以确定 AR 在特定任务中的实用性。图 10-11 显示了一个非常程式化的肾模型。这种模型的生产成本相对较低，纳入培训课程，允许进行大量实验以确定 AR 可视化的有效性，而不对患者造成风险。此处显示的体模不现实，但可能足以显示 AR 是否能改善实验室条件下的结果，如手术切缘。

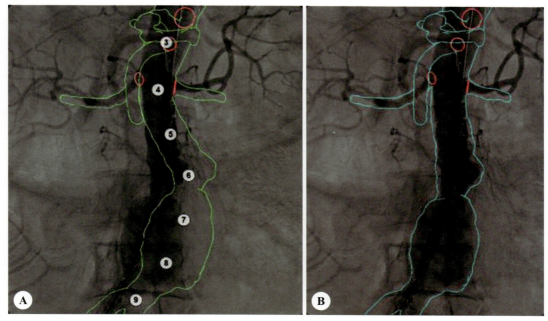

透视下的 CT 叠加　　　　　　　　　　　变形的 CT 叠加

▲ 图 10-9　Cydar 系统

覆盖在 X 线片上的 CT 模型，用于指导介入手术。A.CT 模型首先对齐，然后变形以匹配患者的治疗位置；B. 通过对齐可以正确识别血管，减少 X 射线的剂量和临床误差（经 cydarmedical.com 许可转载）

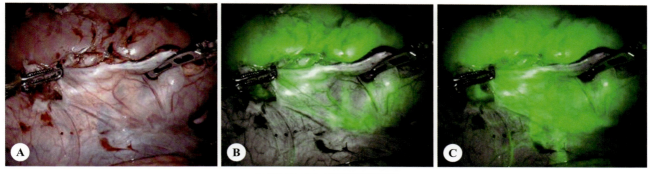

▲ 图 10-10　荧光系统图像

A. 内镜下视图；B 和 C. 不同阈值的实时荧光成像叠加图，可直接提供血管或肿瘤代谢的视图在外科医生的视图上。这种实时视图减轻了注册的需要

将来也可能有将更真实的模型（图 10-11E）纳入外科培训课程的情况，使受训者能够在真实的环境中练习，而不会给患者带来风险[63]。此类平台还可用于安全研究 AR 可视化对手术培训和实践的影响。

当考虑将 AR 作为任何特定手术应用的可视化方法时，我们建议考虑以下问题。

- 所解决的真正临床问题是什么？ AR 技术是否解决该问题的最合适技术？
- 所需的基础数据可用吗？例如，在 MRI 或 CT 中是否能看到感兴趣的结构？它们的分辨率是

否足够？
- 例如，临床工作流程（数据预处理）是否合适？谁将在手术前准备模型？
- AR 有多大帮助？准确性？速度？减少错误？决策？
- 哪种可视化策略最合适？肩并肩？混合？OST 还是视频 AR？
- 旨在展示在虚拟或幻象环境中性能的提高。
- 何时应提供 AR 可视化（程序的哪些部分，仅按需提供）？

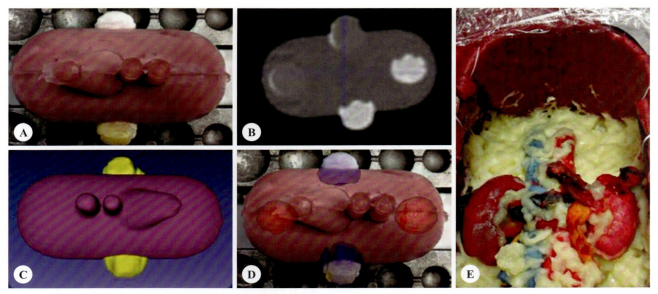

▲ 图 10-11　程式化肾体模

A. 体模；B. CT 扫描；C. 虚拟模型；D. AR 叠加。尽管体模在解剖学上不符合实际，但它可以很容易地制造出来，以便在实验室中进行实验，用不同的可视化效果证明病变外的准确性；E. 解剖学和物理上更精确的模型，可以实现 AR 系统的真实和安全的手术预演（引自 Ahmed Ghazi, Simulation Innovation Laboratory）

着眼于找到合适的视觉化方法，在特定手术任务的表现和决策方面产生经证实的改善，我们相信 AR 将在手术中找到正确的位置，并改善患者的预后。要实现这一目标，仍需进行大量的研究工作，利用手术 AR 技术（包括硬件和软件）的不断改进，这一领域的工作可能会继续增长。我们希望本章有助于指导该领域的工作人员实现手术性能和临床结果的持续改善。

<h2 style="text-align:center">参考文献</h2>

[1] Maier-Hein L, Vedula SS, Speidel S, Navab N, Kikinis R, Park A, Eisenmann M, Feussner H, Forestier G, Giannarou S. Surgical data science for next-generation interventions. Nat Biomed Eng. 2017; 1(9):691–6.

[2] Kelly PJ Jr, Alker GJ, Goerss S. Computer-assisted Stereotactic Laser Microsurgery for the Treatment of Intracranial Neoplasms. Neurosurgery. 10(3):324–31, 03 1982.

[3] Fuchs H, State A, Pisano ED, Garrett WF, Hirota G, Livingston M, Whitton MC, Pizer SM. Towards performing ultrasound-guided needle biopsies from within a head-mounted display. In: Hohne KH, Kikinis R, editors. Visualization in biomedical computing. Berlin: Springer; 1996. p. 591–600.

[4] Peters TM, Linte CA, Yaniv Z, Williams J. Mixed and augmented reality in medicine. Boca Raton: CRC Press; 2018.

[5] Bernhardt S, Nicolau SA, Soler L, Doignon C. The status of augmented reality in laparoscopic surgery as of 2016. Med Image Anal. 2017;37:66–90.

[6] Ferrari FCV, Klinker G. Augmented reality in healthcare. J Health Eng. 2020.

[7] Pratt P, Stoyanov D, Visentini-Scarzanella M, Yang GZ. Dynamic guidance for robotic surgery using image-constrained biomechanical models. In international conference on medical image computing and computer-assisted intervention. Springer; 2010. p. 77–85.

[8] Condino S, Carbone M, Piazza R, Ferrari M, Ferrari V. Perceptual limits of optical see-through visors for augmented reality guidance of manual tasks. IEEE Trans Biomed Eng. 2020;67(2):411–9.

[9] Roberts DW, Strohbehn JW, Hatch JF, Murray W, Kettenberger H. A frameless stereotaxic integration of computerized tomographic imaging and the operating microscope. J Neurosurg. 1986;65(4):545–9.

[10] Edwards PJ, King AP, Maurer CR, De Cunha DA, Hawkes DJ, Hill DLG, Gaston RP, Fenlon MR, Jusczyzck A, Strong AJ. Design and evaluation of a system for microscope-assisted guided interventions (magi). IEEE Trans Med Imaging. 2000;19(11):1082–93.

[11] Brainlab AG. Microscope navigation. https://www. brainlab.com/surgery-products/overview-neurosurgery-products/microscope-navigation/. 2020. Online; accessed 19 Feb 2020.

[12] Vikal S, Paweena U, Carrino JA, Iordachita I, Fischer GS, Fichtinger G. Perk station—percutaneous surgery training and performance measurement platform. Comput Med Imaging Graph. 2010;34(1): 19–32.

[13] Pisano ED, Fuchs H, Livingston MA, Hirota G, Garrett WF, Whitton MC. Augmented reality applied to ultrasound-guided breast cyst aspiration. Breast Dis. 1998;10(3–4):221–30.

[14] Figl M, Rueckert D, Hawkes D, Casula R, Hu M, Pedro O, Zhang DP, Penney G, Bello F, Edwards P. Image guidance for robotic minimally invasive coronary artery bypass. Comput Med Imaging Graph. 2010;34(1):61–8.

[15] Sridhar AN, Hughes-Hallett A, Maye EK, Pratt PJ, Edwards PJ, Yang GZ, Darzi AW, Vale JA. Image-guided robotic interventions for prostate cancer. Nat Rev Urol. 2013;10:452–62.

[16] Qian L, Wu JY, DiMaio S, Navab N, Kazanzides P. A review of augmented reality in robotic-assisted surgery. IEEE Trans Med Robot Bionics. 2019;2:1.

[17] Riccardo Bertolo, Andrew Hung, Francesco Porpiglia, Pierluigi Bove, Mary Schleicher, and Prokar Dasgupta. Systematic review of augmented reality in urological interventions: the evidences of an impact on surgical outcomes are yet to come. World J Urol, 2019. 1–10.

[18] Thompson S, Schneider C, Bosi M, Gurusamy K, Ourselin S, Davidson B, Hawkes D, Clarkson MJ. In vivo estimation of target registration errors during augmented reality laparoscopic surgery. Int J Comp Assist Radiol Surg. 2018;13(6):865–74.

[19] Pratt P, Ives M, Lawton G, Simmons J, Radev N, Spyropoulou L, Amiras D. Through the hololens™ looking glass: augmented reality for extremity reconstruction surgery using 3D vascular models with perforating vessels. Eur Radiol Exp. 2018;2(1):2.

[20] Ozgur E, Lafont A, Bartoli A. Visualizing in-organ tumors in augmented monocular laparoscopy. In IEEE international symposium on mixed and augmented reality, ISMAR 2017 Adjunct, Nantes, France, October 9–13, 2017. IEEE Comput Soc; 2017. p. 46–51.

[21] Lachenmayer A, Tinguely P, Maurer MH, Frehner L, Knopfli M, Peterhans M, Weber S, Dufour J-F, Candinas D, Banz V. Stereotactic image-guided microwave ablation of hepatocellular carcinoma using a computer-assisted navigation system. Liver Int. 2019;39(10):1975–85.

[22] Collins T, Pizarro D, Bartoli A, Canis M, Bourdel N. Computer-assisted laparoscopic myomectomy by augmenting the uterus with pre-operative MRI data. In 2014 IEEE International Symposium on Mixed and Augmented Reality (ISMAR). IEEE; 2014. p. 243–8.

[23] Meola A, Cutolo F, Carbone M, Cagnazzo F, Ferrari M, Ferrari V. Augmented reality in neurosurgery: a systematic review. Neurosurg Rev. 2017;40(4):537–48.

[24] Philips and Microsoft. Hololens navigation. https:// www.philips.com/aw/about/news/archive/standard/ news/press/2019/20190224–philipsshowcasesunique-augmented-reality-concept-for-imageguided-minimallyinvasive-therapies-developed-withmicrosoft. html, 2019. Online; accessed 19 Feb 2020.

[25] Hesamian MH, Jia W, He X, Kennedy P. Deep learning techniques for medical image segmentation: Achievements and challenges. J Digital Imaging. 2019;32(4):582–96.

[26] Hughes-Hallett A, Pratt P, Mayer E, Di Marco A, Yang G-Z, Vale J, Darzi A. Intraoperative Ultrasound Overlay in Robot-assisted Partial Nephrectomy: First Clinical Experience. Eur Urol. 2014;65(3):671–2.

[27] Bouguet JY. Matlab camera calibration toolbox. Caltech Technical Report. 2000.

[28] Zhang Z. A flexible new technique for camera calibration. IEEE Trans Pattern Anal Mach Intell. 2000;22(11):1330–4.

[29] Thompson S, Stoyanov D, Schneider C, Gurusamy K, Ourselin S, Davidson B, Hawkes D, Clarkson MJ. Hand-eye calibration for rigid laparoscopes using an invariant point. Int J Comput Assist Radiol Surg. 2016;11(6):1071–80.

[30] Pachtrachai K, Vasconcelos F, Dwyer G, Hailes S, Stoyanov D. Hand-eye calibration with a remote centre of motion. IEEE Robot Autom Lett. 2019;4(4):3121–8.

[31] Frantz T, Jansen B, Duerinck J, Vandemeulebroucke J. Augmenting microsoft's hololens with vuforia tracking for neuronavigation. Healthcare Technol Lett. 2018;5(5):221–5.

[32] Medtronic. Stealthstation™. https://www.medtronic. com/us-en/healthcare-professionals/products/neurological/ surgical-navigation-systems/stealthstation. html, 2020. Online; accessed 21 Feb 2020.

[33] Haouchine N, Stoyanov D, Roy F, Cotin S. Dejavu: Intra-operative simulation for surgical gesture rehearsal. In international conference on medical image computing and computer-assisted intervention. Springer; 2017. p. 523–531.

[34] Ozgur E, Koo B, Le Roy B, Buc E, Bartoli A. Preoperative liver registration for augmented monocular laparoscopy using backward-forward biomechanical simulation. Int J Comput Assist Radiol Surg. 2018;13(10):1629–40.

[35] Modrzejewski R, Collins T, Bartoli A, Hostettler A, Marescaux J. Soft-body registration of pre-operative 3D models to intra-operative rgbd partial body scans. In international conference on medical image computing and computer-assisted intervention. Springer; 2018. p. 39–46.

[36] Dilley JWR, Hughes-Hallett A, Pratt PJ, Pucher PH, Camara M, Darzi AW, Mayer EK. Perfect registration leads to imperfect performance: A randomized trial of multimodal intraoperative image guidance. Ann Surg. 2019;269(2):236–42.

[37] Chang PL, Handa A, Davison AJ, Stoyanov D. Robust real-time visual odometry for stereo endoscopy using dense quadrifocal tracking. In international conference on information processing in computerassisted interventions. Springer; 2014. p. 11–20.

[38] Allan M, Thompson S, Clarkson MJ, Ourselin S, Hawkes DJ, Kelly J, Stoyanov D. 2D-3D pose tracking of rigid instruments in minimally invasive surgery. In international conference on information processing in computer-assisted interventions. Springer; 2014. p. 1–10.

[39] Vasconcelos F, Mazomenos EB, Kelly JD, Stoyanov D. RCM-SLAM: visual localisation and mapping under remote centre of motion constraints. In international conference on robotics and automation, ICRA 2019. Montreal, QC, Canada, May 20–24, 2019. IEEE, 2019. p. 9278–84.

[40] Lamarca J, Parashar S, Bartoli A, Montiel JMM. Defslam: Tracking and mapping of deforming scenes from monocular sequences. CoRR, abs/1908.08918. 2019.

[41] Mahmoud N, Collins T, Hostettler A, Soler L, Doignon C, Montiel JMM. Live tracking and dense reconstruction for handheld monocular endoscopy. IEEE Trans Med Imaging. 2019;38(1):79–89.

[42] Stoyanov D, Mylonas GP, Lerotic M, Chung AJ, Yang G. Intra-operative visualizations: perceptual fidelity and human factors. J Disp Technol. 2008;4(4):491–501.

[43] Stoyanov D, ElHelw M, Lo BP, Chung A, Bello F, Yang GZ. Current issues of photorealistic rendering for virtual and augmented reality in minimally invasive surgery. In proceedings on seventh international conference on information visualization, 2003. IV 2003. IEEE; 2003 p. 350–8.

[44] Cutolo F, Fida B, Cattari N, Ferrari V. Software framework for customized augmented reality headsets in medicine. IEEE Access. 2020;8:706–20.

[45] Kruijff E, Swan JE, Feiner S. Perceptual issues in augmented reality revisited. In 2010 IEEE international symposium on mixed and augmented reality. IEEE; 2010. p. 3–12.

[46] Sielhorst T, Bichlmeier C, Heining SM, Navab N. Depth perception-a major issue in medical ar: evaluation study by twenty surgeons. In international conference on medical image computing and computer-assisted intervention. Springer; 2006. p. 364–372.

[47] Edwards PJ, Johnson LG, Hawkes DJ, Fenlon MR, Strong AJ, Gleeson MJ. Clinical experience and perception in stereo augmented reality surgical navigation. In international workshop on medical imaging and virtual reality. Springer; 2004. p. 369–376.

[48] Bichlmeier C, Wimmer F, Heining SM, Navab N. Contextual anatomic mimesis hybrid in-situ visualization method for improving multisensory depth perception in medical augmented reality. In 2007 6th IEEE and ACM international symposium on mixed and augmented reality. IEEE; 2007. p. 129–138.

[49] Lerotic M, Chung AJ, Mylonas G, Yang GZ. Pq-space based non-photorealistic rendering for augmented reality. In international conference on medical image computing and computer-assisted intervention. Springer; 2007. p. 102–9.

[50] Hettinger LJ, Riccio GE. Visually induced motion sickness in virtual environments. Presence Teleop Virtual Environ. 1992;1(3):306–10.

[51] Lambooij MTM, IJsselsteijn WA, Heynderickx I.Visual discomfort in stereoscopic displays: a review. In stereoscopic displays and virtual reality systems XIV, vol. 6490. International Society for Optics and Photonics. 2007. p. 64900I.

[52] Hoffman DM, Girshick AR, Akeley K, Banks MS. Vergence-accommodation conflicts hinder visual performance and cause visual fatigue. J Vis. 2008;8(3):33.

[53] McIntire JP, Havig PR, Geiselman EE. Stereoscopic 3D displays and human performance: a comprehensive review. Displays. 2014; 35(1):18–26.

[54] Carnegie K, Rhee T. Reducing visual discomfort with hmds using dynamic depth of field. IEEE Comput Graph Appl. 2015;35(5):34–41.

[55] Matsuda N, Fix A, Lanman D. Focal surface displays. ACM Transactions on Graphics (TOG). 2017;36(4):1–14.

[56] Dixon BJ, Daly MJ, Chan H, Vescan AD, Witterick IJ, Irish JC. Surgeons blinded by enhanced navigation: the effect of augmented reality on attention. Surg Endosc. 2013;27(2):454–61.

[57] Hughes-Hallett A, Mayer EK, Marcus HJ, Pratt P, Mason S, Darzi AW, Vale JA. Inattention blindness in surgery. Surg Endosc. 2015;29(11):3184–9.

[58] Fraunhofer MEVIS. Liver operation app. http:// www.fraunhofer.jp/ content/dam/japan/en/documents/ News/ News/Liveroperationapp.pdf, 2020. Online; accessed 19 Feb 2020.

[59] Medical Futurist. Vein scanners. https://medicalfuturist. com/vein-scanners-examples-for-disruption/. 2016. Online; accessed 19 Feb 2020.

[60] Vahrmeijer AL, Hutteman M, Van Der Vorst JR, Van De Velde CJH, Frangioni JV. Image-guided cancer surgery using near-infrared fluorescence. Nat Rev Clin Oncol. 2013;10(9):507.

[61] Keller DS, Ishizawa T, Cohen R, Chand M. Indocyanine green fluorescence imaging in colorectal surgery: overview, applications, and future directions. Lancet Gastroenterol Hepatol. 2017;2(10):757–66.

[62] Janatka M, Sridhar A, Kelly J, Stoyanov D. Higher order of motion magnification for vessel localisation in surgical video. In international conference on medical image computing and computer-assisted intervention. Springer; 2018. p. 307–14.

[63] Ghazi A, Campbell T, Melnyk R, Feng C, Andrusco A, Stone J, Erturk E. Validation of a full-immersion simulation platform for percutaneous nephrolithotomy using three-dimensional printing technology. J Endourol. 2017;31(12):1314–20.

第 11 章　导航和影像引导手术
Navigation and Image-Guided Surgery

Arthur Randolph Wijsmuller　Luis Gustavo Capochin Romagnolo　Esther Consten
Armando Errando Franchini Melani　Jacques Marescaux　著
范　阳　译

目前，计算机辅助导航手术被定义为一种能够实时连续跟踪患者的手术过程，并在与患者相关的术前或术中的影像上显示手术器械的尖端。立体定向导航是由神经外科医生开发的，他们将医学成像和立体定向相结合，以减少外科医生和辅助人员的侵袭性和辐射暴露，同时优化手术的准确性和安全性[1]。在 20 世纪 70 年代末 CT 问世后，通过将 CT 连接到立体定向框架形成了立体定向活检术[2, 3]。随着神经导航新技术的发展，无框架立体定向手术成为可能[4, 5]。

立体定向导航功能与汽车导航系统非常相似。这两个系统分别确定和跟踪器械或汽车相对于患者或地球的位置。然而，定位技术的类型有所不同。立体定向导航系统不像全球定位系统那样，借助数颗卫星通过三角定位进行定位。它由不同的系统来跟踪患者的位置和仪器或器械的尖端。最广泛使用的跟踪系统采用光学方式工作，使用立体红外摄像机定位和跟踪固定在患者和手术器械（可自由移动）上的反射标记球。基于上传到计算机图像处理模块的术前或术中的放射影像来进行导航。通过这种方式，术者可以在横断位、冠状位和矢状位的影像上或基于影像重建的 3D 模型中验证仪器或器械尖端的位置。据报道，结合术前影像的实时跟踪手术器械的立体定向导航能够提高手术的安全性，减少手术的侵袭性。它有助于外科医生识别那些被锚定的或避免损伤的关键的解剖结构。这些系统目前主要用于颅脑手术、颅底手术和脊柱手术，当解剖标志被遮蔽无法进行解剖定位时，立体定向导航是外科手术中必不可少的辅助手段[6]。

立体定向导航领域的进展促进其出现了更广泛的适应证，包括微创盆腔脏器手术。Atalah 等 2015 年首次报道了光学立体定向导航在微创内脏手术中通过校准内镜仪器的尖端进行的应用[7, 8]。选择盆腔作为微创内脏外科领域的先锋，是因为直肠手术过程中危险的解剖结构基本上固定于腹膜外，与上腹部器官相比，它们似乎较少受到气腹和呼吸动度的影响。Nijkamp 等在 33 例开放的盆腔肿瘤切除术中应用了基于电磁的立体定向导航，并报道了除 1 例患者外的所有患者的根治性切除结果，证明该系统的安全性和技术的可行性[9]。最近，一项研究调查了术中截石位与术前成像时的仰卧位之间，患者解剖结构的潜在差异，评估了这项立体定向盆腔内脏导航相关的关键问题[10]，可能当考虑到与患者设置相关的几个方面时，微创盆腔立体定向导航是可以准确地执行。

一、无框架导航系统的类型

目前无框架立体定向导航系统使用不同的技术，来跟踪患者的位置和手术器械的尖端，它们分别基于光学、电磁和超声波，最广泛使用的是被动光学跟踪系统。被动光学跟踪系统使用一个连接到立体摄像机的立体红外发射源，立体摄像机用来探测被附在患者和仪器跟踪器上的标记球反射的红外光；主动光学跟踪系统在患者和仪器上使用了主动红外发光二极管；电磁导航系统利用固定在患者身上或附近的磁源产生的低频磁场，来检测小型磁场传感器（固定在设备上）的空间位置；超声波的导航系统以同样的方式工作，但使用超声波传输替代电磁场。因为报道中的准确性并不一致，后两种系统的使用程度较低；但是，一些研究者还是报道其准确性是可接受的[9, 11]。

二、光学导航设备和操作设置

鉴于光学导航系统的广泛应用及本章部分作者在该领域的经验，本章将详细介绍光学导航。立体定向导航应用于直肠手术的原因在于局部晚期和复发性直肠癌手术的肿瘤预后较差，非根治性切除的比例高得令人无法接受，局部进展的直肠癌患者中约有1/4的切除是非根治性的，复发患者中超过一半的切除是非根治性的[12, 13]。此外，与手术相关的长期并发症的发病率很高，并被认为主要源自神经损伤，如泌尿生殖系统和肠道功能障碍[14-16]。通过更好地识别解剖平面、解剖标志和肿瘤边缘，优化切除边缘，减少医源性神经损伤，可以改善预后。最近，有研究者报道了立体定向导航在微创经肛门联合经腹直肠手术中的应用[7, 8, 17]。此外，也有研究者对软组织立体定向盆腔导航相关的关键问题进行了评估[10]。本节介绍微创立体定向盆腔导航所需的设备和相关设置。

导航系统依赖于几个主要部件。

- 立体红外发射光学系统——发射红外光，并通过检测附在患者跟踪器和仪器跟踪器上的标记球反射的红外光来确定手术室中设备和患者骨盆的位置（图11-1）。
- 患者跟踪器——固定在患者或手术台上，并带有标记球，用于通过光学系统持续跟踪患者（图11-1和图11-2）。
- 器械跟踪器——固定在器械上，并带有标记球，用于通过光学系统进行持续跟踪（图11-3）。
- 皮肤基准点——如果要通过配对点匹配进行配

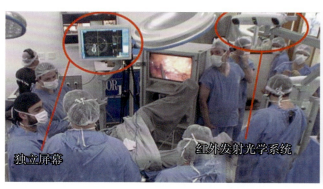
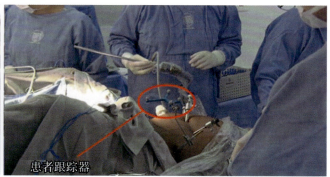

独立屏幕　　红外发射光学系统

患者跟踪器

▲ 图 11-1　立体红外发射光学系统

立体红外发射光学系统通过探测固定在患者跟踪器和器械跟踪器上的标记球反射的红外光，持续跟踪患者和器械。在连接导航平台的附加屏幕上，器械尖端的位置显示在影像数据集中（经 Springer Nature 许可转载，引自 Romagnolo et al.[28]）

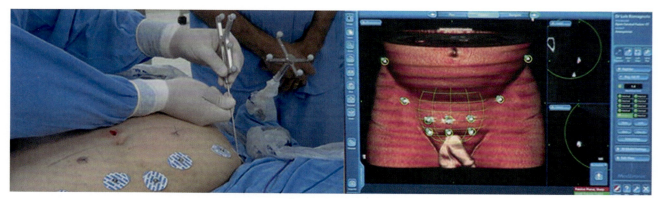

▲ 图 11-2　基准点标记

几个基准点位于骨盆区域前方的皮肤上。进行术前 CT 后，带有基准点的图像数据集被上传至导航系统。标记后，这些无菌基准点可以更改为无菌皮肤标记。随后，使用带有固定有标记球的校准仪器识别和配准基准点 / 标记的位置，以此确定患者在术中的位置（带有固定于其上的标记球），红外发射光学系统可以识别器械的尖端位置和固定在患者或手术台上的患者跟踪器（带有固定于其上的标记球）（经 Springer Nature 许可转载，引自 Romagnolo et al.[28]）

准，在术前的 CT 时至少要有 6 个基准点固定在患者的皮肤上。手术开始，骨盆的位置通过连接有标记球的校准仪器触碰这些基准点来确定（图 11-2）。

- 计算机平台——通过配准将患者的三维位置与 CT 影像相匹配。器械尖端在 3D 图像数据集上的位置在独立屏幕上显示。
- 合并软件——将提前分割好（相关解剖结构和肿瘤）的 MRI 或 CT 图像，与带基准点的用于确定患者位置的最新 CT 图像合并。

光学的立体定向导航中，通过红外光学系统实现术中体位下患者和影像的精准配准最为关键。计算机处理用于将患者在术中的 3D 位置与用于导航的术前影像相匹配。有几种配准方法可以确定患者在术中的确切位置和方向，并在冠状面、横截面和矢状面上与患者的影像相对照，包括配对点匹配、新的术中 2D 或 3D 影像、区域轮廓匹配。

为了进行配对点配准，在术前 CT 时，在解剖区域上方的皮肤上放置至少 6～10 个非线性分布的不透射线基准点标记，并在术中保留这些基准

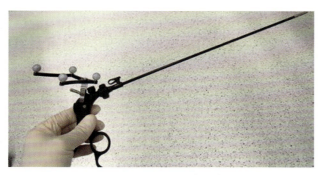

▲ 图 11-3　手术器械跟踪器

手术器械的尖端可以通过固定在器械上的器械跟踪器进行跟踪，它可以连接到某个能量装置或常规手术器械上（引自 Romagnolo et al. [28]。经 Springer Nature 许可转载。）

点或将其更换为无菌基准点 [18]。在已发表的研究中，将 12～18 个基准点放置在盆腔区域前方的皮肤上，以优化配准过程 [7, 8, 10, 17]。在要导航的区域上配准的配对点越多，导航就会变得越准确。随后，将这些术前 CT 图像上传至导航系统，通过使用红外光学系统识别校准器的尖端来识别配准基准点的位置，即可确定患者在手术室中的位置（图 11-2 和图 11-3）。这是唯一的配准选择，文献中对立体定向软组织盆腔导航进行了详细的描述 [7, 8, 10]。

另一种配准患者位置的方法是使用兼容的 C 形臂对术中固定好的患者进行新的 2D 或 3D 成像进行比对。应用兼容的 2D C 形臂进行两次透视和一个单独的配准装置，使外科医生能够定位和跟踪患者的位置。使用已被导航系统校准的兼容的 3D C 臂进行术中扫描，使外科医生能够在不需要单独配准设备的情况下配准患者的位置。

最后，通过使用校准器对患者表面（通常是骨骼表面）进行配准，可以手动进行配准。通过自动校正算法，导航系统将患者身上获取的点与术前 CT 上的匹配点进行匹配。

配准后，通过固定在患者身上的跟踪器上的光学标记跟踪患者，跟踪器可以通过克氏针或螺钉固定在患者的髂前上棘（图 11-1 和图 11-2）。手术器械通过固定在器械上的器械跟踪器进行跟踪，能在导航影像中确定、校准和显示器械尖端的位置（图 11-3 和图 11-4）。

据报道，3 种手术红外光学导航平台已用于立体定向软组织盆腔导航（CURVE Navigation System，Brainlab，Feldkirchen，Germany；StealthStation® S7 Surgical Navigation System，Medtronic Inc，Louisville，USA；Stryker Navigation，Kalamazoo，MI，USA；）[7, 10, 19]。所有系统都依赖于一个发射红外光的

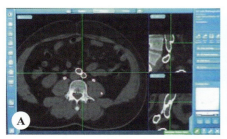
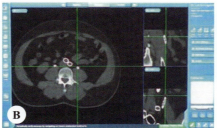
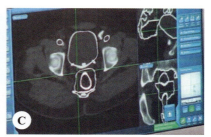

▲ 图 11-4　手术器械尖端位置的实时显示

手术器械尖端的位置显示在图像数据集中，经腹入路时可以定位主动脉分叉（A）和左输尿管（B），经直肠入路可以定位直肠系膜的边界（C）（经 Springer Nature 许可转载，引自 Romagnolo et al. [28]）

立体摄像机、一个计算机平台、一个患者跟踪器和一个仪器跟踪器。

三、图像分析

术前采集的高分辨率 CT 和 MRI 数据集上传至导航系统。大多数导航系统配备了可以方便将不同的成像方式的影像如 MRI 和 CT 合并的软件。通过将含有软组织信息的 MRI 与配准用的 CT 影像融合，可以在 MRI 的基础上执行导航，用两种成像方式的信息都可以使用。大多数现代导航系统都有一个规划应用程序，可以描绘出相关的解剖结构和目标病灶，然后进行 3D 重建。在这些描绘和 3D 重建的基础上，可以制订手术计划，包括切除的轨迹、优化肿瘤边缘以及降低手术并发症。术前计划是立体定向导航的核心功能，但是基于术前影像所做的术前规划有局限性，例如，在手术过程中，解剖结构和靶灶本身的实时几何变形会影响其准确性[20]。成像技术的进步包括术中 MRI 和 CT 可能显示手术过程中的几何形变[20]。一项随机临床试验研究了其在胶质瘤切除中的应用，结果展现了立体定向导航是一项有前景的技术，与传统显微手术相比，根治性切除明显增多[20]。

四、局限性

光学跟踪具有高精度和跟踪大体积的优点。然而，与其他立体定向导航系统相比，光学导航的局限性包括需要在导航系统的红外摄像头与患者和器械跟踪器之间保持直接视线。这条视线可能会受到患者腿部、病态肥胖或位于患者腿部之间的外科医生的阻碍（如经肛门入路的导航直肠癌手术）。

对于基于电磁的导航系统，不需要保持直接的视线。但是据报道，磁导航中电磁场并不稳定，可能受金属物体的影响而扭曲[21]。超声波导航系统的使用程度较低，因为报道的精确度处于中等[11]。

立体定向导航的另一个局限性是它依赖术前图像进行精确导航。由组织解剖和牵引引起的盆腔结构的实时几何变形会影响导航的精确性。此外，影像数据通常在手术前几天或几周获得，在此期间的肿瘤进展可能会导致导航出现错误。根据对盆腔脏器运动的早期研究，还应考虑如下因素：用于配准 / 导航的扫描影像和术中影像，直肠和膀胱容积应该相等。因此，在扫描前及术中应通过放置导管排空膀胱，直肠也应该通过灌肠的方式排空；在扫描期间以及术中，盆底肌的张力应相等。

2017 年，FDA 对立体定向导航的准确性进行了分析，结果显示，在使用立体定向导航系统过程中，存在因导航错误导致患者死亡及严重或危及生命的损伤情况，还有一些导致不准确、被迫中止的或延长的操作过程[22]。这些病例中，报道了与导航软件 / 硬件、系统复杂性（包括人为因素）、兼容性、解剖复杂性、配准和跟踪，以及医学影像质量相关的各种问题，导致导航准确度错误。然而，尽管存在这些导航精度错误，FDA 发布的报告仅是为了让医护人员意识到有可能存在的精度错误，并相信使用无框架立体定向导航系统的整体好处仍然大于风险。

五、与盆腔手术导航相关的特殊问题

由于直肠手术中存在风险的解剖结构是在腹膜外固定的，与上腹部器官相比，它们较少受到气腹和呼吸运动的影响。然而，与神经外科和骨科的手术导航相比，盆腔手术有一些特殊的问题。直肠手术中患者采用不同角度的截石位，与术前影像的仰卧位并不相同。这种体位变化可能会改变患者的解剖结构，从而导致依赖术前成像的立体定向盆腔导航规划不准确。此外，皮肤参考点及其基准标记点，因为体位变化产生的移动可能会妨碍患者在手术室中的位置配准。为了评估这些问题，研究人员进行了一项研究，以确定不同患者体位之间的患者的解剖结构、骶骨倾斜和基准标记点位置的差异，并研究立体定向盆腔导航的可行性和最佳设置[10]。针对 4 具人体解剖标本在仰卧位和不同角度的截石位进行多次 CT，利用影像计算平台对比其解剖结构、骶骨倾斜和皮肤基准点的位置，在两具标本中，从仰卧位变化到截石位，垫入一个 10° 楔形物可以减少骶骨的自然倾斜。为评估立体定向导航的准确性，模拟腹腔镜和经肛门内镜下手术过程，在不同体位时，盆腔的解剖结构发生了显著的超厘米级的变化。但是通过使用楔形物，可以使这种变化明显减少。当从仰卧位变换到另一个体位时，无论是否使用楔形物，都会发生骶骨后倾。不同体位之间有明显的皮肤基准点的位移。当标本的体位是直腿仰卧位以及无气腹状态下进行配准时，使用常规 CT 和相同的体位，可获得精确的立体定向导航，配准误差最小（1.9mm）。

研究者总结认为，当使用 10° 楔形物时，由于体位变化所致的骶骨倾斜形成的解剖结构的改变很小，某些先决条件被考虑到时，精确的立体定向手术导航是可行的。在盆腔手术中，应用点融合技术的立体定向导航的理想设置，应考虑并包括以下方面：患者体位配准应在无气腹的情况下进行，患者体位应与术前带有基准点的 CT 时的体位相似，因为患者体位的改变会导致皮肤基准点的移动，从而妨碍患者位置的准确配准。直腿仰卧位是首选体位。因为在变换体位时骶骨倾斜角度可能会发生变化，患者跟踪器应固定在髂前上棘，这样可以将变化整合到手术导航系统中。最后，强制的骶骨倾斜位似乎可以最大限度地减少患者解剖结构的变化。

六、立体定向导航的未来方向

当肿瘤、相关解剖结构和切除边缘突出显示时，立体定向导航会更有效。MRI 是目前描绘肿瘤、直肠系膜以及肿瘤与周围结构关系的最准确工具。最近一项研究对 20 名志愿者进行了 3T MRI 扫描并手动描绘了盆腔神经。该研究报告在具有特定扫描协议的高分辨率 MRI 上，即使是盆腔神经也通常可以看到[23]。医学软件的发展促进了利用 CT 影像自动 3D 重建成为非常有前景的技术，既往 3D 重建是由放射技师来完成的[24]。更重要的是，融合软件允许外科医生自动融合 3D 重建与术中 2D 或 3D 的 C 形臂影像，用于配准患者的位置。

此外，手术导航系统与机器人手术辅助平台的结合有望进一步提高导航系统的精度和准确性。因此，Monarch™ 平台（Auris Health，Inc.，Redwood City，CA，USA）开发了一种软性的机器人内镜，并与电磁立体定向导航相结合，使医生能够准确地早期访问小和难以触及的肺结节并进行诊断和靶向治疗[25]。初步数据表明，这可能是有益的[26]。另一个由立体定向导航引导的机器人平台 Mazor X Stealth™ Edition 系统最近被美敦力公司收购[27]。建议外科医生使用，以提高螺钉放置的准确性，同时减少骨科脊柱手术中的辐射暴露[27]。此外，这样的平台有助于更换工具的同时保持对规划的手术轨迹的访问。

总结

立体定向导航技术在骨科和神经外科手术中的应用已被报道，可以提高手术的准确性。研究还表明，其在内脏盆腔手术中的应用具有更多的价值。通过提高对解剖平面、解剖标志和肿瘤解剖边缘的认识，可以优化肿瘤切除边缘，减少医源性损伤，有望改善器官功能和肿瘤预后。此外，相关的术前规划和手术轨迹的确定有望在提高手术质量方面发挥重要作用。目前正在进行的一项前瞻性研究旨在评估微创立体定向盆腔脏器导航中，患者的最佳设置。正如在其他手术中使用的情况一样，手术导航系统有望提高局部进展和复发性直肠癌的手术质量。

参考文献

[1] Mezger U, Jendrewski C, Bartels M. Navigation in surgery. Langenbeck's Arch Surg. 2013;398(4):501–14.

[2] Gildenberg PL. Stereotactic neurosurgery and computerized tomographic scanning. Appl Neurophysiol. 1983;46(1–4):170–9.

[3] Heilbrun MP. Computed tomography-guided stereotactic systems. Clin Neurosurg. 1983;31:564–81.

[4] Kitchen ND, Lemieux L, Thomas DG. Accuracy in frame-based and frameless stereotaxy. Stereotact Funct Neurosurg. 1993;61(4):195–206.

[5] Benardete EA, Leonard MA, Weiner HL. Comparison of frameless stereotactic systems: accuracy, precision, and applications. Neurosurgery. 2001;49(6):1409–15; discussion 1415–6.

[6] Wadley J, et al. Pre-operative planning and intra-operative guidance in modern neurosurgery: a review of 300 cases. Ann R Coll Surg Engl. 1999;81(4):217–25.

[7] Atallah S, Martin-Perez B, Larach S. Image-guided real-time navigation for transanal total mesorectal excision: a pilot study. Tech Coloproctol. 2015;19(11):679–84.

[8] Atallah S, Nassif G, Larach S. Stereotactic navigation for TAMIS-TME: opening the gateway to frameless, image-guided abdominal and pelvic

surgery. Surg Endosc. 2015;29(1):207–11.

[9] Nijkamp J, et al. Prospective study on image-guided navigation surgery for pelvic malignancies. J Surg Oncol. 2019;119(4):510–7.

[10] Wijsmuller AR, et al. Advances in stereotactic navigation for pelvic surgery. Surg Endosc. 2018;32(6):2713–20.

[11] Rana M, Eckardt AM. Chapter: Computer-Assisted Head and Neck Oncologic Surgery. In book: Contemporary Oral Oncology. 2017;279–96.

[12] van Zoggel D, et al. Preliminary results of a cohort study of induction chemotherapy-based treatment for locally recurrent rectal cancer. Br J Surg. 2018;105(4):447–52.

[13] Mariathasan AB, et al. Beyond total mesorectal excision in locally advanced rectal cancer with organ or pelvic side-wall involvement. Eur J Surg Oncol. 2018;44(8):1226–32.

[14] Lange MM, et al. Urinary dysfunction after rectal cancer treatment is mainly caused by surgery. Br J Surg. 2008;95(8): 1020–8.

[15] Lange MM, et al. Risk factors for sexual dysfunction after rectal cancer treatment. Eur J Cancer. 2009;45(9):1578–88.

[16] Wallner C, et al. Causes of fecal and urinary incontinence after total

mesorectal excision for rectal cancer based on cadaveric surgery: a study from the Cooperative Clinical Investigators of the Dutch total mesorectal excision trial. J Clin Oncol. 2008;26(27):4466–72.

[17] Kwak JM, et al. Stereotactic pelvic navigation with augmented reality for transanal total mesorectal excision. Dis Colon Rectum. 2019;62(1):123–9.

[18] Citardi MJ, Batra PS. Image-guided sinus surgery: current concepts and technology. Otolaryngol Clin N Am. 2005;38(3): 439–52.. vi

[19] Kawada K, et al. Stereotactic navigation during laparoscopic surgery for locally recurrent rectal cancer. Tech Coloproctol. 2017; 21(12):977–8.

[20] Gasser T, et al. Intraoperative MRI and functional mapping. Acta Neurochir Suppl. 2011;109:61–5.

[21] Metson R, Gliklich RE, Cosenza M. A comparison of image guidance systems for sinus surgery. Laryngoscope. 1998;108(8 Pt 1):1164–70.

[22] FDA Safety Communication: Navigational Accuracy Errors Associated with Frameless Stereotaxic (Stereotactic) Navigation Systems. 2017. https:// www.fda.gov/medicaldevices/safety/alertsandnotices/ ucm563249.htm.

[23] Wijsmuller AR, et al. A step towards stereotactic navigation during pelvic surgery: 3D nerve topography. Surg Endosc. 2018;32(8):3582–91.

[24] Guerriero L, et al. Virtual reality exploration and planning for precision colorectal surgery. Dis Colon Rectum. 2018;61(6):719–23.

[25] https://www.aurishealth.com/about, 2019.

[26] Murgu SD. Robotic assisted-bronchoscopy: technical tips and lessons learned from the initial experience with sampling peripheral lung lesions. BMC Pulm Med. 2019;19(1):89.

[27] Staub BN, Sadrameli SS. The use of robotics in minimally invasive spine surgery. J Spine Surg. 2019;5(Suppl 1):S31–40..

[28] Romagnolo LGC, Wijsmuller AR, Melani AGF. Navigation for transanal total mesorectal excision. In: Atallah S, editor. Transanal minimally invasive surgery (TAMIS) and transanal total mesorectal excision (taTME). Cham.: Springer; 2019. p. 485–91.

第 12 章　近红外光谱辅助下操作
Operating in the Near-Infrared Spectrum

Thomas George Barnes　著

刘元波　韩婷璐　译

缩 略 语

APER	abdominoperineal excision of the rectum	经腹直肠切除术
CBD	common bile duct	胆总管
CHD	common hepatic duct	肝总管
CI	confidence interval	置信区间
CT	computerised tomography	计算机断层扫描
DSB	distyrylbenzene	二苯乙烯
EMA	European Medicines Agency	欧洲药品管理局
EMG	electromyography	肌电图
FDA	Food and Drug Administration	美国食品药品管理局
GE	general electric	通用电气
HCC	hepatocellular carcinoma	肝细胞癌
ICG	indocyanine green	吲哚菁绿
IMV	inferior mesenteric vein	肠系膜下静脉
IOC	intraoperative cholangiogram	术中胆管造影
IV	intravenous	静脉注射
LAACA	left accessory aberrant colic artery	左副结肠动脉
MRI	magnetic resonance imaging	磁共振成像
NHS	National Health Service	国家卫生服务局
NIR	near infrared	近红外
OR	odds ratio	优势比
PET	positron emission tomography	正电子发射断层扫描

RR	relative risk	相对风险
SD	standard deviation	标准差
SLN	sentinel lymph node	前哨淋巴结
UTI	urinary tract infection	泌尿系感染
VUJ	vesicoureteric junction	膀胱输尿管交界

近红外成像是一项不断发展的技术，越来越多地被应用于手术中。近红外技术包含了荧光染料和近红外发光支架。目前，近红外技术在临床上已有诸多应用，包括对胆道系统、泌尿道（即输尿管和尿道）关键解剖的描绘，以及重要血管和神经的识别。近红外光最常见的用途是评估胃肠吻合口的血流灌注，与结直肠手术相关的研究报道最为广泛。在肿瘤外科中，非特异性荧光染料在淋巴显影、原发性肿瘤和转移灶的识别方面都显示出良好的应用潜力。

一、输尿管成像

术中的输尿管损伤是一种少见但令人担忧的并发症，损伤包括撕裂、挤压伤、结扎，以及血供损伤导致的输尿管缺血性坏死或狭窄[1]。只有不到30%的输尿管损伤能在术中被及时发现[2, 3]，如果发现较晚，则可能导致败血症、肾衰竭、输尿管瘘、尿性囊肿甚至死亡等相关后遗症[4]。大多数输尿管损伤的发生并没有明显的风险因素，但既往有盆腔手术史、放疗史、炎症病史（包括憩室性疾病和炎症性肠病）、合并败血症、肿瘤巨大、肥胖及输尿管解剖异常（如重复输尿管和输尿管分叉）的患者发生率会增加[5]。妇科手术是医源性输尿管损伤的主要原因，结直肠手术是第二大原因。尽管结直肠手术中腹腔镜技术已普及，输尿管损伤的概率仍然保持在0.07%～1.70%[5-9]。即使是经验丰富的外科医生，输尿管损伤也依然可能会发生，在直肠低位前切除或腹会阴联合直肠切除术中风险最高，损伤最常发生在肠系膜血管结扎和骶骨岬平面游离过程中[1]。除了对患者产生破坏性的影响，输尿管损伤还会给患者带来额外的治疗负担，增加住院时间和额外的医疗诉讼负担。

早期识别输尿管，术中保持正确的操作平面，观察输尿管的特征性"蠕动"以确定其位置，对于降低输尿管损伤的风险至关重要[1]。在结直肠手术中，

并不总是能清楚地看到输尿管，在解剖比较困难的时候，可能需要花费大量的时间来确定这一重要结构。除了识别并保护输尿管，输尿管也是左侧切除的一个关键标志，它可以向外科医生指示肾筋膜和Toldt筋膜之间的正确解剖平面[10]，因此，早期识别输尿管有助于手术保持在正确的解剖平面上。

（一）输尿管支架

预防性输尿管支架经常会用来辅助外科医生识别输尿管。除了可以协助识别输尿管的位置，输尿管支架还可能在术中辅助识别输尿管的医源性损伤[2]，但目前这方面用途还缺乏证据[11]。输尿管支架在开放手术中被证明是有益的，因为在术中可以很容易被触摸到，其刚性塑料结构与术中其他解剖结构有明显的区别。尽管如此，输尿管支架的使用并不能完全缓解输尿管的损伤。大量的回顾性研究表明，与未使用输尿管支架的病例相比，使用了输尿管支架的病例中，依然存在未发现的输尿管损伤[1, 2, 12, 13]。根据现有的有限证据，我们可以得出结论，支架的放置完全由外科医生来决策，仅适用于复杂病例中难以识别输尿管的情况，特别是憩室类疾病[1, 12]。输尿管支架植入本身存在一些并发症和成本，与放置相关的手术时间和成本都会相应地增加，还需要额外的工作人员，因为大多数情况，输尿管支架的植入都需要泌尿科医生，放射技师和额外的膀胱镜检查设备。文献中报道的支架植入时间为5～55min[2, 14, 15]。Bothwell等估计了预防性支架置入的费用要超过2000美元[16]。

除了费用和时间，输尿管支架可能导致一些特有的并发症。支架植入的并发症包括疼痛、尿路感染、尿潴留、血尿、无尿或少尿，无尿或少尿常继发于膀胱输尿管连接处水肿，可能需要重新植入支架，此外，甚至还会发生输尿管穿孔，输尿管穿孔是一种罕见的并发症，常发生于创伤和导管植入失败之后[16]。

在过去的 10 年里，腹腔镜结直肠切除术的数量有所增加，大多数患者现在都接受了微创手术。因此，标准的输尿管支架在这种情况下就不太适用，因为依赖触觉反馈的能力降低了，植入了支架的输尿管从视觉上可能并未增强，因此就有了发光输尿管支架管（图 12–1）。1994 年，Senagore 等首次报道了 49 例病例，这些患者在腹腔镜结肠切除术中植入了发光输尿管支架管，83% 的病例中可以看到支架管发射的光线[14]。其他文献报道中，仅有 Boyan 等报道了他们 5 年内在 402 名病例中使用发光支架管的经验，但是作者仅报道了输尿管损伤的发生率（报道中未发生输尿管损伤），并未检验支架管是否改善了输尿管的可视性[17]。与白光相比，近红外照明支架具有明显的优势，可以增加光在组织中的穿透性并减少背景信号。近红外照明支架不仅在结直肠手术中作用最为显著，其他研究也表明，它们也能为腹膜后淋巴结清扫提供有效的安全辅助作用[18]。

（二）输尿管荧光

上述输尿管支架的局限性，促使荧光技术的开发，以快速、简便且可靠地改进输尿管的可视化。在过去的 10 年里，少数机构研究使用不同的荧光素和技术去实现输尿管荧光显像。最初，鉴于吲哚菁绿（indocyanine green，ICG）具有良好的安全性，并已获得了 FDA 和欧洲药品管理局的批准，因此可作为首选的荧光素。然而，它是通过肝脏排泄的，尿液中含量较少，因此必须通过膀胱镜逆行注射给药。吲哚菁绿的应用在泌尿外科[19-21]和妇科手术领域[22]均有的系列病例的报道，这种荧光技术提供了良好的信号 – 背景比，但仍需要膀胱操作和相应的设备，尽管操作比支架植入更简单，但仍然会带来潜在的尿路感染和损伤（罕见）的风险。此外，这些研究都没有报道吲哚菁绿荧光的持续时间或信号 – 背景的比值。虽然存在这些缺点，但这种方法仍具有有限的背景信号，即可精确识别输尿管的优势（图 12–2）。

目前，在动物中发现了许多可以替代吲哚菁绿的荧光素，包括大鼠和猪的 IR800CW-CA[23, 24]。Tanaka 等[23] 的一项后续研究证实，通过在输尿管内注射 IR800CW-CA，术中可通过在近红外可视化模式下观察是否有荧光造影剂的渗漏，来识别是否有输尿管损伤。IR800CW-CA 是一种昂贵、加工而成的 IR800CW 羧化物，其制造商 Li-COR® 已放弃对

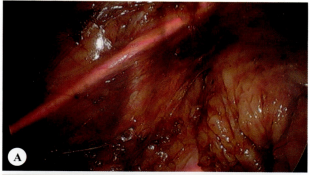
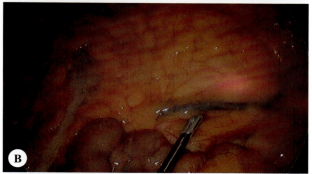
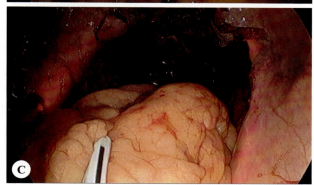

▲ 图 12–1　发光输尿管支架管的应用

A. 在为远端直肠癌患者进行腹腔镜低位直肠前切除时，在近红外光谱下可以清楚地看到发光的左输尿管支架。术中左侧输尿管的清晰显现，对外科医生是一种重要的帮助，特别是在进行结直肠或妇科手术。B. 即使在左半结肠尚未游离时，近红外支架的红光也是可见的，在本例中，近红外支架半透明显现的价值在于可以看到支架位于肠系膜下静脉外侧的降结肠系膜深面；C. 吻合器吻合时，双侧输尿管支架在腹腔镜下能够很好地显现出来（经 Sam Atallah MD 许可转载）

其进一步开发。TGB 开展的一项临床研究在结直肠手术中，将另一种荧光素 IRDye 800BK 首次应用于人体辅助输尿管荧光成像并进行评估，研究结果于 2019 年底公布。

Mahalingam 及其同事开发了一种菁荧光素 UreterGlow，S0456（λ_{ex} 800nm，λ_{em} 830nm），可以与在生理条件下不能被释放或代谢的葡糖胺耦合，

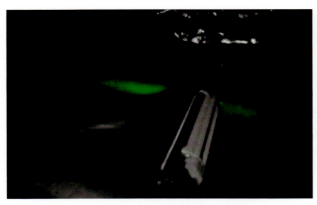

▲ 图 12-2 吲哚菁绿

吲哚菁绿通过肝脏代谢，因此经膀胱镜向左输尿管逆行注射吲哚菁绿。生物荧光显像是一个复杂的过程，需要吲哚菁绿与蛋白相结合。在腹腔镜左结肠切除术中，肠系膜深面的荧光显像的左输尿管是半透明可见的（与近红外发光输尿管支架的示例中的情形相同）。对于复杂的微创手术，这为外科医生提供了重要的解剖标志（经 Sam Atallah MD 许可转载）

因此极易溶解并能通过肾脏排泄进入输尿管[25]。同样，Cha 等使用三乙二醇链合成了具有高度亲水性的 UL-766[26]。在小鼠和猪身上应用的两项研究表明，这种荧光素在输尿管和肾脏中保持较高水平的信号同时，在其他器官中的背景信号是降低的。

2010 年，Matsui 等[27] 在研究中给猪静脉注射亚甲蓝，首先探索亚甲蓝的近红外荧光属性和在输尿管中的应用。随后证明这种方法在人类身上也是可行的。同一组研究人员首次对接受腹部手术的患者使用了低剂量亚甲蓝，手术中，显露输尿管是一个计划步骤[28]，荧光设备为未商用的内部制造的迷你 FLARE™ 系统。另一项也使用了一种内部研发设备的类似研究表明，接受腹腔镜手术的患者（n=6）输尿管可以显示出荧光[29]。现在，临床上已优化了亚甲蓝的使用剂量和时间，在输尿管识别前约 10min 给药，0.75mg/kg 的剂量信号 – 背景比最高可达到 5[30]。图 12-3 为相应的示例。

二、近红外引导下的尿道识别

前列腺远端和尿道膜部与直肠前壁和会阴体的位置非常接近，使得前列腺尿道的前端在低位直肠癌手术中有被损伤的风险[31]。Penna 等[32] 报道了，在国际经肛门全直肠系膜切除术（transanal total mesorectal excision，taTME）注册的首批 720 例自愿入组的病例中，taTME 中尿道损伤的发生率为 0.7%。

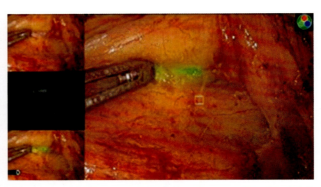

▲ 图 12-3 亚甲蓝作为吲哚菁绿的替代物，已被用于标记输尿管

然而，这种并发症很可能被严重低估了，一组 30 个病例的报道中，2 例患者出现尿道损伤[33]，另一组病例中，50 例中有 1 例发生了尿道损伤[34]。此外，尿道损伤是一种性别特异性并发症，而统计发病率的人群中也包括了女性。尿道损伤的发生率随着外科医生在学习曲线上的进步而降低，并且，提倡进行适当的尸体上的训练及技术指导[31, 35]。从历史数据上来看，腹会阴直肠切除术中尿道损伤的发生率估计为 1.5%～3.125%，发生率与括约肌保留无关[36]。

一些应对策略目前仍处于探索阶段，例如，在近红外光谱中突出尿道部分，这些在尸体或活体上的研究包括吲哚菁绿[37, 38]、IRDye 800BK[39] 和近红外发光支架[37, 40]。然而，由于尿道损伤的发生率较低，因此，很难开展一项能证明使用该技术可以降低尿道损伤率的研究。

三、胆道系统识别

腹腔镜胆囊切除术是国际上最常见的外科手术之一。胆总管损伤是该手术最严重的并发症之一，将严重损害患者的生活质量和生存率[41]。胆道因被误认为胆囊管而被完全横断是最常见的胆道损伤的原因[42]。在胆囊切除术中，胆囊三角的清晰、安全的暴露和显示最为至关重要。术中胆道造影（intraoperative cholangiography，IOC）已被用于协助外科医生勾勒胆道的解剖结构，但需要培训和额外的造影设备，此外，术中胆道造影本身也可能会导致胆道的损伤[43]。

如前所述，吲哚菁绿与血浆蛋白结合，最终通过肝脏排出体外。这一特性已被用于在解剖胆囊三角之前，通过荧光来可视化胆管（图 12-4）。最早报道的荧光识别胆管的研究使用了氢吡四环素和荧

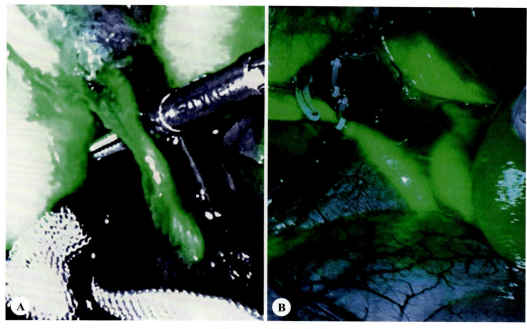

▲ 图 12-4　胆管可视化

A. 吲哚菁绿全身给药，由于经肝脏排泄，因此可以辅助外科医生在腹腔镜胆囊切除术中观察到关键的解剖结构（如胆总管）。腹腔镜器械游离出界限清晰的胆囊管。B. 应用的 FireFly 技术，使用达芬奇 Xi 平台可以描绘出胆囊管和胆总管（经 Esteban Varela MD 许可转载）

光素，而在 10 年后，这种荧光剂被吲哚菁绿所取代[44]。许多研究报道了吲哚菁绿荧光在胆囊切除术中的应用，最近的一项 Meta 分析显示，有 19 项研究在胆囊三角解剖游离前后应用吲哚菁绿可视化胆总管和肝总管，以及 4 项研究对吲哚菁绿和术中胆道造影进行了对照研究[45]。78.7% 应用了吲哚菁绿的病例在胆囊三角解剖游离前在荧光下可见胆总管。但是，这些研究中没有记录与白光的对比。有 4 项研究分别应用了吲哚菁绿和术中胆道造影对胆管结构显影，有中等质量的证据证明，吲哚菁绿荧光显影在胆囊管（RR=1.16；95%CI 1.00～1.35）、胆总管（RR=1.00；95%CI 0.97～1.03）的显像优于白光，但在肝总管（RR=0.76；95%CI 0.58～1.01）中并非如此。这些研究中有很大一部分纳入了没有合并胆囊疾病的患者，而胆囊疾病合并胆囊炎的患者，荧光强度可能会较低[46]。一项比较吲哚菁绿胆管造影与白光显像的大型多中心随机试验已经完成，将于 2020 年报道（NCT02702843）[47]。

四、关键血管识别

静脉输注的吲哚菁绿最终到达微血管系统，实现器官灌注的荧光显像，此外，该技术还可用于术中可视化关键血管。荧光的这种应用仅在两项研究报道过。Schols 等[48] 首先报道了通过重复注射吲哚菁绿来识别胆道血管的技术，在 87% 的患者中成功地识别了胆囊动脉，尽管它们在白光下也可以被清楚地看到。Sarkaria 及其同事[49] 也报道，在食管切除术中，吲哚菁绿荧光技术可以可视化胃短动脉、胃网膜血管弓形结构和尚未认知的帮助胃运动的小交通动脉。尽管这是一项以评估胆管灌注为主要目的的研究中的偶然发现，但荧光血管识别技术的确可以在许多手术过程中提供帮助。

五、神经识别

在大多数外科手术中，医源性神经损伤会给患者带来严重的并发症，导致肌肉瘫痪、感觉异常、慢性疼痛，以及自主神经损伤导致的器官功能丧失。早期很多技术被用来试图识别和保护具有损伤危险的神经，包括超声、MRI、CT、正电子发射断层扫描（positron emission tomography，PET）和肌电图，但是这些技术很难在传统的手术室中使用。荧光技术是一种即将到来的术中神经识别技术，其中研究者最感兴趣的是近红外荧光。

近红外神经识别大致可分为非特异性识别剂和

神经特异性识别剂。最早的非特异性识别剂是轴突转运剂，传统上被用于神经组织学检查，自然地被用于神经荧光识别，包括 NeuroTrace、Fast Blue 和 Dio/Fast Dio[50]。这些示踪剂仍在动物研究阶段，尚未被纳入到近红外光谱中。由于它们不能穿过血脑屏障，因此必须直接作用于神经。其他非特异性神经试剂是神经血管染色剂，可以停留在血管内并显影神经营养血管，从而可以间接地提供神经的可视化[50]。吲哚菁绿已被用作一种神经血管染色剂，用于显示机器人前列腺根治术中的神经血管束[51]、胸腺切除术的膈神经[52]及乳突手术中的面神经[53]。虽然该应用是很有前景的，但荧光信号在这些血管和神经中仅能持续几秒钟，随后会重新分布到周围组织，因此需要重复给药。

神经特异性试剂在制药行业的研发中备受关注，其目标是可以特异性地以神经纤维为靶点，并通过最小化背景信号提高外科医生探测神经的能力。目前的两个目标方向分别是周围神经的髓鞘和神经外膜。髓鞘靶向剂包括二乙苯烯苯衍生物，GE 公司全球研究小组已在猪模型中评估了坐骨神经荧光显像[54]。不幸的是，由于目前研究试剂中含有不适合人类使用的成分，因此该试剂向人类转化比较困难[50]。神经外膜靶向化合物使用了凝集素靶向聚糖链，聚糖链是周围神经中结缔组织的主要组成部分，但是因为周围的组织即淋巴管中也大量存在聚糖链，因此，神经外膜靶向化合物非常缺乏特异性。

尽管通过荧光技术来识别神经颇具前景，但荧光识别的试剂主要针对周围神经。目前为止，荧光

识别技术尚未在自主神经中评估应用，而这些自主神经是手术中重要、需保留的解剖结构，尤其是在盆腔手术和食管胃手术中。

六、胃肠切除术中的吻合灌注

对于接受结直肠切除术的患者，术后最令人担心的并发症是吻合口瘘，即吻合口愈合失败，导致结肠内容物漏出、败血症甚至可能引发多器官衰竭。据文献报道，吻合口瘘发生的风险为 2.7%～13.3%[55]，在直肠切除术中风险更高。过去的 20 年中，尽管手术技术不断进步，但吻合口瘘的发生率并没有发生改变[56]。与吻合口瘘风险增加相关的诸多因素包括年龄、男性、营养不良、吸烟、术前化疗和放疗、肿瘤分期晚期、免疫抑制、失血和败血症[57]。尽管如此，吻合口有足够的血液供应对其愈合依然至关重要[58]。目前，越来越多的外科医生在术中静脉注射吲哚菁绿，应用荧光血管造影技术检测吻合口附近的结肠缺血情况。传统上，结直肠手术中，评估肠管血流灌注的方法包括检查肠管浆膜的颜色，触诊肠系膜血管的搏动，以及看到动脉断端的搏动性出血[59]。尽管术中看到肠管断端处搏动性动脉出血，就无需对肠管的血流灌注进一步评估，但是在临床实践中，由于血管痉挛等其他因素，常常很难确定这一点，这使得外科医生在白光下判断肠管的血流灌注情况具有极大的主观性（图 12-5）。

PILLAR 二期临床研究[60]招募了 139 例患者，这些患者均接受了左半结肠切除术，研究观察到术后出现吻合口瘘的发生率是 1.4%；术中依据吲哚菁

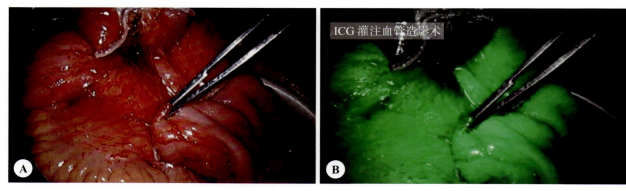

▲ 图 12-5 肠管吻合的血流灌注判断

A. 小肠的吻合段（顶部）呈粉红色，在白光下评估可以存活；B. 静脉注射吲哚菁绿后，在近红外光下，可以很明显地看到这段肠管没有血流灌注。外科医生可以使用吲哚菁绿作为实时评估血流灌注的方法，为提高吻合口的安全性提供了保证，特别是在左侧结直肠切除术中，肠管的血流供应几乎完全依赖于单根血管（边缘动脉）（经 Sam Atallah MD 许可转载）

绿造影技术更改手术方案的患者（n=11）术后均未出现吻合口瘘。最近一项由 Blanco-Colino 等 [61] 开展的荟萃分析，统计了 1302 例患者术后至少 30 天随访时吻合口瘘的发生率，其中 555 例术中使用了吲哚菁绿造影术，剩余的 747 例采用常规评估方式。使用了吲哚菁绿造影的组中，7.4% 的病例因术中荧光成像发现吻合口灌注不足而改变了吻合平面。在 956 例癌症患者（吲哚菁绿组 382 例，对照组 574 例）的亚组分析中，吲哚菁绿组术后吻合口瘘的发生率明显降低（OR=0.34；95%CI 0.16～0.74；P=0.006）。在直肠切除术中也有类似的结果。Ris 等 [62] 开展的一项规模更大的研究没有被纳入这个荟萃分析中，他们的研究中，29 例患者根据荧光血管造影更改了手术计划，结直肠吻合术的术后吻合口瘘发生率是 2.6%，低位直肠前切除术的术后吻合口瘘发生率是 3%。基于这些鼓舞人心的数据，首个在直肠前切除患者人群中进行的吲哚菁绿荧光血管造影的多中心随机临床研究已开展，研究结果在 2020 年公布 [63]。

这种技术必须使用邻近小肠或近端结肠的荧光造影结果作为视觉阳性对照。目前吻合口灌注技术缺乏量化，对荧光信号哪些（如信号出现时间、信号洗脱时间、最大信号）是重要信息也缺乏了解 [62]。可进行定量分析的技术目前正在评估阶段，旨在提供一个"临界值"，来辅助判断吻合口是否能够正常愈合 [64]。

七、淋巴显影

实体肿瘤的根治性切除有两个手术原则：完整地切除肿瘤（达到 R_0 级别的切除）和区域引流淋巴结清扫。虽然有少数例外，但在大多数情况下，这两个原则对于患者的最大无复发生存至关重要。此外，引流淋巴结能为进一步的治疗提供必要的病理分期。在一些恶性实体肿瘤中，前哨淋巴结（the sentinel lymph node，SLN）的概念可以帮助外科医生对接受淋巴结切除术的患者进行分期和分层。特别是黑色素瘤 [65] 和乳腺癌手术 [66]，淋巴结显影和 SLN 活检已成为标准的治疗程序。

在乳腺癌手术中，SLN 活检技术通常需要在肿瘤附近、乳晕后或乳晕周围注射一种可见的蓝色染料（如专利蓝 –V、异硫蓝或亚甲蓝），或者一种 γ 射线可探测的放射性示踪剂，或两种同时使用。在 SLN 解剖过程中，染料或放射性示踪剂可以在区域淋巴的第一个淋巴结中被阳性识别，在这两种技术

的辅助下，SLN 具有很高的检测率，大型研究中报道为 96%～99.1% [67, 68]（注：使用单一技术 SLN 的检测率可降低 10% [69]）。放射性同位素的使用会给医疗机构在处理、处置、培训和立法要求方面带来诸多困难，从而增加医疗服务的成本。在大多数医疗中心，放射性同位素的注射是在核医学科进行的，对患者来说也比较麻烦。使用蓝色染料，患者可能会有过敏和出现皮肤浸染的风险。因此，荧光 SLN 淋巴定位已被开发为这些方法的有效替代技术。Ahmed 等 [70] 在纳入 15 项研究的 Meta 分析中认为，当吲哚菁绿与蓝色染料单独比较时，吲哚菁绿对 SLN 的识别明显优于蓝色染料（OR=18.37；95%CI 8.63～39.10）。与放射性示踪剂相比，哪一种方法更好，目前还没有共识 [70, 71]。

在结直肠癌手术中，由于 SLN 技术的敏感性存在变异，SLN 活检的概念未被广泛采用 [72]。因此，所有行切除术的患者均要接受整块肠系膜的切除——即使是处于 T_1 期（除了高度选择、组织学检查结果较好的直肠病变）和 T_2 期的患者。这意味着，对于处于早期、淋巴结阴性的癌症患者，肠系膜切除术没有更多的肿瘤学获益 [73]，因此，结直肠外科医生希望能够明确哪些患者有淋巴结转移性，哪些患者没有淋巴结转移性，并相应地调整手术方案。然而，由于"跳跃式转移"现象，即非常规的淋巴结引流携带了肿瘤细胞而使肿瘤发生转移，而 SLN 活检无法识别这种情况，因此 SLN 技术在结直肠癌的应用可能更具争议性。目前，荧光引导的 SLN 活检在结直肠癌中的有效性受技术、剂量、设备和时间等方面的异质性，以及患者数量较少的限制而并不确定。然而，最重要的是，已发表的研究仅报道了该技术在组织病理学阳性病例中的敏感性和特异性，而没有报道该方法在鉴定阴性 SLN 中的价值。吲哚菁绿是一种非特异性染料，因此，根据 SLN 阳性来报告检测的敏感性可能是对结果不确定性的合理解释。有三项开展得很好的 Meta 分析表明，尽管该技术有很好的应用前景，但并未达到与乳腺手术中荧光引导 SLN 活检相同的检出率和证据质量 [74-76]。

除 SLN 活检外，用吲哚菁绿进行的淋巴显影可在结直肠手术中确定区域引流淋巴结的范围，并识别非常规的淋巴引流，从而辅助外科医生制订有个体化的结直肠切除术 [77]。淋巴引流的可视化，异常淋巴结的识别，并最终可以在术中实时决策肠系膜

切除术是否进行变更，这些可能是和预后相关的一些问题。特别是，由于从中结肠到左结肠动脉的区域淋巴引流存在变异，因此很难选择适当的肠系膜切除术，因此包括结肠左曲在内的一些结直肠癌的切除仍然没有形成标准化[78]。Watanabe 及其同事[79] 已经证明了结肠左曲肿瘤的淋巴引流存在高度变异性，31 例患者中，38.7% 的患者淋巴引流至左副结肠动脉（left accessory aberrant colic artery，LAACA），在 61.3% 的无 LAACA 的患者中，19.4% 的淋巴引流至中结肠动脉的左支，25.8% 引流至左结肠动脉，16.1% 引流至肠系膜下静脉。还需要更多的研究来优化结直肠癌手术中荧光淋巴定位的剂量、时机和患者的选择。

八、应用非靶向荧光素对疾病进行荧光显影

文献中，有许多关于非靶向近红外荧光素的应用。在肝脏原发性和继发性恶性肿瘤切除术中，吲哚菁绿已被证明是一种有潜力的非特异性工具，可帮助外科医生来判断这些病变的切除范围。该技术由 Ishizawa 及其同事[80] 发现的，他们偶然发现静脉注射吲哚菁绿后肝细胞癌发出强烈的荧光。推测由于癌肿周围胆道系统阻塞，癌组织中的胆汁排泄减少，因此术前注射的吲哚菁绿依然保留在这些病变组织中所致。迄今为止，许多小型研究已经证明了吲哚菁绿对肝癌识别的有效性[80, 81]。因为吲哚菁绿不是癌特异性的，因此可能存在假阳性的问题，据报道，假阳性率可高达 40%[82]。在结直肠癌腹膜转移瘤的检测中，吲哚菁绿也显示了类似的有前景的结果，然而，与肝脏病变一样，该技术似乎缺乏特异性[75, 83]。尽管如此，在结肠镜检查过程中，可以直接向病变部位注射吲哚菁绿，从而可使病变组织在微创手术中呈现为"半透明文身"状的可见状态（图 12-6）。

九、近红外成像的未来发展方向

本章对近红外荧光素进行了阐述，在第二近红外窗口（the second near-infrared window，NIR-Ⅱ；1000～1700nm）中荧光成像也是可行的，一些学者认为，由于 NIR-Ⅱ 光子散射减少、组织自生荧光弱，以及更深的组织穿透性，从而改善了成像质量和信噪比，因此比 NIR-Ⅰ（650～900nm）更为理想[84-88]。直到最近，仅有的用于体内成像的 NIR-Ⅱ 荧光剂是无机物，包括碳纳米管、量子点和纳米颗粒，由于它们具有极长的循环时间，并留存在肝脏和脾脏中，引起了人们对这些分子的毒性问题的担忧[89]。有机荧光素更适用于临床成像，它们能够快速代谢且毒性低；然而，这些染料的设计和制造极其困难，因此有机 NIR-Ⅱ 染料的合成远远落后于无机染料[85, 89]。同样，活体使用的 NIR-Ⅱ 的成像设备的制造也非常困难，昂贵且漫长，因此，还没有商业实体开发这样的设备。

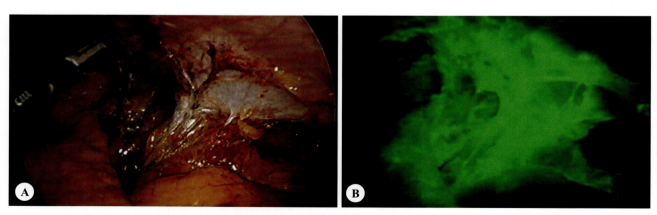

▲ 图 12-6　吲哚菁绿荧光显影

A. 在腹腔镜结肠切除术中，由于肿瘤体积较小，表面覆盖着致密的大网膜，以及既往手术造成的组织粘连，使得目标病灶很难被识别；B. 术前，在脾曲肿瘤的基底部进行黏膜下吲哚菁绿注射，术中外科医生能够清楚地定位和锁定相应的结肠节段（经 Sam Atallah MD 许可转载）

参考文献

[1] da Silva G, Boutros M, Wexner SD. Role of prophylactic ureteric stents in colorectal surgery. Asian J Endosc Surg. 2012;5(3):105–10.

[2] Kyzer S, Gordon PH. The prophylactic use of ureteral catheters during colorectal operations. Am Surg. 1994;60(3):212–6.

[3] Janssen PF, Brolmann HA, Huirne JA. Causes and prevention of laparoscopic ureter injuries: an analysis of 31 cases during laparoscopic hysterectomy in the Netherlands. Surg Endosc. 2013;27(3):946–56.

[4] St Lezin MA, Stoller ML. Surgical ureteral injuries. Urology. 1991;38(6):497–506.

[5] Delacroix SE Jr, Winters JC. Urinary tract injures: recognition and management. Clin Colon Rectal Surg. 2010;23(2):104–12.

[6] Halabi WJ, Jafari MD, Nguyen VQ, Carmichael JC, Mills S, Pigazzi A, et al. Ureteral injuries in colorectal surgery: an analysis of trends, outcomes, and risk factors over a 10–year period in the United States. Dis Colon Rectum. 2014;57(2):179–86.

[7] Mahendran HA, Praveen S, Ho C, Goh EH, Tan GH, Zuklifli MZ. Iatrogenic ureter injuries: eleven years experience in a tertiary hospital. Med J Malaysia. 2012;67(2):169–72.

[8] Palaniappa NC, Telem DA, Ranasinghe NE, Divino CM. Incidence of iatrogenic ureteral injury after laparoscopic colectomy. Arch Surg. 2012;147(3):267–71.

[9] Al-Awadi K, Kehinde EO, Al-Hunayan A, Al-Khayat A. Iatrogenic ureteric injuries: incidence, aetiological factors and the effect of early management on subsequent outcome. Int Urol Nephrol. 2005;37(2):235–41.

[10] Tebala GD. The "left ureteral triangle" as an anatomic landmark for the identification of the left ureter in laparoscopic distal colectomies. Surg Laparosc Endosc Percutan Tech. 2016;26(5):e100–e2.

[11] Nam YS, Wexner SD. Clinical value of prophylactic ureteral stent indwelling during laparoscopic colorectal surgery. J Korean Med Sci. 2002;17(5):633–5.

[12] Coakley KM, Kasten KR, Sims SM, Prasad T, Heniford BT, Davis BR. Prophylactic ureteral catheters for colectomy: a national surgical quality improvement program-based analysis. Dis Colon Rectum. 2018;61(1):84–8.

[13] Merola J, Arnold B, Luks V, Ibarra C, Resio B, Davis KA, et al. Prophylactic ureteral stent placement vs no ureteral stent placement during open colectomy. JAMA Surg. 2018;153(1):87–90.

[14] Senagore AJ, Luchtefeld M. An initial experience with lighted ureteral catheters during laparoscopic colectomy. J Laparoendosc Surg. 1994;4(6):399–403.

[15] Tsujinaka S, Wexner SD, DaSilva G, Sands DR, Weiss EG, Nogueras JJ, et al. Prophylactic ureteric catheters in laparoscopic colorectal surgery. Tech Coloproctol. 2008;12(1):45–50.

[16] Bothwell WN, Bleicher RJ, Dent TL. Prophylactic ureteral catheterization in colon surgery. A five-year review. Dis Colon Rectum. 1994;37(4):330–4.

[17] Boyan WP Jr, Lavy D, Dinallo A, Otero J, Roding A, Hanos D, et al. Lighted ureteral stents in laparoscopic colorectal surgery; a five-year experience. Ann Transl Med. 2017;5(3):44.

[18] Kim K, Schwaitzberg S, Onel E. An infrared ureteral stent to aid in laparoscopic retroperitoneal lymph node dissection. J Urol. 2001;166(5):1815–6.

[19] Lee Z, Moore B, Giusto L, Eun DD. Use of indocyanine green during robot-assisted ureteral reconstructions. Eur Urol. 2015;67(2):291–8.

[20] Park H, Farnam RW. Novel use of indocyanine green for intraoperative, real-time localization of ureter during robot-assisted excision of endometriosis. J Minim Invasive Gynecol. 2015;22(6s):S69.

[21] Lee Z, Simhan J, Parker DC, Reilly C, Llukani E, Lee DI, et al. Novel use of indocyanine green for intraoperative, real-time localization of ureteral stenosis during robot-assisted ureteroureterostomy. Urology. 2013;82(3):729–33.

[22] Siddighi S, Yune JJ, Hardesty J. Indocyanine green for intraoperative localization of ureter. Am J Obstet Gynecol. 2014;211(4):436.e1–2.

[23] Tanaka E, Ohnishi S, Laurence RG, Choi HS, Humblet V, Frangioni JV. Real-time intraoperative ureteral guidance using invisible near-infrared fluorescence. J Urol. 2007;178(5):2197–202.

[24] Korb ML, Huh WK, Boone JD, Warram JM, Chung TK, de Boer E, et al. Laparoscopic fluorescent visualization of the ureter with intravenous IRDye800CW. J Minim Invasive Gynecol. 2015;22(5):799–806.

[25] Mahalingam SM, Dip F, Castillo M, Roy M, Wexner SD, Rosenthal RJ, et al. Intraoperative ureter visualization using a novel near-infrared fluorescent dye. Mol Pharm. 2018;15(8):3442–7.

[26] Cha J, Nani RR, Luciano MP, Kline G, Broch A, Kim K, et al. A chemically stable fluorescent marker of the ureter. Bioorg Med Chem Lett. 2018;28(16):2741–5.

[27] Matsui A, Tanaka E, Choi HS, Kianzad V, Gioux S, Lomnes SJ, et al. Real-time, near-infrared, fluorescence-guided identification of the ureters using methylene blue. Surgery. 2010;148(1):78–86.

[28] Verbeek FP, van der Vorst JR, Schaafsma BE, Swijnenburg RJ, Gaarenstroom KN, Elzevier HW, et al. Intraoperative near infrared fluorescence guided identification of the ureters using low dose methylene blue: a first in human experience. J Urol. 2013;190(2):574–9.

[29] Yeung TM, Volpi D, Tullis ID, Nicholson GA, Buchs N, Cunningham C, et al. Identifying ureters in situ under fluorescence during laparoscopic and open colorectal surgery. Ann Surg. 2016;263(1):e1–2.

[30] Barnes TG, Hompes R, Birks J, Mortensen NJ, Jones O, Lindsey I, et al. Methylene blue fluorescence of the ureter during colorectal surgery. Surg Endosc. 2018;32(9):4036–43.

[31] Kneist W, Stelzner S, Aigner F, Fürst A, Wedel T. Urethral injury in body donor TaTME training. Coloproctology. 2017;39(3):179–83.

[32] Penna M, Hompes R, Arnold S, Wynn G, Austin R, Warusavitarne J, et al. Transanal total mesorectal excision: international registry results of the first 720 cases. Ann Surg. 2016;266:111.

[33] Rouanet P, Mourregot A, Azar CC, Carrere S, Gutowski M, Quenet F, et al. Transanal endoscopic proctectomy: an innovative procedure for difficult resection of rectal tumors in men with narrow pelvis. Dis Colon Rectum. 2013;56(4):408–15.

[34] Burke JP, Martin-Perez B, Khan A, Nassif G, de Beche-Adams T, Larach SW, et al. Transanal total mesorectal excision for rectal cancer: early outcomes in 50 consecutive patients. Color Dis. 2016;18(6):570–7.

[35] Simillis C, Hompes R, Penna M, Rasheed S, Tekkis PP. A systematic review of transanal total mesorectal excision: is this the future of rectal cancer surgery? Color Dis. 2016;18(1):19–36.

[36] Atallah S, Mabardy A, Volpato AP, Chin T, Sneider J, Monson JRT. Surgery beyond the visible light spectrum: theoretical and applied methods for localization of the male urethra during transanal total mesorectal excision. Tech Coloproctol. 2017;21:413–24.

[37] Atallah S, Mabardy A, Volpato AP, Chin T, Sneider J, Monson JRT. Surgery beyond the visible light spec-trum: theoretical and applied methods for localization of the male urethra during transanal total mesorectal excision. Tech Coloproctol. 2017;21(6):413–24.

[38] Barnes TG, Penna M, Hompes R, Cunningham C. Fluorescence to highlight the urethra: a human cadaveric study. Tech Coloproctol. 2017;21(6):439–44.

[39] Barnes TG, Volpi D, Cunningham C, Vojnovic B, Hompes R. Improved urethral fluorescence during low rectal surgery: a new dye and a new method. Tech Coloproctol. 2018;22(2):115–9.

[40] Nitta T, Tanaka K, Kataoka J, Ohta M, Ishii M, Ishibashi T, et al. Novel

technique with the IRIS U kit to prevent urethral injury in patients undergoing transanal total mesorectal excision. Ann Med Surg (Lond). 2019;46:1–3.

[41] Giger U, Ouaissi M, Schmitz SF, Krahenbuhl S, Krahenbuhl L. Bile duct injury and use of cholangiography during laparoscopic cholecystectomy. Br J Surg. 2011;98(3):391–6.

[42] Branum G, Schmitt C, Baillie J, Suhocki P, Baker M, Davidoff A, et al. Management of major biliary complications after laparoscopic cholecystectomy. Ann Surg. 1993;217(5):532–40. discussion 40–1

[43] Flum DR, Dellinger EP, Cheadle A, Chan L, Koepsell T. Intraoperative cholangiography and risk of common bile duct injury during cholecystectomy. JAMA. 2003;289(13):1639–44.

[44] Ishizawa T, Bandai Y, Ijichi M, Kaneko J, Hasegawa K, Kokudo N. Fluorescent cholangiography illuminating the biliary tree during laparoscopic cholecystectomy. Br J Surg. 2010;97(9):1369–77.

[45] Vlek SL, van Dam DA, Rubinstein SM, de Lange-de Klerk ESM, Schoonmade LJ, Tuynman JB, et al. Biliary tract visualization using near-infrared imaging with indocyanine green during laparoscopic cholecystectomy: results of a systematic review. Surg Endosc. 2017;31(7):2731–42.

[46] van den Bos J, Wieringa FP, Bouvy ND, Stassen LPS. Optimizing the image of fluorescence cholangiography using ICG: a systematic review and ex vivo experiments. Surg Endosc. 2018;32:4820.

[47] Clinicaltrials.gov. Fluorescence cholangiography vs white light for bile ducts identification 2018. Available from: https://clinicaltrials.gov/ct2/show/NCT027028 43?term=ICG+cholangiography&rank=10.

[48] Schols RM, Bouvy ND, van Dam RM, Masclee AA, Dejong CH, Stassen LP. Combined vascular and biliary fluorescence imaging in laparoscopic cholecystectomy. Surg Endosc. 2013; 27(12):4511–7.

[49] Sarkaria IS, Bains MS, Finley DJ, Adusumilli PS, Huang J, Rusch VW, et al. Intraoperative near-infrared fluorescence imaging as an adjunct to robotic-assisted minimally invasive esophagectomy. Innovations (Phila). 2014;9(5):391–3.

[50] Walsh EM, Cole D, Tipirneni KE, Bland KI, Udayakumar N, Kasten BB, et al. Fluorescence imaging of nerves during surgery. Ann Surg. 2019;270(1):69–76.

[51] Mangano MS, De Gobbi A, Beniamin F, Lamon C, Ciaccia M, Maccatrozzo L. Robot-assisted nerve-sparing radical prostatectomy using near-infrared fluorescence technology and indocyanine green: initial experience. Urologia. 2018;85(1):29–31.

[52] Wagner OJ, Louie BE, Vallieres E, Aye RW, Farivar AS. Near-infrared fluorescence imaging can help identify the contralateral phrenic nerve during robotic thymectomy. Ann Thorac Surg. 2012;94(2):622–5.

[53] Chen SC, Wang MC, Wang WH, Lee CC, Yang TF, Lin CF, et al. Fluorescence-assisted visualization of facial nerve during mastoidectomy: a novel technique for preventing iatrogenic facial paralysis. Auris Nasus Larynx. 2015;42(2):113–8.

[54] Gibbs-Strauss SL, Nasr KA, Fish KM, Khullar O, Ashitate Y, Siclovan TM, et al. Nerve-highlighting fluorescent contrast agents for image-guided surgery. Mol Imaging. 2011;10(2):91–101.

[55] Park JS, Huh JW, Park YA, Cho YB, Yun SH, Kim HC, et al. Risk factors of anastomotic leakage and long-term survival after colorectal surgery. Medicine (Baltimore). 2016;95(8):e2890.

[56] Paun BC, Cassie S, MacLean AR, Dixon E, Buie WD. Postoperative complications following surgery for rectal cancer. Ann Surg. 2010; 251(5):807–18.

[57] McDermott FD, Heeney A, Kelly ME, Steele RJ, Carlson GL, Winter DC. Systematic review of preoperative, intraoperative and postoperative risk factors for colorectal anastomotic leaks. Br J Surg. 2015;102(5):462–79.

[58] Rutegard M, Rutegard J. Anastomotic leakage in rectal cancer surgery: the role of blood perfusion. World J Gastrointest Surg. 2015;7(11):289–92.

[59] Hirst NA, Tiernan JP, Millner PA, Jayne DG. Systematic review of methods to predict and detect anastomotic leakage in colorectal surgery. Color Dis. 2014;16(2):95–109.

[60] Jafari MD, Wexner SD, Martz JE, McLemore EC, Margolin DA, Sherwinter DA, et al. Perfusion assessment in laparoscopic left-sided/anterior resection (PILLAR II): a multi-institutional study. J Am Coll Surg. 2015;220(1):82–92.e1.

[61] Blanco-Colino R, Espin-Basany E. Intraoperative use of ICG fluorescence imaging to reduce the risk of anastomotic leakage in colorectal surgery: a systematic review and meta-analysis. Tech Coloproctol. 2018;22(1):15–23.

[62] Ris F, Liot E, Buchs NC, Kraus R, Ismael G, Belfontali V, et al. Multicentre phase II trial of near-infrared imaging in elective colorectal surgery. Br J Surg. 2018;105(10):1359–67.

[63] Armstrong G, Croft J, Corrigan N, Brown JM, Goh V, Quirke P, et al. IntAct: intra-operative fluorescence angiography to prevent anastomotic leak in rectal cancer surgery: a randomized controlled trial. Color Dis. 2018;20(8):O226–O34.

[64] Diana M, Agnus V, Halvax P, Liu YY, Dallemagne B, Schlagowski AI, et al. Intraoperative fluorescence-based enhanced reality laparoscopic real-time imaging to assess bowel perfusion at the anastomotic site in an experimental model. Br J Surg. 2015;102(2):e169–76.

[65] Morton DL, Wen DR, Wong JH, Economou JS, Cagle LA, Storm FK, et al. Technical details of intraoperative lymphatic mapping for early stage melanoma. Arch Surg. 1992;127(4):392–9.

[66] Giuliano AE, Kirgan DM, Guenther JM, Morton DL. Lymphatic mapping and sentinel lymphadenectomy for breast cancer. Ann Surg. 1994;220(3):391.8; discussion 8–40.

[67] Straver ME, Meijnen P, van Tienhoven G, van de Velde CJ, Mansel RE, Bogaerts J, et al. Sentinel node identification rate and nodal involvement in the EORTC 10981–2202. AMAROS trial. Ann Surg Oncol. 2010;17(7):1854–61.

[68] Kuehn T, Bauerfeind I, Fehm T, Fleige B, Hausschild M, Helms G, et al. Sentinel-lymph-node biopsy in patients with breast cancer before and after neoadjuvant chemotherapy (SENTINA): a prospective, multicentre cohort study. Lancet Oncol. 2013;14(7):609–18.

[69] Goyal A, Newcombe RG, Chhabra A, Mansel RE, Group AT. Factors affecting failed localisation and false-negative rates of sentinel node biopsy in breast cancer-results of the ALMANAC validation phase. Breast Cancer Res Treat. 2006;99(2):203–8.

[70] Ahmed M, Purushotham AD, Douek M. Novel techniques for sentinel lymph node biopsy in breast cancer: a systematic review. Lancet Oncol. 2014;15(8):e351–62.

[71] Qiu SQ, Zhang GJ, Jansen L, de Vries J, Schroder CP, de Vries EGE, et al. Evolution in sentinel lymph node biopsy in breast cancer. Crit Rev Oncol Hematol. 2018;123:83–94.

[72] Tsioulias GJ, Wood TF, Morton DL, Bilchik AJ. Lymphatic mapping and focused analysis of sentinel lymph nodes upstage gastrointestinal neoplasms. Arch Surg. 2000;135(8):926–32.

[73] Currie AC, Brigic A, Thomas-Gibson S, Suzuki N, Moorghen M, Jenkins JT, et al. A pilot study to assess near infrared laparoscopy with indocyanine green (ICG) for intraoperative sentinel lymph node mapping in early colon cancer. Eur J Surg Oncol. 2017;43(11):2044–51.

[74] Yuasa Y, Seike J, Yoshida T, Takechi H, Yamai H, Yamamoto Y, et al. Sentinel lymph node biopsy using intraoperative indocyanine green fluorescence imaging navigated with preoperative CT lymphography for superficial esophageal cancer. Ann Surg Oncol. 2012;19(2):486–93.

[75] Emile SH, Elfeki H, Shalaby M, Sakr A, Sileri P, Laurberg S, et al. Sensitivity and specificity of indocyanine green near-infrared fluorescence imaging in detection of metastatic lymph nodes in colorectal cancer: systematic review and meta-analysis. J Surg Oncol. 2017;116(6):730–40.

[76] Liberale G, Bohlok A, Bormans A, Bouazza F, Galdon MG, El Nakadi

I, et al. Indocyanine green fluorescence imaging for sentinel lymph node detection in colorectal cancer: a systematic review. Eur J Surg Oncol. 2018;44(9):1301–6.

[77] Tuech JJ, Pessaux P, Regenet N, Bergamaschi R, Colson A. Sentinel lymph node mapping in colon cancer. Surg Endosc. 2004;18(12):1721–9.

[78] Nakagoe T, Sawai T, Tsuji T, Jibiki M, Ohbatake M, Nanashima A, et al. Surgical treatment and subsequent outcome of patients with carcinoma of the splenic flexure. Surg Today. 2001;31(3): 204–9.

[79] Watanabe J, Ota M, Suwa Y, Ishibe A, Masui H, Nagahori K. Evaluation of lymph flow patterns in splenic flexural colon cancers using laparoscopic real-time indocyanine green fluorescence imaging. Int J Color Dis. 2017;32(2):201–7.

[80] Ishizawa T, Fukushima N, Shibahara J, Masuda K, Tamura S, Aoki T, et al. Real-time identification of liver cancers by using indocyanine green fluorescent imaging. Cancer. 2009;115(11):2491–504.

[81] Judy RP, Keating JJ, DeJesus EM, Jiang JX, Okusanya OT, Nie S, et al. Quantification of tumor fluorescence during intraoperative optical cancer imaging. Sci Rep. 2015;5:16208.

[82] Abo T, Nanashima A, Tobinaga S, Hidaka S, Taura N, Takagi K, et al. Usefulness of intraoperative diagnosis of hepatic tumors located at the liver surface and hepatic segmental visualization using indocyanine green-photodynamic eye imaging. Eur J Surg Oncol. 2015;41(2): 257–64.

[83] Barabino G, Klein JP, Porcheron J, Grichine A, Coll JL, Cottier M. Intraoperative near-infrared fluorescence imaging using indocyanine green in colorectal carcinomatosis surgery: proof of concept. Eur J Surg Oncol. 2016;42(12):1931–7.

[84] Diao S, Blackburn JL, Hong GS, Antaris AL, Chang JL, Wu JZ, et al. Fluorescence imaging in vivo at wavelengths beyond 1500 nm. Angewandte Chemie-Int Ed. 2015;54(49):14758–62.

[85] Ding F, Chen S, Zhang W, Tu Y, Sun Y. UPAR targeted molecular imaging of cancers with small molecule-based probes. Bioorg Med Chem. 2017;25(20):5179–84.

[86] Smith AM, Mancini MC, Nie SM. BIOIMAGING second window for in vivo imaging. Nat Nanotechnol. 2009;4(11):710–1.

[87] Hong GS, Lee JC, Robinson JT, Raaz U, Xie LM, Huang NF, et al. Multifunctional in vivo vascular imaging using near-infrared II fluorescence. Nat Med. 2012;18(12):1841.

[88] Zhang XD, Wang HS, Antaris A, Li LL, Diao S, Ma R, et al. In vivo vascular imaging of traumatic brain injury in the second near-infrared window. J Neurotrauma. 2016;33(13):A48–A.

[89] Ding F, Zhan Y, Lu X, Sun Y. Recent advances in near-infrared II fluorophores for multifunctional biomedical imaging. Chem Sci. 2018;9(19):4370–80.

第 13 章　荧光引导切除术：外科手术的二元方法

Fluorescence-Guided Resections: A Binary Approach to Surgery

Stephanie Schipmann　Walter Stummer　著

刘元波　韩婷璐　译

缩 略 语		
5-ALA	5-aminolevulinic acid	5- 氨基乙酰丙酸
BBB	blood-brain barrier	血脑屏障
CCK2	cholecystokinin-2	胆囊收缩素 -2
CEA	carcinoembryonic antigen	癌胚抗原
EGFR	epidermal growth factor receptor	表皮生长因子受体
EMA	European Medicines Agency	欧洲药品管理局
FDA	Food and Drug Administration	美国食品药品管理局
FGS	fluorescence-guided surgery	荧光引导手术
FITC	fluorescein isothiocyanate	异硫氰酸荧光素
GRPR	gastrin-releasing peptide receptor	胃泌素释放肽受体
GTR	gross total resection	完全切除
HER	human epidermal growth factor receptor	人表皮生长因子受体
IGC	indocyanine green	吲哚菁绿
MB	methylene blue	亚甲蓝
NIR	near-infrared	近红外
NIR-PIT	near-infrared photoimmunotherapy	近红外光免疫疗法
OR	operating room (OR)	手术室
PDT	photodynamic therapy	光动力疗法
PPIX	protoporphyrin IX	原卟啉IX
PSMA	prostate-specific membrane antigen	前列腺特异性膜抗原
SWIG	second window ICG	第二窗口吲哚菁绿
VEGF	vascular epithelial growth factor	血管上皮生长因子

手术切除被认为是许多恶性肿瘤的主要治疗方法，在这个过程中，外科手术的目的是最大限度地保证肿瘤的安全切除范围，确保切缘无瘤，因为肿瘤切缘是局部肿瘤复发的强预测因子，并且与许多癌症的生存率相关，例如，乳腺癌[1]、头颈癌[2]、结肠直肠癌[3]、膀胱癌[4]、非小细胞肺癌[5] 和胶质母细胞瘤[6]。

肿瘤及其边缘的可视化是一项具有挑战性的工作，依赖于术中视觉和触觉检查，通常需要术中冰冻切片的组织病理学分析的支持，但这种方法的局限性在于耗时久且与最终病理结果可能存在偏差[7]。研究表明，尽管术前影像学检查取得了一定的进展，但在所有癌症中肿瘤切缘的阳性率仍为 5%～21%[8]。特别是在神经外科领域，一些传统的和非光学的成像方法，如术中神经导航、术中 CT 或 MRI，它们的共同特点在于价格昂贵，延长手术时间，扰乱手术流程，需要额外手术室空间，不具备肿瘤特异性，也不具备实时性。这些方法在过去几十年中出现，并在恶性脑肿瘤的治疗过程中发挥重要作用[9, 10]。这些方法主要基于解剖学特征，并无直接靶向肿瘤细胞的特性。

对于肿瘤外科医生来说，为了使手术安全而有效，区分异常组织和正常组织的能力至关重要。针对这一需求，荧光引导手术（fluorescence-guided surgery，FGS）已被证明是非常有效的。该方法需要在术前或术中向患者注射可以选择性地积聚在肿瘤组织中的光学显像剂，被荧光标记的组织结构在术中可以被检测到，从而为外科医生提供病变组织的可视化和轮廓。

在病变组织中诱导荧光具有下列优点：可在术中提供实时的病变组织可视化，因此，外科医生不再需要中断手术使用工具重新定位。荧光不仅用于检测残余肿瘤，手术策略也可能会因荧光信号而改变，例如，外科医生可以沿着恶性肿瘤的荧光边缘进行切除，而不是从内向外切除。最理想的是，如在使用 5- 氨基乙酰丙酸（5-aminolevulinic acid，5-ALA）时，常规照明下的周边明确的信息被呈现为简单、容易理解的二元信息。

FGS 的首次描述和使用可以追溯到 20 世纪 40 年代，George E. Moore[11, 12] 指出，在静脉注射荧光黄素后，可以荧光显像脑肿瘤[11, 12]。

除荧光黄素，其他荧光剂也被引入外科领域，如吲哚菁绿[13]、亚甲蓝（methylene blue，MB）[14] 和 5-ALA[15]，其中，5-ALA 是迄今为止被美国 FDA 批准的唯一用于术中成像的药物。此外，自从 FGS 首次被描述以来，该技术不仅在神经外科，并且在其他几个外科专业的肿瘤和非肿瘤适应证中也得到了发展[16-18]。本章将讨论这些已出现的荧光剂和一些新的方法在外科手术中的应用，以及它们的优点和局限性。

一、吲哚菁绿

吲哚菁绿是一种水溶性三碳菁，在近红外光谱中显示荧光，峰值发射波长为 780nm，激发波长 810nm。它被 FDA 批准用于眼科血管造影和测定肝血流和心脏功能，但它还有一些超说明书的适应证，如泌尿系肿瘤手术和神经血管手术[13, 19-21]。

吲哚菁绿经静脉给药后迅速与白蛋白结合，几乎可以即刻成像，吲哚菁绿半衰期很短，只有 150～180s，并经肝脏清除[22]；吲哚菁绿具有较高的安全性；不良反应发生率很低，过敏性休克、心律失常和低血压的发生率约为 0.05%，恶心或皮肤反应等轻微症状的发生率约为 0.2%[13]。

如今，吲哚菁绿已被广泛且成功地用于各种类型癌症的前哨淋巴结显影，如乳腺癌[23-27]、黑色素瘤[28-30]、头颈癌[28, 31-33]、前列腺癌[34-36]、肺癌[37]、胃癌[38, 39]、结直肠癌[40-42] 和食管癌[43, 44]（表 13–1）。使用吲哚菁绿进行前哨淋巴结活检，检出率得到提升，并且比使用亚甲蓝更加准确。特别是在乳腺癌前哨淋巴结的检测中，目前报道的灵敏度为 95%～100%[28, 30, 45]。吲哚菁绿淋巴造影也可用于慢性淋巴水肿的诊断和分期，并且在需要设计淋巴静脉旁路的病例中，有助于术中对淋巴通路进行解剖定位[46]。

此外，吲哚菁绿已被证明有助于术前肿瘤组织成像，例如，用于识别肺部恶性肿瘤中的小癌结节，降低开胸率，使外科医生能够进行精准的切除，节省手术时间，减少不必要的术中损伤[47, 48]。吲哚菁绿在结直肠癌腹膜转移瘤的探测中也有类似的结果，近 1/3 的病例因吲哚菁绿的使用而改变了手术方案[49]。除了转移癌，吲哚菁绿对肝细胞癌[50-52] 和卵巢癌[53, 54] 的探测也有应用价值。随着吲哚菁绿应用研究的增多，一种被称为第二窗口吲哚菁绿（second window indocyanine green，SWIG）的技术也逐渐被用于恶性脑胶质瘤的切除。这一过程中，术前至少

（续表）

荧光剂	适应证／医学疾病	手术类型／荧光剂的优点
吲哚菁绿	乳腺癌	前哨淋巴结显影 [23, 24, 26, 27] 乳房再造（皮瓣）——皮瓣血流灌注 [63, 64]
	黑色素瘤	前哨淋巴结显影 [28-30]
	头颈癌	前哨淋巴结显影 [28, 31-33] 恶性黏膜病变的检测（内镜肿瘤成像）[57] 皮瓣重建——皮瓣血流灌注 [65]
	肺癌	肿瘤成像 [48, 237-241] 解剖性肺切除术后皮瓣重建 – 皮瓣血流灌注 [60] 前哨淋巴结显影 [37]
	胃癌	前哨淋巴结显影 [38, 39] 肿瘤成像 [242] 肿瘤侵袭性评价 [58]
	结直肠癌	前哨淋巴结显影 [40-42] 腹膜转移的探测 [49]
	肛门癌	前哨淋巴结显影 [243]
	腹部（肿瘤）手术	肠吻合评估 [76, 82-85]
	食管癌	前哨淋巴结显影 [43, 44]
	前列腺癌	淋巴造影、前哨淋巴结显影 [34-36]
	淋巴水肿	淋巴造影 [244, 245]
	整形修复重建手术	血管造影——组织和皮瓣的血管评估 [63, 246-248]
	脑动脉瘤、动静脉畸形	视频血管造影或内镜评估动脉瘤夹闭术后血管通畅性 [13, 66-72]
	腹主动脉瘤	血管造影评估外周动脉灌注 [75]
	冠状动脉搭桥术	冠状动脉搭桥术评估移植血管通畅性血管造影 [73, 126]
吲哚菁绿	肝细胞癌	转移瘤探测 [249, 250] 肿瘤成像鉴别肿瘤／肿物 [50-52]
	卵巢癌	肿瘤成像鉴别肿瘤／肿物 [53, 54]
	恶性神经胶质瘤	肿瘤成像鉴别肿瘤／肿物 [55]
	脑转移瘤	肿瘤成像鉴别肿瘤／肿物 [251]
	脑膜瘤	肿瘤成像鉴别肿瘤／肿物 [252]
	胆囊切除术	腹腔镜胆囊切除术中通过胆道造影来明确胆道解剖 [76-78]
	肾、肝、胰腺移植	器官灌注评估 [79-81]
	鞍区病变	通过荧光内镜评估邻近结构（如视神经）的血液供应 [86]

表 13-1　多种荧光剂在外科手术中的应用现状

（续表）

荧光剂	适应证 / 医学疾病	手术类型 / 荧光剂的优点
5- 氨基乙酰丙酸	恶性神经胶质瘤	选择性显示肿瘤及其浸润区域，改进手术切除范围 [6, 15, 92, 99-105, 253-256]
	低级别神经胶质瘤	肿瘤内未分化病灶的可视化 [107-110]
	脑膜瘤	肿瘤和骨浸润成像 [111-116, 257]
	脑转移瘤	肿瘤成像、局部复发和总生存率的潜在预测因子 [106, 117, 118]
	儿童脑肿瘤，包括室管膜瘤	肿瘤成像 [119, 122, 123]
	颅内淋巴瘤	肿瘤成像，获得有代表性的活检样本 [124-126]
	成血管细胞瘤	实体瘤成像 [128, 129]
	颅内生殖细胞肿瘤	肿瘤成像 [131]
	室管膜下瘤	肿瘤成像 [130]
	前列腺癌	肿瘤成像，评估手术切缘是否有残余肿瘤 [132-134]
	膀胱癌	肿瘤成像 [135, 258]
	基底细胞癌	肿瘤和边缘成像 [259]
	眼科眼底病变	视网膜血管造影、角膜擦伤检测 [138]
荧光素钠	恶性神经胶质瘤	肿瘤成像，改进切除范围，背景照明 [135, 138, 139, 143-146, 148, 149, 153, 154, 259]
	脑转移瘤	肿瘤成像，改进切除范围 [140, 155, 156]
	脑膜瘤	肿瘤成像，血管造影和周围血管评估 [157, 158]
	中枢神经系统淋巴瘤	肿瘤成像，获得有代表性的活检样本 [140, 159]
	脑动脉瘤和血管畸形	荧光视频血管造影，以了解邻近血管的解剖和通畅性 [160-162]
	乳腺癌	近红外前哨淋巴结显影 [167] 肿瘤成像 [168]
亚甲蓝	甲状腺手术	术中甲状旁腺的早期识别和保护甲状旁腺腺瘤的鉴别 [171-172]
	胰腺肿瘤，包括胰岛素瘤	肿瘤成像 [169, 170]
	泌尿外科，腹部手术	输尿管标记 [173-175]
叶酸	卵巢癌	转移瘤成像（叶酸 – 异硫氰酸荧光素）[179, 180] 转移瘤成像（OTL38）[187]
	肺癌	肿瘤成像（叶酸 – 异硫氰酸荧光素）[47, 181-183] 肿瘤成像（OTL38）[185, 186]
	乳腺癌	肿瘤成像（叶酸 – 异硫氰酸荧光素）[179]
	肾癌	肿瘤成像（OTL38）[188]
	垂体瘤	肿瘤成像（OTL38）[189, 190]

（续表）

（续表）

荧光剂	适应证 / 医学疾病	手术类型 / 荧光剂的优点
耦联荧光标记染料的肿瘤特异性单克隆抗体	头颈癌	肿瘤成像（西妥昔单抗 –IRDye800CW）[194, 260] 转移淋巴结成像（西妥昔单抗 –IRDye800CW）[195] 肿瘤成像（帕托尤单抗 –IRDye800CW）[196, 260, 261]
	乳腺癌	肿瘤成像（贝伐珠单抗 –IRDye800CW）[197] 肿瘤成像（LUM015）[210] 肿瘤及转移淋巴结成像（AVB–620）[212]
	结直肠癌	腹膜转移瘤成像（贝伐珠单抗 –IRDye800CW）[203]
基于肽的荧光引导手术	胶质瘤（高级别和低级别）	肿瘤成像（托珠来肽 –BLZ–100）[218]

24h 给患者注射较高剂量的吲哚菁绿（剂量最高可达 5.0mg/kg），可使吲哚菁绿聚集在肿瘤组织内。研究者推测吲哚菁绿与人血白蛋白结合后，可以通过被破坏的血脑屏障，并因不易被清除而保留在肿瘤内，术中使用被整合入手术显微镜的近红外（near-infrared, NIR）摄像机（700～850nm），就可以荧光可视化肿瘤。吲哚菁绿的一个优点是，在近红外光谱区域可以被激发和发射，即使深层的组织内也能看到吲哚菁绿荧光[56]。但是，迄今为止，尚没有研究证明吲哚菁绿有益于改善恶性胶质瘤切除范围。

近红外内镜结合吲哚菁绿可以支持术中鉴别头颈部黏膜病变组织的良恶性，恶性病变检测的灵敏度和特异度分别为 90.5% 和 90.9%[57]，也是评估胃部肿瘤侵袭性的一种有用的诊断工具[58]。

在肿瘤手术中，除了要保证最大限度的肿瘤安全切除，肿瘤切除后充分的重建对于维持患者的生活质量、避免继发性并发症也至关重要[59, 60]。吲哚菁绿血管造影有助于评估血流和组织血供，可广泛应用于术前、术中和术后[46, 61]。这也表明，吲哚菁绿血管造影适用于整形修复重建手术[62]，例如，乳房切除术后应用多种皮瓣进行乳房修复重建[63, 64]，或评估解剖性肺切除术后其他皮瓣吻合口处的血流灌注质量[60]，或用于口腔癌切除术后游离皮瓣的修复重建[65]。

吲哚菁绿已被广泛应用于血管神经外科，通过集成近红外吲哚菁绿血管成像的显微镜，术中可以直接评估动脉瘤或动静脉畸形，以及周边血管结构的通畅性[13, 66-70]（图 13-1），或下一步通过集成血管成像的内镜来获得动脉瘤及其相关血管的一个更广

角的视图[71, 72]。此外，吲哚菁绿血管造影技术在血管和心脏外科中也起到类似的作用，可用于评估冠状动脉搭桥术的血管通畅性[73, 74]，或评估腹主动脉瘤患者外周动脉的血流灌注[75]。

吲哚菁绿的其他适应证包括腹腔镜胆囊切除术中的胆管造影，以明确胆道的解剖结构[76-78]，在肾[79, 80]、肝和胰腺移植[81]中评估器官的血液灌注，食管切除术和结直肠切除术中评估吻合口的血供[82-85]，以及在神经外科鞍区病变的内镜手术中，解剖性可视化邻近结构如垂体、视神经的血供[86]。

总之，吲哚菁绿广泛应用于多种医学亚专业中的各种适应证，然而，迄今为止，只有为数不多的随机对照前瞻性研究评估了吲哚菁绿的重要性及其有效性。目前，大部分研究结果都来自于是案例研究和单中心经验。尽管如此，大量的新文献报道和不断增加的应用适应证，使得吲哚菁绿成为荧光引导手术的一个备受关注的技术。在血管造影、淋巴造影、肿瘤成像，以及荧光内镜中吲哚菁绿都得到广泛应用，其应用效果依赖于吲哚菁绿造影的时机、剂量以及可视化的设备[87]。

二、5- 氨基乙酰丙酸

5-ALA 是血红素代谢途径中的一种天然代谢产物，可被代谢为原卟啉IX（protoporphyrin IX，PPIX），一种有强荧光性的血红素前体。在脑肿瘤手术领域，5-ALA 是世界上研究最热点的荧光剂，并被 FDA 和欧洲药品管理局批准用于高级别神经胶质瘤的术中成像。5-ALA 在麻醉诱导前约 3h 口服，剂量是 20mg/kg。它能被神经胶质瘤细胞选择性摄取并在肿

瘤细胞中转化为 PPIX。使用配有氙光源的手术显微镜在白光和紫蓝光（波长 370～440nm）之间切换，并配有发射滤光片，即可对肿瘤细胞中峰值在 635nm 和 704nm 的红色荧光可视化，进而可视化肿瘤[15, 88-90]。口服 5-ALA 3h 后可以看到荧光，6～8h 后达到峰值[89-91]。在高级别胶质瘤中典型显示为一种固态的红色荧光，在肿瘤边缘变成浅粉色，代表肿瘤的浸润区域[92]（图 13-2）。

这些高度恶性和侵袭性肿瘤的特点是，肿瘤具有浸润性以及和正常脑组织间缺乏明显的组织学界限。多项研究表明，完全切除造影增强的肿瘤组织对总生存率有益[93-97]。然而，仅通过视觉印象和触觉信息从正常脑组织中识别和描绘肿瘤组织是不可

能的[98]，5-ALA 检测恶性肿瘤细胞的特异度高达 100%，灵敏度高达 85%[15]。

一项随机对照多中心 III 期研究显示，5-ALA 在恶性胶质瘤的肿瘤切除范围（5-ALA 组为 65%，白光组为 36%，P ＜ 0.001）和无进展生存期方面有优势[6]。随着 5-ALA 的使用，以及对该方法和术中神经监测的信心，已有报道显示，肿瘤的切除率可为 80%～100%[99, 100]。

即使在复发的胶质母细胞瘤中，一些小病例研究也证实，在肿瘤切除量方面，5-ALA 引导的肿瘤切除同样具有优势[101-106]。

此外，在低级别胶质瘤的治疗中，5-ALA 对探测未分化病灶也具有优势[107-110]。而且，在个别案例

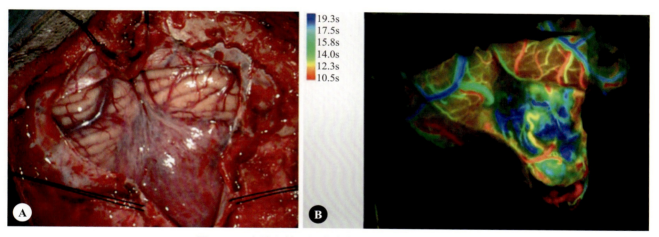

▲ 图 13-1 小脑血管母细胞瘤患者的吲哚菁绿血管造影

A. 白光下的肿瘤；B. 通过吲哚菁绿血管造影对血管结构和周围血管进行可视化和彩色编码

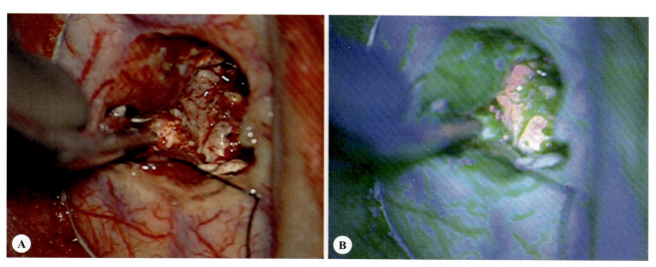

▲ 图 13-2 5-ALA 引导下的胶质母细胞瘤切除

A. 白光下，几乎不可能区分肿瘤和正常组织；B. 紫光下，肿瘤内显示出清晰的固态的荧光

中，5-ALA 也体现出了辅助切除其他非神经胶质脑肿瘤的潜力，如脑膜瘤[111-116]、脑转移瘤[106, 117, 118]、儿童脑肿瘤[119-123]、颅内淋巴瘤[124-127]、丛状血管瘤[128, 129]、室管膜瘤[123]、室管膜下瘤[130]和生殖细胞瘤[131]。然而，迄今为止，只有少量的队列和病例报告，5-ALA 在非神经胶质肿瘤中的应用有限尚无结论，需要有进一步的研究来探索 5-ALA 用于其他实体肿瘤的全部价值。

在中枢神经系统外，5-ALA 已被用于前列腺癌的可视化，并被证明可显示手术切缘的残留肿瘤[132-134]。最近，一项多中心Ⅲ期研究显示，5-ALA 在经尿道膀胱肿瘤电切术中可辅助识别肿瘤，具有较高的诊断价值和安全性[135]。

5-ALA 具有较高的毒理学安全性，目前仅观察到一些轻微的不良反应，如一过性的皮肤光毒性或暂时的肝酶升高等[6, 136]。

三、荧光素钠

荧光素钠是一种具有特征性黄绿色荧光的荧光生物标志物，吸收峰为 465～480nm，发射峰为 500～530nm。当以高浓度（20mg/kg）给药时，在白光下也可以观察到荧光[137]。荧光素广泛应用于眼科手术中的视网膜血管造影和角膜擦伤检测[138]。1947年，George E. Moore[11, 12]首次将荧光素应用于脑肿瘤的可视化，目前荧光素在神经外科领域中的应用还在研究中。麻醉诱导后，以 3～5mg/kg 剂量静脉给药，荧光素通过血流分布到所有灌注组织中，通过因肿瘤生长、血管通透性增加和新生血管形成被

破坏的血脑屏障（blood-brain barrier，BBB）溢出，并在此区域高亮显示[11, 138-141]。通过整合了特殊的荧光滤光片的现代外科显微镜，例如，FL650 系统（徕卡显微镜）和 YELLOW 560 系统（卡尔蔡司），可以实现荧光的可视化（图 13-3）。

荧光素是一种安全、稳定且价廉的荧光分子，给药后可导致皮肤和尿液一过性变色，曾有单例病例报道了相关的过敏反应[142]。

受 5-ALA 成功案例的鼓舞，几项旨在分析相对价廉的荧光素在恶性胶质瘤切除术中的有效性和适用性的研究逐渐开展，并得出了有前景的结果，肿瘤切除范围得到改善，手术全切除率为53%～100%[139, 143-149]。至今，荧光素在恶性胶质瘤中的应用证据还仅限于小队列研究。

一项单臂Ⅱ期研究（FLUGLIO）显示，荧光素引导的胶质瘤手术是安全可行的[150]，但仍需要进行随机试验来研究荧光素对生存期和切除范围的可能影响。迄今为止，所有的研究都是单臂的，不能排除这些研究中的选择偏差。

使用荧光素的主要局限是，荧光素主要标记的血脑屏障破坏区域，与肿瘤组织并不严格相关联，这使其成为水肿扩散的理想标记物，而不是肿瘤细胞的特异性标志物，5-ALA 也是这种情况[139, 151, 152]。此外，手术过程中，由于血浆中也有荧光素，因此，正常灌注的组织也会发出荧光，任何正常脑组织受到损伤，都会导致荧光素随血流沿着切口边缘非选择性地外渗。荧光素的使用时机至关重要，因为荧光素在组织中的分布遵循一定的时间过程，在

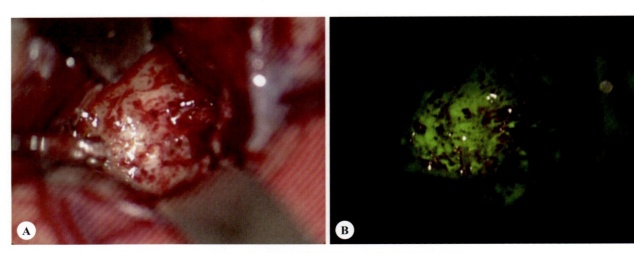

▲ 图 13-3　荧光素钠引导下的胶质母细胞瘤切除术
A. 白光下的肿瘤；B. YELLOW 560 滤光片下应用荧光素钠后的肿瘤

264min 的半衰期后可能出现非选择性外渗和染色，从而可能会有术中切除非肿瘤组织的风险[151]。

目前，有些研究同时应用荧光素和 5-ALA 来切除恶性胶质瘤，研究结果表明，该方法具有高度的特异性的肿瘤可视化（PPIX）和增强的背景亮度（荧光素）[153]。使用 YB 475 滤光片可使 PPIX 和荧光素同时实现荧光可视化[154]。

荧光素可应用于脑转移瘤的切除，目前报道的肿瘤完全切除（gross total resection，GTR）率为 83%～100%[140, 155, 156]；荧光素的其他应用还包括脑膜瘤的切除中，肿瘤成像和通过荧光血管造影评估周围及附着血管的情况，或在颅底手术中，增强正常脑结构和脑神经与肿瘤之间的对比度[157, 158]。此外，荧光素可用于原发性中枢神经系统淋巴瘤的可视化，并在活检过程中获得准确的诊断性样本[140, 159]。

与吲哚菁绿类似，荧光素也可用于荧光血管造影，辅助治疗脑动脉瘤或动静脉畸形[160-162]。

四、亚甲蓝

亚甲蓝通常是以一种深蓝色造影剂被熟知，在许多领域医学有着悠久的应用历史。Paul Ehrlich 和 Paul Guttmann[163] 在 19 世纪末率先使用，是第一种用于治疗疟疾的合成药物，也被用于治疗高铁血红蛋白血症[164]。

当亚甲蓝作为荧光剂被稀释后，可在近红外范围发光，激发峰为 670nm，发射峰为 690nm[165]。亚甲蓝的一种常见应用是，作为染色剂结合放射性同位素在多种肿瘤手术中辅助前哨淋巴结定位[14, 166]。最近，亚甲蓝的近红外荧光功能被用于开发一种新技术，称为使用亚甲蓝的近红外前哨淋巴结定位技术，目前，在许多情况下，亚甲蓝已被吲哚菁绿取代[167]。此外，亚甲蓝还用于乳腺癌[168]、胰腺肿瘤和神经内分泌肿瘤[169, 170] 和甲状旁腺腺瘤[171, 172] 的肿瘤鉴别。由于亚甲蓝是通过肾脏清除的，因此它可以很好地用于腹部手术中的输尿管标定[173-175]。低剂量（<2mg/kg）的亚甲蓝被认为是安全的，然而，亚甲蓝也可引起严重的不良反应，如溶血性贫血、心律失常和冠状动脉血管收缩[176]。

五、荧光引导手术的新技术和新方法

尽管上述荧光成像技术应用广泛并具有一定的优势，但仍存在一些局限性，主要是对癌细胞的检测缺乏高灵敏度和特异度，因此，相关的研究仍在继续。理想的荧光成像探针应该满足以下要素：恶性组织和正常组织之间的高对比度[177]、低毒性和高肿瘤选择性[87]。新一代 FGS 的旨在引入与荧光剂结合的肿瘤靶向特异性抗体或多肽，大多数技术目前正处于起步阶段，需要密集的临床前和早期临床研究。

（一）叶酸靶向的荧光引导手术

靶向于肿瘤细胞的特异性过表达的生物标志物，使癌症治疗和成像的方法更具选择性。其中一种生物标志物是叶酸受体，其表达水平在许多上皮起源的癌症中通常上调，包括乳腺癌、肺癌、肾癌和卵巢癌[178]。在 FGS 中，叶酸与荧光剂结合，例如，异硫氰酸荧光素（fluorescein isothiocyanate，FITC；也称为 EC17），一种在可见光谱（500nm）中具有荧光特性的试剂[179, 180]。小队列的研究显示了术中荧光成像在卵巢癌转移灶中应用的可行性，与肉眼或触诊相比，该方法可检测到额外 16% 的恶性病变[179]。肺腺癌也可以用叶酸 -FITC 进行检测，最近的一项研究显示，92%（46/50）的患者术中肿瘤组织可显示荧光。这种方法也可能在微创手术有用，可以克服微创手术中缺乏触觉信息的缺点[47, 181-183]。在乳腺癌的治疗中也显示了有前景的结果[179]。该技术的局限性在于基于可见光谱内的荧光，穿透深度有限，对隐藏的肿瘤结节照明不够，以及非恶性病变也有自发荧光，从而可能导致假阳性结果[47, 179]。为了克服这些缺点，研究人员引入了一种叶酸类似物 OTL38，可与近红外光谱中的荧光分子共轭[184]，目前，OTL38 已成功应用于肺癌[185, 186]、卵巢癌、肾癌[188] 和垂体腺瘤[189, 190] 的探测，使恶性病变的切除率提高了 29%[187]。

（二）基于肿瘤特异性抗体的荧光引导手术

选择性肿瘤靶向 FGS 的进一步方法是使用与荧光标记染料耦联的肿瘤特异性单克隆抗体，目前，有多个以多种癌特异性标志物为研究对象的临床研究正在开展，以评估荧光标记抗体对肿瘤成像的作用和益处[191, 192]。最常被评估的靶点是人类表皮生长因子受体（epidermal growth factor receptor，EGFR），该受体通常在头颈癌中过度表达[193]。一项 I 期临床试验研究了西妥昔单抗与近红外荧光染料 IRDye800 结合在头颈癌手术中的适用性，证明了西妥昔单抗具有较高的安全性和对肿瘤组织的精确识别[194]。进一步研究表明，该技术可用于颈部清扫术中识别额外的阳性淋巴结[195]。最近，研究显示帕托尤单抗 –IRDye800CW 在头颈癌术中可探测到的预计之外的肿瘤区域，以辅助外科医生改进术中决策[196]。在乳腺癌患者中，靶标血管上皮生长因子（vascular epithelial growth factor，VEGF）的近红外荧光示踪剂贝伐珠单抗 –IRDye800CW 目前已投入使用，并取得了良好的效果[197]。目前正在进行临床前研究的耦联 IRDye800CW 的特异性肿瘤抗体有：用于乳腺癌的抗人表皮生长因子受体 –2（human epidermal growth factor receptor-2，HER-2）抗体曲妥珠单抗[198, 199]、癌胚抗原（carcinoembryonic antigen，CEA）[200]，用于胰腺肿瘤术中成像的抗 CA19–9[201] 和用于前列腺癌的抗前列腺特异性膜抗原（prostate specific membrane antigen，PSMA）的抗体[202]。针对结直肠癌腹膜转移患者的贝伐珠单抗 –IRDye800CW 目前还在研究中[203]。

所有这些抗体和荧光剂的耦联物通常总是处于"开启"状态并发射荧光信号。更进一步，是开发可激活的荧光探针，具有更高的目标 / 背景比和更高的灵敏度和特异度，这些探针只有在与肿瘤细胞发生特异性结合时才会发出信号，而未结合时则不产生信号[87, 204]，激活通过酶促反应即内溶酶体进程，或由肿瘤组织中特定的生理环境来开启[87]。一些已开展的临床前研究证明了该方法的潜在优势[205-208]。LUM015 是第一个在乳腺癌患者中测试的蛋白酶激活荧光成像探针，研究证明 LUM15 具有对肿瘤细胞的选择性分布和高目标 / 背景荧光比的优势[209]。这些数据鼓舞了进一步的临床研究，揭示了其良好的临床应用前景[210]。另一项在乳腺癌患者中开展的 I 期研究中，应用了一种蛋白酶激活的荧光肽 AVB-620，证明其对肿瘤和转移淋巴结的实时探测具有较高的安全性和应用潜力。目前，II 期研究也已经开展[211, 212]。

总之，这些数据表明，常用的抗体耦联荧光探针，提供了识别亚临床肿瘤的可能，并可能会改善肿瘤手术的预后。当然，还需要进一步的临床研究来证明这一有前景的技术。

（三）基于肽的荧光引导手术

除了癌特异性抗体，肿瘤靶向肽也被用于 FGS。与抗体相比，肽具有快速分布和无免疫原性的优点[213, 214]。

BLZ-100（托珠来肽）从蝎子毒液中提取，已与近红外荧光素吲哚菁绿结合[215, 216]。术前给药后，BLZ-100 显示出对人类神经胶质瘤的高亲和性[217]，一项在低级别和高级别神经胶质瘤中开展的 I 期研究，证明了 BLZ-100 在选择性可视化神经胶质瘤细胞方面的高安全性和应用潜能[218]。

其他一些靶点，如胆囊收缩素 –2（cholecystokinin-2，CCK2）、胃泌素受体或胃泌素释放肽受体（gastrin-releasing peptide receptor，GRPR），针对多种肿瘤的基于肽的荧光可视化方法，目前正处于临床前研究阶段[219-221]。

六、荧光引导手术的研究进展

由于 FGS 具有诸多优点，因此，针对各种不同的适应证，目前 FGS 已有大量的临床试验和新兴技术。实际上，FGS 有助于从正常组织中识别肿瘤组织，降低残留肿瘤组织和肿瘤切缘阳性的风险，同时可以避免对正常组织的不必要损伤，提高手术的安全性[87]。此外，该方法操作简单，安全性高，并且在大多数情况下具有较高的特异性。FGS 的一个主要优点是可以提供实时信息，外科医生的工作流程不会被中断。其不足之处在于，低背景信息和光学信息的丢失通常需要外科医生在荧光和白光模式之间切换。此外，FGS 特别是新方法的引入和适应证的扩大面临着许多监管障碍，这些会延长或阻碍其向临床应用的转化。其中一个主要的障碍是，荧光剂和成像设备都需要经过监管部门的批准[222]。FGS 的优缺点如表 13–2 所示。

七、未来展望和结论

FGS 旨在术中更好地显示病变组织和重要结构，以提高恶性肿瘤手术的安全性和改善切除范围，可以帮助克服人类视觉的限制，在外科医生所使用的触觉信息之外增加光学信息。越来越多的关于扩大适应证和不同类型的荧光剂的临床研究，显示了 FGS 的巨大潜力。

在许多医学领域，尤其是在神经外科，一些技术已经成为日常临床诊疗常规。FGS 弥补了术前肿瘤成像和术中实时肿瘤特异性可视化之间的偏差。然而，目前的荧光成像方法仍然面临个体的局限性，因此，进一步的研究也正在开展，以克服这些局限性。目前一个现实问题是，对荧光信号的出现和强

表 13-2　荧光引导手术的优缺点	
优　点	缺　点
• 区分正常组织和病变组织和增强肿瘤可视化 [222] • 减少手术时间 [87] • 低成本 • 实时可视化 • 精准手术：识别微小肿瘤及残余病变，优化局部控制 [262] • 降低二次手术的需求 [87] • 更完全的手术切除率 [6] 和更有效地辅助治疗 [222] • 保留正常组织和重要组织，如神经、血管、输尿管；维持日常生活功能 [263] • 改善功能性预后、生活质量，减少并发症 [222] • 节约时间 • 手术流程不被打断 • 无电离辐射 [264] • 高特异性 [264] • 补充微创手术中的触觉受限 [222]	• 背景亮度低和光学信息丢失 [153] • 需要特殊的摄像机和仪器才能看到 • 应用流程和可视化之间有时间依赖关系 [139, 151] • 对荧光的出现和强度的解析有主观性 • 某些病例缺乏肿瘤特异性被动标记（荧光素）[139, 151] • 审批前有很多监管障碍 [222]

FGS 的主要优缺点总结，并不全部适用于所讨论的各种荧光剂

度的解析还必须依赖于外科医生的主观判断，因此，已经进行了一些对荧光信号量化的尝试，例如，在胶质瘤手术中，应用手持设备使用光谱技术，即使在显微镜下没有可见的荧光，也可以量化荧光信号，这在低级别胶质瘤中较为常见 [223, 224]。

一些被广泛应用的荧光剂，如荧光素或亚甲蓝，其主要的缺点是，这些荧光剂不能特异性地与肿瘤细胞结合，而是通过其他间接机制，如增强对目标癌细胞的渗透来标记肿瘤，由于假阳性染色效应，术中有切除非肿瘤组织的风险 [139, 151]。因此，目前正在研究引入具有更特异性肿瘤标记的靶向荧光，迄今为止，如本章所讨论，针对特异性结合肿瘤靶点的荧光剂，已经开展了一些临床前研究和临床研究。成像设备的创新也将改善手术视野，也许能检测出肿瘤组织的其他光学特征 [56]。

荧光剂的光学特性对成功的肿瘤成像至关重要，并且决定了自体荧光的量级和穿透组织的深度。尤其是，近红外光谱中发射的荧光剂具有低自体荧光的优点，能够实现更高的目标 / 背景比和对深层的标记物成像 [179]。因此，目前的研究热点已经转移到开发与近红外的荧光分子相结合的肿瘤靶向抗体。

除了成像，荧光的使用为光动力疗法（photodynamic therapy，PDT）提供了可能性，由于 5-ALA 衍生的 PPIX 既能产生肿瘤荧光，又能起到强光敏剂的作用，光动力疗法这一概念已用于恶性胶质瘤的治疗 [89, 225]。光动力疗法是基于光激活的光化学反应，在用激光激发后，释放活性氧和自由基，可产生对癌细胞的直接细胞毒性作用和诱导免疫应答 [226, 227]。一些小型研究显示，光动力疗法在治疗恶性胶质瘤中具有良好的应用前景 [228-231]。

一种被称为近红外光免疫疗法（near-infrared photoimmunotherapy，NIR-PIT）的新方法也具有临床潜力，该方法基于与光吸收染料（IRDye700DX）耦联的肿瘤靶向抗体，该染料能够发出荧光并对耦联的细胞发挥细胞毒性作用，提供了标记癌细胞和对癌细胞进行选择性消除的双重功效 [87, 232]。一些研究者在相关的临床前研究中报道了鼓舞人心的研究结果 [233-236]。

总之，FGS 提供了广泛的手术成像和有潜力的治疗工具，为外科医生在触觉信息以外提供了补充信息，提高了手术的精确性，向精准外科手术和靶向治疗迈进了一步。

参考文献

[1] O'Kelly Priddy CM, Forte VA, Lang JE. The importance of surgical margins in breast cancer. J Surg Oncol. 2016;113(3):256–63.

[2] Haque R, Contreras R, McNicoll MP, Eckberg EC, Petitti DB. Surgical margins and survival after head and neck cancer surgery. BMC Ear Nose Throat Disord. 2006;6:2.

[3] Solaini L, Gardini A, Passardi A, Mirarchi MT, D'Acapito F, La Barba G, et al. Preoperative chemotherapy and resection margin status in colorectal liver metastasis patients: a propensity score-matched analysis. Am Surg. 2019;85(5):488–93.

[4] Dotan ZA, Kavanagh K, Yossepowitch O, Kaag M, Olgac S, Donat M, et al. Positive surgical margins in soft tissue following radical cystectomy for bladder cancer and cancer specific survival. J Urol. 2007;178(6):2308–12; discussion 13.

[5] Predina JD, Keating J, Patel N, Nims S, Singhal S. Clinical implications of positive margins following non-small cell lung cancer surgery. J Surg Oncol. 2016;113(3):264–9.

[6] Stummer W, Pichlmeier U, Meinel T, Wiestler OD, Zanella F, Reulen HJ, et al. Fluorescenceguided surgery with 5–aminolevulinic acid for resection of malignant glioma: a randomised controlled multicentre phase III trial. Lancet Oncol. 2006;7(5):392–401.

[7] Jaafar H. Intra-operative frozen section consultation: concepts, applications and limitations. Malays J Med Sci. 2006;13(1):4–12.

[8] Orosco RK, Tapia VJ, Califano JA, Clary B, Cohen EEW, Kane C, et al. Positive surgical margins in the 10 most common solid cancers. Sci Rep. 2018;8(1):5686.

[9] Schulz C, Waldeck S, Mauer UM. Intraoperative image guidance in neurosurgery: development, current indications, and future trends. Radiol Res Pract. 2012;2012:197364.

[10] Senft C, Bink A, Franz K, Vatter H, Gasser T, Seifert V. Intraoperative MRI guidance and extent of resection in glioma surgery: a randomised, controlled trial. Lancet Oncol. 2011;12(11):997–1003.

[11] Moore GE. Fluorescein as an agent in the differentiation of normal and malignant tissues. Science. 1947;106(2745):130–1.

[12] Moore GE, Peyton WT, et al. The clinical use of fluorescein in neurosurgery; the localization of brain tumors. J Neurosurg. 1948; 5(4):392–8.

[13] Raabe A, Beck J, Gerlach R, Zimmermann M, Seifert V. Near-infrared indocyanine green video angiography: a new method for intraoperative assessment of vascular flow. Neurosurgery. 2003;52(1):132–9; discussion 9.

[14] Peek MC, Charalampoudis P, Anninga B, Baker R, Douek M. Blue dye for identification of sentinel nodes in breast cancer and malignant melanoma: a systematic review and meta-analysis. Future Oncol. 2017;13(5):455–67.

[15] Stummer W, Stocker S, Wagner S, Stepp H, Fritsch C, Goetz C, et al. Intraoperative detection of malignant gliomas by 5–aminolevulinic acid-induced porphyrin fluorescence. Neurosurgery. 1998;42(3):518–25; discussion 25–6.

[16] Kaplan-Marans E, Fulla J, Tomer N, Bilal K, Palese M. Indocyanine green (ICG) in urologic surgery. Urology. 2019;132:10–7.

[17] Nakaseko Y, Ishizawa T, Saiura A. Fluorescenceguided surgery for liver tumors. J Surg Oncol. 2018;118(2):324–31.

[18] Olson MT, Ly QP, Mohs AM. Fluorescence guidance in surgical oncology: challenges, opportunities, and translation. Mol Imaging Biol. 2019;21(2):200–18.

[19] Cherrick GR, Stein SW, Leevy CM, Davidson CS. Indocyanine green: observations on its physical properties, plasma decay, and hepatic extraction. J Clin Invest. 1960;39:592–600.

[20] Pathak RA, Hemal AK. Intraoperative ICGfluorescence imaging for robotic-assisted urologic surgery: current status and review of literature. Int Urol Nephrol. 2019;51(5):765–71.

[21] Reinhart MB, Huntington CR, Blair LJ, Heniford BT, Augenstein VA. Indocyanine green: historical context, current applications, and future considerations. Surg Innov. 2016;23(2):166–75.

[22] Shimizu S, Kamiike W, Hatanaka N, Yoshida Y, Tagawa K, Miyata M, et al. New method for measuring ICG Rmax with a clearance meter. World J Surg. 1995;19(1):113–8; discussion 8.

[23] Jung SY, Han JH, Park SJ, Lee EG, Kwak J, Kim SH, et al. The sentinel lymph node biopsy using indocyanine green fluorescence plus radioisotope method compared with the radioisotope-only method for breast cancer patients after neoadjuvant chemotherapy: a prospective, randomized, openlabel, single-center phase 2 trial. Ann Surg Oncol. 2019;26(8):2409–16.

[24] Kitai T, Inomoto T, Miwa M, Shikayama T. Fluorescence navigation with indocyanine green for detecting sentinel lymph nodes in breast cancer. Breast Cancer. 2005;12(3):211–5.

[25] Kitai T, Kawashima M. Transcutaneous detection and direct approach to the sentinel node using axillary compression technique in ICG fluorescencenavigated sentinel node biopsy for breast cancer. Breast Cancer. 2012;19(4):343–8.

[26] Murawa D, Hirche C, Dresel S, Hunerbein M. Sentinel lymph node biopsy in breast cancer guided by indocyanine green fluorescence. Br J Surg. 2009;96(11):1289–94.

[27] Vermersch C, Raia-Barjat T, Chapelle C, Lima S, Chauleur C. Randomized comparison between indocyanine green fluorescence plus (99m)technetium and (99m)technetium alone methods for sentinel lymph node biopsy in breast cancer. Sci Rep. 2019;9(1):6943.

[28] KleinJan GH, van Werkhoven E, van den Berg NS, Karakullukcu MB, Zijlmans H, van der Hage JA, et al. The best of both worlds: a hybrid approach for optimal pre- and intraoperative identification of sentinel lymph nodes. Eur J Nucl Med Mol Imaging. 2018;45(11):1915–25.

[29] Knackstedt RW, Couto RA, Gastman B. Indocyanine green fluorescence imaging with lymphoscintigraphy for sentinel node biopsy in head and neck melanoma. J Surg Res. 2018;228:77–83.

[30] Pameijer CR, Leung A, Neves RI, Zhu J. Indocyanine green and fluorescence lymphangiography for sentinel node identification in patients with melanoma. Am J Surg. 2018;216(3):558–61.

[31] Bredell MG. Sentinel lymph node mapping by indocyanin green fluorescence imaging in oropharyngeal cancer-preliminary experience. Head Neck Oncol. 2010;2:31.

[32] Nakamura T, Kogashiwa Y, Nagafuji H, Yamauchi K, Kohno N. Validity of sentinel lymph node biopsy by ICG fluorescence for early head and neck cancer. Anticancer Res. 2015;35(3):1669–74.

[33] van der Vorst JR, Schaafsma BE, Verbeek FP, Keereweer S, Jansen JC, van der Velden LA, et al. Near-infrared fluorescence sentinel lymph node mapping of the oral cavity in head and neck cancer patients. Oral Oncol. 2013;49(1):15–9.

[34] Harke NN, Godes M, Wagner C, Addali M, Fangmeyer B, Urbanova K, et al. Fluorescencesupported lymphography and extended pelvic lymph node dissection in robot-assisted radical prostatectomy: a prospective, randomized trial. World J Urol. 2018;36(11):1817–23.

[35] Jeschke S, Lusuardi L, Myatt A, Hruby S, Pirich C, Janetschek G. Visualisation of the lymph node pathway in real time by laparoscopic radioisotope-and fluorescence-guided sentinel lymph node dissection in prostate cancer staging. Urology. 2012;80(5):1080–6.

[36] Manny TB, Patel M, Hemal AK. Fluorescenceenhanced robotic radical prostatectomy using realtime lymphangiography and tissue marking with percutaneous injection of unconjugated indocyanine green: the initial clinical experience in 50 patients. Eur Urol. 2014;65(6):1162–8.

[37] Yamashita S, Tokuishi K, Miyawaki M, Anami K, Moroga T, Takeno S, et al. Sentinel node navigation surgery by thoracoscopic fluorescence imaging system and molecular examination in non-small cell lung

cancer. Ann Surg Oncol. 2012;19(3):728–33.

[38] Kinami S, Kosaka T. Laparoscopic sentinel node navigation surgery for early gastric cancer. Transl Gastroenterol Hepatol. 2017;2:42.

[39] Takahashi N, Nimura H, Fujita T, Mitsumori N, Shiraishi N, Kitano S, et al. Laparoscopic sentinel node navigation surgery for early gastric cancer: a prospective multicenter trial. Langenbeck's Arch Surg. 2017;402(1):27–32.

[40] Handgraaf HJ, Boogerd LS, Verbeek FP, Tummers QR, Hardwick JC, Baeten CI, et al. Intraoperative fluorescence imaging to localize tumors and sentinel lymph nodes in rectal cancer. Minim Invasive Ther Allied Technol. 2016;25(1):48–53.

[41] Liberale G, Galdon MG, Moreau M, Vankerckhove S, El Nakadi I, Larsimont D, et al. Ex vivo detection of tumoral lymph nodes of colorectal origin with fluorescence imaging after intraoperative intravenous injection of indocyanine green. J Surg Oncol. 2016; 114(3):348–53.

[42] van der Pas MH, Ankersmit M, Stockmann HB, Silvis R, van Grieken NC, Bril H, et al. Laparoscopic sentinel lymph node identification in patients with colon carcinoma using a near-infrared dye: description of a new technique and feasibility study. J Laparoendosc Adv Surg Tech A. 2013;23(4):367–71.

[43] Hachey KJ, Gilmore DM, Armstrong KW, Harris SE, Hornick JL, Colson YL, et al. Safety and feasibility of near-infrared image-guided lymphatic mapping of regional lymph nodes in esophageal cancer. J Thorac Cardiovasc Surg. 2016;152(2):546–54.

[44] Yuasa Y, Seike J, Yoshida T, Takechi H, Yamai H, Yamamoto Y, et al. Sentinel lymph node biopsy using intraoperative indocyanine green fluorescence imaging navigated with preoperative CT lymphography for superficial esophageal cancer. Ann Surg Oncol. 2012;19(2): 486–93.

[45] Emile SH, Elfeki H, Shalaby M, Sakr A, Sileri P, Laurberg S, et al. Sensitivity and specificity of indocyanine green near-infrared fluorescence imaging in detection of metastatic lymph nodes in colorectal cancer: systematic review and meta-analysis. J Surg Oncol. 2017;116(6):730–40.

[46] Burnier P, Niddam J, Bosc R, Hersant B, Meningaud JP. Indocyanine green applications in plastic surgery: a review of the literature. J Plast Reconstr Aesthet Surg. 2017;70(6):814–27.

[47] Newton AD, Predina JD, Nie S, Low PS, Singhal S. Intraoperative fluorescence imaging in thoracic surgery. J Surg Oncol. 2018;118(2):344–55.

[48] Zhang C, Lin H, Fu R, Zhang T, Nie Q, Dong S, et al. Application of indocyanine green fluorescence for precision sublobar resection. Thorac Cancer. 2019;10(4):624–30.

[49] Liberale G, Vankerckhove S, Caldon MG, Ahmed B, Moreau M, Nakadi IE, et al. Fluorescence imaging after indocyanine green injection for detection of peritoneal metastases in patients undergoing cytoreductive surgery for peritoneal carcinomatosis from colorectal cancer: a pilot study. Ann Surg. 2016;264(6):1110–5.

[50] Huang SW, Ou JJ, Wong HP. The use of indocyanine green imaging technique in patient with hepatocellular carcinoma. Transl Gastroenterol Hepatol. 2018;3:95.

[51] Ishizawa T, Masuda K, Urano Y, Kawaguchi Y, Satou S, Kaneko J, et al. Mechanistic background and clinical applications of indocyanine green fluorescence imaging of hepatocellular carcinoma. Ann Surg Oncol. 2014;21(2):440–8.

[52] Morita Y, Sakaguchi T, Unno N, Shibasaki Y, Suzuki A, Fukumoto K, et al. Detection of hepatocellular carcinomas with near-infrared fluorescence imaging using indocyanine green: its usefulness and limitation. Int J Clin Oncol. 2013;18(2):232–41.

[53] Tummers QR, Hoogstins CE, Peters AA, de Kroon CD, Trimbos JB, van de Velde CJ, et al. The value of intraoperative near-infrared fluorescence imaging based on enhanced permeability and retention of indocyanine green: feasibility and false-positives in ovarian cancer.

PLoS One. 2015;10(6):e0129766.

[54] Veys I, Pop FC, Vankerckhove S, Barbieux R, Chintinne M, Moreau M, et al. ICG-fluorescence imaging for detection of peritoneal metastases and residual tumoral scars in locally advanced ovarian cancer: a pilot study. J Surg Oncol. 2018;117(2):228–35.

[55] Lee JY, Thawani JP, Pierce J, Zeh R, Martinez-Lage M, Chanin M, et al. Intraoperative near-infrared optical imaging can localize gadolinium-enhancing gliomas during surgery. Neurosurgery. 2016;79(6):856–71.

[56] Valdes PA, Roberts DW, Lu FK, Golby A. Optical technologies for intraoperative neurosurgical guidance. Neurosurg Focus. 2016;40(3):E8.

[57] Schmidt F, Dittberner A, Koscielny S, Petersen I, Guntinas-Lichius O. Feasibility of real-time nearinfrared indocyanine green fluorescence endoscopy for the evaluation of mucosal head and neck lesions. Head Neck. 2017;39(2):234–40.

[58] Kimura T, Muguruma N, Ito S, Okamura S, Imoto Y, Miyamoto H, et al. Infrared fluorescence endoscopy for the diagnosis of superficial gastric tumors. Gastrointest Endosc. 2007;66(1):37–43.

[59] Aristokleous I, Saddiq M. Quality of life after oncoplastic breast-conserving surgery: a systematic review. ANZ J Surg. 2019;89(6): 639–46.

[60] Kawamoto N, Anayama T, Okada H, Hirohashi K, Miyazaki R, Yamamoto M, et al. Indocyanine green fluorescence/thermography evaluation of intercostal muscle flap vascularization. Thorac Cancer. 2018;9(12): 1631–7.

[61] Griffiths M, Chae MP, Rozen WM. Indocyanine green-based fluorescent angiography in breast reconstruction. Gland Surg. 2016; 5(2):133–49.

[62] Holm C, Dornseifer U, Sturtz G, Ninkovic M. Sensitivity and specificity of ICG angiography in free flap reexploration. J Reconstr Microsurg. 2010;26(5):311–6.

[63] Duggal CS, Madni T, Losken A. An outcome analysis of intraoperative angiography for postmastectomy breast reconstruction. Aesthet Surg J. 2014;34(1):61–5.

[64] Murray JD, Jones GE, Elwood ET, Whitty LA, Garcia C. Fluorescent intraoperative tissue angiography with indocyanine green: evaluation of nippleareola vascularity during breast reduction surgery. Plast Reconstr Surg. 2010;126(1):33e–4e.

[65] Eguchi T, Kawaguchi K, Basugi A, Kanai I, Hamada Y. Intraoperative real-time assessment of blood flow using indocyanine green angiography after anastomoses in free-flap reconstructions. Br J Oral Maxillofac Surg. 2017;55(6):628–30.

[66] Dashti R, Laakso A, Niemela M, Porras M, Hernesniemi J. Microscope-integrated near-infrared indocyanine green videoangiography during surgery of intracranial aneurysms: the Helsinki experience. Surg Neurol. 2009;71(5):543–50. discussion 50.

[67] de Oliveira JG, Beck J, Seifert V, Teixeira MJ, Raabe A. Assessment of flow in perforating arteries during intracranial aneurysm surgery using intraoperative near-infrared indocyanine green videoangiography. Neurosurgery. 2007;61(3 Suppl):63–72.discussion 3.

[68] Hanggi D, Etminan N, Steiger HJ. The impact of microscope-integrated intraoperative near-infrared indocyanine green videoangiography on surgery of arteriovenous malformations and dural arteriovenous fistulae. Neurosurgery. 2010;67(4): 1094–103. discussion 103–4.

[69] Imizu S, Kato Y, Sangli A, Oguri D, Sano H. Assessment of incomplete clipping of aneurysms intraoperatively by a near-infrared indocyanine greenvideo angiography (Niicg-Va) integrated microscope. Minim Invasive Neurosurg. 2008;51(4):199–203.

[70] Raabe A, Nakaji P, Beck J, Kim LJ, Hsu FP, Kamerman JD, et al. Prospective evaluation of surgical microscope-integrated intraoperative nearinfrared indocyanine green videoangiography during aneurysm surgery. J Neurosurg. 2005;103(6):982–9.

[71] Fischer G, Rediker J, Oertel J. Endoscope-versus microscope-

integrated near-infrared indocyanine green videoangiography in aneurysm surgery [published online ahead of print, 2018 Oct 1]. J Neurosurg. 2018;1-10. doi:10.3171/2018.4.JNS17265. Print edition Nov 2019. Volume 131.

[72] Nishiyama Y, Kinouchi H, Senbokuya N, Kato T, Kanemaru K, Yoshioka H, et al. Endoscopic indocyanine green video angiography in aneurysm surgery: an innovative method for intraoperative assessment of blood flow in vasculature hidden from microscopic view. J Neurosurg. 2012;117(2):302–8.

[73] Desai ND, Miwa S, Kodama D, Cohen G, Christakis GT, Goldman BS, et al. Improving the quality of coronary bypass surgery with intraoperative angiography: validation of a new technique. J Am Coll Cardiol. 2005;46(8):1521–5.

[74] Yamamoto M, Orihashi K, Nishimori H, Handa T, Kondo N, Fukutomi T, et al. Efficacy of intraoperative HyperEye Medical System angiography for coronary artery bypass grafting. Surg Today. 2015;45(8):966–72.

[75] Yamamoto M, Orihashi K, Nishimori H, Wariishi S, Fukutomi T, Kondo N, et al. Indocyanine green angiography for intra-operative assessment in vascular surgery. Eur J Vasc Endovasc Surg. 2012;43(4):426–32.

[76] Boni L, David G, Mangano A, Dionigi G, Rausei S, Spampatti S, et al. Clinical applications of indocyanine green (ICG) enhanced fluorescence in laparoscopic surgery. Surg Endosc. 2015;29(7): 2046–55.

[77] Hiwatashi K, Okumura H, Setoyama T, Ando K, Ogura Y, Aridome K, et al. Evaluation of laparoscopic cholecystectomy using indocyanine green cholangiography including cholecystitis: a retrospective study. Medicine (Baltimore). 2018;97(30):e11654.

[78] Ishizawa T, Bandai Y, Ijichi M, Kaneko J, Hasegawa K, Kokudo N. Fluorescent cholangiography illuminating the biliary tree during laparoscopic cholecystectomy. Br J Surg. 2010;97(9):1369–77.

[79] Aslim EJ, Lee FJ, Gan VHL. The utility of intraoperative near infrared fluorescence (NIR) imaging with indocyanine green (ICG) for the assessment of kidney allograft perfusion. J Transplant. 2018;2018:6703056.

[80] Vignolini G, Sessa F, Greco I, Cito G, Vanacore D, Cocci A, et al. Intraoperative assessment of ureteral and graft reperfusion during robotic kidney transplantation with indocyanine green fluorescence videography. Minerva Urol Nefrol. 2019;71(1):79–84.

[81] Panaro F, Benedetti E, Pineton de Chambrun G, Habibeh H, Leon P, Bouyabrine H, et al. Indocyanine green fluorescence angiography during liver and pancreas transplantation: a tool to integrate perfusion statement's evaluation. Hepatobiliary Surg Nutr. 2018;7(3):161–6.

[82] Blanco-Colino R, Espin-Basany E. Intraoperative use of ICG fluorescence imaging to reduce the risk of anastomotic leakage in colorectal surgery: a systematic review and meta-analysis. Tech Coloproctol. 2018;22(1):15–23.

[83] Boni L, Fingerhut A, Marzorati A, Rausei S, Dionigi G, Cassinotti E. Indocyanine green fluorescence angiography during laparoscopic low anterior resection: results of a case-matched study. Surg Endosc. 2017;31(4):1836–40.

[84] De Nardi P, Elmore U, Maggi G, Maggiore R, Boni L, Cassinotti E, et al. Intraoperative angiography with indocyanine green to assess anastomosis perfusion in patients undergoing laparoscopic colorectal resection: results of a multicenter randomized controlled trial. Surg Endosc. 2019;34(1):53–60.

[85] Slooter MD, Eshuis WJ, Cuesta MA, Gisbertz SS, van Berge Henegouwen MI. Fluorescent imaging using indocyanine green during esophagectomy to prevent surgical morbidity: a systematic review and meta-analysis. J Thorac Dis. 2019;11(Suppl 5):S755–S65.

[86] Hide T, Yano S, Shinojima N, Kuratsu J. Usefulness of the indocyanine green fluorescence endoscope in endonasal transsphenoidal surgery. J Neurosurg. 2015;122(5):1185–92.

[87] Nagaya T, Nakamura YA, Choyke PL, Kobayashi H. Fluorescence-guided surgery. Front Oncol. 2017;7:314.

[88] Colditz MJ, Leyen K, Jeffree RL. Aminolevulinic acid (ALA)-protoporphyrin IX fluorescence guided tumour resection. Part 2: theoretical, biochemical and practical aspects. J Clin Neurosci. 2012;19(12):1611–6.

[89] Stummer W, Stepp H, Moller G, Ehrhardt A, Leonhard M, Reulen HJ. Technical principles for protoporphyrin-IX-fluorescence guided microsurgical resection of malignant glioma tissue. Acta Neurochir (Wien). 1998;140(10):995–1000.

[90] Stummer W, Suero ME. Fluorescence imaging/ agents in tumor resection. Neurosurg Clin N Am. 2017;28(4):569–83.

[91] Kaneko S, Suero Molina E, Ewelt C, Warneke N, Stummer W. Fluorescence-based measurement of real-time kinetics of protoporphyrin IX after 5-aminolevulinic acid administration in human in situ malignant gliomas. Neurosurgery. 2019;85(4): E739–46.

[92] Stummer W, Novotny A, Stepp H, Goetz C, Bise K, Reulen HJ. Fluorescence-guided resection of glioblastoma multiforme by using 5-aminolevulinic acid-induced porphyrins: a prospective study in 52 consecutive patients. J Neurosurg. 2000;93(6):1003–13.

[93] Stummer W, Reulen HJ, Meinel T, Pichlmeier U, Schumacher W, Tonn JC, et al. Extent of resection and survival in glioblastoma multiforme: identification of and adjustment for bias. Neurosurgery. 2008;62(3):564–76. discussion 76.

[94] Lacroix M, Abi-Said D, Fourney DR, Gokaslan ZL, Shi W, DeMonte F, et al. A multivariate analysis of 416 patients with glioblastoma multiforme: prognosis, extent of resection, and survival. J Neurosurg. 2001;95(2):190–8.

[95] Sanai N, Polley MY, McDermott MW, Parsa AT, Berger MS. An extent of resection threshold for newly diagnosed glioblastomas. J Neurosurg. 2011;115(1):3–8.

[96] Brown TJ, Brennan MC, Li M, Church EW, Brandmeir NJ, Rakszawski KL, et al. Association of the extent of resection with survival in glioblastoma: a systematic review and meta-analysis. JAMA Oncol. 2016;2(11):1460–9.

[97] Marko NF, Weil RJ, Schroeder JL, Lang FF, Suki D, Sawaya RE. Extent of resection of glioblastoma revisited: personalized survival modeling facilitates more accurate survival prediction and supports a maximum-safe-resection approach to surgery. J Clin Oncol. 2014;32(8):774–82.

[98] Orringer D, Lau D, Khatri S, Zamora-Berridi GJ, Zhang K, Wu C, et al. Extent of resection in patients with glioblastoma: limiting factors, perception of resectability, and effect on survival. J Neurosurg. 2012;117(5):851–9.

[99] Coburger J, Hagel V, Wirtz CR, Konig R. Surgery for glioblastoma: impact of the combined use of 5-aminolevulinic acid and intraoperative MRI on extent of resection and survival. PLoS One. 2015;10(6):e0131872.

[100] Della Puppa A, De Pellegrin S, d'Avella E, Gioffre G, Rossetto M, Gerardi A, et al. 5-aminolevulinic acid (5-ALA) fluorescence guided surgery of highgrade gliomas in eloquent areas assisted by functional mapping. Our experience and review of the literature. Acta Neurochir (Wien). 2013;155(6):965-72; discussion 72.

[101] Diez Valle R, Tejada Solis S, Idoate Gastearena MA, Garcia de Eulate R, Dominguez Echavarri P, Aristu Mendiroz J. Surgery guided by 5-aminolevulinic fluorescence in glioblastoma: volumetric analysis of extent of resection in single-center experience. J Neuro-Oncol. 2011;102(1):105–13.

[102] Lau D, Hervey-Jumper SL, Chang S, Molinaro AM, McDermott MW, Phillips JJ, et al. A prospective Phase II clinical trial of 5-aminolevulinic acid to assess the correlation of intraoperative fluorescence intensity and degree of histologic cellularity during resection of high-grade gliomas. J Neurosurg. 2016;124(5):1300–9.

[103] Nabavi A, Thurm H, Zountsas B, Pietsch T, Lanfermann H,

Pichlmeier U, et al. Fiveaminolevulinic acid for fluorescence-guided resection of recurrent malignant gliomas: a phase ii study. Neurosurgery. 2009;65(6):1070–6; discussion 6–7.

[104] Hickmann AK, Nadji-Ohl M, Hopf NJ. Feasibility of fluorescence-guided resection of recurrent gliomas using five-aminolevulinic acid: retrospective analysis of surgical and neurological outcome in 58 patients. J Neuro-Oncol. 2015;122(1):151–60.

[105] Kamp MA, Felsberg J, Sadat H, Kuzibaev J, Steiger HJ, Rapp M, et al. 5-ALA-induced fluorescence behavior of reactive tissue changes following glioblastoma treatment with radiation and chemotherapy. Acta Neurochir (Wien). 2015;157(2):207–13; discussion 13–4.

[106] Utsuki S, Miyoshi N, Oka H, Miyajima Y, Shimizu S, Suzuki S, et al. Fluorescence-guided resection of metastatic brain tumors using a 5-aminolevulinic acid-induced protoporphyrin IX: pathological study. Brain Tumor Pathol. 2007;24(2):53–5.

[107] Hendricks BK, Sanai N, Stummer W. Fluorescenceguided surgery with aminolevulinic acid for lowgrade gliomas. J Neuro-Oncol. 2019;141(1):13–8.

[108] Jaber M, Ewelt C, Wolfer J, Brokinkel B, Thomas C, Hasselblatt M, et al. Is visible aminolevulinic acidinduced fluorescence an independent biomarker for prognosis in histologically confirmed (World Health Organization 2016) low-grade gliomas? Neurosurgery. 2019;84(6):1214–24.

[109] Jaber M, Wolfer J, Ewelt C, Holling M, Hasselblatt M, Niederstadt T, et al. The value of 5-aminolevulinic acid in low-grade gliomas and high-grade gliomas lacking glioblastoma imaging features: an analysis based on fluorescence, magnetic resonance imaging, 18F-fluoroethyl tyrosine positron emission tomography, and tumor molecular factors. Neurosurgery. 2016;78(3):401–11; discussion 11.

[110] Widhalm G, Olson J, Weller J, et al. The value of visible 5-ALA fluorescence and quantitative protoporphyrin IX analysis for improved surgery of suspected low-grade gliomas [published online ahead of print, 2019 May 10]. J Neurosurg. 2019;1–10.

[111] Coluccia D, Fandino J, Fujioka M, Cordovi S, Muroi C, Landolt H. Intraoperative 5–aminolevulinic-acid-induced fluorescence in meningiomas. Acta Neurochir (Wien). 2010;152(10):1711–9.

[112] Cornelius JF, Slotty PJ, Kamp MA, Schneiderhan TM, Steiger HJ, El-Khatib M. Impact of 5-aminolevulinic acid fluorescence-guided surgery on the extent of resection of meningiomas-with special regard to high-grade tumors. Photodiagn Photodyn Ther. 2014;11(4):481–90.

[113] Della Puppa A, Rustemi O, Gioffre G, Troncon I, Lombardi G, Rolma G, et al. Predictive value of intraoperative 5-aminolevulinic acid-induced fluorescence for detecting bone invasion in meningioma surgery. J Neurosurg. 2014;120(4):840–5.

[114] Kajimoto Y, Kuroiwa T, Miyatake S, Ichioka T, Miyashita M, Tanaka H, et al. Use of 5-aminolevulinic acid in fluorescence-guided resection of meningioma with high risk of recurrence. Case report. J Neurosurg. 2007;106(6):1070–4.

[115] Millesi M, Kiesel B, Mischkulnig M, Martinez-Moreno M, Wohrer A, Wolfsberger S, et al. Analysis of the surgical benefits of 5-ALAinduced fluorescence in intracranial meningiomas: experience in 204 meningiomas. J Neurosurg. 2016;125(6):1408–19.

[116] Valdes PA, Bekelis K, Harris BT, Wilson BC, Leblond F, Kim A, et al. 5-Aminolevulinic acidinduced protoporphyrin IX fluorescence in meningioma: qualitative and quantitative measurements in vivo. Neurosurgery. 2014;10(Suppl 1):74–82; discussion 3.

[117] Kamp MA, Fischer I, Buhner J, Turowski B, Cornelius JF, Steiger HJ, et al. 5-ALA fluorescence of cerebral metastases and its impact for the local-in-brain progression. Oncotarget. 2016;7(41):66776–89.

[118] Kamp MA, Munoz-Bendix C, Mijderwijk HJ, Turowski B, Dibue-Adjei M, von Sass C, et al. Is 5-ALA fluorescence of cerebral metastases a prognostic factor for local recurrence and overall survival? J Neuro-Oncol. 2019;141(3):547–53.

[119] Beez T, Sarikaya-Seiwert S, Steiger HJ, Hanggi D. Fluorescence-guided surgery with 5-aminolevulinic acid for resection of brain tumors in children--a technical report. Acta Neurochir (Wien). 2014;156(3):597–604.

[120] Kim AV, Khachatryan VA. [Intraoperative fluorescence diagnosis using 5-aminolevulinic acid in surgical treatment of children with recurrent neuroepithelial tumors]. Zh Vopr Neirokhir Im N N Burdenko 2017;81(1):51–7.

[121] Schwake M, Schipmann S, Muther M, Kochling M, Brentrup A, Stummer W. 5-ALA fluorescence- guided surgery in pediatric brain tumorsa systematic review. Acta Neurochir (Wien). 2019; 161(6):1099–108.

[122] Skjoth-Rasmussen J, Bogeskov L, Sehested A, Klausen C, Broholm H, Nysom K. The use of 5-ALA to assist complete removal of residual non-enhancing part of childhood medulloblastoma: a case report. Childs Nerv Syst. 2015;31(11):2173–7.

[123] Stummer W, Rodrigues F, Schucht P, Preuss M, Wiewrodt D, Nestler U, et al. Predicting the "usefulness" of 5-ALA-derived tumor fluorescence for fluorescence-guided resections in pediatric brain tumors: a European survey. Acta Neurochir (Wien). 2014; 156(12):2315–24.

[124] Evers G, Kamp M, Warneke N, Berdel W, Sabel M, Stummer W, et al. 5-Aminolaevulinic acidinduced fluorescence in primary central nervous system lymphoma. World Neurosurg. 2017;98:375–80.

[125] Kiesel B, Millesi M, Woehrer A, Furtner J, Bavand A, Roetzer T, et al. 5-ALA-induced fluorescence as a marker for diagnostic tissue in stereotactic biopsies of intracranial lymphomas: experience in 41 patients. Neurosurg Focus. 2018;44(6):E7.

[126] Yamamoto T, Ishikawa E, Miki S, Sakamoto N, Zaboronok A, Matsuda M, et al. Photodynamic diagnosis using 5-aminolevulinic acid in 41 biopsies for primary central nervous system lymphoma. Photochem Photobiol. 2015;91(6):1452–7.

[127] Yun J, Iwamoto FM, Sonabend AM. Primary central nervous system lymphoma: a critical review of the role of surgery for resection. Arch Cancer Res. 2016;4(2):1.

[128] Lyons MK. The application of intraoperative fluorescence utilizing 5-aminolevulinic acid in detection of residual cerebellar hemangioblastoma following visually assessed gross total resection. Neurol India. 2011;59(4):499–500.

[129] Utsuki S, Oka H, Kijima C, Miyajima Y, Hagiwara H, Fujii K. Utility of intraoperative fluorescent diagnosis of residual hemangioblastoma using 5-aminolevulinic acid. Neurol India. 2011;59(4):612–5.

[130] Bernal Garcia LM, Cabezudo Artero JM, Marcelo Zamorano MB, Gilete TI. Fluorescence-guided resection with 5-aminolevulinic acid of subependymomas of the fourth ventricle: report of 2 cases: technical case report. Neurosurgery. 2015;11(Suppl 2):E364–71.. discussion E7.

[131] Takeda J, Nonaka M, Li Y, Komori Y, Kamei T, Iwata R, et al. 5-ALA fluorescence-guided endoscopic surgery for mixed germ cell tumors. J Neuro-Oncol. 2017;134(1):119–24.

[132] Adam C, Salomon G, Walther S, Zaak D, Khoder W, Becker A, et al. Photodynamic diagnosis using 5-aminolevulinic acid for the detection of positive surgical margins during radical prostatectomy in patients with carcinoma of the prostate: a multicentre, prospective, phase 2 trial of a diagnostic procedure. Eur Urol. 2009;55(6):1281–8.

[133] Fukuhara H, Inoue K, Kurabayashi A, Furihata M, Shuin T. Performance of 5-aminolevulinic-acidbased photodynamic diagnosis for radical prostatectomy. BMC Urol. 2015;15:78.

[134] Zaak D, Sroka R, Khoder W, Adam C, Tritschler S, Karl A, et al. Photodynamic diagnosis of prostate cancer using 5-aminolevulinic acid--first clinical experiences. Urology. 2008;72(2):345–8.

[135] Nakai Y, Inoue K, Tsuzuki T, Shimamoto T, Shuin T, Nagao K, et al. Oral 5–aminolevulinic acid-mediated photodynamic diagnosis using fluorescence cystoscopy for non-muscle-invasive bladder cancer: a

multicenter phase III study. Int J Urol. 2018;25(8):723–9.

[136] Teixidor P, Arraez MA, Villalba G, Garcia R, Tardaguila M, Gonzalez JJ, et al. Safety and efficacy of 5-aminolevulinic acid for high grade glioma in usual clinical practice: a prospective cohort study. PLoS One. 2016;11(2):e0149244.

[137] Shinoda J, Yano H, Yoshimura S, Okumura A, Kaku Y, Iwama T, et al. Fluorescence-guided resection of glioblastoma multiforme by using high-dose fluorescein sodium. Technical note. J Neurosurg. 2003;99(3):597–603.

[138] Rabb MF, Burton TC, Schatz H, Yannuzzi LA. Fluorescein angiography of the fundus: a schematic approach to interpretation. Surv Ophthalmol. 1978;22(6):387–403.

[139] Diaz RJ, Dios RR, Hattab EM, Burrell K, Rakopoulos P, Sabha N, et al. Study of the biodistribution of fluorescein in glioma-infiltrated mouse brain and histopathological correlation of intraoperative findings in high-grade gliomas resected under fluorescein fluorescence guidance. J Neurosurg. 2015;122(6):1360–9.

[140] Hamamcioglu MK, Akcakaya MO, Goker B, Kasimcan MO, Kiris T. The use of the YELLOW 560 nm surgical microscope filter for sodium fluorescein-guided resection of brain tumors: our preliminary results in a series of 28 patients. Clin Neurol Neurosurg. 2016;143:39–45.

[141] Schebesch KM, Brawanski A, Hohenberger C, Hohne J. Fluorescein sodium-guided surgery of malignant brain tumors: history, current concepts, and future project. Turk Neurosurg. 2016;26(2):185–94.

[142] Dilek O, Ihsan A, Tulay H. Anaphylactic reaction after fluorescein sodium administration during intracranial surgery. J Clin Neurosci. 2011;18(3):430–1.

[143] Acerbi F, Broggi M, Eoli M, Anghileri E, Cavallo C, Boffano C, et al. Is fluorescein-guided technique able to help in resection of high-grade gliomas? Neurosurg Focus. 2014;36(2):E5.

[144] Chen B, Wang H, Ge P, Zhao J, Li W, Gu H, et al. Gross total resection of glioma with the intraoperative fluorescence-guidance of fluorescein sodium. Int J Med Sci. 2012;9(8):708–14.

[145] Francaviglia N, Iacopino DG, Costantino G, Villa A, Impallaria P, Meli F, et al. Fluorescein for resection of high-grade gliomas: a safety study control in a single center and review of the literature. Surg Neurol Int. 2017;8:145.

[146] Hohne J, Schebesch KM, de Laurentis C, Akcakaya MO, Pedersen CB, Brawanski A, et al. Fluorescein sodium in the surgical treatment of recurrent glioblastoma multiforme. World Neurosurg. 2019;125:e158–64.

[147] Hong J, Chen B, Yao X, Yang Y. Outcome comparisons of high-grade glioma resection with or without fluorescein sodium-guidance. Curr Probl Cancer. 2019;43(3):236–44.

[148] Koc K, Anik I, Cabuk B, Ceylan S. Fluorescein sodium-guided surgery in glioblastoma multiforme: a prospective evaluation. Br J Neurosurg. 2008;22(1):99–103.

[149] Schebesch KM, Proescholdt M, Hohne J, Hohenberger C, Hansen E, Riemenschneider MJ, et al. Sodium fluorescein-guided resection under the YELLOW 560 nm surgical microscope filter in malignant brain tumor surgery-a feasibility study. Acta Neurochir (Wien). 2013;155(4):693–9.

[150] Acerbi F, Broggi M, Schebesch KM, Hohne J, Cavallo C, De Laurentis C, et al. Fluorescein-guided surgery for resection of high-grade gliomas: a multicentric prospective phase II study (FLUOGLIO). Clin Cancer Res. 2018;24(1):52–61.

[151] Stummer W. Poor man's fluorescence? Acta Neurochir (Wien). 2015;157(8):1379–81.

[152] Stummer W, Gotz C, Hassan A, Heimann A, Kempski O. Kinetics of Photofrin II in perifocal brain edema. Neurosurgery. 1993;33(6):1075–81; discussion 81–2.

[153] Suero Molina E, Wölfer J, Ewelt C. Dual-labeling with 5-aminolevulinic acid and fluorescein for fluorescence-guided resection of high-grade gliomas: technical note. J Neurosurg. 2018; 128(2):399–405.

[154] Suero Molina E, Ewelt C, Warneke N, et al. Dual labeling with 5-aminolevulinic acid and fluorescein in high-grade glioma surgery with a prototype filter system built into a neurosurgical microscope: technical note [published online ahead of print, 2019 Apr 26]. J Neurosurg. 2019;1–7. doi:10.3171/2018.12. JNS18242.

[155] Hohne J, Hohenberger C, Proescholdt M, Riemenschneider MJ, Wendl C, Brawanski A, et al. Fluorescein sodium-guided resection of cerebral metastases-an update. Acta Neurochir (Wien). 2017; 159(2):363–7.

[156] Okuda T, Kataoka K, Yabuuchi T, Yugami H, Kato A. Fluorescence-guided surgery of metastatic brain tumors using fluorescein sodium. J Clin Neurosci. 2010;17(1):118–21.

[157] Akcakaya MO, Goker B, Kasimcan MO, Hamamcioglu MK, Kiris T. Use of sodium fluorescein in meningioma surgery performed under the YELLOW-560 nm surgical microscope filter: feasibility and preliminary results. World Neurosurg. 2017;107:966–73.

[158] da Silva CE, da Silva VD, da Silva JL. Convexity meningiomas enhanced by sodium fluorescein. Surg Neurol Int. 2014;5:3.

[159] Schebesch KM, Hoehne J, Hohenberger C, Acerbi F, Broggi M, Proescholdt M, et al. Fluorescein sodiumguided surgery in cerebral lymphoma. Clin Neurol Neurosurg. 2015;139:125–8.

[160] Bretonnier M, Henaux PL, Morandi X, Le Reste PJ. Fluorescein-guided resection of brain arteriovenous malformations: a short series. J Clin Neurosci. 2018;52:37–40.

[161] Feng S, Zhang Y, Sun Z, Wu C, Xue Z, Ma Y, et al. Application of multimodal navigation together with fluorescein angiography in microsurgical treatment of cerebral arteriovenous malformations. Sci Rep. 2017;7(1):14822.

[162] Hashimoto K, Kinouchi H, Yoshioka H, Kanemaru K, Ogiwara M, Yagi T, et al. Efficacy of endoscopic fluorescein video angiography in aneurysm surgerynovel and innovative assessment of vascular blood flow in the dead angles of the microscope. Oper Neurosurg (Hagerstown). 2017;13(4):471–81.

[163] Schirmer RH, Adler H, Pickhardt M, Mandelkow E. Lest we forget you-methylene blue... Neurobiol Aging. 2011;32(12):2325e7–16.

[164] Ponce Rios JD, Yong R, Calner P. Code blue: lifethreatening methemoglobinemia. Clin Pract Cases Emerg Med. 2019;3(2):95–9.

[165] Polom W, Markuszewski M, Rho YS, Matuszewski M. Usage of invisible near infrared light (NIR) fluorescence with indocyanine green (ICG) and methylene blue (MB) in urological oncology. Part 1. Cent European J Urol. 2014;67(2):142–8.

[166] Zakaria S, Hoskin TL, Degnim AC. Safety and technical success of methylene blue dye for lymphatic mapping in breast cancer. Am J Surg. 2008;196(2):228–33.

[167] Chu M, Wan Y. Sentinel lymph node mapping using near-infrared fluorescent methylene blue. J Biosci Bioeng. 2009;107(4):455–9.

[168] Tummers QR, Verbeek FP, Schaafsma BE, Boonstra MC, van der Vorst JR, Liefers GJ, et al. Real-time intraoperative detection of breast cancer using nearinfrared fluorescence imaging and methylene blue. Eur J Surg Oncol. 2014;40(7):850–8.

[169] van der Vorst JR, Vahrmeijer AL, Hutteman M, Bosse T, Smit VT, van de Velde CJ, et al. Nearinfrared fluorescence imaging of a solitary fibrous tumor of the pancreas using methylene blue. World J Gastrointest Surg. 2012;4(7):180–4.

[170] Winer JH, Choi HS, Gibbs-Strauss SL, Ashitate Y, Colson YL, Frangioni JV. Intraoperative localization of insulinoma and normal pancreas using invisible near-infrared fluorescent light. Ann Surg Oncol. 2010;17(4):1094–100.

[171] Hillary SL, Guillermet S, Brown NJ, Balasubramanian SP. Use of methylene blue and near-infrared fluorescence in thyroid and parathyroid surgery. Langenbeck's Arch Surg. 2018;403(1):111–8.

[172] van der Vorst JR, Schaafsma BE, Verbeek FP, Swijnenburg RJ,

Tummers QR, Hutteman M, et al. Intraoperative near-infrared fluorescence imaging of parathyroid adenomas with use of low-dose methylene blue. Head Neck. 2014;36(6):853–8.

[173] Al-Taher M, van den Bos J, Schols RM, Bouvy ND, Stassen LP. Fluorescence ureteral visualization in human laparoscopic colorectal surgery using methylene blue. J Laparoendosc Adv Surg Tech A. 2016;26(11):870–5.

[174] van Manen L, Handgraaf HJM, Diana M, Dijkstra J, Ishizawa T, Vahrmeijer AL, et al. A practical guide for the use of indocyanine green and methylene blue in fluorescence-guided abdominal surgery. J Surg Oncol. 2018;118(2):283–300.

[175] Verbeek FP, van der Vorst JR, Schaafsma BE, Swijnenburg RJ, Gaarenstroom KN, Elzevier HW, et al. Intraoperative near infrared fluorescence guided identification of the ureters using low dose methylene blue: a first in human experience. J Urol. 2013;190(2):574–9.

[176] Ginimuge PR, Jyothi SD. Methylene blue: revisited. J Anaesthesiol Clin Pharmacol. 2010;26(4):517–20.

[177] Te Velde EA, Veerman T, Subramaniam V, Ruers T. The use of fluorescent dyes and probes in surgical oncology. Eur J Surg Oncol. 2010;36(1):6–15.

[178] Fernandez M, Javaid F, Chudasama V. Advances in targeting the folate receptor in the treatment/imaging of cancers. Chem Sci. 2018;9(4):790–810.

[179] Tummers QR, Hoogstins CE, Gaarenstroom KN, de Kroon CD, van Poelgeest MI, Vuyk J, et al. Intraoperative imaging of folate receptor alpha positive ovarian and breast cancer using the tumor specific agent EC17. Oncotarget. 2016;7(22):32144–55.

[180] van Dam GM, Themelis G, Crane LM, Harlaar NJ, Pleijhuis RG, Kelder W, et al. Intraoperative tumorspecific fluorescence imaging in ovarian cancer by folate receptor-alpha targeting: first in-human results. Nat Med. 2011;17(10):1315–9.

[181] Kennedy GT, Okusanya OT, Keating JJ, Heitjan DF, Deshpande C, Litzky LA, et al. The optical biopsy: a novel technique for rapid intraoperative diagnosis of primary pulmonary adenocarcinomas. Ann Surg. 2015;262(4):602–9.

[182] Okusanya OT, DeJesus EM, Jiang JX, Judy RP, Venegas OG, Deshpande CG, et al. Intraoperative molecular imaging can identify lung adenocarcinomas during pulmonary resection. J Thorac Cardiovasc Surg. 2015;150(1):28–35e1.

[183] Predina JD, Okusanya O, D Newton A, Low P, Singhal S. Standardization and optimization of intraoperative molecular imaging for identifying primary pulmonary adenocarcinomas. Mol Imaging Biol. 2018;20(1):131–8.

[184] Mahalingam SM, Kularatne SA, Myers CH, Gagare P, Norshi M, Liu X, et al. Evaluation of novel tumor-targeted near-infrared probe for fluorescence-guided surgery of cancer. J Med Chem. 2018; 61(21):9637–46.

[185] Predina JD, Newton AD, Keating J, Dunbar A, Connolly C, Baldassari M, et al. A phase I clinical trial of targeted intraoperative molecular imaging for pulmonary adenocarcinomas. Ann Thorac Surg. 2018;105(3):901–8.

[186] Predina JD, Newton AD, Xia L, Corbett C, Connolly C, Shin M, et al. An open label trial of folate receptor-targeted intraoperative molecular imaging to localize pulmonary squamous cell carcinomas. Oncotarget. 2018;9(17):13517–29.

[187] Hoogstins CE, Tummers QR, Gaarenstroom KN, de Kroon CD, Trimbos JB, Bosse T, et al. A novel tumor-specific agent for intraoperative near-infrared fluorescence imaging: a translational study in healthy volunteers and patients with ovarian cancer. Clin Cancer Res. 2016;22(12):2929–38.

[188] Shum CF, Bahler CD, Low PS, Ratliff TL, Kheyfets SV, Natarajan JP, et al. Novel use of folate-targeted intraoperative fluorescence, OTL38. in robotassisted laparoscopic partial nephrectomy: report of the first three cases. J Endourol Case Rep. 2016;2(1):189–97.

[189] Cho SS, Zeh R, Pierce JT, Jeon J, Nasrallah M, Adappa ND, et al. Folate receptor near-infrared optical imaging provides sensitive and specific intraoperative visualization of nonfunctional pituitary adenomas. Oper Neurosurg (Hagerstown). 2019;16(1):59–70.

[190] Lee JYK, Cho SS, Zeh R, Pierce JT, Martinez-Lage M, Adappa ND, et al. Folate receptor overexpression can be visualized in real time during pituitary adenoma endoscopic transsphenoidal surgery with near-infrared imaging. J Neurosurg. 2018;129(2):390–403.

[191] Moore LS, Rosenthal EL, de Boer E, Prince AC, Patel N, Richman JM, et al. Effects of an unlabeled loading dose on tumor-specific uptake of a fluorescently labeled antibody for optical surgical navigation. Mol Imaging Biol. 2017;19(4):610–6.

[192] Rosenthal EL, Warram JM, de Boer E, Basilion JP, Biel MA, Bogyo M, et al. Successful translation of fluorescence navigation during oncologic surgery: a consensus report. J Nucl Med. 2016;57(1):144–50.

[193] Suh Y, Amelio I, Guerrero Urbano T, Tavassoli M. Clinical update on cancer: molecular oncology of head and neck cancer. Cell Death Dis. 2014;5:e1018.

[194] Rosenthal EL, Warram JM, de Boer E, Chung TK, Korb ML, Brandwein-Gensler M, et al. Safety and tumor specificity of cetuximab-IRDye800 for surgical navigation in head and neck cancer. Clin Cancer Res. 2015;21(16):3658–66.

[195] Rosenthal EL, Moore LS, Tipirneni K, de Boer E, Stevens TM, Hartman YE, et al. Sensitivity and specificity of cetuximab-IRDye800CW to identify regional metastatic disease in head and neck cancer. Clin Cancer Res. 2017;23(16):4744–52.

[196] van Keulen S, Nishio N, Fakurnejad S, Birkeland A, Martin BA, Lu G, et al. The clinical application of fluorescence-guided surgery in head and neck cancer. J Nucl Med. 2019;60(6):758–63.

[197] Lamberts LE, Koch M, de Jong JS, Adams ALL, Glatz J, Kranendonk MEG, et al. Tumor-specific uptake of fluorescent bevacizumab-IRDye800CW microdosing in patients with primary breast cancer: a phase I feasibility study. Clin Cancer Res. 2017;23(11):2730–41.

[198] Terwisscha van Scheltinga AG, van Dam GM, Nagengast WB, Ntziachristos V, Hollema H, Herek JL, et al. Intraoperative near-infrared fluorescence tumor imaging with vascular endothelial growth factor and human epidermal growth factor receptor 2 targeting antibodies. J Nucl Med. 2011;52(11):1778–85.

[199] Wu J, Ma R, Cao H, Wang Z, Jing C, Sun Y, et al. Intraoperative imaging of metastatic lymph nodes using a fluorophore-conjugated antibody in a HER2/neu-expressing orthotopic breast cancer mouse model. Anticancer Res. 2013;33(2):419–24.

[200] Metildi CA, Kaushal S, Pu M, Messer KA, Luiken GA, Moossa AR, et al. Fluorescence-guided surgery with a fluorophore-conjugated antibody to carcinoembryonic antigen (CEA), that highlights the tumor, improves surgical resection and increases survival in orthotopic mouse models of human pancreatic cancer. Ann Surg Oncol. 2014;21(4):1405–11.

[201] McElroy M, Kaushal S, Luiken GA, Talamini MA, Moossa AR, Hoffman RM, et al. Imaging of primary and metastatic pancreatic cancer using a fluorophore-conjugated anti-CA19-9 antibody for surgical navigation. World J Surg. 2008;32(6):1057–66.

[202] Nakajima T, Mitsunaga M, Bander NH, Heston WD, Choyke PL, Kobayashi H. Targeted, activatable, in vivo fluorescence imaging of prostate-specific membrane antigen (PSMA) positive tumors using the quenched humanized J591 antibody-indocyanine green (ICG) conjugate. Bioconjug Chem. 2011;22(8):1700–5.

[203] Harlaar NJ, Koller M, de Jongh SJ, van Leeuwen BL, Hemmer PH, Kruijff S, et al. Molecular fluorescence-guided surgery of peritoneal carcinomatosis of colorectal origin: a single-centre feasibility study. Lancet Gastroenterol Hepatol. 2016;1(4):283–90.

[204] Kobayashi H, Choyke PL. Target-cancer-cellspecific activatable fluorescence imaging probes: rational design and in vivo applications. Acc Chem Res. 2011;44(2):83–90.

[205] Hama Y, Urano Y, Koyama Y, Kamiya M, Bernardo M, Paik RS, et al. A target cell-specific activatable fluorescence probe for in vivo molecular imaging of cancer based on a self-quenched avidin-rhodamine conjugate. Cancer Res. 2007;67(6):2791–9.

[206] Mieog JS, Hutteman M, van der Vorst JR, Kuppen PJ, Que I, Dijkstra J, et al. Image-guided tumor resection using real-time near-infrared fluorescence in a syngeneic rat model of primary breast cancer. Breast Cancer Res Treat. 2011;128(3):679–89.

[207] Sheth RA, Upadhyay R, Stangenberg L, Sheth R, Weissleder R, Mahmood U. Improved detection of ovarian cancer metastases by intraoperative quantitative fluorescence protease imaging in a pre-clinical model. Gynecol Oncol. 2009;112(3):616–22.

[208] Urano Y, Asanuma D, Hama Y, Koyama Y, Barrett T, Kamiya M, et al. Selective molecular imaging of viable cancer cells with pH-activatable fluorescence probes. Nat Med. 2009;15(1):104–9.

[209] Whitley MJ, Cardona DM, Lazarides AL, Spasojevic I, Ferrer JM, Cahill J, et al. A mouse-human phase 1 co-clinical trial of a protease-activated fluorescent probe for imaging cancer. Sci Transl Med. 2016;8(320):320ra4.

[210] Smith BL, Gadd MA, Lanahan CR, Rai U, Tang R, Rice-Stitt T, et al. Real-time, intraoperative detection of residual breast cancer in lumpectomy cavity walls using a novel cathepsin-activated fluorescent imaging system. Breast Cancer Res Treat. 2018;171(2):413–20.

[211] Miampamba M, Liu J, Harootunian A, Gale AJ, Baird S, Chen SL, et al. Sensitive in vivo visualization of breast cancer using ratiometric proteaseactivatable fluorescent imaging agent, AVB-620. Theranostics. 2017;7(13):3369–86.

[212] Unkart JT, Chen SL, Wapnir IL, Gonzalez JE, Harootunian A, Wallace AM. Intraoperative tumor detection using a ratiometric activatable fluorescent peptide: a first-in-human phase 1 study. Ann Surg Oncol. 2017;24(11):3167–73.

[213] Reubi JC, Maecke HR. Peptide-based probes for cancer imaging. J Nucl Med. 2008;49(11):1735–8.

[214] Staderini M, Megia-Fernandez A, Dhaliwal K, Bradley M. Peptides for optical medical imaging and steps towards therapy. Bioorg Med Chem. 2018;26(10):2816–26.

[215] Lyons SA, O'Neal J, Sontheimer H. Chlorotoxin, a scorpion-derived peptide, specifically binds to gliomas and tumors of neuroectodermal origin. Glia. 2002;39(2):162–73.

[216] Parrish-Novak J, Byrnes-Blake K, Lalayeva N, Burleson S, Fidel J, Gilmore R, et al. Nonclinical profile of BLZ-100. a tumor-targeting fluorescent imaging agent. Int J Toxicol. 2017;36(2):104–12.

[217] Butte PV, Mamelak A, Parrish-Novak J, Drazin D, Shweikeh F, Gangalum PR, et al. Near-infrared imaging of brain tumors using the tumor paint BLZ-100 to achieve near-complete resection of brain tumors. Neurosurg Focus. 2014;36(2):E1.

[218] Patil CG, Walker DG, Miller DM, Butte P, Morrison B, Kittle DS, et al. Phase 1 safety, pharmacokinetics, and fluorescence imaging study of tozuleristide (BLZ-100) in adults with newly diagnosed or recurrent gliomas. Neurosurgery. 2019;85(4):E641–9.

[219] Cai QY, Yu P, Besch-Williford C, Smith CJ, Sieckman GL, Hoffman TJ, et al. Near-infrared fluorescence imaging of gastrin releasing peptide receptor targeting in prostate cancer lymph node metastases. Prostate. 2013;73(8):842–54.

[220] Kossatz S, Behe M, Mansi R, Saur D, Czerney P, Kaiser WA, et al. Multifactorial diagnostic NIR imaging of CCK2R expressing tumors. Biomaterials. 2013;34(21):5172–80.

[221] Ma L, Yu P, Veerendra B, Rold TL, Retzloff L, Prasanphanich A, et al. In vitro and in vivo evaluation of Alexa Fluor 680–bombesin[7–14] NH2 peptide conjugate, a high-affinity fluorescent probe with high selectivity for the gastrin-releasing peptide receptor. Mol Imaging. 2007;6(3):171–80.

[222] Tipirneni KE, Warram JM, Moore LS, Prince AC, de Boer E, Jani AH, et al. Oncologic procedures amenable to fluorescence-guided surgery. Ann Surg. 2017;266(1):36–47.

[223] Valdes PA, Jacobs V, Harris BT, Wilson BC, Leblond F, Paulsen KD, et al. Quantitative fluorescence using 5-aminolevulinic acid-induced protoporphyrin IX biomarker as a surgical adjunct in low-grade glioma surgery. J Neurosurg. 2015;123(3):771–80.

[224] Valdes PA, Leblond F, Kim A, Harris BT, Wilson BC, Fan X, et al. Quantitative fluorescence in intracranial tumor: implications for ALA-induced PpIX as an intraoperative biomarker. J Neurosurg. 2011;115(1):11–7.

[225] Kennedy JC, Pottier RH, Pross DC. Photodynamic therapy with endogenous protoporphyrin IX: basic principles and present clinical experience. J Photochem Photobiol B. 1990;6(1–2):143–8.

[226] Chilakamarthi U, Giribabu L. Photodynamic therapy: past, present and future. Chem Rec. 2017;17(8):775–802.

[227] Maeding N, Verwanger T, Krammer B. Boosting tumor-specific immunity using PDT. Cancers (Basel). 2016;8(10):E91.

[228] Beck TJ, Kreth FW, Beyer W, Mehrkens JH, Obermeier A, Stepp H, et al. Interstitial photodynamic therapy of nonresectable malignant glioma recurrences using 5-aminolevulinic acid induced protoporphyrin IX. Lasers Surg Med. 2007;39(5):386–93.

[229] Johansson A, Faber F, Kniebuhler G, Stepp H, Sroka R, Egensperger R, et al. Protoporphyrin IX fluorescence and photobleaching during interstitial photodynamic therapy of malignant gliomas for early treatment prognosis. Lasers Surg Med. 2013;45(4):225–34.

[230] Johansson A, Palte G, Schnell O, Tonn JC, Herms J, Stepp H. 5–Aminolevulinic acid-induced protoporphyrin IX levels in tissue of human malignant brain tumors. Photochem Photobiol. 2010;86(6):1373–8.

[231] Stummer W, Beck T, Beyer W, Mehrkens JH, Obermeier A, Etminan N, et al. Long-sustaining response in a patient with non-resectable, distant recurrence of glioblastoma multiforme treated by interstitial photodynamic therapy using 5-ALA: case report. J Neuro-Oncol. 2008;87(1):103–9.

[232] Mitsunaga M, Ogawa M, Kosaka N, Rosenblum LT, Choyke PL, Kobayashi H. Cancer cell-selective in vivo near infrared photoimmunotherapy targeting specific membrane molecules. Nat Med. 2011;17(12):1685–91.

[233] Aung W, Tsuji AB, Sugyo A, Takashima H, Yasunaga M, Matsumura Y, et al. Near-infrared photoimmunotherapy of pancreatic cancer using an indocyanine green-labeled anti-tissue factor antibody. World J Gastroenterol. 2018;24(48):5491–504.

[234] Kiss B, van den Berg NS, Ertsey R, McKenna K, Mach KE, Zhang CA, et al. CD47–targeted near-infrared photoimmunotherapy for human bladder cancer. Clin Cancer Res. 2019;25(12):3561–71.

[235] Nagaya T, Nakamura Y, Sato K, Harada T, Choyke PL, Kobayashi H. Near infrared photoimmunotherapy of B-cell lymphoma. Mol Oncol. 2016;10(9):1404–14.

[236] Sato K, Nagaya T, Choyke PL, Kobayashi H. Near infrared photoimmunotherapy in the treatment of pleural disseminated NSCLC: preclinical experience. Theranostics. 2015;5(7):698–709.

[237] Keating J, Singhal S. Novel methods of intraoperative localization and margin assessment of pulmonary nodules. Semin Thorac Cardiovasc Surg. 2016;28(1):127–36.

[238] Kim HK, Quan YH, Choi BH, Park JH, Han KN, Choi Y, et al. Intraoperative pulmonary neoplasm identification using near-infrared fluorescence imaging. Eur J Cardiothorac Surg. 2016;49(5):1497–502.

[239] Mao Y, Chi C, Yang F, Zhou J, He K, Li H, et al. The identification of sub-centimetre nodules by nearinfrared fluorescence thoracoscopic systems in pulmonary resection surgeries. Eur J Cardiothorac Surg. 2017;52(6):1190–6.

[240] Okusanya OT, Holt D, Heitjan D, Deshpande C, Venegas O, Jiang J, et al. Intraoperative near-infrared imaging can identify pulmonary nodules. Ann Thorac Surg. 2014;98(4):1223–30.

[241] Sekine Y, Itoh T, Toyoda T, et al. Precise Anatomical Sublobar Resection Using a 3D Medical Image Analyzer and Fluorescence-Guided Surgery With Transbronchial Instillation of Indocyanine Green. Semin Thorac Cardiovasc Surg. 2019;31(3):595–602. doi:10.1053/j.semtcvs.2019.01.004.

[242] Tanaka C, Kanda M, Funasaka K, et al. Detection of indocyanine green fluorescence to determine tumor location during laparoscopic gastrectomy for gastric cancer: Results of a prospective study. Asian J Endosc Surg. 2020;13(2):160–167. doi:10.1111/ases.12710.

[243] Hirche C, Dresel S, Krempien R, Hunerbein M. Sentinel node biopsy by indocyanine green retention fluorescence detection for inguinal lymph node staging of anal cancer: preliminary experience. Ann Surg Oncol. 2010;17(9):2357–62.

[244] Narushima M, Yamamoto T, Ogata F, Yoshimatsu H, Mihara M, Koshima I. Indocyanine green lymphography findings in limb lymphedema. J Reconstr Microsurg. 2016;32(1):72–9.

[245] Ogata F, Narushima M, Mihara M, Azuma R, Morimoto Y, Koshima I. Intraoperative lymphography using indocyanine green dye for near-infrared fluorescence labeling in lymphedema. Ann Plast Surg. 2007;59(2):180–4.

[246] Adelsberger R, Fakin R, Mirtschink S, Forster N, Giovanoli P, Lindenblatt N. Bedside monitoring of free flaps using ICG-fluorescence angiography significantly improves detection of postoperative perfusion impairment(#)(). J Plast Surg Hand Surg. 2019;53(3):149–54.

[247] Hitier M, Cracowski JL, Hamou C, Righini C, Bettega G. Indocyanine green fluorescence angiography for free flap monitoring: a pilot study. J Craniomaxillofac Surg. 2016;44(11):1833–41.

[248] Pestana IA, Coan B, Erdmann D, Marcus J, Levin LS, Zenn MR. Early experience with fluorescent angiography in free-tissue transfer reconstruction. Plast Reconstr Surg. 2009;123(4):1239–44.

[249] He P, Huang T, Fang C, Su S, Tian J, Xia X, et al. Identification of extrahepatic metastasis of hepatocellular carcinoma using indocyanine green fluorescence imaging. Photodiagn Photodyn Ther. 2019;25:417–20.

[250] Kawakita N, Takizawa H, Sawada T, Matsumoto D, Tsuboi M, Toba H, et al. Indocyanine green fluorescence imaging for resection of pulmonary metastasis of hepatocellular carcinoma. J Thorac Dis. 2019;11(3):944–9.

[251] Lee JYK, Pierce JT, Zeh R, Cho SS, Salinas R, Nie S, et al. Intraoperative near-infrared optical contrast can localize brain metastases. World Neurosurg. 2017;106:120–30.

[252] Lee JYK, Pierce JT, Thawani JP, Zeh R, Nie S, Martinez-Lage M, et al. Near-infrared fluorescent image-guided surgery for intracranial meningioma. J Neurosurg. 2018;128(2):380–90.

[253] Coburger J, Engelke J, Scheuerle A, Thal DR, Hlavac M, Wirtz CR, et al. Tumor detection with 5-aminolevulinic acid fluorescence and Gd-DTPAenhanced intraoperative MRI at the border of contrast-enhancing lesions: a prospective study based on histopathological assessment. Neurosurg Focus. 2014;36(2):E3.

[254] Schucht P, Beck J, Abu-Isa J, Andereggen L, Murek M, Seidel K, et al. Gross total resection rates in contemporary glioblastoma surgery: results of an institutional protocol combining 5-aminolevulinic acid intraoperative fluorescence imaging and brain mapping. Neurosurgery. 2012;71(5):927–35; discussion 35–6.

[255] Schucht P, Knittel S, Slotboom J, Seidel K, Murek M, Jilch A, et al. 5-ALA complete resections go beyond MR contrast enhancement: shift corrected volumetric analysis of the extent of resection in surgery for glioblastoma. Acta Neurochir (Wien). 2014;156(2):305–12; discussion 12.

[256] Stummer W, Tonn JC, Goetz C, Ullrich W, Stepp H, Bink A, et al. 5-Aminolevulinic acid-derived tumor fluorescence: the diagnostic accuracy of visible fluorescence qualities as corroborated by spectrometry and histology and postoperative imaging. Neurosurgery. 2014;74(3):310–9; discussion 9–20.

[257] Wilbers E, Hargus G, Wolfer J, Stummer W. Usefulness of 5-ALA [Gliolan(R)]-derived PPX fluorescence for demonstrating the extent of infiltration in atypical meningiomas. Acta Neurochir (Wien). 2014;156(10):1853–4.

[258] Inoue K, Matsuyama H, Fujimoto K, Hirao Y, Watanabe H, Ozono S, et al. The clinical trial on the safety and effectiveness of the photodynamic diagnosis of non-muscle-invasive bladder cancer using fluorescent light-guided cystoscopy after oral administration of 5-aminolevulinic acid (5-ALA). Photodiagn Photodyn Ther. 2016;13:91–6.

[259] Alkalay R, Alcalay J, Maly A, Ingber A, Fritsch C, Ruzicka T, et al. Fluorescence imaging for the demarcation of basal cell carcinoma tumor borders. J Drugs Dermatol. 2008;7(11):1033–7.

[260] Gao RW, Teraphongphom N, de Boer E, van den Berg NS, Divi V, Kaplan MJ, et al. Safety of panitumumab-IRDye800CW and cetuximab-IRDye800CW for fluorescence-guided surgical navigation in head and neck cancers. Theranostics. 2018;8(9):2488–95.

[261] Nishio N, van den Berg NS, van Keulen S, et al. Optimal Dosing Strategy for Fluorescence-Guided Surgery with Panitumumab-IRDye800CW in Head and Neck Cancer. Mol Imaging Biol. 2020;22(1):156-164. doi:10.1007/s11307-019-01358-x.

[262] Rosenthal EL, Warram JM, Bland KI, Zinn KR. The status of contemporary image-guided modalities in oncologic surgery. Ann Surg. 2015;261(1):46–55.

[263] Vahrmeijer AL, Hutteman M, van der Vorst JR, van de Velde CJ, Frangioni JV. Image-guided cancer surgery using near-infrared fluorescence. Nat Rev Clin Oncol. 2013;10(9):507–18.

[264] Xi L, Jiang H. Image-guided surgery using multimodality strategy and molecular probes. Wiley Interdiscip Rev Nanomed Nanobiotechnol. 2016;8(1):46–60.

第 14 章 数字手术的虚拟现实
A Virtual Reality for the Digital Surgeon

Diana Velazquez-Pimentel　Thomas Hurkxkens　Jean Nehme　著

姚 达　刘 伟　王 智　译

一、手术虚拟现实背景

虚拟现实（virtual reality，VR）是"通过计算机提供的感官刺激来体验的人工环境，其中人的行为部分决定了环境中发生的事情"[1]。该术语是由 Ivan Sutherland 于 1965 年在一篇关键的文章中首次创造的，该文章首次将 VR 描述为"终极显示……计算机可以控制物质的存在"[2]。后来，该概念在游戏行业的第一个消费级 VR 工具（Autodesk VR，1988）的生产和发布中得到了广泛的商业化。VR 在医疗健康研究中的应用也迅速跟进，并聚焦于将复杂的医疗数据可视化，以达到术前规划和内镜培训的目的（MIST-VR，1997）[3-6]。

信息技术的快速连续突破促使了价格可负担的 VR 头戴式显示设备的兴起，包括 Oculus Rift （Facebook）、HTC Vive（HTC） 和 Sony PlayStation VR（Sony）[7]。这场数字革命在世界范围内催生了一波创业和学术的热潮（图 14-1 至图 14-3），争相研究 VR 在现实世界中的过程和影响，并将其转化为实际应用[7, 8]，在所有利益相关者的共同努力下，VR 作为一个数字平台，处于一个势将成功的独特位置。

外科手术是 VR 最有影响力的应用领域之一。根据最近的一项聚类和网络分析，仅外科手术就占所有 VR 相关学术研究的 7.7%。表 14-1 列出了其他值得注意的临床应用。在外科护理中（图 14-4），VR 不仅代表一系列点状解决方案。相反，它作为一种企业能力来优化教育、提高工作效率和整合可用资源，而不会牺牲患者的安全。从文化上看，医疗健康服务的提供，正在向以患者为中心的范式转变，

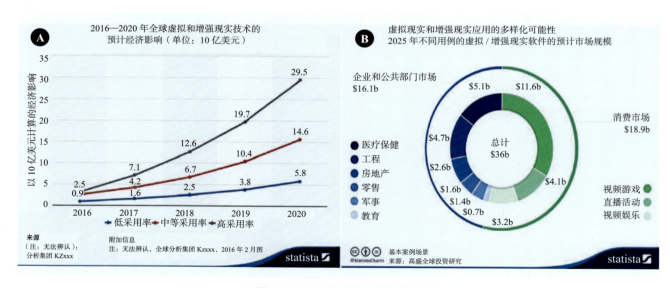

▲ 图 14-1　VR 技术的市场规模预测

A. 不同接受程度下，2016—2020 年 VR 和增强现实技术预计的经济影响；B. 到 2025 年，针对不同用途的 VR 和 AR 软件的预计市场规模[9]

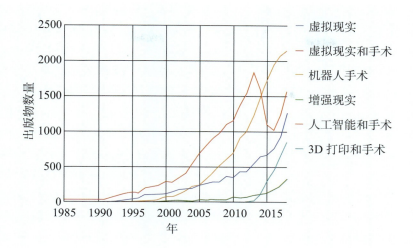

▲ 图 14-2　**PubMed 搜索结果的时间线**

1985—2018 年，每年 PubMed 索引的各种相关搜索词的文章总数

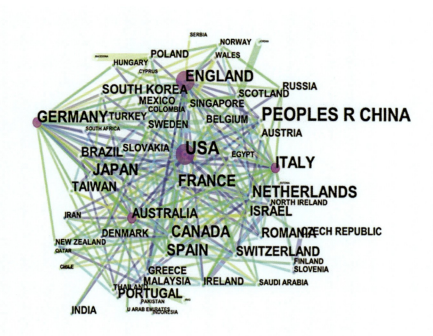

▲ 图 14-3　**参与 VR 研究的国家或地区的可视化表示**

SERBIA. 塞尔维亚；NORWAY. 挪威；POLAND. 波兰；WALES. 威尔士；HUNGARY. 匈牙利；CYPRUS. 塞浦路斯；ENGLAND. 英格兰；SOUTH KOREA. 韩国；RUSSIA. 俄罗斯；SCOTLAND. 苏格兰；MEXICO. 墨西哥；SINGAPORE. 新加坡；COLOMBIA. 哥伦比亚；GERMANY. 德国；TURKEY. 土耳其；SWEDEN. 瑞典；BELGIUM. 比利时；PEOPLES R CHINA. 中国；SOUTH AFRICA. 南非；AUSTRIA. 奥地利；BRAZIL. 巴西；SLOVAKIA. 斯洛伐克；USA. 美国；EGYPT. 埃及；ITALY. 意大利；FRANCE. 法国；NETHERLANDS. 荷兰；NORTH IRELAND. 北爱尔兰；JAPAN. 日本；TAIWAN. 中国台湾省；IRAN. 伊朗；AUSTRALIA. 澳大利亚；ISRAEL. 以色列；DENMARK. 丹麦；CANADA. 加拿大；ROMANIA. 罗马尼亚；CZECH REPUBLIC. 捷克；NEW ZEALAND. 新西兰；SPAIN. 西班牙；SWITZERLAND. 瑞士；QATAR. 卡塔尔；CHILE. 智利；GREECE. 希腊；FINLAND. 芬兰；SLOVENIA. 斯洛文尼亚；MALAYSIA. 马来西亚；IRELAND. 爱尔兰；SAUDI ARABIA. 沙特阿拉伯；THAILAND. 泰国；PORTUGAL. 葡萄牙；PAKISTAN. 巴基斯坦；INDIA. 印度；U ARAB EMIRATES. 阿联酋；INDONESIA. 印尼

节点维度代表所涉国家的中心度（引自 Cipresso、Giglioli、Raya 和 Riva[3]，©2018 开放获取）

表 14-1 网络和聚类分析结果

百分比（%）	频 数	学科分类（时期）
42.15	9131	计算机科学（1990—2016 年）
28.66	6210	工程（1990—2016 年）
8.21	1779	心理学（1990—2016 年）
7.15	1548	神经科学和神经病学（1992—2016 年）
5.85	1418	外科学（1992—2016 年）
4.80	1040	神经科学（1992—2016 年）
4.74	1027	影像科学和摄影技术（1992—2016 年）
4.30	931	教育和教育研究（1992—2016 年）
3.92	849	机器人学（1992—2016 年）

百分比（%）	频 数	学科分类（2011—2016 年）
29.80	2311	计算机科学
25.44	1973	工程
11.10	861	神经科学和神经病学
9.32	723	心理学
7.70	597	外科学
7.53	584	神经科学
6.02	467	教育和教育研究
5.54	430	康复
4.42	343	临床神经病学
3.92	304	材料科学

（引自文献 [3]）

VR 在其中发挥着重要且持续的作用。

本章对 VR 进行定义，并概述这项技术如何应用于医疗健康领域；讨论 VR 在外科手术中的当前使用情况，包括实施的障碍、学术研究和真实世界应用的未来方向。

二、虚拟现实技术是如何交付的

本节探讨 VR 技术的交付。为了在 3D 环境中实现沉浸感和临场感，VR 技术必须成功地创建对真实刺激的虚假感知——一种错觉。VR 中的错觉可以分为位置错觉、似真错觉和化身错觉。这些都是通过视觉和听觉刺激，以及不同程度的触觉反馈和前庭显示来实现的。

概括地说，VR 沉浸有 3 个层次，如表 14-2 所示 [10-12]。尽管都具备相同的关键组件，但 VR 系统在沉浸程度上有所不同，每个系统都有其固有的优势和用户体验的局限性。

VR 视觉内容可以是计算机生成的动画，也可以是 360° 拼接的视频（录制或直播）[3, 10]。在计算机生成的内容中，用户可以积极地参与能够对他们的动作做出实时反应的场景中。在视频内容中，当前的视频捕捉技术将参与限制在一个单一点位置，将用户限制为观察者的角色。

三、虚拟现实用户体验的交付

（一）视觉设备

视觉刺激可以通过日常平板屏幕、VR 头戴式显示设备或更复杂的系统，如洞穴式自动虚拟环境（cave automatic virtual environment，CAVE）来传递（表 14-3）[13]。

（二）有触觉反馈、可触知和前庭功能的体现

显示设备提供视觉素材、双耳刺激、触感和（或）触觉反馈，来创建一个用户可以自由交互的 3D 虚拟环境（表 14-4）[10]。VR 在外科手术中的应用经常利用触觉反馈、触觉设备向用户提供触感和力反馈，以模拟手术环境中由物体引起的皮肤和运动感觉。

四、虚拟现实作为一种新兴的教育模式

历史上，外科培训一直依赖于 Halsted 的"看一个，做一个，教一个"的模式 [14, 15]。如今这种学徒式模式不再适用，因为它不能可靠地监测或预测培训方案的产出。学徒模式所缺乏的可靠和客观的反馈，对持续的专业发展是必不可少的，也与患者安全的风险密切相关。外科手术文化的不断演变，特别是高技能要求的技术发展和越来越短期的培训模式，要求改变传统的教育方法的，必须有效地利用手术室以外的时间来弥补学习中理论和技术差距 [16-18]。VR 提供了一个独特的机会来推动手术培训的变革，并在无风险、低压力环境中提供必要技能的训练 [19]。VR 本质上需要学习者积极地投入，这被广泛认为是有效学习的基石 [20-22]。

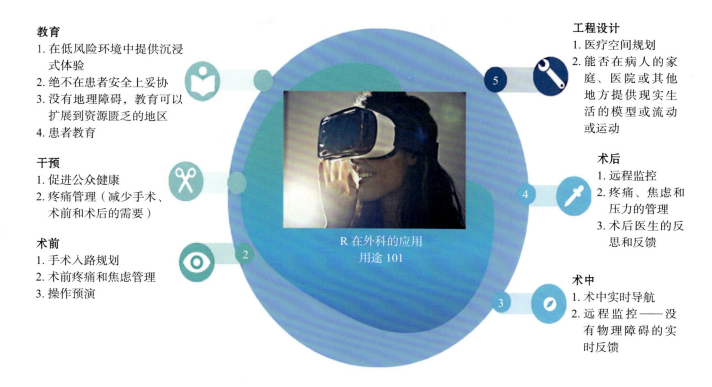

教育
1. 在低风险环境中提供沉浸式体验
2. 绝不在患者安全上妥协
3. 没有地理障碍，教育可以扩展到资源匮乏的地区
4. 患者教育

干预
1. 促进公众健康
2. 疼痛管理（减少手术、术前和术后的需要）

术前
1. 手术入路规划
2. 术前疼痛和焦虑管理
3. 操作预演

工程设计
1. 医疗空间规划
2. 能否在病人的家庭、医院或其他地方提供现实生活的模型或流动或运动

术后
1. 远程监控
2. 疼痛、焦虑和压力的管理
3. 术后医生的反思和反馈

术中
1. 术中实时导航
2. 远程监控——没有物理障碍的实时反馈

R 在外科的应用
用途 101

▲ 图 14-4　**VR 在外科的应用**
不同用例的总结，包括教育、公共卫生促进、术前计划、术中支持、术后管理和医疗健康规划

表 14-2　沉浸度			
VR 沉浸	**描　述**	**优　势**	**手术中的示例**
非沉浸式系统	使用台式电脑重现世界的 2D 图像	便宜、简单	• Touch surgery 触觉手术平台 [a] • Lapmentor 微创训练系统 [b] • EchoPixel 软件平台 [c]
半沉浸式系统	在显示器上提供动态 3D 场景，并与用户头部位置相匹配	技术可达到	• Touch surgery 触觉手术平台 [a] 的沉浸式培训 • Osso VR 手术培训平台 [d] • Immersive Touch 手术培训平台 [e] • Fundamental VR 医学培训平台 [f]
沉浸式系统	提供一个支持多种感官完整模拟的输出设备，如头戴式显示器、音频设备、触觉设备	增强的环境立体视野、包括触觉技术在内的多种感官输出	• Lapmentor VR 微创训练系统 [b] • OramaVR 手术培训系统 [g]

a. www.touchsurgery.com；b. www.simbionix.com；c. www.echopixeltech.com；d. www.ossovr.com；e. www.immersivetouch.com；f. www.fundamentalvr.com；g. www.oramavr.com（引自文献 [10-12]）

表 14-3　VR 视觉反馈的类型

视觉系统	描　述	示　例
桌面显示器	单屏幕显示一个虚拟世界，用户可以使用操纵杆或触摸技术作为自己的化身与之交互	iPhone[a] Nintendo DS[b] Virtual Worlds[c] Second Life[d]
大屏幕	大屏幕向用户提供 VR 视野。眼球跟踪和运动跟踪允许用户进行交互	MyRide+[e]
基于手机的 HMD	手机位于头戴式显示器内以供用户浏览 VR 内容	Google Cardboard[f]
连线 HMD	HMD 连接到高性能电脑客户端，以查看 VR 信息。提供最高质量的 VR	HTC Vive[g] Oculus Rift[h]
独立 HMD	无线头戴设备，无须手机或连接到电脑客户端即可显示 VR 内容，电脑位于头戴设备内	Oculus Go[h]
CAVE 自动虚拟环境	基于投影的 VR 显示器通过在三面或六面墙上投影和显示 VR 环境来重现场景	VisCube[i]
EON iDome	基于测地投影的 VR 可让多达 24 名用户沉浸其中	EON iDome[j]

a. www.apple.com; b. www.nintendo.com; c. www.virtualworlds.co.uk; d. www.secondlife.com; e. www.fitness-gaming.com;
f. vr.google.com; g. www.vive.com; h. www.oculus.com; i. www.visbox.com; j. www.eonreality.com
HMD. 头戴式显示器（head-mounted display）（引自文献 [13]）

表 14-4　触觉反馈、触觉感知和前庭功能的体现

显　示	说　明	优　点	示　例
触觉体现	为用户提供本体感知、轻触和粗糙触摸反馈的可穿戴设备	便于对虚拟物体进行精细操作 可与终端执行器、显示器结合使用 更便宜 更易于移动	Haptx Glove[a] VR Gluv[b] Manus VR[c] Sense Glove[d] Pin 制动器 触觉套装
末端执行器体现	提供模拟抓取和探测物体的方法	世界接地或身体接地系统	Lapmentor VR[e]
机器人形式体现	使用机器人将物理物体呈现到用户的指尖	提供真实感和真实性 可以集成 4D 效果	机器人手臂
被动触觉	使用真实物体的物理形体来描绘虚拟世界中的物理特征	简单、便宜地提供触觉反馈的方法	Props
前庭功能体现	基于运动平台、移动平台和其他复制运动的辅助设备	提供真实感，允许用户使用移动进行交互	Omni by Virtux[f]

其他类型的显示包括嗅觉和味觉

a. https://haptx.com/; b. https://www.vrgluv.com/; c. https://manus-vr.com/; d. https://www.senseglove.com/; e. https://simbionix.
com/simulators/lap-mentor/; f. https://www.virtuix.com/（引自文献 [10]）

大量证据支持在医学教育中使用 VR 模拟。作为回应，各机构迅速采用了配备齐全的 VR 模拟中心来改进他们的培训计划。与物理高保真模拟相比，VR 模拟具有学习者参与度高、成本低和更便利等几个优势。例如，从基本的盒子训练器和简单的桌面应用程序到复杂的触觉模拟器[23-25]。

VR 技术正在不断地改变人与周围环境互动的方式，这种现象在体验式学习中有着特殊的应用。长期以来，人们一直认为，混合式学习方法比孤立的培训方式更有效，因此，VR 应该与现有的教育方法结合使用，而不是只作为一种"蓝海"方法。要充分实现 VR 的潜在价值，教育者认识到 VR 在教学领域中的地位至关重要（图 14-5）[26-33]。

在手术训练中，VR 可以使用相对简单的任务来提高手术技能，例如，解剖结构的 3D 探索（框 14-1），或涉及虚拟手术室的更复杂的高保真模拟（框 14-2）[34, 35]。这些应用程序让外科医生得以排练流程、改进技能和更新知识，以提高技术和精通认知（框 14-3）[36, 37]。得益于零风险环境，VR 使外科医生能够遇到和体验那些复杂（框 14-4）、有风险或罕见（框 14-5）的手术病例，从而使他们的培训组合多样化。此外，VR 可以将传统的基于视频或纸质的培训课程转变为引人入胜、身临其境的电子学习体验。这样的 VR 培训体验可包括基本必修课程，如消防安全，或更复杂的技术课程，如应用"数字孪生"使用手术工具（框 14-6）[38]。

除了技术技能，VR 还可以用来培养认知和行为能力，如情境感知、线索识别、沟通、团队合作和决策，其中许多能力是由英国医学总会（General Medical Council，GMC）或美国医学继续教育认证委员会（Accreditation Council for Medical Education，ACGME）等医学管理机构正式授权的。至关重要的"软"技能，有效外科治疗，也纳入整个手术室团队的培训方案（框 14-7 和框 14-8）。此外，尽管多学科教育的好处已众所周知，但由于地理、后勤和日程安排的限制，目前的教育培训课程通常是在封闭狭小的环境下进行，VR 通过方便多用户参与和消除地理障碍，促进了一种灵活、跨学科的教育方法[39]，VR 解决方案允许培训课程跨越这些限制，使得多学科团队的成员可以在计算机生成的环境中一起进行培训（框 14-9）[40, 41]。

五、医学教育案例

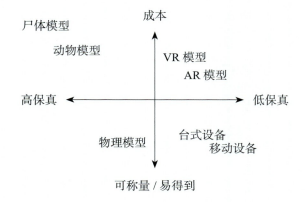

▲ 图 14-5 手术培训模型
根据逼真度和可扩展性，展示了基于模型的教育的不同方法

框 14-1 医学解剖教学

尽管尸体被视为人体解剖学教学的金标准，但使用尸体存在着巨大的财务、道德和后勤限制，这导致了世界范围内的解剖培训实践性很差[42]。VR 技术允许用立体视觉将解剖结构可视化，有可能以纯数字格式忠实地复制人体解剖结构，以减少对尸体的依赖[43]。迄今为止，尽管没有明确的数据表明 VR 教学优于非尸体传统模式，但还是有一些研究结果支持解剖教育中应用 VR 技术。无论如何，VR 技术是一种独特而强大的解决当前解剖训练不足的方案[36, 44, 45]。斯坦福大学 Lucile Packard 儿童医院的教育工作者已经使用 VR，帮助学生和住院医师了解复杂的先天性心脏缺陷，这种方法在一项小型试点研究中被证明为可行有效的[46]。使用 VR 头戴式显示设备，学生可以检查和操作从专门构建的 VR 库中提取的常见先天性病变的虚拟模型。每个教学项目都被设计为，某一个特定解剖损伤的生理学和血流动力学并发症，以提供更深入的理解[47]

框 14-2 熟悉外科工作流程

在传统医学教育中，学生和住院医师在手术环境中充当旁观者。目的是让他们自己熟悉手术流程。然而，空间和时间限制意味着学习体验同样有限。Digital Surgery（https://digitalsurgery.com/）等企业已经开发了教育模块，允许用户通过 VR 头戴式显示设备体验相同的观察体验。该体验被 VR 技术增强，允许他们在无风险的环境中参与手术（图 14-6）。Digital Surgery 还开发了一种非沉浸式 VR 移动应用程序 Touch Surgery[48, 49]，该程序在最近的一项对照研究中被证明对认知训练和传授技能有效[50]。除众多优点之外，该应用程序还可以为中、低收入国家的外科医生提供高质量的培训[51]

框 14-3　培养技术技能

Luciano 等使用 ImmersiveTouch（https://www.immersivetouch.com）制作的 VR 模拟器模拟经皮穿刺脊柱针的放置。其他公司，包括 ORamaVR（http://oramavr.com/）和 OssoVR（https://ossovr.com/），已经开发了培训模块，以预演骨科手术所需的技术技能（图 14-7）。他们的研究记录了每次放置的表现，准确性得到显著提高[52]。同样，有强有力的证据表明腹腔镜技术在实验室环境中得到传授[53]。然而，迄今为止，还没有研究能证明技术能力可以转化为临床实践，无论是改进还是保持

框 14-4　管理危机场景

VR 技术可以让外科住院医师解决并管理现实中的危机。Abelson 等描述了一个 VR 模块，在该模块中，胆囊切除术期间腹腔镜可视化丢失，这是一个需要用户解决的关键情况。作者设想了一个未来的工具，使用户可以继续手术，经受住错误的影响，并最终在实时 VR 环境中修复了错误[54]

框 14-5　经历罕见手术

Kuernov 等描述了针对腹腔镜肾上腺切除手术的 VR 模块的接受程度和有效性。这是一种罕见而复杂的手术，许多外科医生在他们的外科生涯中可能从未遇到过。作者发现，住院医生、住院总医师和经验丰富的外科医生中的用户接受度很高。更重要的是，他们的调查结果表明，与一对一的指导相比，参与者更喜欢配有专家汇报和反思的 VR 模块[55]

框 14-6　医疗器械行业的应用

Digital Surgery（https://digitalsurgery.com/）公司已部署 VR 模块为医疗设备设置提供高保真培训。定制的 VR 模拟以有吸引力的方式向医疗专业人员提供高质量的培训和进修课程[56]。数字孪生技术在研究和开发中有着广泛的应用，在投入生产之前，复杂的手术室系统和交互，可以在仿真模拟中测试、控制和优化

六、虚拟现实作为手术支持工具

　　VR 作为一种手术支持工具越来越受到关注，这导致了 VR 解决方案的出现，以简化手术治疗的交付。

框 14-7　虚拟医院中的真实决策

Patel 等描述了一个可通过桌面浏览器访问的 3D 虚拟世界，其中需要外科实习生需要管理一系列 9 个案例。该 VR 程序创建在 Second Life（https://secondlife.com/），需要在 3 个难度上评估和管理急腹症患者（下消化道出血、急性胰腺炎、小肠梗阻）。图 14-8 展示了一个接受初始处理的虚拟患者和一个化身医生正在查看血液检查结果。该研究能够确认 9 个病例中 8 个病例的外观、内容和建构效度，并展示了对 VR 中决策技能的评估[57]

框 14-8　情景和空间感知的培训

在最近的一篇论文中，Izard 等描述了在手术室中使用 360° 摄像头，将影片拼接在一起，用于训练手术室的情境感知。他们描述了一种球状虚拟环境，让用户沉浸在手术室的影像中，仿佛他们真正实际在场。该技术的视频可在线观看（https://www.youtube.com/watch?v=IQCSzc7oACA&feature=youtu.be）[58]。VR 技术还可以通过 3D 视频记录让用户沉浸在手术室的紧急情况中（https://www.youtube.com/watch?v=CfZPbw4qoP4）。类似的 VR 技术已成功用于培训医疗专业人员应对大规模伤亡事件[59]

框 14-9　团队培训

VR 允许多个用户在虚拟环境中共存。Digital Surgery 提供的 Touch Surgery Immersive Training（https://digitalsurgery.com/）可以为多学科团队的所有成员提供同步的团队培训，不受地理边界的限制（https://www.youtube.com/watch?v=3tpnRFshvsA）。图 14-9 显示了一名外科医生和一名助手在一起工作。参与者可以实时交互，并共同完成指定的任务

（一）术前规划

　　术前规划是指计算机辅助建模和可视化解剖，以定义、实践和完善患者特定的手术流程。

　　如今，包括 CT 和 MRI 在内的图像数据可以被处理并投影到 VR 头戴式显示设备上，以允许外科医生进行新颖、针对患者定制的手术计划（框 14-10 和框 14-11）。这是一种独特的方法来规划复杂的手术，如处理复杂骨结构（如颅骨、上颌骨或骨盆）的手术。

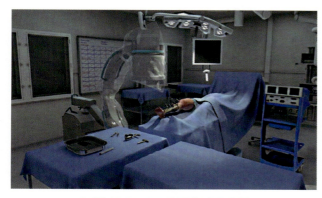

▲ 图 14-6　VR 外固定装置演示

Digital Surgery 用于切开复位和外固定的 VR 模块截图。该图显示了一个设备齐全的手术室，用户可以与环境交互并实时执行操作［经（2019）Digital Surgery Limited 许可］

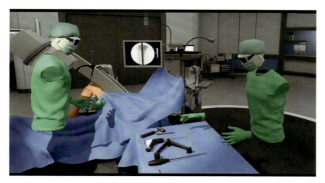

▲ 图 14-7　OssoVR 开放式膝关节手术模拟

来自培训模块的开放膝盖手术屏幕截图，用户可以在手术室实时互动（经 OssoVR 许可）

同样，VR 图像数据可以被部署为需要特别注意的手术的路径来提供信息。它已被记录用于颌面部、神经、肝脏、骨科和胎儿手术[60-63]。其中一些研究使用附加触觉设备增强用户沉浸感。例如，在钻骨、截骨、磨骨的过程中，动态网格模型可以促进触觉反馈。然而，目前触觉输出的局限性限制了这一进步的益处和范围。

（二）术中手术导航

手术导航是指术中提供实时支持的系统、软件或其他方式，可以包括手术规划或特定患者的解剖结构指引。与 GPS 导航系统类似，在给定前置约束条件［如所需的结果和（或）初始患者特征］时，软件可以执行复杂的计算，以确定针对特定病例的最佳方法（框 14-11）[64]。

外科医生可以使用 VR 来排练手术流程，并为外科医生或特定患者的手术方法准备手术团队[65, 66]。在手术室中，工作流程可以显示为非沉浸式的实时支持（框 14-12），或如本书其他部分中所述，使用增强现实进行增强。类似地，非手术医生可以使用虚拟现实进行远程监护，甚至远程手术，这对于确保偏远地区手术安全尤其有用，如军事部署期间[67]。

（三）术后回顾

回顾是一个寻求对自身或情境的理解而指示未

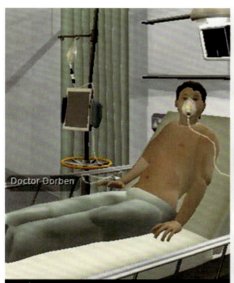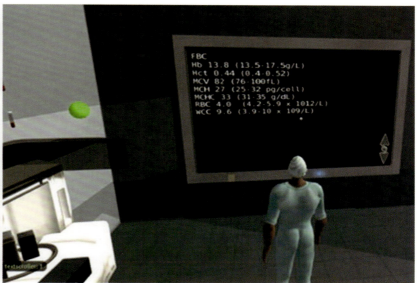

▲ 图 14-8　虚拟医院

在 Second Life 上设计和创建的临床模块。在这个模拟中，用户可以在 3D 医院中进行交互，以诊断和管理不同难度的急腹症患者（经 Elsevier 许可转载，引自 Patel 等[57]）

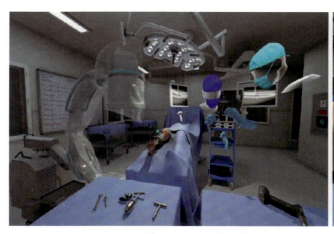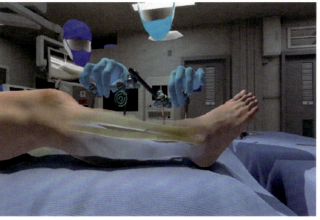

▲ 图 14-9　外科医生和助理在 Touch Surgery Immersive Training 中共同工作

此图展示了两个用户在 VR 模块中一起工作。用户可以在虚拟环境中进行口头和物理交互。在该图中，一个用户（紫色）能够培训和指导第二个用户（蓝色）并实时协助虚拟手术（经 ©Digital Surgery Limited 许可）

来行动的过程。普遍认为，回顾对医疗保健人员是一种有价值的学习技能，许多主管医疗教育的机构都强调了回顾的重要性[68, 69]。VR 可以通过帮助医疗保健专业人员重温他们遇到的情况来促进反思。个人可以在 3D 虚拟环境中重新观看自己或他人，以促进围绕改善患者预后做有意义讨论[70, 71]。

（四）临床规划

空间优化和可持续设计对于医院的高质量、高效护理至关重要。最近的一项综述表明，优化和循证设计配置和环境问题对工作流程、工作场所文化和关联者（包括外科医生、护士、患者、护理人员和亲属）之间的互动具有积极影响[72]。不断变化的人口需求、对医疗保健系统日益增长的需求以及医疗设备日益重要的作用，都导致了手术室空间优化的复杂性[73]。

VR 允许手术室管理者和医院主管在更改基础设施之前，对手术室或医院的布局和空间使用进行试验。根据特定程序和设备的要求，VR 可用于研究改善手术室的布局（框 14-13）[74]。

有证据表明，适当的手术室设置可提升人体工程学、团队协调和手术效率，并减少完成手术所需的总时间。所有这些对医院、外科医生和患者都有明显好处[83]。此外，VR 建模可以为风险管理策略提供信息，包括减少辐射或定义无菌屏障的政策，最终目标是达到更好的患者安全并限制职业伤害的影响[75, 76]。

七、外科实践案例

框 14-10　医学图像数据处理

Stanford 大学的工程师描述了一种新的软件系统，该系统结合了来自不同来源（CT、MRI、血管造影）的大脑医学图像数据，创建了单个患者的解剖结构 3D 模型。模型可以由医生在 VR 中操作。这个"进入大脑的窗口"确保在手术之前，解剖缺陷（如动脉瘤）能够被清楚地识别和掌握。该技术已成功应用于外科住院医师在手术准备阶段通过 VR 查看血管造影[77]。EchoPixel（https://www.echopixeltech.com）使用大脑、胸部、腹部和骨盆的 CT 扫描数据，创建了一个 3D 可视化的非沉浸式 VR 系统。EchoPixel 技术已经在美国的 20 多个地方使用，他们正在寻求建立证据基础，以支持更广泛的应用，目前的重点是先天性心脏异常的现实案例[78-80]

框 14-11　手术计划

Babel VR（https://www.cbrg.ox.ac.uk/cbrg/babelVR.html）是牛津大学研究人员开发的开源软件工具。它使用网格、机器学习和分割来渲染医学图像数据，以最大限度地提高临床效用，并允许添加 3D 注释和真实测量（https://www.youtube.com/watch?time-continue=25&v=xVlCiwK35Cw）[81]。ImmersiveTouch（https://www.immersivet-ouch.com/）是一家创新公司，其技术将图像数据进行数字孪生，以提供无障碍的 VR 视图，从而促进关键扫描信息的阅读和分析。他们的技术已获得 FDA 批准和 CE 认证，并在巴尔的摩、芝加哥和奥斯汀的医院中使用

Mount Sinai 医学院的外科医生描述了 CaptiView 手术显微镜的使用，该显微镜具有集成图形功能（https://www.leica-microsystems.com/products/surgical-microscopes/p/captiview/）增强神经外科手术过程中解剖结构的实时可视化。CaptiView 是一种独特的单设备解决方案，可通过手术显微镜提供增强的图像。将 VR 集成到显微镜中可潜在的避免手术流程中断，并减少外科医生粗大运动的影响。该设备是 VR 和 AR 之间的桥梁示例（图 14–10）

像 Virtual Worlds（https://www.virtualworlds.co.uk/）和 Planner 5D（https://planner5d.com/）这样的商业软件包可以辅助手术室规划。Digital Surgery 开发了一个原型手术室规划软件，它已被证明了可行性并成功吸引了手术室工作人员的兴趣（图 14–11）[82]

八、未来的应用

现实只不过是大脑解读的体验，无论是真实世界中通过物理感官感知还是虚拟世界中通过电脑冲感知——Micheal Abrash

Schmidt 和 Cohen（2013）假设，到 2025 年，技术进步将使"物理自我"与"虚拟自我"无法区分。在他们煽动性的论述中，描述了一个人类可以同时生活在现实世界和计算机生成的世界中[84]。专家们一致认为，虚拟现实技术带来了新一波数字技术浪潮，有可能从根本上改变人类互动的本质，并改变我们所知的世界。下文将讨论 VR 在医疗保健领域当前的局限性和新兴的应用。

九、实施的障碍

（一）外科教育

Kyaw 等（2019）最近的一项系统评述，聚焦医疗保健从业人员的 VR 培训，发现 2005 年之前没有适用的研究。这反映了 VR 在医学教育中处在相对新生阶段[37]。因此，正如人们所预期的，关于 VR 在手术训练中有效性的确凿证据在很大程度上仍未得到证实，尤其是与其他领域的 VR 训练相比[85]。迄今为止，技能传授的有效性仅在尸体和离体组织上得到证明。目前，关于 VR 模拟训练的临床有效性尚没有相关数据公布。未来的研究必须旨在证明 VR 培训的临床效用，即改善患者预后、降低培训成本和（或）降低治疗成本[19]。

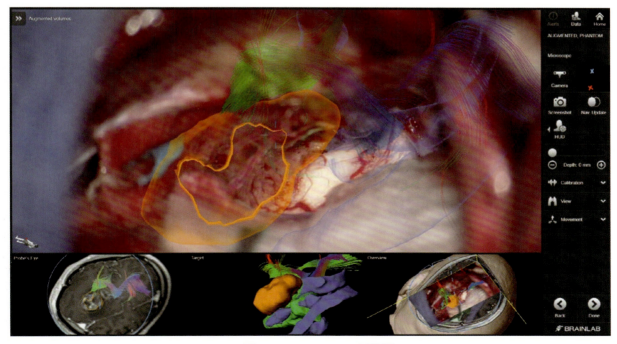

▲ 图 14–10 CaptiView 显微镜

此图显示了用于脑部手术的 CaptiView 显微镜。实时图像显示影像数据，以最小化术中干扰（经 ©2020 Brainlab AG 许可）

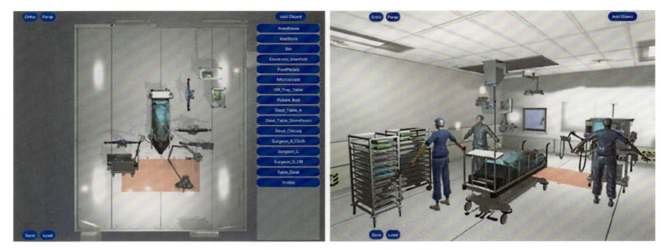

▲ 图 14-11　VR 手术室规划软件

在此 3D 空间规划软件中，用户可以在手术室中建模和模拟设备和布局变化［经（2019）Digital Surgery Limited 许可］

很明显，VR 有潜力改变传统的外科教育课程，包括高风险的考核、结果评估、认证和再验证。作为这一转变的核心组成部分，培训者必须制订课程并定期修订，以确保外科受训人员在完成培训计划时具备必要的临床、技术和人文等技能，以提供最优质的手术治疗[41]。正在进行中的机器人手术医生课程，确保了清晰的学习目标的标准化与审查，与之并行，创新者们应能确保 VR 培训技术发展演进符合上述目标，并且所产生的数据可以证明和解释正在进行的研究利用 VR 技术所形成的成就[86]。

这些措施结合起来，将使研究小组能够在当前证据不足的情况下，确保 VR 模拟培训的有效性（即达到目标的能力）和效率（即节省成本和时间）。

（二）外科治疗

医疗健康产业即将迎来颠覆性的变革。然而，当今时代，VR 在现实世界的临床应用仍处于起步阶段。需要付出相当大的努力将 VR 技术集成到医疗保健系统中。

"体外"的努力已显示出令人信服的结果。一旦严格的随机对照研究证明 VR 的临床疗效，随后的突破和广泛的临床应用可能接踵而至[65]。考虑到变革的巨大潜力，伦理和管理委员会必须允许可接受的患者风险以进行 VR 的临床验证。同样，研究团队、学术界和医院在手术治疗的所有阶段应优先考虑该领域的研究。有效、高质量的数据将增加 VR 进一步发展的可用性经费，VR 技术在临床环境中的应用也将随之而来。

实施的其他障碍主要与生产成本有关。与其他行业不同，医疗健康不能过度简化 VR 模拟，因为这样做可能会降低对数据生成、实施和采用等至关重要的核心有效性结果的测量。Sethia 等（2015）和 Kim 等（2017）都强调了这一问题。两篇综述都认为，当前的 VR 解决方案倾向于在图像处理上降低标准，这会导致人体解剖结构细微特征的丢失[65, 87]。研究组应使用最新的软件和硬件，以实现可接受的保真度，并将其转化为明确的患者预后，这反而证明较高的支出是合理的。

（三）现有虚拟现实技术

Slater（2009）认为，在虚拟世界中实现存在感取决于 2 个主要因素："位置错觉"和"似真错觉"[88]。当临床医生找到证明临床效用的方法时，工程界正致力于优化用户体验和远程呈现，以实现完全的沉浸感。仅在过去 18 个月内，技术的发展就对用户舒适度和人体工程学产生了巨大影响，Oculus 宣布其最新技术能够通过计算机视觉跟踪手部运动，消除了对限制性控制器的需求。尽管"技术堆栈"的进步是不间断的，但关键的挑战仍然存在，包括计算机处理能力、触觉技术和设备的便携性（尺寸、重量）。进一步更复杂化的挑战，是所有界面必须直观、易于使用，并且能够完全实时定制，以适应用户的需求。

十、新兴应用

VR 与其他技术的无缝集成和交叉，如可穿戴生物反馈传感器、改进的触觉技术、AI、深度学习和大数据分析，可能使 VR 在医疗健康和其他领域更具影响力。

目前，VR 模块和应用程序是在远离现实世界的孤立环境中制作和体验的。未来的发展将走向交互现实。新技术，如可穿戴生物传感器，将弥合物理世界和虚拟世界之间的差距，产生闭环体验[89-91]。这不仅将扩大 VR 的临床应用范围，而且至关重要的是，还将推动医疗保健朝着分散的患者治疗模式发展。

今天，虚拟世界的构建和设计是为了模仿真实世界。未来将允许我们居住在这些虚拟的世界上。人工智能和深度学习显示出增强虚拟世界互动性的巨大前景。临床上，AI 可以改进 VR 建模软件，在患者层面、医院管理层面甚至人群层面，为数据驱动的决策提供信息和提升。AI 和 VR 的协同作用在改变和简化一对一的医疗保健服务方面具有巨大潜力。一旦实现远程呈现，诊断和监控就可以通过 VR 直接传送到患者家中。这将改善患者体验，整合和最大化利用医疗资源，并减少地理或经济差异造成的医疗不平等。在教育领域，深度学习的改进将使自适应模拟成为可能，挑战用户应对和管理类似于病房、诊所和手术室的情境。

从更广泛的角度来看，沉浸式技术可以延续性地分为三类：①本章讨论的真正 VR；②混合现实；③增强现实。随着技术的进步，①、②和③之间的界限将开始模糊，用户将能够通过一个头戴显示设备按需在三者之间切换。在医疗保健领域，沉浸式技术将使外科医生在现实世界中拥有更好的情境感知，从而大大改善其使用案例。

为了实现真正的远程呈现，需要提升硬件，特别是触觉反馈和交互界面。未来的 VR 系统将具有较短的延时和高灵敏度的手持控制器运动。目前，用户输入和触觉输出之间的迟滞和长延时削弱了现实感。

总结

VR 技术提供了一种让用户沉浸在计算机生成的世界中的方法。直到最近，医疗保健领域该技术的应用还局限于桌面屏幕、笨重的模拟人体模型和静态纸质病例。用户对提升交互性和真实性的需求正在迅速出现。需求的增加导致了 VR 在医疗保健中的明确使用案例，每一个都被假定可改善患者的预后。

本文回顾了 VR 在外科学中的现有应用，阐述了近年来已经达到的关键里程碑。广义而言，VR 在外科手术中的应用包括教育、手术支持和数据科学。该技术的广泛应用将取决于有效数据的生成，从而支持临床疗效。除了技术能力的提升，用户舒适度的提高和成本的降低将确保这项技术在日常临床操作中的生命周期。令人兴奋的是，VR 和其他新兴技术（大数据、人工智能、触觉界面等）的协同效应给外科医生的 VR 临床应用增加了更多维度。

要点

- 如今 VR 作为一种新兴的教育模式和手术支持工具被应用于医疗机构。
- 软件和硬件的最新进步成果降低了消费者的成本，并带来更好的用户沉浸感。相对较低的成本意味着 VR 现在既可被接触又可被负担，这些因素可能会在未来推动更多地采用。
- VR 目前还处于早期阶段。为了实现临床应用，提供者、研究人员和患者应确定现实场景中可接受的风险，以创造机会证明手术 VR 的临床效用。
- 未来与其他新兴技术的结合将实现交互现实的愿景。这意味着虚拟世界和现实世界的共存。

参考文献

[1] Webster. The Merriam-Webster Dictionary, International Edition; 2016.

[2] [No title]. http://worrydream.com/refs/Sutherland%20-%20The%20Ultimate%20Display.pdf. Accessed 11 Sept 2019.

[3] Cipresso P, Giglioli IAC, Raya MA, Riva G. The past, present, and future of virtual and augmented reality research: a network and cluster analysis of the literature. Front Psychol. 2018;9:2086.

[4] Chinnock C. Virtual reality in surgery and medicine. Hosp Technol Ser. 1994;13:1–48.

[5] Cyberspace: The New Explorers: Autodesk: Free Download, Borrow, and Streaming: Internet Archive.

[6] Wilson MS, Middlebrook A, Sutton C, Stone R, McCloy RF. MIST VR: a virtual reality trainer for laparoscopic surgery assesses performance. Ann R Coll Surg Engl. 1997;79:403–4.

[7] Castelvecchi D. Low-cost headsets boost virtual reality's lab appeal.

Nature. 2016;533:153–4.

[8] MEDLINE/ PubMed. SpringerReference. https://doi. org/10.1007/springerreference_65284.

[9] Statista – The Statistics Portal [Internet]. Statista. 2019 [cited 17 October 2019]. Available from: https:// www.statista.com/.

[10] Parisi T. Learning virtual reality: developing immersive experiences and applications for desktop, web, and mobile. Sebastopol, CA;O'Reilly Media, Inc.; 2015.

[11] Sugand K, Mawkin M, Gupte C. Validating Touch Surgery™: A cognitive task simulation and rehearsal app for intramedullary femoral nailing. Injury. 2015;46:2212–6.

[12] Morone PJ, Bekelis K, Root BK, Singer RJ. Development and validation of a mobile device-based external ventricular drain simulator. Oper Neurosurg (Hagerstown). 2017;13:603–8.

[13] Sherman WR, Craig AB. Understanding virtual reality: Interface, application, and design. Berkeley CA; Morgan Kaufmann; 2018.

[14] Pellegrini VD Jr, Ferguson PC, Cruess R, Cruess S, Briggs TWR. Sufficient competence to enter the unsupervised practice of orthopaedics: what is it, when does it occur, and do we know it when we see it? AOA critical issues. J Bone Joint Surg Am. 2015;97:1459–64.

[15] Kotsis SV, Chung KC. Application of the "see one, do one, teach one" concept in surgical training. Plast Reconstr Surg. 2013;131:1194–201.

[16] Moorthy K, Munz Y, Sarker SK, Darzi A. Objective assessment of technical skills in surgery. BMJ. 2003;327:1032–7.

[17] Talbot CL, Holt EM, Gooding BWT, Tennent TD, Foden P. The shoulder objective practical assessment tool: evaluation of a new tool assessing residents learning in diagnostic shoulder arthroscopy. Arthroscopy. 2015;31:1441–9.

[18] Jakimowicz JJ, Cuschieri A. Time for evidence-based minimal access surgery training--simulate or sink. Surg Endosc. 2005;19:1521–2.

[19] Yiannakopoulou E, Nikiteas N, Perrea D, Tsigris C. Virtual reality simulators and training in laparoscopic surgery. Int J Surg. 2015;13: 60–4.

[20] Zhuang W, Xiao Q. Facilitate active learning: the role of perceived benefits of using technology. J Educ Bus. 2018;93:88–96.

[21] Shatto B, Erwin K. Teaching millennials and generation Z: bridging the generational divide. Creat Nurs. 2017;23:24–8.

[22] Sonnleitner K. From sage on the stage to guide on the side. Zeitschrift für Didaktik der Rechtswissenschaft. 2016;3:288–302.

[23] Paolis LTD, De Paolis LT. Serious game for laparoscopic suturing training. In: 2012 Sixth international conference on complex, intelligent, and software intensive systems. 2012. https://doi.org/10.1109/cisis.2012.175.

[24] Ricciardi F, De Paolis LT. A comprehensive review of serious games in health professions. Int J Comput Games Technol. 2014;2014:1–11.

[25] Wang R, DeMaria S Jr, Goldberg A, Katz D. A systematic review of serious games in training health care professionals. Simul Healthc. 2016;11:41–51.

[26] Feifer A, Al-Ammari A, Kovac E, Delisle J, Carrier S, Anidjar M. Randomized controlled trial of virtual reality and hybrid simulation for robotic surgical training. BJU Int. 2011;108:1652–6; discussion 1657.

[27] Diesen DL, Erhunmwunsee L, Bennett KM, Ben-David K, Yurcisin B, Ceppa EP, Omotosho PA, Perez A, Pryor A. Effectiveness of laparoscopic computer simulator versus usage of box trainer for endoscopic surgery training of novices. J Surg Educ. 2011;68:282–9.

[28] Orzech N, Palter VN, Reznick RK, Aggarwal R, Grantcharov TP. A comparison of 2 ex vivo training curricula for advanced laparoscopic skills: a randomized controlled trial. Ann Surg. 2012;255:833–9.

[29] Jensen K, Ringsted C, Hansen HJ, Petersen RH, Konge L. Simulation-based training for thoracoscopic lobectomy: a randomized controlled trial. Surg Endosc. 2014;28:1821–9.

[30] Khan MW, Lin D, Marlow N, Altree M, Babidge W, Field J, Hewett P, Maddern G. Laparoscopic skills maintenance: a randomized trial of virtual reality and box trainer simulators. J Surg Educ. 2014;71:79–84.

[31] Loukas C, Nikiteas N, Schizas D, Lahanas V, Georgiou E. A head-to-head comparison between virtual reality and physical reality simulation training for basic skills acquisition. Surg Endosc. 2012;26:2550–8.

[32] Munz Y, Kumar BD, Moorthy K, Bann S, Darzi A. Laparoscopic virtual reality and box trainers: is one superior to the other? Surg Endosc. 2004;18:485–94.

[33] Kowalewski K-F, Hendrie JD, Schmidt MW, Proctor T, Paul S, Garrow CR, Kenngott HG, Müller-Stich BP, Nickel F. Validation of the mobile serious game application Touch Surgery™ for cognitive training and assessment of laparoscopic cholecystectomy. Surg Endosc. 2017;31:4058–66.

[34] Pfandler M, Lazarovici M, Stefan P, Wucherer P, Weigl M. Virtual reality-based simulators for spine surgery: a systematic review. Spine J. 2017;17:1352–63.

[35] Haubruck P, Nickel F, Ober J, et al. Evaluation of app-based serious gaming as a training method in teaching chest tube insertion to medical students: randomized controlled trial. J Med Internet Res. 2018;20:e195.

[36] Moro C, Štromberga Z, Raikos A, Stirling A. The effectiveness of virtual and augmented reality in health sciences and medical anatomy. Anat Sci Educ. 2017;10:549–59.

[37] Kyaw BM, Saxena N, Posadzki P, et al. Virtual reality for health professions education: systematic review and meta-analysis by the digital health education collaboration. J Med Internet Res. 2019; 21:e12959.

[38] Li L, Yu F, Shi D, Shi J, Tian Z, Yang J, Wang X, Jiang Q. Application of virtual reality technology in clinical medicine. Am J Transl Res. 2017;9:3867–80.

[39] Arriaga AF, Gawande AA, Raemer DB, et al. Pilot testing of a model for insurer-driven, large-scale multicenter simulation training for operating room teams. Ann Surg. 2014;259:403–10.

[40] Howe J, Puthumana J, Hoffman D, et al. Development of virtual simulations for medical team training: an evaluation of key features. Proceedings of the International Symposium on Human Factors and Ergonomics in Health Care. 2018;7:261–6.

[41] Olasky J, Sankaranarayanan G, Seymour NE, et al. Identifying opportunities for virtual reality simulation in surgical education: a review of the proceedings from the innovation, design, and emerging alliances in surgery (IDEAS) conference: VR surgery. Surg Innov. 2015;22:514–21.

[42] Singh K, Bharatha A, Sa B, Adams OP, Majumder MAA. Teaching anatomy using an active and engaging learning strategy. BMC Med Educ. 2019;19:149.

[43] Bairamian D, Liu S, Eftekhar B. Virtual reality angiogram vs 3-dimensional printed angiogram as an educational tool-A comparative study. Neurosurgery. 2019;85:E343–9.

[44] Yammine K, Violato C. A meta-analysis of the educational effectiveness of three-dimensional visualization technologies in teaching anatomy. Anat Sci Educ. 2015;8:525–38.

[45] Izard SG, Méndez JAJ. Virtual reality medical training system. In: Proceedings of the fourth international conference on technological ecosystems for enhancing multiculturality: ACM; 2016. p. 479–85.

[46] Maresky HS, Oikonomou A, Ali I, Ditkofsky N, Pakkal M, Ballyk B. Virtual reality and cardiac anatomy: exploring immersive three-dimensional cardiac imaging, a pilot study in undergraduate medical anatomy education. Clin Anat. 2019;32:238–43.

[47] Silva JNA, Southworth M, Raptis C, Silva J. Emerging applications of virtual reality in cardiovascular medicine. JACC Basic Transl Sci. 2018;3:420–30.

[48] Mandler AG. Touch surgery: a twenty-first century platform for surgical training. J Digit Imaging. 2018;31:585–90.

[49] Tulipan J, Miller A, Park AG, Labrum JT 4th, Ilyas AM. Touch surgery: analysis and assessment of validity of a hand surgery simulation "App.". Hand. 2019;14:311–6.

[50] Chidambaram S, Erridge S, Leff D, Purkayastha S. A randomized controlled trial of skills transfer: from touch surgery to laparoscopic

cholecystectomy. J Surg Res. 2019;234:217–23.

[51] Bunogerane GJ, Taylor K, Lin Y, Costas-Chavarri A. Using touch surgery to improve surgical education in low-and middle-income settings: a randomized control trial. J Surg Educ. 2018;75:231–7.

[52] Luciano CJ, Banerjee PP, Sorenson JM, Foley KT, Ansari SA, Rizzi S, Germanwala AV, Kranzler L, Chittiboina P, Roitberg BZ. Percutaneous spinal fixation simulation with virtual reality and haptics. Neurosurgery. 2013;72 Suppl 1:89–96.

[53] Purkayastha S, Tilney HS, Georgiou P, Athanasiou T, Tekkis PP, Darzi AW. Laparoscopic cholecystectomy versus mini-laparotomy cholecystectomy: a meta-analysis of randomised control trials. Surg Endosc. 2007;21:1294–300.

[54] Abelson JS, Silverman E, Banfelder J, Naides A, Costa R, Dakin G. Virtual operating room for team training in surgery. Am J Surg. 2015;210:585–90.

[55] Kurenov S, Cendan J, Dindar S, Attwood K, Hassett J, Nawotniak R, Cherr G, Cance WG, Peters J. Surgeon-authored virtual laparoscopic adrenalectomy module is judged effective and preferred over traditional teaching tools. Surg Innov. 2017;24:72–81.

[56] Allcoat D, von Mühlenen A. Learning in virtual reality: effects on performance, emotion and engagement. Res Learn Technol. 2018. https://doi.org/10.25304/rlt. v26.2140.

[57] Patel V, Aggarwal R, Cohen D, Taylor D, Darzi A. Implementation of an interactive virtual-world simulation for structured surgeon assessment of clinical scenarios. J Am Coll Surg. 2013;217:270–9.

[58] Izard SG, Juanes JA, García Peñalvo FJ, Estella JMG, Ledesma MJS, Ruisoto P. Virtual reality as an educational and training tool for medicine. J Med Syst. 2018;42:50.

[59] Wilkerson W, Avstreih D, Gruppen L, Beier K-P, Woolliscroft J. Using immersive simulation for training first responders for mass casualty incidents. Acad Emerg Med. 2008;15:1152–9.

[60] Pratt R, Deprest J, Vercauteren T, Ourselin S, David AL. Computer-assisted surgical planning and intraoperative guidance in fetal surgery: a systematic review. Prenat Diagn. 2015;35:1159–66.

[61] Stella F, Dolci G, Dell'Amore A, Badiali G, De Matteis M, Asadi N, Marchetti C, Bini A. Three-dimensional surgical simulation-guided navigation in thoracic surgery: a new approach to improve results in chest wall resection and reconstruction for malignant diseases. Interact Cardiovasc Thorac Surg. 2014;18:7–12.

[62] Sakamoto T. Roles of universal three-dimensional image analysis devices that assist surgical operations. J Hepatobiliary Pancreat Sci. 2014;21:230–4.

[63] Mendez A, Hussain T, Hosseinpour A-R, Valverde I. Virtual reality for preoperative planning in large ventricular septal defects. Eur Heart J. 2019;40:1092.

[64] Riener R, Harders M. VR for planning and intraoperative support. In: Riener R, Harders M, editors. Virtual reality in medicine. London: Springer London; 2012. p. 211–23.

[65] Sethia R, Wiet GJ. Preoperative preparation for otologic surgery. Curr Opin Otolaryngol Head Neck Surg. 2015;23:355–9.

[66] Kockro RA, Killeen T, Ayyad A, Glaser M, Stadie A, Reisch R, Giese A, Schwandt E. Aneurysm surgery with preoperative three-dimensional planning in a virtual reality environment: technique and outcome analysis. World Neurosurg. 2016;96:489–99.

[67] Bilgic E, Turkdogan S, Watanabe Y, Madani A, Landry T, Lavigne D, Feldman LS, Vassiliou MC. Effectiveness of telementoring in surgery compared with on-site mentoring: a systematic review. Surg Innov. 2017;24:379–85.

[68] Sandars J. The use of reflection in medical education: AMEE Guide No. 44. Med Teach. 2009;31:685–95.

[69] General Medical Council (Great Britain). Good medical practice. General Medical Council. 2001.

[70] Gibbs G. Learning by doing: a guide to teaching and learning methods. Oxford: Further Education Unit. Oxford Polytechnic; 1988.

[71] Hatton N, Smith D. Reflection in teacher education: towards definition and implementation. Teach Teach Educ. 1995;11:33–49.

[72] [No title]. https://discovery.ucl.ac.uk/id/ eprint/1425894/1/Pachilova_ Sailer2013_EBD_ PatientCaregiverInterface_D4H13_Vol2_web.pdf. Accessed 21 Oct 2019.

[73] Alarcon A, Berguer R. A comparison of operating room crowding between open and laparoscopic operations. Surg Endosc. 1996;10: 916–9.

[74] Dexter F, Ledolter J, Wachtel RE. Tactical decision making for selective expansion of operating room resources incorporating financial criteria and uncertainty in subspecialties' future workloads. Anesth Analg. 2005;100:1425–32.

[75] Barbagallo S, Corradi L, de Ville de Goyet J, Iannucci M, Porro I, Rosso N, Tanfani E, Testi A. Optimization and planning of operating theatre activities: an original definition of pathways and process modeling. BMC Med Inform Decis Mak. 2015;15:38.

[76] Joseph A, Khoshkenar A, Taaffe KM, Catchpole K, Machry H, Bayramzadeh S, RIPCHD.OR study group. Minor flow disruptions, traffic-related factors and their effect on major flow disruptions in the operating room. BMJ Qual Saf. 2019;28:276–83.

[77] Virtual reality system helps surgeons, reassures patients. In: Medical Center Development. https:// medicalgiving.stanford.edu/news/virtual-realitysystem-helps-surgeons-reassures-patients.html. Accessed 18 Sept 2019.

[78] [No title]. https://www.echopixeltech.com/pdfs/lu_ poster1.pdf. Accessed 24 Sept 2019.

[79] Mohammed MAA, Khalaf MH, Kesselman A, Wang DS, Kothary N. A role for virtual reality in planning endovascular procedures. J Vasc Interv Radiol. 2018;29:971–4.

[80] Ballocca F, Meier LM, Ladha K, Qua Hiansen J, Horlick EM, Meineri M. Validation of quantitative 3–dimensional transesophageal echocardiography mitral valve analysis using stereoscopic display. J Cardiothorac Vasc Anesth. 2019;33:732–41.

[81] Babel VR. https://www.cbrg.ox.ac.uk/cbrg/babelVR. html. Accessed 18 Sept 2019.

[82] [No title]. https://www.cras-eu.org/past%20events/ cras-2018-pages/ CRAS_2018_proceedings.pdf. Accessed 3 Oct 2019.

[83] Stolk B, Abdoelrahman F, Koning AHJ, Wielinga P, van der Spek P. Mining the human genome using virtual reality. In: Proceedings of the fourth eurographics workshop on parallel graphics and visualization, EGPGV 2002. Blaubeuren, 9–10 Sept 2002. p. 17–21.

[84] Schmidt E, Cohen J. The new digital age: reshaping the future of people, nations and business. New York; John Murray; 2013.

[85] Alaker M, Wynn GR, Arulampalam T. Virtual reality training in laparoscopic surgery: a systematic review & meta-analysis. Int J Surg. 2016;29:85–94.

[86] [No title]. https://pdfs.semanticscholar.org/8720/1ba9 d513efaddb72d9 4b8b3521546366d5a2.pdf. Accessed 4 Oct 2019.

[87] Kim Y, Kim H, Kim YO. Virtual reality and augmented reality in plastic surgery: a review. Arch Plast Surg. 2017;44:179–87.

[88] Slater M. Place illusion and plausibility can lead to realistic behaviour in immersive virtual environments. Philos Trans R Soc Lond Ser B Biol Sci. 2009;364:3549–57.

[89] Riva G, Raspelli S, Algeri D, Pallavicini F, Gorini A, Wiederhold BK, Gaggioli A. Interreality in practice: bridging virtual and real worlds in the treatment of posttraumatic stress disorders. Cyberpsychol Behav Soc Netw. 2010;13:55–65.

[90] Riva G, Raspelli S, Pallavicini F, Grassi A, Algeri D, Wiederhold BK, Gaggioli A. Interreality in the management of psychological stress: a clinical scenario. Stud Health Technol Inform. 2010;154:20–5.

[91] Gaggioli A, Pallavicini F, Morganti L, et al. Experiential virtual scenarios with real-time monitoring (interreality) for the management of psychological stress: a block randomized controlled trial. J Med Internet Res. 2014;16:e167.

第 15 章　手术机器人自动化
Robotic Automation for Surgery

Hossein Dehghani　Peter C. W. Kim　著

陈欣然　黄庆波　译

一、背景

鉴于目前 5000 多个医疗中心已应用达芬奇系统，超过 100 万台软组织手术通过该平台完成，公众和多数外科医生在实践中将"医疗机器人"视为达芬奇系统的想法已不足为奇[1, 2]。尽管达芬奇系统垄断手术市场 20 年之久，然而目前使用该系统进行的软组织手术占美国所有手术的比例不到 10%，在全球所有手术中所占比例不到 0.5%[1-3]。就技术推广而言，尽管 Intuitive 平台技术的应用优势显著，特别是能改善泌尿外科和妇科手术在深在和狭小空间微创操作的灵活性，但是仍不能强调它是成功的[3, 4]。高成本和低利用率通常被视为一项技术接受度不高的主要原因，目前市场上超过 80 家公司在竞争开发所谓的下一代手术机器人，主要也是希望提高接受度[5, 6]。但是，对于任何驱动工具或手术机器人来说，要想获得更好的接受度，都需要对当前机器人手术模式进行颠覆性地改变。不仅要改进成本、改善人工操作终端的易用性和灵活性，还要有根本性的转变，并结合更好的感知和智能技术。

在过去 30 年中，无论是手动还是驱动工具，外科手术的范式逐渐向微创的方向发展，代表着过去 2500 年外科手术史上从模拟时代到数字时代的巨大转变，但这一转变的意义还是被严重低估了（图 15-1）。事实上，只有随着数字化转型，越来越多的图像引导介入技术开始显示出临床实用性和益处，这些技术具有直接线性轨迹、对环境和组织畸变相对可预测、微小且灵巧操作终端等特点[7-9]。这些能够感知 - 计划 - 行动 - 反应并可以实时监测的智能技术，包括用于肿瘤消融的磁共振引导的高强度聚焦超声（high-intensity focused ultrasound，HIFU）、立体定向放射治疗、红外 / 超声引导采集血液、内镜持镜器、毛囊采集机器人等[7-10]。事实上，在数字时代，随着传感器、智能处理和算法的非线性改进，在规划中纳入决策支持，如根据实时传感器的输入生成选项，并推荐（最终）有监督、协同操作的和相互依赖的行动决策，不仅是可能和可行的，而且是需要的，也许是不可避免的[10-14]。除了成本和利用率是广泛接受"手术机器人"的主要挑战外，一种新的手术智能模式推动了一定程度的自动化和自主性，最初是在子任务，然后是在任务层面，最终是在系统层面，并因其在改善结果、安全性和可及性方面有可测量指标，有望增强此项技术的接受度[11, 12]。"手术机器人"的目标不应仅仅作为一种辅助技术，作为一套多用途的工具，将外科医生的能力扩展到被认可的临床实践水平；还应被视为一种能够超越人类灵巧的数字智能技术，有可能将外科医生的能力和潜力扩展到数字级的熟练程度[15-18]。

二、术语与定义

本章我们将手术机器人的定义和讨论范围缩小为，"一种用于软硬组织手术，具备灵巧、感知和智能功能的计算机辅助驱动设备"[18-21]。值得注意的是，除了上述少数设备外，市场上所有用于临床的驱动设备都被简单地认为是远程操作的腔镜工具，在其定义、制造要求和监管审批过程中都不属于"机器人"范畴[10, 17]。尽管最近引入了关于"协作机器人和设备"的 ISO 15066 标准以适应个人医疗服务机器人在同一工作环境中的安全要求，但由于缺乏任何程度的"自主性"，特别是在软组织手术领域，目前的手术机器人范式仍然不属于任何"机器人"的标准定义[10]。

目前外科手术机器人的 3 个关键领域：灵巧、感知和智能，其基本结构主要（或完全）仍处于工业化阶段，仍然由人类操作控制，并将感知和认知的计算能力最低程度地集成。大多数情况下，目前的手术机器人只提供一些远程操作灵巧度方面的帮助，如运动缩放和震颤控制[22]。这种初级的关注和对机器人操作方面（灵巧性）的强调，在自动化任务方面产生了有限的进展。迄今为止，实时监测和监督能力仅在相对简单的应用中能够实现，如细针引导的能量输出、MR 引导的高强聚焦超声、立体定向放射治疗和骨科功能机器人的一些任务（图 15-1）。

然而，即使在该领域发展的早期阶段，在对技术的定义、潜在的需求、要求和未来发展还没有明确共识的情况下，考虑自动化或自主功能的动机仍然是真实并不可避免的。这是由于外科手术（尤其是软组织领域）向数字时代的转变尚未被充分认识和重视，以及将大数据转化为感知和认知方面的深度智能数据的能力不断增强，这些数据最初可以在人机相互依赖的协作模式中提供决策支持，继而可以转化为具有监督能力的模型，并最终转化为完全自主的范式。从工业空间到外科手术，机器人和自动化任务的益处的可转移性概念可能会提高效率和有效性，改进标准化和优化程序，以及更广泛的接受度和产品的可及性，在这种情况下，继而转化为改善

患者预后、安全性和可及性[22]。试想一下，未来在医疗中心为任何人做手术都能以最高效率和最好效果完成，没有外科医生能力和熟练程度的差异，通过在医疗中心的所有医生的手术经验的共通和共享，从而得到优化。

术语"一般智力"可以宽泛地定义为学习或理解能力，合理化新的或尝试情况的能力，以及具有推理和解决问题的能力。前瞻性行为、解决未知问题的能力是一般智力的本质，意味着不同的思维和更好的行动。因此，真正的一般智力是智能体解释未知环境并对其做出反应的能力。例如，一个人能够在不事先了解听众或谈话主题的情况下开始并继续进行对话。他知道如何使用语言，但不知道会使用什么。同样，外科手术中的智能可以被狭义地定义为如何与环境交互，以实现在特定任务、子任务和系统级功能上的最佳临床效果[11]。

智力的一个子集是自主性。自主性意味着对智能体和环境之间的交互作用进行实时监测。在此过程中，感官输入被处理为生成选项，并为解决新问题这一预期目的而选择行动[10, 19, 23]。这也意味着行为的结果是记录或记忆，从而指导未来在推理和解决问题时生成和选择选项。由于自主性是一个动态的、可扩展的概念（而非静态的二元状态），因此可以将其视为一个光谱，从零自主性（人为驱动）到半自主

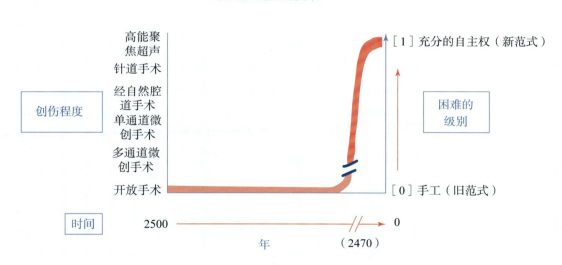

自主化道路上的决策

▲ 图 15-1　外科手术史上从模拟时代到数字时代的巨大转变
创伤的相对复杂性和所需的灵活性在左侧 y 轴上自上而下增加。自主性 / 自动化程度从 0 到 1 显示在右侧 y 轴上。x 轴表示时间，而 s 形曲线表示在决策过程中走向自主的轨迹

性（共享或监督的自主性）再到完全自主性。其中系统完全独立执行，无须任何人为干预即可进行推理、解决问题和行动。

相比之下，机器人自动化在任务、子任务或系统层面的推理、问题解决和行动方面具有一定的标准化。在有限的选项范围内，一种机制或技术可以在最少的人力协助下执行一个过程或程序。这意味着智能体和环境都是已知的，在其中执行迭代的预编程任务或子任务，或者系统在没有或最少人工干预的情况下自行运转。尽管手术机器人在一个已知的宇宙中运行，可以根据组织的动态跟踪调整其任务性能（如补偿与呼吸假象相关的患者运动），但以有限概率编程的预先算法使机器人具有确定性选项，将不被视为智能的或自主。另一方面，参考外科医生缝合打结的过程，他首先确定目标组织和操作所需的工作空间，随着不断的运动补偿，针的咬合深度或线的张力被不断监测 [10, 21, 24, 25]。看似自动的步骤和动作实则基于多年来积攒的经验。每一步都代表着独特的推理、解决问题和行动，还有年龄、病史和术中环境（如照明）等方面。由于这些变化是不可预测或预先确定的，因此需要实时反应来降低任何的风险。因此，智能是自主性的重要组成部分，安全是智能的一部分。

三、手术机器人自主水平的分类

尽管医疗机器人可以按照从技术到科技进行多种分类，例如学科特异或解剖特异的应用和预设的操作环境，但其存在的根本目的是提高医护人员在医疗环境中的能力和水平 [11, 12]。特别是在外科手术机器人自动化的背景下，本章我们将把讨论的范围集中在外科手术机器人。具体而言，我们将专注讨论软、硬组织手术机器人，因为即使在这个狭小的领域，也有超过 80 种商业项目要进入这个市场。智能和自主性将对人机界面产生最全面直接的影响 [5, 11, 10]。

值得注意的是，目前还没有关于手术机器人自主水平或自动化程度的标准或指南。任何讨论都是根据汽车行业的汽车工程师协会（Society of Automotive Engineers，SAE）对自动化水平的定义来推断。根据 SAE 的指南，从 0 到 5 进行分级，0 级为没有自动化和自主性；5 级为有一个完全的自动化，逐步提高控制水平，执行以车辆自动驾驶为假定目

的的任务 [26, 27]。整个系统级别的智能和自动驾驶在某种程度上被简化或结构化，因为现在的任务（即从 A 点到 B 点的自动驾驶）是有限的，并且在无机（无生命）环境中发生的。尽管这样的框架是动态的（必须考虑交通和障碍物），但它是不可形变的或不可移动的，因此呈现出某种程度上可预测和结构化的模式 [19, 26, 27]。

许多研究人员对 SAE 架构中的 0～5 级自主分级进行了进一步的调整、缩放、细化和分类，使其适用于医疗机器人，根据自主能力和人类控制的参与度，增加为 0～9 级或更多 [26, 27]。鉴于目前临床实践中只有少数的手术机器人系统具有有限的"自动化"能力，为了简化概念，我们将手术机器人的自主程度定义为 0～1 的二进制尺度，0 表示完全手动，1 表示完全自主（表 15-1）。

表 15-1 自动化对比自主性		
人机界面要求	0（100% 手工）	1（100% 自动化）
自动化	0 →	1（实时监测）
自主性	0 →	1（选择程度）

无论人们将自动化/自主性的基本要求和组成部分定义为感知-计划-行动的三元循环，还是更精细地监测-生成-选择-执行的反馈循环，作为手术机器人特定任务或子任务智能的一部分，任何自主性都规定了对新问题进行实时响应的解决能力展示 [10, 19]。作为智能的一部分，当今临床实践中所有手术机器人都显示出自动化能力；然而，出于一部分监管和安全原因，它们在设计上并不是完全自主的。因此，他们以已知、有监督的学习为前提，选择是有限的 [12, 18, 19]。例如，在硬组织的应用中，目标相对不可变形及不可移动，在结构化的环境中，手术任务/子任务的复杂性有限（如关节置换的研磨或放射操作），基于高敏感性的实时监测（如放射学和电磁基准标记）为明确定义了任务项、性能指标的临床疗效提供了足够的"自动化"精度和准确性 [10, 13, 18]。

这些自动化机器人系统包括用于骨科手术的 RoboDoc 和用于血液采样的 Veebot，用于毛囊采集的 Artas，用于立体定向放射治疗的 CyberKnife，

用于介入成像的 Artis Zeego 及用于内镜持镜的 AutoLap[10, 18]。未来，随着不断增加的从注释手术场景中积累的数字数据集，从驱动的手术机器人工具中获得的运动学数据，以及从应用更灵活的机器学习形式［如无监督强化学习（reinforcement learning，RL）或神经网络］获得的数据，预计手术机器人将展现真正的自主能力。如前所述，这将以一种循序渐进的方式继续进行，机器自动化首先在子任务级别实现，然后是任务级别，最终是系统层面[10, 18]。

四、机器人辅助软硬组织手术综述

目前有超过 80 个机器人系统正在研发阶段并准备进入市场。根据自动化和（或）自主性的程度和水平来获取和分类一个完整的列表，是不现实和无意义的[10, 17]。然而，由于在"硬组织"领域已经有自动化和半自动化系统（主要用于骨科和基于脊柱的神经外科手术），这将为探索临床和临床前自动化或自主系统背后的一般原则和参数提供丰富重要的信息，例如，子任务或任务的复杂性，环境变量（静态与动态），参与或人为控制的程度，实时感觉监测的相对程度和保真度，术前成像和技术准备水平等围术期感觉数据[10, 11, 18]。

如前节所述，在可接受的临床标准和安全所需的尽职调查的背景下，对感官输入的实时监测的保真度，以及需要执行的子任务或任务的相对复杂性，使自动化成为可能[10, 11, 18]。相比之下，手术机器人的自主性则需要基于手术区域感官输入的实时监测所生成的潜在选项，并在最佳预设或预期结果的背景下选择选项及先前遇到的问题的安全性[19]。在目前的范式和标准下，考虑到外科医生认可的临床相对广泛的应用范畴，以及监管部门对技术批准需要严格的可重复性要求，特定子任务和任务的自动化是可行的，并可能表现出对完全手工任务的非劣性。与此同时，即使是未来非常狭义的特定智能手术任务，手术机器人系统要完成完全自主的术中协作任务，不但需要更多的数据，而且需要更深入的数据。

（一）硬组织手术机器人

硬组织空间（包括但不限于骨骼系统）是自动或自主任务最初应用的一个明显而自然的地方。尽管还有一些挑战，但与肠道、肝脏等软组织相比，这些组织被认为是静态的和不可变形的，并能够以一种固定的方式进行定位，并以表面、辐射或电磁的方法进行跟踪，包括对有限场景模拟和术前影像的配准。此外，术野和手术环境可以预先结构化，以便于自动化的子任务或任务可以执行到临床可接受的非劣结果水平，和越来越优越的安全水平，并降低手术并发症[10, 11, 17]。人为因素形成的差异，如设备位置准确性、医生对情境感知的差异和决策偏好，可以通过自动化功能特别是更高层次的实时跟踪能力，得到一定程度的缓解[10, 17]。然而，术前成像的不精确性和不一致性，背景噪音，如由心跳和呼吸引起的目标和手术区域的位移，构成了持续的挑战，并将应用限制在子任务级别，如研磨或硬组织手术任务中的线性操作[10, 17]。尽管存在这些挑战，然而在临床实践中已经有一些系统在骨科和神经外科领域开始显示出明显的预后和安全性方面的临床效用[10, 17]。这些机器人，包括 Medtronics 的 Mazor 手术机器人，MAKO 手术机器人（MAKO Surgical Corp，Fort Lauderdale，FL），Smith and Nephew 的 Navio 手术机器人，Globus Medical 的 ExcelsiusGPS® 手术机器人，RoboDoc（THINK Surgical TSolution-One®），BRIGIT（MEDTECH，FR）和 NeuroMate（Integrated Surgical systems）[10, 17]。TSolution 是目前市场上自动化程度最高的介入系统，它有一个基于图像的主动自动化的机器人研磨系统，使外科医生能够持续准确地获得植入物组件的定位信息[5-10]。

（二）软组织手术机器人

相对于与硬组织手术机器人，软组织目标的变形和移动以及非结构化手术环境的不可预测性带来了更高的挑战，即使是对手术中任何子任务、组织或工具的简单辅助跟踪也是如此[28, 29]。这些挑战包括"机器人行动"的子任务的辅助功能，如减少震颤、运动缩放、运动滤除和共享控制[30-34]。但除了近期 Activ Surgical 在临床前模型（智能组织自主机器人）中展示了执行临床相关自主手术任务的可行性外，目前尚无令人信服的自动化或自主手术子任务或任务得到证明，包括表 15-2 中总结的准备水平技术[11]。对于未来在软组织空间中进行的自动化或自主子任务，手术机器人需要进一步发展 3 个领域的关键技术，即实时追踪、计算机视觉及能为预期任务与可接受的结果而生成和选择潜在选项的手术智能。

表 15-2 手术机器人的自主性现状

组织类型	软组织（胃肠、泌尿、妇产、喉）			硬组织（骨、脑）		
模式	被动 主－从	半主动 半－自主	主动 完全自主	被动 主－从	半主动 半－自主	主动 完全自主
产品	Intuitive TransEnterix Medrobotics Auris	否	否	OMNIBotics	Stryker（MAKO） S & N（NAVIO） MAZOR Excelsius	Think surgical
数据						
术前						
环境监测	否	否	否	否	否	否
影像	CT、MR	CT、MR	CT、MR	CT、MR	CT、MR	CT、MR
术中						
实时追踪	否	否	否	荧光镜	荧光镜 电磁定位	荧光镜 电磁定位
光谱的	是	否	否	否	否	否
空间的	否	否	否	否	否	否
规划（个体化模拟）	否	否	否	否	是	是
决策支持	否	否	否	否	是	是
NASA 技术准备水平	9	3	3	9	9	9
汽车工程学会（自主水平）	0	1	2	1	1	3
近期应用潜力	规划，决策支持，边界划定，组织分类，边缘检测 缝合：吻合，切口缝合，闭合				规划，决策支持，边界划定	

五、未来发展与方向

机器人和自动化任务从工业领域转移到外科手术的主要益处包括提高效率和效益，改善标准化和优化过程，以及更广泛的接受度和更容易获得的产品。在这种情况下，这将导致更好的预后、安全性和可及性[10, 11, 18]。虽然在硬组织手术机器人的子任务和任务层面上，已经有可靠的尝试，但要让手术机器人实现自动化和自主性还需要大量的工作。其目标是在医疗中心最大限度地改善预后、安全性和

可及性，特别是在软组织手术中。推动这一必然发生的机会的是对未被认识和未被重视的数字数据潜在好处的认识，这些数据可以在手术中被组织成有意义和可操作的深度数据。随着向数字领域的过渡，人们越来越多地致力于改善手术视觉，从模拟人类视觉［仅限于红绿蓝（red-green-blue，RGB）光谱］和人类对解剖学的感知，到实时、多光谱、生理可视化技术，不仅具有形态学数据，而且包含功能学信息，它也将包括有监督和无监督的机器学习应用、分析和决策支持，最终自动和自主地生成 / 选择和执

行更好的手术选择，并提高人机界面中协作和相互依赖模式的认识和接受[10, 11, 18]。

（一）计算机视觉

尽管灵活性是机器人辅助手术的重要特性，但术中绝大多数医生都依赖视觉作为主要的感官反馈来源。在过去的 30 年中，微创内镜和腔内手术的关键支点是由于可获得、能连接到光学系统、可集成、高分辨率的数字摄像机出现。除了从开放到微创手术方式改变所带来的好处，腹腔镜和机器人手术之间的大多数关键和等效的比较仅出现了非常有限的收益，这是由于视觉仍然完全局限于 RGB 范围，所有手术决策和行动完全依赖于外科医生的解释、分析、抽象概括和回忆[10, 11, 18]。实现自动化或自主的未来手术视觉不仅包括来自高清 RGB 的解剖信息，能解释中场景的几何和颜色信息，还将提供额外的隐藏结构和生理信息，如多光谱和高光谱成像系统提供的信息。该系统分析的图像具有数十或数百种颜色通道，从紫外到近红外，再到远红外光谱，使用下一代化学信号增强剂通过光学或化学的方法增强图像，从吲哚菁绿，到量子点、斑点[35-39]。我们预计这种生理成像将初步应用于边界监测和边界划定，并结合基于 3D 成像的空间坐标，以减轻对关键结构的未识别或意外的损伤。最终，计算机视觉可以实现目标组织分类，例如在肿瘤手术解剖过程中精确和准确地确定肿瘤边缘[37-40]。

可形变组织的实时跟踪仍然是非常困难的任务。然而基于健康组织和皮下组织信息，更精确、定量地深度感知、更清晰的组织目标与背景对比，以及优化的手术任务操作将显著改善外科医生的手术决策，进而改善手术的功能结果。在目前的临床模式中，操作者（外科医生）感知、计划和执行手术任务的每一个方面。然而对于协作或独立执行类似手术任务的机器人来说，计算机视觉系统需要生成一个以 3D 坐标表示的视觉环境，从而能够在非结构化手术环境中实时跟踪可形变和可移动的软组织，并在预定的手术过程中对不断变化手术解剖和病理能够情景感知。为使计算机视觉在 3D 坐标中实现实时检测、分割、分类和跟踪，深度图或点云形式的维度几何信息可以直接从特殊的 3D 相机中获得，或单目图像估计，使用阴影中获取形状、运动中获取结构的技术以及只需图像的被动光学技术，例如，立体视觉，单目 Shape-from-X（SfX）和 SLAM，而最著名的方法是基于结构光和渡越时间（time-of-flight，ToF）[10, 11, 18, 41-43]。其他方法包括可形变的形状 – 运动和形状 – 阴影技术[44, 45]。

（二）机器学习

智能算法可以在可识别的临床环境或从未曾经历的场景中，为预期任务规划安全、有效和高效的临床决策，这是所有自动化或手术自主性的基础。这些任务通常只能由外科医生通过一系列图像抽象和记忆来完成。然而，随着深度数字数据的积累，人们可以想象手术机器人能够调用灵巧算法来控制操作终端，在一个紧密的反馈回路中执行计划和任务，并调用智能算法来实时更新整体计划。

由于日益增长的数字化世界的融合，我们正在经历手术之外的生活发生显著变化，包括不断加速的计算硬件能力和日益复杂的机器学习算法。除了早期静态数字数据集分类和模式识别，我们的生活日益受基于机器学习的技术的驱动，从网络搜索到社交网站上的内容筛选，再到放射学、皮肤病学和（最近）病理学的医疗诊断应用[18, 46-48]。传统的机器学习技术在处理原始形式的自然数据方面能力有限，相比之下，最近的特征学习技术允许机器输入原始数据并自动发现检测或分类所需的特征。这些深度学习方法是具有多层次特征的特征学习方法，通过组成简单但非线性的模块而获得，每个模块将一个级别的特征（从原始输入开始）转换成更高、更抽象的级别的特征。通过足够多的这种转换组合，可以学习非常复杂的函数功能[19, 20, 47, 48]。

深度学习的关键在于，这些特征不是由人类设计的，而是使用通用学习程序从数据中学习得到的。强化学习是机器学习的一类，智能体学习在任何情况（状态）下采取什么行动来最大化未来的奖励（预期回报），而没有关于最佳行动的先验知识。这不同于通过试错探索来学习[49]。这是一种在探索和开发之间的权衡。最近，强化学习已被应用于需要复杂的组织动力学模型的软组织操作中。其中强化学习被用来训练机器人，间接引导从目标点到所需位置，视觉缝合规划和避免碰撞[50, 51]。随着手术区域中组织、场景和运动学大量数据的深度"智能"地融合，深度机器学习方法可以并将不可避免地日益增多地应用于下一代术中视觉和智能算法，以感知、计划和执行复杂的手术任务进而实现自主性[19, 20, 47, 48, 52, 53]。

参考文献

[1] Intuitive Surgical Upside If da Vinci Systems Reaches 25% Share In Global Surgical Robots Market? [Internet]. [cited 2019 Oct 26]. Available from: https:// www.forbes.com/sites/ greatspeculations/2019/03/27/intuitive-surgical-upside-if-da-vinci-systemsreaches-25-share-in-global-surgical-robotsmarket/# 6f29e66c4fac.

[2] Simaan N, Yasin RM, Wang L. Medical technologies and challenges of robot-assisted minimally invasive intervention and diagnostics. Annu Rev Control Robot Auton Syst. 2018;1(1):465–90.

[3] Fletcher SA, Cole AP, Berg S, Pucheril D, Trinh Q-D. Adoption of robotic surgery: driven by market competition or a desire to improve patient care? Lancet Oncol. 2018;19(2):e66.

[4] Smyth JK, Deveney KE, Sade RM. Who should adopt robotic surgery, and when? Ann Thorac Surg. 2013;96(4):1132–7.

[5] Patel V. The 10th Society of Robotic Surgery meeting. 2019.

[6] Yu H-Y, Friedlander DF, Patel S, Hu JC. The current status of robotic oncologic surgery. CA Cancer J Clin. 2013;63(1):45–56.

[7] Moustris GP, Hiridis SC, Deliparaschos KM, Konstantinidis KM. Evolution of autonomous and semi-autonomous robotic surgical systems: a review of the literature. Int J Med Robot Comput Assist Surg MRCAS. 2011;7(4):375–92.

[8] Adler JR, Chang SD, Murphy MJ, Doty J, Geis P, Hancock SL. The Cyberknife: a frameless robotic system for radiosurgery. Stereotact Funct Neurosurg. 1997;69(1–4 Pt 2):124–8.

[9] Eranki A, Srinivasan P, Ries M, Kim A, Lazarski CA, Rossi CT, et al. High intensity focused ultrasound (HIFU) triggers immune sensitization of refractory murine neuroblastoma to checkpoint inhibitor therapy. Clin Cancer Res Off J Am Assoc Cancer Res. 2020;26(5):1152.

[10] Haidegger T. Autonomy for surgical robots: concepts and paradigms. IEEE Trans Med Robot Bionics. 2019;1(2):65–76.

[11] Shademan A, Decker RS, Opfermann JD, Leonard S, Krieger A, Kim PCW. Supervised autonomous robotic soft tissue surgery. Sci Transl Med. 2016;8(337):337ra64.

[12] Hashimoto DA, Rosman G, Rus D, Meireles OR. Artificial intelligence in surgery: promises and perils. Ann Surg. 2018;268(1):70–6.

[13] Maier-Hein L, Vedula SS, Speidel S, Navab N, Kikinis R, Park A, et al. Surgical data science for next-generation interventions. Nat Biomed Eng. 2017;1(9):691–6.

[14] Hung AJ, Chen J, Gill IS. Automated performance metrics and machine learning algorithms to measure surgeon performance and anticipate clinical outcomes in robotic surgery. JAMA Surg. 2018;153(8): 770–1.

[15] Chen J, Cheng N, Cacciamani G, Oh P, Lin-Brande M, Remulla D, et al. Objective assessment of robotic surgical technical skill: a systematic review. J Urol. 2019;201(3):461–9.

[16] Birkmeyer JD, Finks JF, O'Reilly A, Oerline M, Carlin AM, Nunn AR, et al. Surgical skill and complication rates after bariatric surgery. N Engl J Med. 2013;369(15):1434–42.

[17] Ghasem A, Sharma A, Greif DN, Alam M, Maaieh MA. The arrival of robotics in spine surgery: a review of the literature. Spine. 2018; 43(23):1670–7.

[18] Yang G-Z, Bellingham J, Dupont PE, Fischer P, Floridi L, Full R, et al. The grand challenges of Science Robotics. Sci Robot. 2018; 3(14):eaar7650.

[19] LeCun Y, Bengio Y, Hinton G. Deep learning. Nature. 2015; 521(7553):436–44.

[20] Pakhomov D, Premachandran V, Allan M, Azizian M, Navab N. Deep residual learning for instrument segmentation in robotic surgery. In: Suk H-I, Liu M, Yan P, Lian C, editors. Machine learning in medical imaging. Cham: Springer International Publishing; 2019. p. 566–73. (Lecture Notes in Computer Science).

[21] Nguyen TT, Nguyen ND, Bello F, Nahavandi S. A new tensioning method using deep reinforcement learning for surgical pattern cutting. In: 2019 IEEE International Conference on Industrial Technology ICIT. 2019. p. 1339–44.

[22] Bohn R. The development of intelligent systems for industrial use: an empirical investigation. In: Research on technological innovation, management, and policy. Greenwich: J.A.I; 1986. p. 169–211.

[23] Paxton C, Barnoy Y, Katyal K, Arora R, Hager GD. Visual robot task planning. In: 2019 international conference on robotics and automation (ICRA). 2019. p. 8832–8.

[24] Dehghani H, Farritor S, Oleynikov D, Terry B. Automation of suturing path generation for da Vinci-Like surgical robotic systems. In: American Society of Mechanical Engineers Digital Collection; 2018 [cited 2019 Oct 22]. Available from: https://asmedigitalcollection. asme. org/BIOMED/proceedings/ DMD2018/40789/V001T07A008/271978.

[25] Sen S, Garg A, Gealy DV, McKinley S, Jen Y, Goldberg K. Automating multi-throw multilateral surgical suturing with a mechanical needle guide and sequential convex optimization. In: 2016 IEEE international conference on robotics and automation (ICRA). 2016. p. 4178–85.

[26] National Motor Vehicle Crash Causation Survey: Report to Congress.: 47.

[27] THE ROAD AHEAD National Highway Traffic Safety Administration Strategic Plan 2016–2020.

[28] Dehghani Ashkezari H, Mirbagheri A, Farahmand F, Behzadipour S, Firoozbakhsh K. Real time simulation of grasping procedure of large internal organs during laparoscopic surgery. In: 2012 annual international conference of the IEEE engineering in medicine and biology society. 2012. p. 924–7.

[29] Dehghani Ashkezari H, Mirbagheri A, Behzadipour S, Farahmand F. A mass-spring-damper model for real time simulation of the frictional grasping interactions between surgical tools and large organs. Sci Iran Int J Sci Technol. 2015;22(5):1833–41.

[30] Heredia-Pérez SA, Harada K, Padilla-Castañeda MA, Marques-Marinho M, Márquez-Flores JA, Mitsuishi M. Virtual reality simulation of robotic transsphenoidal brain tumor resection: evaluating dynamic motion scaling in a master-slave system. Int J Med Robot [Internet]. 2019 Feb [cited 2019 Oct 22];15(1). Available from: https:// www.ncbi.nlm.nih.gov/pmc/ articles/PMC6587960/.

[31] Prasad SM, Prasad SM, Maniar HS, Chu C, Schuessler RB, Damiano RJ. Surgical robotics: impact of motion scaling on task performance. J Am Coll Surg. 2004;199(6):863–8.

[32] Yuen SG, Kettler DT, Novotny PM, Plowes RD, Howe RD. Robotic motion compensation for beating heart intracardiac surgery. Int J Robot Res. 2009;28(10):1355–72.

[33] Lindgren K, Huang K, Hannaford B. Towards real-time surface tracking and motion compensation integration for robotic surgery. In: 2017 IEEE/SICE international symposium on system integration (SII). 2017. p. 450–6.

[34] MacLachlan RA, Becker BC, Tabarés JC, Podnar GW, Lobes LA Jr, Riviere CN. Micron: an actively stabilized handheld tool for microsurgery. IEEE Trans Robot. 2012;28(1):195–212.

[35] Heeman W, Steenbergen W, van Dam GM, Boerma EC. Clinical applications of laser speckle contrast imaging: a review. J Biomed Opt. 2019;24(8):080901.

[36] Son GM, Kwon MS, Kim Y, Kim J, Kim SH, Lee JW. Quantitative analysis of colon perfusion pattern using indocyanine green (ICG) angiography in laparoscopic colorectal surgery. Surg Endosc. 2019;33(5):1640–9.

[37] Schwaitzberg SD, Scott DJ, Jones DB, McKinley SK, Castrillion J, Hunter TD, et al. Threefold increased bile duct injury rate is associated with less surgeon experience in an insurance claims database: more rigorous training in biliary surgery may be needed. Surg Endosc. 2014;28(11):3068–73.

[38] Zuzak KJ, Naik SC, Alexandrakis G, Hawkins D, Behbehani K, Livingston EH. Characterization of a near-infrared laparoscopic hyperspectral imaging system for minimally invasive surgery. Anal Chem. 2007;79(12):4709–15.

[39] Yoon J, Joseph J, Waterhouse DJ, Luthman AS, Gordon GSD, di Pietro M, et al. A clinically translatable hyperspectral endoscopy (HySE) system for imaging the gastrointestinal tract. Nat Commun. 2019;10(1):1–13.

[40] Stroh M, Zimmer JP, Duda DG, Levchenko TS, Cohen KS, Brown EB, et al. Quantum dots spectrally distinguish multiple species within the tumor milieu in vivo. Nat Med. 2005;11(6):678–82.

[41] Huber-Mörk R, Štolc S, Soukup D, Holländer B. Shape from refocus. In: Bebis G, Boyle R, Parvin B, Koracin D, McMahan R, Jerald J, et al., editors. Advances in visual computing. Cham: Springer International Publishing; 2014. p. 153–62. (Lecture Notes in Computer Science).

[42] Mirota DJ, Ishii M, Hager GD. Vision-based navigation in image-guided interventions. Annu Rev Biomed Eng. 2011;13:297–319.

[43] Nguyen T-N, Huynh H-H, Meunier J. 3D reconstruction with time-of-flight depth camera and multiple mirrors. IEEE Access. 2018;6: 38106–14.

[44] Maier-Hein L, Mountney P, Bartoli A, Elhawary H, Elson D, Groch A, et al. Optical techniques for 3D surface reconstruction in computer-assisted laparoscopic surgery. Med Image Anal. 2013;17(8):974–96.

[45] Barron JT, Malik J. Shape, illumination, and reflectance from shading. IEEE Trans Pattern Anal Mach Intell. 2015; 37(8):1670–87.

[46] Esteva A, Kuprel B, Novoa RA, Ko J, Swetter SM, Blau HM, et al. Dermatologist-level classification of skin cancer with deep neural networks. Nature. 2017;542(7639):115–8.

[47] Pesapane F, Codari M, Sardanelli F. Artificial intelligence in medical imaging: threat or opportunity? Radiologists again at the forefront of innovation in medicine. Eur Radiol Exp. 2018;2(1):35.

[48] Eric Topol on the Future of Medicine. Wall Street Journal [Internet]. 2019 Jul 7 [cited 2019 Oct 26]; Available from: https://www.wsj.com/articles/ eric-topol-on-the-future-of-medicine-1404765024.

[49] Sutton RS, Barto AG. Reinforcement learning: an introduction. MIT Press; 2018. 549 p.

[50] [1902.01459] Autonomous tissue manipulation via surgical robot using learning based model predictive control [Internet]. [cited 2019 Oct 21]. Available from: https://arxiv.org/abs/1902.01459.

[51] Sangiovanni B, Rendiniello A, Incremona GP, Ferrara A, Piastra M. Deep reinforcement learning for collision avoidance of robotic manipulators. In: 2018 European Control Conference (ECC). 2018. p. 2063–8.

[52] Kassahun Y, Yu B, Tibebu AT, Stoyanov D, Giannarou S, Metzen JH, et al. Surgical robotics beyond enhanced dexterity instrumentation: a survey of machine learning techniques and their role in intelligent and autonomous surgical actions. Int J Comput Assist Radiol Surg. 2016;11(4):553–68.

[53] De Momi E, Kranendonk L, Valenti M, Enayati N, Ferrigno G. A neural network-based approach for trajectory planning in robot-human handover tasks. Front Robot AI [Internet]. 2019 [cited 2019 Oct 22];3. Available from: https://www.frontiersin.org/ articles/10.3389/frobt.2016.00034/full.

第 16 章 三维生物打印技术
3D Bioprinting

Ippokratis Pountos　Nazzar Tellisi　Mohammad Ali Darabi　Ahmet Erdem　Tamer Mohamed
Murat Guvendiren　Nureddin Ashammakhi　著
尹　建　李文军　译

一、背景

人体受伤后组织的再生能力有限，愈合通常会伴随着瘢痕组织的形成[1,2]。使用自体移植物是替换丢失组织的理想方法，但是可供使用的自体移植物是有限的，而且它们的使用会导致供区的损伤[3]。基于此状况，人们对组织工程和再生疗法产生了浓厚的兴趣[4]，旨在通过这些研究找到解决方案。

在过去 10 年中，3D 生物打印技术得到了极大的发展（图 16-1），其目标在于开发仿生和功能性组织，满足组织与器官替代的需求。与 2012 时的 22 亿美元相比，2021 年的市场份额预计将达到 110 亿美元左右[5]。与其他组织工程方法相比，3D 生物打印有众多优点（表 16-1）[6,7]。更重要的是，3D 生物打印不是支架中种植细胞，而是可以创建一个框架，由此可以生产出类似于靶向组织的具有特殊结构的复杂载体细胞[6,8]。按照一层接一层的生物制造方法，细胞和生长因子均匀分布，多种生物材料可用于同一构造中来塑造靶向组织的结构[6,8,9]。这些优势已经被多项实验研究证实，不久的将来，这项技术对于将来在临床中的应用已显示出巨大的潜力[6,8,10]。

本章的目的是介绍 3D 生物打印在仿生人体组织开发中的最新进展和认识，重点介绍此类结构的直接生物打印，并总结了使用该技术所能制造的组织样本，也讨论了挑战和未来展望。

二、三维打印技术

目前已经开发了多种 3D 生物打印技术，包括挤出式生物打印、光学辅助生物打印和液滴喷射生物打印（图 16-2）[8,11,12]。挤压 3D 生物打印，通常被称为压力辅助生物打印，是一种支架制造技术。多年来，由于其简单性、多样性和可预测性，这种技术越来越受欢迎，可分为气压驱动、活塞驱动和螺杆驱动[13]。气压驱动利用气压分配生物材料，而活塞驱动和螺杆驱动的方法是使用机械力进行分配[13]。与该技术兼容的生物墨水的规格，要求是相对黏度为 $30 \sim (6 \times 10^7)$ mPa[14]，要考虑的因素包括打印前生物墨水的黏度、状态及可供使用的生物加工窗口[15]。挤压生物打印提供了良好的生物墨水均匀性，可以在室温下进行，并可以提供相对较高的细胞密度。可另一方面，其与喷墨生物打印等其他技术相比，整体分辨率和速度要相差很多[14]，一些作者还注意到有细胞变形和高凋亡水平的现象发生[16]。

光学辅助生物打印技术包括立体光刻设备（stereolithography apparatus，SLA）、数字化光处理或

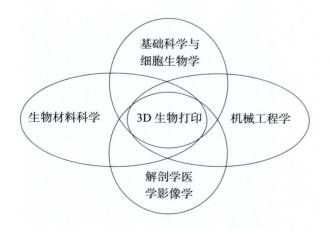

▲ 图 16-1　对人体组织 3D 生物制造有所贡献的学科

方　法	悬滴法	微孔板辅助法	微流体法	磁力辅助法	生物打印
表 16-1　不同组织工程方法的比较					
机制	利用引力形成细胞球状体	非黏性材料制成的微孔板，用于制作细胞球状体	微流介导细胞分层堆积或通过捕获形成细胞球状体	磁性标记的细胞在磁力作用下被压缩成球状体	细胞通过支架辅助或无支架的方式沉积
尺寸一致性	++	+++	+++	+++	+++
微观结构可控性	+	++	+++	+++	+++
可扩展性	++	+	+	++	+++
协同培养能力	++	++	++	+	+++
高吞吐能力	+	+++	+++	+++	+++
交叉污染低风险	+	+	++	++	+++

引自 Peng et al.[7]，经 Elsevier 许可转载

投影（digital light processing or projection，DLP）和激光诱导前移（laser-induced forward transfer，LIFT）。立体光刻是一种光辅助打印方法，用于固化光敏生物墨水[17, 18]，它以逐层的方式固化由细胞承载的光交联聚合物，主要优点是不需要打印头，但打印时间与打印分辨率和厚度有关[17, 18]。Gauvin 等提出，在细胞存活率＞90% 的情况下，可以实现 100μm 的分辨率[18]。数字化光处理利用投影屏幕投影至每个打印层[19]，这个过程与立体光刻相比速度更快，因为它可以一次固化一全层。

光学生物打印技术还包括激光诱导前移。传统的桌面喷墨打印技术引领了喷墨 3D 生物打印的发展。它是一种非接触式打印过程，可进一步细分为按需喷墨生物打印、连续喷墨生物打印和电 – 流体动力喷射生物打印[20]。整体分辨率约为 50μm，但该技术无法维持连续流动[21]，因此，需要黏度＜10mPa 的低黏度生物油墨[11, 22, 23]。尽管与其他方法相比，喷墨生物打印技术速度快，但是其打印细胞密度和存活率低[14]。后者可以归因于热驱动元件和压电驱动系统各自导致的高温和高压对细胞施加的剪切应力及热应力[11, 22, 23]。通过脉冲纳秒激光能量的作用，激光诱导前移实现了固体或液体材料的高分辨率沉积[24]。虽然它利用激光产生液滴，通常被归类为光学辅助生物打印技术，但一些研究者认为它是液滴生物打印技术之一。在装置被激发后，会产生一个

压力气泡，将生物墨水液滴从供膜驱动到包含生物墨水的基板[21]。获得的总分辨率为 10～50μm。可能会影响该技术的重要参数包括激光能量、速度和生物墨水的流变特性[22, 24, 25]。一些研究人员强调，细胞存活率较低可能是由于细胞在此过程中经历的热应力和剪切应力[26]。

三、生物墨水

生物墨水是 3D 生物打印的原材料，由不含或含有载体和（或）基质水凝胶的活细胞组成。除了细胞和水凝胶，其他添加成分，如生物材料（如生物陶瓷）和生物活性分子可以添加到生物墨水配方中。

（一）细胞

细胞是功能结构 3D 打印生物墨水的主要生物成分。3D 生物打印应考虑构建天然组织所需的所有不同细胞类型。相应地，细胞可以是实质型、支持型或血管化细胞。在打印过程中，选择用来打印的细胞将经历一个可能会影响其特性、功能的过程，最终在新形成的构造中存活[27-29]。当被用于再生目的时，这个过程从它们的采集开始，一直延续到它们最终被植入体内。因此，必须将采集、处理、培养环境和培养基的影响降至最低[30]。这些细胞可以大致分为定向细胞、干细胞[31]和基因编程细胞[32]，用以执行特定任务和功能。

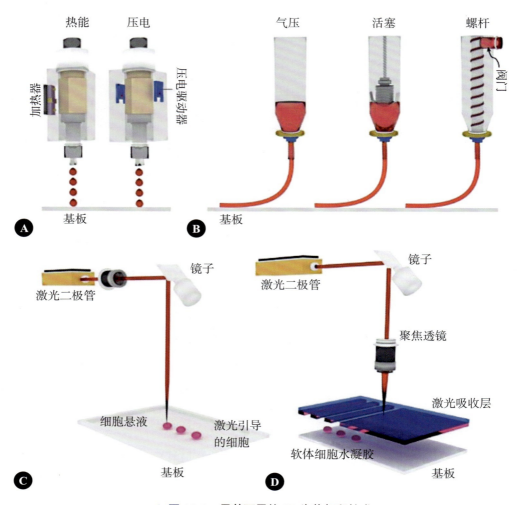

▲ 图 16-2 目前可用的 3D 生物打印技术

A. 热压电注射打印；B. 利用气压、活塞和螺杆驱动分配的挤出式生物打印；C. 激光引导的立体光刻和数字化光处理型生物打印机，两者的区别在于光源，立体光刻使用激光器作为光源，而数字化光处理使用投影仪；D. 激光诱导前移型生物打印。激光生物打印，可以将细胞驱动至基板上，也可以将含有生物墨水的气泡转移到基板上（经 Elsevier 许可转载，引自 Knowlton et al.[158]）

定向和分化的人体细胞被认为是创造仿生组织的理想来源。使用这种细胞所带来的首要问题是，在植入外源细胞的情况下，宿主可能会出现免疫反应。自体来源的细胞虽是首选，但供区损伤是一个潜在的缺点。此外，这些细胞的寿命有限，它们失去了体外增殖的能力。例如，已经发现肝细胞在体内具有很高的再生能力，但在体外它们表现出很差的扩增能力[33]。除了增殖和存活，体外操作改变了这些细胞的表型特征，例如，心脏瓣膜内皮细胞在分离后显示出表达成骨标志物[34,35]。

干细胞可进一步细分为胚胎干细胞、来自胎儿支持组织的干细胞和成体干细胞。胚胎干细胞可以分化成大多数特定的细胞类型，并且在未分化

状态下具有较强的增殖能力。使用这些细胞有几个缺点，胚胎在分离时会被破坏，这带来了伦理问题[36]。此外，在使用过程中可能会发生畸胎瘤[37]。干细胞的另一种细胞来源是人类胎盘和羊膜，这些细胞发生肿瘤的风险较小，伦理问题也很少，但需要长期冷冻，因此需要对其存储基础设施进行投资[38]。

成体干细胞是近 30 年来研究最多的细胞类型。它是具有巨大细胞更新能力的多能前体细胞[39,40]。这些细胞可以根据组织创伤的情况而向周围的细胞类型分化[39]，不会引发免疫反应。通常，它们内源性产生的细胞因子和趋化因子会减少诸如炎症和细胞死亡等不必要的功能[39-41]。尽管这些细胞在研究中

被广泛使用，但一个重要的缺点是目前仍对其内在的生理和控制其转归机制缺乏足够了解[41, 42]。

诱导多能干细胞（induced pluripotent stem cell, iPSC）是指经过基因重编程后转化为类似胚胎干细胞样状态的体细胞[43]。基因重编程包括将基因导入细胞，使细胞获得与多能干细胞类似的特性[42]，这种强制基因表达是通过病毒载体引入的，据报道诱导多能干细胞的诱导效率很低[44]。此外，用于创建诱导多能干细胞的原始细胞可能会影响衍生细胞的最终功能[45-47]。

（二）生物材料

由于水凝胶与活细胞的相容性，使它成为生物打印最常用的生物材料[48]。其他几种类型的生物材料可以用作添加剂，从软水凝胶到陶瓷[49]。如上所述，生物墨水需要满足 3D 打印的具体要求才能够成功。

水凝胶是一种 3D 网状聚合物，可以容纳大量的水，可以模拟除了骨骼和牙齿等钙化的身体结构以外的大多数人体组织的弹性模量[50]。水凝胶可以根据其来源进一步细分为天然聚合物及其衍生物，例如海藻酸钠、胶原蛋白、壳聚糖、明胶和透明质酸等，或者是合成材料，如聚乙二醇、共聚物和聚氧乙烯 – 聚丙乙烯三嵌段聚合物等。它们具有适应性结构、组成和功能[13, 51-53]。由于与人类细胞外基质（如胶原蛋白及其衍生物）的相似性，天然聚合物往往受到青睐，它们与组织环境相似，所以这些生物材料是封装细胞的理想材料[13]。不过，它们会引起免疫反应，而且机械性能也相对较差。天然聚合物可以与合成聚合物混合，例如聚乙烯醇、聚己内酯（polycaprolactone, PCL）、聚乳酸（polylactide, PLA）、聚丙交酯 – 乙交酯（lactide-co-glycolide, PLGA）和聚 3– 羟基丁酸酯（3–hydroxybutyrate），从而生成混合生物材料，改善水凝胶的机械性能[9, 54-56]。此外，还可以添加一些特定的纳米材料，以提高水凝胶的机械强度，从而获得功能性多组分生物墨水，用于制备机械要求较高的组织，如骨、软骨和肌腱[57]。

除了天然和合成水凝胶，还可以从脱细胞组织中开发水凝胶，以创建组织特异性生物墨水。例如，包括骨骼、软骨、肝脏和心脏在内的组织已经被证实可以创建组织特异性生物墨水[58, 59]。在组织脱细胞后，它被酶消化和溶解，形成黏性生物墨水，进而可以封装细胞。来自脱细胞组织的生物墨水表现出热凝性，可以在体温下凝胶化（固化）。

（三）生物分子

生物材料的多功能化[60]对组织工程至关重要。它包含一些试剂，通过与 3D 生物打印结构中的细胞相互作用，帮助调节细胞命运和功能。这些分子可以将工程组织结构中的细胞导向特定的表型，并引导其迁移、增殖和分化，原生细胞走向，诸如移植物的血管化或原位再生等过程[61]。除此以外，也可以通过加入生物活性因子、识别位点和黏附分子对生物材料进行修饰[5, 62]。生物分子的选择取决于待治疗的靶组织。如对于骨再生，目前使用的有促进血管生成的分子，如 VEGF、属于转化生长因子（transforming growth factor, TGF）–β 超家族的类成骨生长因子或骨形态发生蛋白（bone morphogenetic protein, BMP）[54, 63-65]。同样，在神经再生中，神经营养因子，如神经生长因子、神经营养因子 –3 和睫状神经营养因子也已被使用[66]。这些分子引导细胞具备了特定的功能，从而促进了移植物的愈合和融合。

四、组织建模的计算机辅助设计与制造

仿生组织的生产可以通过使用 CAD 和计算机辅助制造（computer-aided manufacturing, CAM）技术来实现。CAD 是设计靶组织结构的计算机软件，而 CAM 是控制 3D 打印机的软件。由于组织解剖和结构的复杂性，获得微观的组织构造信息至关重要。CT 和 MRI 可以提供钙化组织和软组织的几何形状及简要结构信息[67]。只要获得这些信息，组织学 3D 片段就可以根据靶组织的基本解剖结构进行设计。这些片段的厚度取决于打印机的分辨率，根据所用机器和材料的不同，可以为 100～500μm[67]。CAM 技术对于 CAD 模型的创建同样重要，CAM 分析了底层组织和生物墨水的特性，旨在成功创建靶结构。生物墨水定型、刚度、融合、喷嘴闭合和黏度都是通过 CAM 控制[68, 69]，此外，CAM 控制着生物墨水细胞成分的存活和性质[8, 70]。本质上，虽然 CAD 对仿生组织的复制至关重要，但 CAM 保证了 3D 打印过程的质量。

五、应用

3D 生物打印的潜力已在许多应用中得到展示。

通过这项技术，包括骨、软骨、神经、心血管等仿生组织的制造已成为可能。

（一）骨和软骨

在过去的几十年里，骨和软骨再生一直是组织工程研究的重要领域。主要面临的挑战包括重建这些结构的复杂成分，优化其流变特性、生物相容性、骨传导性，以及实现植入物整合和重塑的潜力[71, 72]。

大量证据证实，3D 生物打印结构用于骨再生有可能得以实现[54]。一些生物墨水能够产生与人类骨骼类似的应力和杨氏模量[57]。众所周知，机械稳定性并不是骨结构唯一特征，所选择的生物材料在保留前成骨细胞的成骨能力时应具有较高的活性。一些作者强调，尽管 PCL 和 PLGA 等材料具有机械稳定性，但它们不足以支持成骨[73, 74]。相反，其他生物材料，例如脱细胞骨基质的 PCL，与人类脂肪干细胞成骨基因上调有关[75]。Campos 等比较了在胶原蛋白生物墨水中添加热响应琼脂糖的效果，这种尝试提高了结构的机械刚度[76]。研究表明，添加生物活性玻璃颗粒可以改善机械性能，同时允许构建多孔结构，模拟天然人类骨骼的孔隙[77, 78]。

能控制分子释放的结构可以改善细胞活力，或者促进血管生成或成骨，这可能是一种潜在的选择[79, 80]。Du 等发明了一种 3D 生物打印明胶基生物墨水，封装间充质干细胞和含有 BMP-2 的微纤维，BMP-2 的加入在培养后诱导了更强的成骨表型[80]。在一项类似的研究中，将 BMP-2 和 VEGF 加入构建物中，使成骨细胞相关基因 *Col1a1*、*Runx2* 和 *Osx* 的表达增加[79]。

软骨是另一重要的组织，其再生可能会受益于 3D 生物打印。它是一种特殊形式的弹性结缔组织，构成关节、外耳和鼻。关节软骨的丢失（如关节炎）是世界范围内发病和致残的主要原因，因此最受关注。关节软骨没有血管；因此，它是使用 3D 生物打印技术进行再生治疗的理想靶点。然而，软骨细胞的理想细胞载体尚未确定，目前可用的合适材料缺乏足够的机械性能，无法在高载荷部位发挥最佳功能[81]。

Tellisi 等比较了用于软骨组织工程的水凝胶、陶瓷和网格[82]，他们发现水凝胶中的软骨细胞增殖更多。Daly 等还比较了包括 BioINK™、GelMA、海藻酸钠和琼脂糖在内的各种常用水凝胶[81]，结果表明，生物墨水的选择可以将细胞导向不同的功能。更具体地说，海藻酸钠和琼脂糖水凝胶促使富含 II 型胶原组织的形成，即支持透明样软骨组织的发育，而 GelMA 和 BioINK™ 促进了纤维软骨样组织的形成。此外，也有人研究了纳米纤维化 PLGA[83]、纤维素或 PLA 纳米纤维与富含细胞的海藻酸钠水凝胶的结合[84, 85]。据报道，这些方法可以提高细胞密度，更好地增强结构的机械强度。另一项报告指出，高密度胶原蛋白是重建软骨的理想生物墨水，因为它能够维持适当的细胞生长，并具有机械稳定性[86]。

最后，原位 3D 生物打印极具吸引力[10]。例如，Di Bella 等在软骨明显缺损的实验动物模型中开发了一种手持式 3D 生物打印机[87]，该打印机能够按照需求，使用间充质干细胞，以及明胶–甲基丙烯酰胺和 HA–甲基丙烯酸酯水凝胶填充这些缺损。与传统方法相比，宏观和微观表现均得到改善。新再生的软骨数量较多，而且没有软骨下塌或变形的迹象[87]。

临床证据表明，在关节炎的发展过程中，基础变化与软骨丢失有关。许多研究人员根据这一原理，旨在开发骨软骨结构，而不是骨或软骨补片[88-92]。在这些研究中，3D 生物打印结构被预先设计好机械性能，用于从股骨头到颞下颌缺损的潜在临床应用[88, 89, 91, 92]。含有 TGF-β3、HAp 粉末和 PCL 的定制逐层 3D 生物打印结构，已被用于实验诱导的兔胫骨近端缺损中[90]。该学者认为，滑膜关节的整个关节面可以在不添加细胞的情况下再生。据推测，复杂组织的再生可以通过内源性细胞的归巢实现。

（二）神经细胞

神经损伤是严重致残的病因，由于神经组织再生能力差，给临床治疗带来挑战。3D 生物打印技术可用于神经再生。例如，England 等创造了一种 3D 生物打印纤维蛋白支架，通过包裹施万细胞来引导神经轴突生长[93]。在神经缺失的情况下，由人工或天然材料组成的中空神经导管可促进神经再生[94-96]。一些作者认为，生物墨水中的细胞可以增强愈合潜力[97, 98]。Adams 等在啮齿类动物上制作 10mm 间隙的胫神经缺损，实验中利用成纤维细胞和胚胎大鼠神经细胞的工程化神经导管[98]。研究结果显示，有足够的远端运动神经传导速度出现，修复的神经段内有大量轴突再生。在一项关于大鼠坐骨神经缺损的类似研究中，逐层的圆柱形 3D 打印移植物被用于实验，圆柱体中含有间充质干细胞（90%）和施万细胞（10%）[97]。在这项概念验证研究中，作者认为这种结构的性能优于标准胶原管，并强调了优化此类移植物性能的复杂性和所需做出的大量调整。

（三）血管

组织工程的主要目标是创造功能性结构，在植入后可以整合到宿主体内，并且能够承担靶组织的需求。没有血管网络支撑的复杂结构会导致失败，因为细胞只能在离供血血管最远不超过 $200\sim400\mu m$ 的地方生存[99]。在许多研究中，通过添加血管生成因子来促进血管生成，可以克服移植物内缺乏血运的问题。然而，在血管生成之前，通常有一个漫长的过程；因此，移植物能否存活有一定风险[100]。

尽管目前尚未实现血管化组织的生物制造 3D 打印移植物中创建和合并血管的方法[101]。一些研究者专注于创建大型结构如主动脉组织，其中一种方法是使用胚胎成纤维细胞和水凝胶通过层层打印的方式形成主动脉结构[102]。也有人利用去细胞化的细胞外基质联合使用人类平滑肌细胞、内皮细胞和成纤维细胞的分离层，通过把它们灌注到支架的相应位置来再造血管中膜、内膜、外膜[103]。较小血管的制造可以模仿天然脉管系统的构造，制作成具有 $100\sim200\mu m$ 的特定孔隙的管状结构[104]。生物材料的选择是一个关键。目前已经有人尝试生产各种大小和形状的复杂人体结构，里面加入了允许营养物质扩散的微通道[67, 105]。

（四）肌肉和肌腱

肌肉骨骼损伤很常见，可能会导致严重的功能障碍[106]。到目前为止，一些作者已经通过 3D 生物打印技术探索了肌腱再生的潜力。由肌管和肌细胞组成的肌肉单元就像天然的肌肉一样，在电刺激后产生了收缩[67, 107, 108]。Kang 等创造了 $15mm \times 5mm \times 1mm$ 的骨骼肌单元，可以沿纵轴拉伸，并对刺激做出反应，与此同时可以保持其结构稳定性[67]。关于肌腱，只有有限的研发小组开发了仿生肌腱结构[109]，主要的挑战是研发与天然肌腱结构稳定性相当的生物墨水。人们尝试开发

模仿人类功能性肌肉的复杂肌腱单元，将热塑性聚氨酯与含有水凝胶的 C2C12 细胞，以及 PCL 与含有水凝胶的成纤维细胞共同打印，形成的双层结构为肌肉发育提供了弹性，为肌腱发育提供了刚度[110]。

（五）皮肤

皮肤缺损可能是创伤、皮肤病和烧伤所致。自体移植常会受到限制，替代品往往无法达到满意的效果[111, 112]。使用 3D 生物打印的组织工程可以创建多层仿生结构作为皮肤替代品（图 16-3）。最简单的方法是将细胞（如成纤维细胞、角质细胞和黑色素细胞）以预定的浓度和层数种植在生物材料中，来模仿人类天然皮肤[113, 114]。结果表明，这些细胞在打印过程中能够存活，一旦被植入实验模型，它们就会形成与正常皮肤组织学相似的结构[113, 114]。

Min 等试图在胶原水凝胶上重建多层结构的成纤维细胞，然后再覆盖一层黑色素细胞和角质细胞[115]。通过组织学分析，作者报道了一个层次清晰的皮肤层，有色素沉着以及正常皮肤的最外层（角质层）。3D 生物打印技术可以完成原位打印[10]，原位 3D 生物打印可用于创建完全定制的仿生结构，精确打印在损伤或缺损的部位[10]。许多作者已经开发出能够喷射多种生物墨水的手持设备，并获得了令人满意的细胞存活率和皮肤缺损愈合速度[116-118]。

（六）心血管组织

心血管疾病非常普遍，是全世界最常见的死亡原因之一[119]。组织工程试图通过植入干细胞迅速修复受损组织。不幸的是，只有一小部分细胞能够在细胞因子、自由基和营养缺乏的影响下存活[120, 121]。已有学者尝试通过 3D 生物打印创建原生心肌层次结构[122, 123]。例如，Zhang 等首先将内皮细胞沿微纤维周边排列，开发出内皮化心肌组织[123]，然后使用心肌细胞覆盖内皮组织，这种结构具有功能性心肌的特征，并表现出节律性搏动。在一项使用间充质干细胞的类似研究中，Tijore 等创建了微通道明胶水凝胶，该水凝胶可促进人类间充质干细胞向心肌定向分化，能够具备天然心肌细胞收缩功能[122]。Wang 等证实创建仿生心脏组织具有可行性，他们开发了由排列均匀、致密且机电耦合的心脏细胞构成的心脏组织，这些细胞表达心脏标志物，如 α- 肌动蛋白和连接蛋白[124]。也有人创建了可以使心肌再生的 3D 打印补片[125, 126]，这些补片由人冠状动脉内皮细胞、

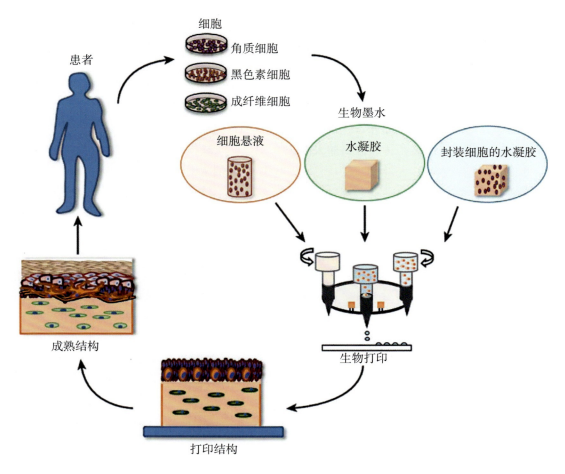

患者

细胞
角质细胞
黑色素细胞
成纤维细胞

细胞悬液

生物墨水

水凝胶

封装细胞的水凝胶

生物打印

成熟结构

打印结构

▲ 图 16–3　3D 生物打印皮肤

收集细胞后，开始体外扩增细胞。然后构建 3D 生物打印仿生皮肤，一旦成熟，就将其植入患者体内（经 Elsevier 许可转载，引自 Ng et al. [159]）

甲基丙烯酸胶原和藻酸盐基质组成，它们能上调受损心肌的细胞增殖、迁移和分化。

除了心肌再生，利用 3D 生物打印技术还可以进行心脏瓣膜置换。人们试图构建能承受血流动力学要求的主动脉瓣。Hockaday 等使用含有猪间质细胞的光交联生物墨水来证明，快速创建具有良好细胞活力和细胞植入能力的仿生主动脉瓣组织具备可行性[127]。其他研究也显示了类似的结果，其中有一些研究强调，用于提高结构机械强度的技术可能会对细胞的生存能力产生不利影响[128, 129]。

（七）视网膜和角膜

角膜和视网膜疾病是全世界失明的最重要原因。目前，有大量研究探索人类眼睛工程结构的可行性，包括角膜、视网膜和晶状体。Isaacson 等使用挤压 3D 打印技术制造了一种类似角膜的细胞结构[130]。在一项类似的研究中，Sorkio 等利用人类干细胞和激光辅助 3D 生物打印技术创造了类角膜组织[131]。人们检测这些打印结构的微观特性、细胞活力、增殖以及关键蛋白（Ki67、p63α、p40、CK3、CK15、Ⅰ型胶原、vWF）的表达[131]。就视网膜而言，Lorber 等创造了一种包含视网膜和神经胶质细胞的 3D 生物打印结构[132]，这些细胞保留了促进生长的特性，并表现出高于 70% 的活力[132]。其他作者强调了细胞外基质作为细胞分化决定因素的重要性[8, 133]，细胞外基质应该模拟人类视网膜的特征和硬度，这一点至关重要[8, 133]。在无支架的方法中，Masaeli 等利用（精确的）喷墨 3D 生物打印系统创建的构造，是由位于生物打印视网膜色素上皮层之上的感光细胞层构成[134]，这些细胞表达的结构标志物包括视蛋白 B、视蛋白 R/G、MITF、PNA、视紫红质和 ZO1，并释放出大量的人血管内皮生长因子 Oth（hVEGF）。

（八）组织模型

3D 生物打印的另一个重要潜在应用是开发组织模型用以研究组织和器官功能、疾病状态及测试药物和化学品[135]。这可以克服依赖 2D 细胞培养的体外模型的局限性，有学者认为，2D 模型不能准确地代表原生组织[136]。基于此原因，Maden 等开发了一种人体肠黏膜的 3D 生物打印模型，模拟人体组织的功能、生化和组织学特征[137]，可进行血管灌注的肝脏组织也被研发出来。也有作者对 3D 打印组织进行了药物毒性研究，并提出这种方法在评估药物性肝损伤方面具有优势[138]。商用 3D 打印肝脏和肾脏组织目前已可用于研究[139]。

除了健康组织模型外，目前还存在许多基于 3D 生物打印的病理组织模型。此类模型对深入了解肿瘤进展和侵袭机制具有重要价值，也可以用于研究不同细胞类型之间的相互作用和化疗药物的治疗效果[140]。临床表现往往多种多样，因此设计模型也应因地制宜。在转移性骨疾病中，Zhou 等开发了一种仿生骨基质，用来分析乳腺癌细胞、胎儿成骨细胞和人类骨髓间充质干细胞之间的相互作用[141]。在另一项研究中，3D 生物打印的微组织精准还原了活体环境中垂体腺瘤的细胞，被认为是癌症研究的完美模型[142]。同样，子宫颈肿瘤模型、肺癌、神经母细胞瘤和乳腺癌模型也均已出现[143-146]。

（九）其他应用

3D 生物打印的应用并不限于以上所述。目前，基于 3D 生物打印的许多其他应用正在探索之中，尤其是涉及创建人体仿生软组织或实体组织，这些结构包括肾脏、肝脏和气管。Ali 等创建了 3D 生物打印肾，显示出天然肾组织的结构和功能特征[147]。另外，Lee 等 3D 打印出的人类肝脏模拟了人类肝脏内的细胞相互作用[148]。使用 PCL 打印硬性构造，如人体气管，在移植前将其置于网膜中培养[149]，这种方法促使其快速再上皮化和血运重建，也避免了术后出现管腔狭窄[149]。此种 3D 生物打印方法在硬性组织工程中的其他应用包括创建膝半月板组织、人耳和耳郭软骨[85, 150-152]。

六、技术限制及未来展望

尽管 3D 生物打印在过去几十年中有着显著的优势，但目前，这项技术存在一些瓶颈，阻碍了其进一步发展。这些挑战主要来源于 3 个方面：①人体解剖学和生理学的解码；②组织制造生产问题；③创建能够在体内整合及发挥功能的结构。

在解读人体生理学方面，尽管对人体组织的结构有着大致的了解，但我们对细胞水平上潜在相互作用的认识仍是模糊的。我们对人体组织内的组成、组织和相互作用的理解通常是来自于动物模型，然后通过推理来弥补我们对人体认知的差距，可是动物是不同的物种，因此，尽管从实验研究中获得了安全的结果，但在人类身上经常会出现并发症和药物的不良反应[153]。

在制造工业方面，有几个技术难题需要攻克。努力提高打印组织的分辨率（可能在细胞水平上）将为 3D 生物打印开辟新领域，在整个生物打印过程中，应保持这种分辨率，但同时应注意到，高度同质的生物墨水因保持其黏度和剪切特性会导致喷嘴堵塞。接下来的工作是需要开发用于 3D 生物打印的新型生物材料，以确定特定组织的理想材料，同时要保证稳定性和刚性需求。在需要创建硬组织（如骨）的情况下，生物墨水应保持机械稳定性，以承载需求，也应满足前成骨细胞的迁移、增殖和分化，以使新形成的骨能够合并和重塑。

3D 生物打印另一个主要挑战是创建具有活性的功能结构，其中一个主要挑战是重建血管。众所周知，细胞应该靠近毛细血管，否则，细胞可能会死亡[154]。可以想象，如果改善这些结构内的血管网络，将会促使这些结构与宿主的功能性整合。对骨缺损的研究表明，缺损越大，愈合所需的时间就越长，超过临界尺寸，可能会发生不愈合[155]。这一时间并不完全对应骨端愈合所需的时间，而是与移植物血管重建和与宿主融合所需的时间相关。

目前关于 3D 生物打印的研究和应用愈发广泛，在不久的将来，定制医疗将被引入临床实践[156, 157]。模仿天然组织的复杂结构将出现，这需要对生物材料有广泛的了解，并且具备在同一次生物打印过程中整合不同性质生物墨水的能力。这些材料应装载精准的细胞层和生长因子，用以形成与天然组织非常相似的微环境。若要获得成功，还有一个重要因素是如何能将功能性血管网导入打印结构。尽管上述所有因素都很重要，但进一步解码人体解剖、生理学，是使 3D 生物打印技术发生质变的最重要因素。

总结

3D 生物打印技术快速发展，它可以快速、高精度地制造仿生组织。尽管越来越多的研究显示其在临床实践中拥有巨大潜力，但制造过程仍然面临着一些挑战。最重要的挑战包括：怎样选择适合特定靶组织的生物墨水，缺乏支持细胞成分的血管网，以及如何将功能性替代物整合到宿主。这些挑战最终将通过生物学家、生物工程师和临床医生之间的协作来攻克。

参考文献

[1] Arealis G, Nikolaou VS. Bone printing: new frontiers in the treatment of bone defects. Injury. 2015;46 Suppl 8:S20–2.

[2] Bara JJ, Dresing I, Zeiter S, Anton M, Daculsi G, Eglin D, Nehrbass D, Stadelmann VA, Betts DC, Muller R, Alini M, Stoddart MJ. A doxycycline inducible, adenoviral bone morphogenetic protein-2 gene delivery system to bone. J Tissue Eng Regen Med. 2018;12:e106–18.

[3] Carlisle ER, Fischgrund JS. Chapter 27–Bone graft and fusion enhancement. In: Errico TJ, Lonner BS, Moulton AW, editors. Surgical management of spinal deformities. Philadelphia: W.B. Saunders; 2009. p. 433–48.

[4] Vacanti JP, Langer R. Tissue engineering: the design and fabrication of living replacement devices for surgical reconstruction and transplantation. Lancet. 1999;354:S32–4.

[5] Benetti EM, Gunnewiek MK, van Blitterswijk CA, Vancso GJ, Moroni L. Mimicking natural cell environments: design, fabrication and application of bio-chemical gradients on polymeric biomaterial substrates. J Mater Chem B. 2016;4:4244–57.

[6] Ashammakhi N, Darabi MA, Pountos I. The dynamic cycle of future personalized and regenerative therapy. J Craniofac Surg. 2019;30: 623–5.

[7] Peng W, Unutmaz D, Ozbolat IT. Bioprinting towards physiologically relevant tissue models for pharmaceutics. Trends Biotechnol. 2016; 34:722–32.

[8] Catros S, Fricain J-C, Guillotin B, Pippenger B, Bareille R, Remy M, Lebraud E, Desbat B, Amédée J, Guillemot F. Laser-assisted bioprinting for creating on-demand patterns of human osteoprogenitor cells and nano-hydroxyapatite. Biofabrication. 2011;3:025001.

[9] Ashammakhi N, Ahadian S, Xu C, Montazerian H, Ko H, Nasiri R, Barros N, Khademhosseini A. Bioinks and bioprinting technologies to make heterogeneous and biomimetic tissue constructs. Materials Today Bio. 2019;1:100008.

[10] Ashammakhi N, Ahadian S, Pountos I, Hu S-K, Tellisi N, Bandaru P, Ostrovidov S, Dokmeci MR, Khademhosseini A. In situ three-dimensional printing for reparative and regenerative therapy. Biomed Microdevices. 2019;21:42.

[11] Cui X, Dean D, Ruggeri ZM, Boland T. Cell damage evaluation of thermal inkjet printed Chinese hamster ovary cells. Biotechnol Bioeng. 2010;106:963–9.

[12] Wang Z, Abdulla R, Parker B, Samanipour R, Ghosh S, Kim K. A simple and high-resolution stereolithography-based 3D bioprinting system using visible light crosslinkable bioinks. Biofabrication. 2015;7:045009.

[13] Ozbolat IT, Hospodiuk M. Current advances and future perspectives in extrusion-based bioprinting. Biomaterials. 2016;76:321–43.

[14] Hölzl K, Lin S, Tytgat L, Van Vlierberghe S, Gu L, Ovsianikov A. Bioink properties before, during and after 3D bioprinting. Biofabrication. 2016;8:032002.

[15] He Y, Yang F, Zhao H, Gao Q, Xia B, Fu J. Research on the printability of hydrogels in 3D bioprinting. Sci Rep. 2016; 6:29977.

[16] Leberfinger AN, Ravnic DJ, Dhawan A, Ozbolat IT. Concise review: bioprinting of stem cells for transplantable tissue fabrication. Stem Cells Transl Med. 2017;6:1940–8.

[17] Chan V, Zorlutuna P, Jeong JH, Kong H, Bashir R. Three-dimensional photopatterning of hydrogels using stereolithography for long-term cell encapsulation. Lab Chip. 2010;10:2062–70.

[18] Gauvin R, Chen Y-C, Lee JW, Soman P, Zorlutuna P, Nichol JW, Bae H, Chen S, Khademhosseini A. Microfabrication of complex porous tissue engineering scaffolds using 3D projection stereolithography. Biomaterials. 2012;33:3824–34.

[19] Grigoryan B, Paulsen SJ, Corbett DC, Sazer DW, Fortin CL, Zaita AJ, Greenfield PT, Calafat NJ, Gounley JP, Ta AH. Multivascular networks and functional intravascular topologies within biocompatible hydrogels. Science. 2019;364:458–64.

[20] Gudapati H, Dey M, Ozbolat I. A comprehensive review on droplet-based bioprinting: past, present and future. Biomaterials. 2016;102: 20–42.

[21] Mandrycky C, Wang Z, Kim K, Kim D-H. 3D bioprinting for engineering complex tissues. Biotechnol Adv. 2016;34:422–34.

[22] Li J, Chen M, Fan X, Zhou H. Recent advances in bioprinting techniques: approaches, applications and future prospects. J Transl Med. 2016;14:271.

[23] Ozbolat IT, Yu Y. Bioprinting toward organ fabrication: challenges and future trends. IEEE Trans Biomed Eng. 2013;60:691–9.

[24] Guillemot F, Souquet A, Catros S, Guillotin B. Laserassisted cell printing: principle, physical parameters versus cell fate and perspectives in tissue engineering. Nanomedicine. 2010;5:507–15.

[25] Guillemot F, Souquet A, Catros S, Guillotin B, Lopez J, Faucon M, Pippenger B, Bareille R, Rémy M, Bellance S. High-throughput laser printing of cells and biomaterials for tissue engineering. Acta Biomater. 2010;6:2494–500.

[26] Hopp B, Smausz T, Szabó G, Kolozsvari L, Nogradi A, Kafetzopoulos D, Fotakis C. Femtosecond laser printing of living cells using absorbing film-assisted laser-induced forward transfer. Opt Eng. 2012; 51:014302.

[27] Sotiropoulou PA, Perez SA, Salagianni M, Baxevanis CN, Papamichail M. Characterization of the optimal culture conditions for clinical scale production of human mesenchymal stem cells. Stem Cells. 2006;24:462–71.

[28] Kelm JM, Fussenegger M. Microscale tissue engineering using gravity-enforced cell assembly. Trends Biotechnol. 2004;22:195–202.

[29] Cukierman E, Pankov R, Stevens DR, Yamada KM. Taking cell-matrix adhesions to the third dimension. Science. 2001;294:1708–12.

[30] Pountos I, Corscadden D, Emery P, Giannoudis PV. Mesenchymal stem cell tissue engineering: techniques for isolation, expansion and application. Injury. 2007;38 Suppl 4:S23–33.

[31] Bajada S, Mazakova I, Richardson JB, Ashammakhi N. Updates on stem cells and their applications in regenerative medicine. J Tissue Eng Regen Med. 2008;2:169–83.

[32] Alluri R, Song X, Bougioukli S, Pannell W, Vakhshori V, Sugiyama O, Tang A, Park SH, Chen Y, Lieberman JR. Regional gene therapy with 3D printed scaffolds to heal critical sized bone defects in a rat model. J Biomed Mater Res A. 2019;107(10): 2174–82.

[33] Atala A. Tissue engineering, stem cells and cloning: current concepts and changing trends. Expert Opin Biol Ther. 2005;5: 879–92.

[34] Liu W, Zhong Z, Hu N, Zhou Y, Maggio L, Miri AK, Fragasso A, Jin X, Khademhosseini A, Zhang YS. Coaxial extrusion bioprinting of 3D microfibrous constructs with cell-favorable gelatin methacryloyl microenvironments. Biofabrication. 2018;10:024102.

[35] Wylie-Sears J, Aikawa E, Levine RA, Yang J-H, Bischoff J. Mitral valve endothelial cells with osteogenic differentiation potential. Arterioscler Thromb Vasc Biol. 2011;31:598–607.

[36] Itskovitz-Eldor J, Schuldiner M, Karsenti D, Eden A, Yanuka O, Amit M, Soreq H, Benvenisty N. Differentiation of human embryonic stem cells into embryoid bodies comprising the three embryonic germ layers. Mol Med. 2000;6:88.

[37] Wilmut I. The moral imperative for human cloning. New Sci. 2004; 181:16.

[38] De Coppi P, Bartsch G Jr, Siddiqui MM, Xu T, Santos CC, Perin L, Mostoslavsky G, Serre AC, Snyder EY, Yoo JJ. Isolation of amniotic stem cell lines with potential for therapy. Nat Biotechnol. 2007;25:100.

[39] Pountos I, Giannoudis PV. Biology of mesenchymal stem cells. Injury. 2005;36:S8–S12.

[40] Pountos I, Georgouli T, Calori GM, Giannoudis PV. Do nonsteroidal anti-inflammatory drugs affect bone healing? A critical analysis. ScientificWorldJournal. 2012;2012:606404.

[41] Giannoudis PV, Pountos I. Tissue regeneration: the past, the present and the future. Injury. 2005;36:S2–5.

[42] Takahashi K, Yamanaka S. Induction of pluripotent stem cells from mouse embryonic and adult fibroblast cultures by defined factors. Cell. 2006;126:663–76.

[43] Kim JS, Choi HW, Choi S, Do JT. Reprogrammed pluripotent stem cells from somatic cells. Int J Stem Cells. 2011;4:1–8.

[44] Lewandowski J, Kurpisz M. Techniques of human embryonic stem cell and induced pluripotent stem cell derivation. Arch Immunol Ther Exp. 2016;64:349–70.

[45] Maherali N, Ahfeldt T, Rigamonti A, Utikal J, Cowan C, Hochedlinger K. A high-efficiency system for the generation and study of human induced pluripotent stem cells. Cell Stem Cell. 2008;3:340–5.

[46] Aasen T, Raya A, Barrero MJ, Garreta E, Consiglio A, Gonzalez F, Vassena R, Bilić J, Pekarik V, Tiscornia G. Efficient and rapid generation of induced pluripotent stem cells from human keratinocytes. Nat Biotechnol. 2008;26:1276.

[47] Brambrink T, Foreman R, Welstead GG, Lengner CJ, Wernig M, Suh H, Jaenisch R. Sequential expression of pluripotency markers during direct reprogramming of mouse somatic cells. Cell Stem Cell. 2008;2: 151–9.

[48] Highley CB, Rodell CB, Burdick JA. Direct 3D printing of shear-thinning hydrogels into self-healing hydrogels. Adv Mater. 2015; 27:5075–9.

[49] Chen Z, Li Z, Li J, Liu C, Lao C, Fu Y, Liu C, Li Y, Wang P, He Y. 3D printing of ceramics: a review. J Eur Ceram Soc. 2019;39:661–87.

[50] Sharma S, Srivastava D, Grover S, Sharma V. Biomaterials in tooth tissue engineering: a review. J Clin Diagn Res. 2014;8:309.

[51] Lei M, Wang X. Biodegradable polymers and stem cells for bioprinting. Molecules. 2016;21:539.

[52] Melchels FP, Domingos MA, Klein TJ, Malda J, Bartolo PJ, Hutmacher DW. Additive manufacturing of tissues and organs. Prog Polym Sci. 2012;37:1079–104.

[53] Billiet T, Vandenhaute M, Schelfhout J, Van Vlierberghe S, Dubruel P. A review of trends and limitations in hydrogel-rapid prototyping for tissue engineering. Biomaterials. 2012;33:6020–41.

[54] Ashammakhi N, Hasan A, Kaarela O, Byambaa B, Sheikhi A, Gaharwar AK, Khademhosseini A. Advancing frontiers in bone bioprinting. Adv Healthc Mater. 2019;8:1801048.

[55] Li X, Cui R, Sun L, Aifantis KE, Fan Y, Feng Q, Cui F, Watari F. 3D-printed biopolymers for tissue engineering application. Int J Polymer Sci. 2014;2014.

[56] Chia HN, Wu BM. Recent advances in 3D printing of biomaterials. J Biol Eng. 2015;9:4.

[57] Sawkins MJ, Mistry P, Brown BN, Shakesheff KM, Bonassar LJ, Yang J. Cell and protein compatible 3D bioprinting of mechanically strong constructs for bone repair. Biofabrication. 2015;7:035004.

[58] Pati F, Jang J, Ha D-H, Kim SW, Rhie J-W, Shim J-H, Kim D-H, Cho D-W. Printing three-dimensional tissue analogues with decellularized extracellular matrix bioink. Nat Commun. 2014;5:3935.

[59] Ji S, Guvendiren M. Recent advances in bioink design for 3D bioprinting of tissues and organs. Front Bioeng Biotechnol. 2017;5:23.

[60] Follmann HDM, Naves AF, Araujo RA, Dubovoy V, Huang X, Asefa T, Silva R, Oliveira ON. Hybrid materials and nanocomposites as multifunctional biomaterials. Curr Pharm Des. 2017;23:3794–813.

[61] Ashammakhi N, Clerk-Lamalice O, Baroud G, Darabi MA, Georgy B, Beall D, Wagoner D. Spine intervention-an update on injectable biomaterials. Can Assoc Radiol J. 2019;70:37–43.

[62] Mitchell AC, Briquez PS, Hubbell JA, Cochran JR. Engineering growth factors for regenerative medicine applications. Acta Biomater. 2016;30:1–12.

[63] Ashammakhi N. Drug release: proper control to help clinical application DISCUSSION. J Craniofac Surg. 2018;29:124–5.

[64] Pountos I, Jones E, Tzioupis C, McGonagle D, Giannoudis P. Growing bone and cartilage: the role of mesenchymal stem cells. J Bone Joint Surg Br. 2006;88(4):421–6.

[65] Pountos I, Georgouli T, Henshaw K, Bird H, Jones E, Giannoudis PV. The effect of bone morphogenetic protein-2, bone morphogenetic protein-7, parathyroid hormone, and platelet-derived growth factor on the proliferation and osteogenic differentiation of mesenchymal stem cells derived from osteoporotic bone. J Orthop Trauma. 2010;24:552–6.

[66] Petcu EB, Midha R, McColl E, Popa-Wagner A, Chirila TV, Dalton PD. 3D printing strategies for peripheral nerve regeneration. Biofabrication. 2018;10:032001.

[67] Kang H-W, Lee SJ, Ko IK, Kengla C, Yoo JJ, Atala A. A 3D bioprinting system to produce human-scale tissue constructs with structural integrity. Nat Biotechnol. 2016;34:312.

[68] Mézel C, Souquet A, Hallo L, Guillemot F. Bioprinting by laser-induced forward transfer for tissue engineering applications: jet formation modeling. Biofabrication. 2010;2:014103.

[69] Gruene M, Pflaum M, Deiwick A, Koch L, Schlie S, Unger C, Wilhelmi M, Haverich A, Chichkov B. Adipogenic differentiation of laser-printed 3D tissue grafts consisting of human adipose-derived stem cells. Biofabrication. 2011;3:015005.

[70] McCune M, Shafiee A, Forgacs G, Kosztin I. Predictive modeling of post bioprinting structure formation. Soft Matter. 2014;10:1790–800.

[71] Huey DJ, Hu JC, Athanasiou KA. Unlike bone, cartilage regeneration remains elusive. Science. 2012;338:917–21.

[72] Carreira A, Lojudice F, Halcsik E, Navarro R, Sogayar M, Granjeiro J. Bone morphogenetic proteins: facts, challenges, and future perspectives. J Dent Res. 2014;93:335–45.

[73] Park SH, Park DS, Shin JW, Kang YG, Kim HK, Yoon TR, Shin J-W. Scaffolds for bone tissue engineering fabricated from two different materials by the rapid prototyping technique: PCL versus PLGA. J Mater Sci Mater Med. 2012;23:2671–8.

[74] Seyednejad H, Gawlitta D, Kuiper RV, de Bruin A, van Nostrum CF, Vermonden T, Dhert WJ, Hennink WE. In vivo biocompatibility and biodegradation of 3D-printed porous scaffolds based on a hydroxyl-functionalized poly (ε-caprolactone). Biomaterials. 2012;33:4309–18.

[75] Rindone, Nyberg E, Grayson WL. 3D-Printing Composite Polycaprolactone-Decellularized Bone Matrix Scaffolds for Bone Tissue Engineering Applications. Methods Mol Biol. 2018;1577:209–226. https://doi:10.1007/7651_2017_37.

[76] Duarte Campos DF, Blaeser A, Buellesbach K, Sen KS, Xun W, Tillmann W, Fischer H. Bioprinting organotypic hydrogels with

improved mesenchymal stem cell remodeling and mineralization properties for bone tissue engineering. Adv Healthc Mater. 2016; 5:1336–45.

[77] Luo Y, Wu C, Lode A, Gelinsky M. Hierarchical mesoporous bioactive glass/alginate composite scaffolds fabricated by three-dimensional plotting for bone tissue engineering. Biofabrication. 2012;5:015005.

[78] Wang X, Tolba E, Schröder HC, Neufurth M, Feng Q, Diehl-Seifert B, Müller WE. Effect of bioglass on growth and biomineralization of SaOS-2 cells in hydrogel after 3D cell bioprinting. PLoS One. 2014;9:e112497.

[79] Echave MC, Pimenta-Lopes C, Pedraz JL, Mehrali M, Dolatshahi-Pirouz A, Ventura F, Orive G. Enzymatic crosslinked gelatin 3D scaffolds for bone tissue engineering. Int J Pharm. 2019;562:151–61.

[80] Du M, Chen B, Meng Q, Liu S, Zheng X, Zhang C, Wang H, Li H, Wang N, Dai J. 3D bioprinting of BMSC-laden methacrylamide gelatin scaffolds with CBD-BMP2-collagen microfibers. Biofabrication. 2015;7:044104.

[81] Daly AC, Critchley SE, Rencsok EM, Kelly DJ. A comparison of different bioinks for 3D bioprinting of fibrocartilage and hyaline cartilage. Biofabrication. 2016;8:045002.

[82] Tellisi N, Ashammakhi N. Comparison of meshes, gels and ceramic for cartilage tissue engineering in vitro. Eur J Plast Surg. 2012;35:159–70.

[83] Wimpenny I, Ashammakhi N, Yang Y. Chondrogenic potential of electrospun nanofibres for cartilage tissue engineering. J Tissue Eng Regen Med. 2012;6:536–49.

[84] Narayanan LK, Huebner P, Fisher MB, Spang JT, Starly B, Shirwaiker RA. 3D-bioprinting of polylactic acid (PLA) nanofiber-alginate hydrogel bioink containing human adipose-derived stem cells. ACS Biomater Sci Eng. 2016;2:1732–42.

[85] Ávila HM, Schwarz S, Rotter N, Gatenholm P. 3D ioprinting of human chondrocyte-laden nanocellulose hydrogels for patient-specific auricular cartilage regeneration. Bioprinting. 2016;1:22–35.

[86] Rhee S, Puetzer JL, Mason BN, Reinhart-King CA, Bonassar LJ. 3D bioprinting of spatially heterogeneous collagen constructs for cartilage tissue engineering. ACS Biomater Sci Eng. 2016;2:1800–5.

[87] Di Bella C, Duchi S, O'Connell CD, Blanchard R, Augustine C, Yue Z, Thompson F, Richards C, Beirne S, Onofrillo C. In situ handheld three-dimensional bioprinting for cartilage regeneration. J Tissue Eng Regen Med. 2018;12:611–21.

[88] Ding C, Qiao Z, Jiang W, Li H, Wei J, Zhou G, Dai K. Regeneration of a goat femoral head using a tissue-specific, biphasic scaffold fabricated with CAD/CAM technology. Biomaterials. 2013;34:6706–16.

[89] Tarafder S, Koch A, Jun Y, Chou C, Awadallah MR, Lee CH. Micro-precise spatiotemporal delivery system embedded in 3D printing for complex tissue regeneration. Biofabrication. 2016;8:025003.

[90] Lee CH, Cook JL, Mendelson A, Moioli EK, Yao H, Mao JJ. Regeneration of the articular surface of the rabbit synovial joint by cell homing: a proof of concept study. Lancet. 2010;376:440–8.

[91] Woodfield T, Guggenheim M, Von Rechenberg B, Riesle J, Van Blitterswijk C, Wedler V. Rapid prototyping of anatomically shaped, tissue-engineered implants for restoring congruent articulating surfaces in small joints. Cell Prolif. 2009;42:485–97.

[92] Shim J-H, Jang K-M, Hahn SK, Park JY, Jung H, Oh K, Park KM, Yeom J, Park SH, Kim SW. Three-dimensional bioprinting of multilayered constructs containing human mesenchymal stromal cells for osteochondral tissue regeneration in the rabbit knee joint. Biofabrication. 2016;8:014102.

[93] England S, Rajaram A, Schreyer DJ, Chen X. Bioprinted fibrin-factor XIII-hyaluronate hydrogel scaffolds with encapsulated Schwann cells and their in vitro characterization for use in nerve regeneration. Bioprinting. 2017;5:1–9.

[94] Lee S-J, Zhu W, Heyburn L, Nowicki M, Harris B, Zhang LG. Development of novel 3-D printed scaffolds with core-shell nanoparticles for nerve regeneration. IEEE Trans Biomed Eng. 2016;

64:408–18.

[95] Radulescu D, Dhar S, Young CM, Taylor DW, Trost H-J, Hayes DJ, Evans GR. Tissue engineering scaffolds for nerve regeneration manufactured by ink-jet technology. Mater Sci Eng C. 2007;27:534–9.

[96] Evans G, Brandt K, Widmer M, Lu L, Meszlenyi R, Gupta P, Mikos A, Hodges J, Williams J, Gürlek A. In vivo evaluation of poly (L-lactic acid) porous conduits for peripheral nerve regeneration. Biomaterials. 1999;20:1109–15.

[97] Owens CM, Marga F, Forgacs G, Heesch CM. Biofabrication and testing of a fully cellular nerve graft. Biofabrication. 2013;5:045007.

[98] Adams AM, Van Dusen KW, Kostrominova TY, Mertens JP, Larkin LM. Scaffoldless tissue-engineered nerve conduit promotes peripheral nerve regeneration and functional recovery after tibial nerve injury in rats. Neural Regen Res. 2017;12:1529.

[99] Atala A, Kasper F, Mikos A. Engineering complex tissues. Sci Transl Med. 2012;4(160):160rv112.

[100] Pountos I, Panteli M, Panagiotopoulos E, Jones E, Giannoudis PV. Can we enhance fracture vascularity: what is the evidence? Injury. 2014;45:S49–57.

[101] Shahabipour F, Ashammakhi N, Oskuee RK, Bonakdar S, Hoffman T, Shokrgozar MA, Khademhosseini A. Key components of engineering vascularized three-dimensional bioprinted bone constructs. Transl Res. 2020;216:57–76.

[102] Kucukgul C, Ozler SB, Inci I, Karakas E, Irmak S, Gozuacik D, Taralp A, Koc B. 3D bioprinting of biomimetic aortic vascular constructs with self-supporting cells. Biotechnol Bioeng. 2015; 112:811–21.

[103] Xu Y, Hu Y, Liu C, Yao H, Liu B, Mi S. A novel strategy for creating tissue-engineered biomimetic blood vessels using 3D bioprinting technology. Materials. 2018;11:1581.

[104] Huber B, Engelhardt S, Meyer W, Krüger H, Wenz A, Schönhaar V, Tovar G, Kluger P, Borchers K. Blood-vessel mimicking structures by stereolithographic fabrication of small porous tubes using cytocompatible polyacrylate elastomers, biofunctionalization and endothelialization. J Funct Biomater. 2016;7:11.

[105] Zhao L, Lee VK, Yoo S-S, Dai G, Intes X. The integration of 3-D cell printing and mesoscopic fluorescence molecular tomography of vascular constructs within thick hydrogel scaffolds. Biomaterials. 2012;33:5325–32.

[106] Gheno R, Cepparo JM, Rosca CE, Cotten A. Musculoskeletal disorders in the elderly. J Clin Imaging Sci. 2012;2:39.

[107] Peele BN, Wallin TJ, Zhao H, Shepherd RF. 3D printing antagonistic systems of artificial muscle using projection stereolithography. Bioinspir Biomim. 2015;10:055003.

[108] Altomare L, Riehle M, Gadegaard N, Tanzi M, Farè S. Microcontact printing of fibronectin on a biodegradable polymeric surface for skeletal muscle cell orientation. Int J Artif Organs. 2010;33:535–43.

[109] Toprakhisar B, Nadernezhad A, Bakirci E, Khani N, Skvortsov GA, Koc B. Development of bioink from decellularized tendon extracellular matrix for 3D bioprinting. Macromol Biosci. 2018;18:1800024.

[110] Merceron TK, Burt M, Seol Y-J, Kang H-W, Lee SJ, Yoo JJ, Atala A. A 3D bioprinted complex structure for engineering the muscle-tendon unit. Biofabrication. 2015;7:035003.

[111] J.K. Robinson, C.W. Hanke, D.M. Siegel, A. Fratila, A.C. Bhatia, T.E. Rohrer, Surgery of the skin E-book: procedural dermatology, Elsevier health sciences 2014.

[112] Campana V, Milano G, Pagano E, Barba M, Cicione C, Salonna G, Lattanzi W, Logroscino G. Bone substitutes in orthopaedic surgery: from basic science to clinical practice. J Mater Sci Mater Med. 2014;25:2445–61.

[113] Lee V, Singh G, Trasatti JP, Bjornsson C, Xu X, Tran TN, Yoo S-S, Dai G, Karande P. Design and fabrication of human skin by three-dimensional bioprinting. Tissue Eng Part C Methods. 2013;20:473–84.

[114] Koch L, Deiwick A, Schlie S, Michael S, Gruene M, Coger V, Zychlinski D, Schambach A, Reimers K, Vogt PM. Skin tissue generation by laser cell printing. Biotechnol Bioeng. 2012;109: 1855–63.

[115] Min D, Lee W, Bae IH, Lee TR, Croce P, Yoo SS. Bioprinting of biomimetic skin containing melanocytes. Exp Dermatol. 2018; 27:453–9.

[116] Skardal A, Mack D, Kapetanovic E, Atala A, Jackson JD, Yoo J, Soker S. Bioprinted amniotic fluid-derived stem cells accelerate healing of large skin wounds. Stem Cells Transl Med. 2012;1:792– 802.

[117] Albanna M, Binder KW, Murphy SV, Kim J, Qasem SA, Zhao W, Tan J, El-Amin IB, Dice DD, Marco J, Green J, Xu T, Skardal A, Holmes JH, Jackson JD, Atala A, YooIn JJ. Situ bioprinting of autologous skin cells accelerates wound healing of extensive excisional full-thickness wounds. Sci Rep. 2019;9: 856. Published online 2019 Feb 12. doi:10.1038/s41598–018–38366–w.

[118] Binder KW, Zhao W, Aboushwareb T, Dice D, Atala A, Yoo JJ. In situ bioprinting of the skin for burns. J Am Coll Surg. 2010;211:S76.

[119] Gaziano T, Reddy K, Paccaud F, Horton S. Chapter 33: Cardio-vascular disease. In: Disease control priorities in developing countries. Washington (DC): World Bank; 2006.

[120] Wang QL, Wang HJ, Li ZH, Wang YL, Wu XP, Tan YZ. Mesenchymal stem cell-loaded cardiac patch promotes epicardial activation and repair of the infarcted myocardium. J Cell Mol Med. 2017;21:1751–66.

[121] Domenech M, Polo-Corrales L, Ramirez-Vick JE, Freytes DO. Tissue engineering strategies for myocardial regeneration: a cellular versus cellular scaffolds? Tissue Eng Part B Rev. 2016;22:438–58.

[122] Tijore A, Irvine SA, Sarig U, Mhaisalkar P, Baisane V, Venkatraman S. Contact guidance for cardiac tissue engineering using 3D bioprinted gelatin patterned hydrogel. Biofabrication. 2018;10:025003.

[123] Zhang YS, Arneri A, Bersini S, Shin S-R, Zhu K, Goli-Malekabadi Z, Aleman J, Colosi C, Busignani F, Dell'Erba V. Bioprinting 3D microfibrous scaffolds for engineering endothelialized myocardium and heart-on-a-chip. Biomaterials. 2016;110:45–59.

[124] Wang Z, Lee SJ, Cheng H-J, Yoo JJ, Atala A. 3D bioprinted functional and contractile cardiac tissue constructs. Acta Biomater. 2018;70:48–56.

[125] Gaetani R, Feyen DA, Verhage V, Slaats R, Messina E, Christman KL, Giacomello A, Doevendans PA, Sluijter JP. Epicardial application of cardiac progenitor cells in a 3D-printed gelatin/hyaluronic acid patch preserves cardiac function after myocardial infarction. Biomaterials. 2015;61:339–48.

[126] Izadifar M, Chapman D, Babyn P, Chen X, Kelly ME. UV-assisted 3D bioprinting of nanoreinforced hybrid cardiac patch for myocardial tissue engineering. Tissue Eng Part C Methods. 2018;24:74–88.

[127] Hockaday L, Kang K, Colangelo N, Cheung P, Duan B, Malone E, Wu J, Girardi L, Bonassar L, Lipson H. Rapid 3D printing of anatomically accurate and mechanically heterogeneous aortic valve hydrogel scaffolds. Biofabrication. 2012;4:035005.

[128] Kang LH, Armstrong PA, Lee LJ, Duan B, Kang KH, Butcher JT. Optimizing photo-encapsulation viability of heart valve cell types in 3D printable composite hydrogels. Ann Biomed Eng. 2017;45: 360–77.

[129] Duan B, Hockaday LA, Kang KH, Butcher JT. 3D bioprinting of heterogeneous aortic valve conduits with alginate/gelatin hydrogels. J Biomed Mater Res A. 2013;101:1255–64.

[130] Isaacson A, Swioklo S, Connon CJ. 3D bioprinting of a corneal stroma equivalent. Exp Eye Res. 2018;173:188–93.

[131] Lorber B, Hsiao W-K, Hutchings IM, Martin KR. Adult rat retinal ganglion cells and glia can be printed by piezoelectric inkjet printing. Biofabrication. 2013;6:015001.

[132] Wang P, Li X, Zhu W, Zhong Z, Moran A, Wang W, Zhang K, Chen S. 3D bioprinting of hydrogels for retina cell culturing. Bioprinting. 2018;12, Bioprinting 2018;11:e00029. https://doi:10.1016/j. bprint. 2018.e00029.

[133] Mitrousis N, Tam RY, Baker AE, van der Kooy D, Shoichet MS. Hyaluronic acid-based hydrogels enable rod photoreceptor survival and maturation in vitro through activation of the mTOR pathway. Adv Funct Mater. 2016;26:1975–85.

[134] Masaeli E, Forster V, Picaud S, Karamali F, Nasr-Esfahani M-H, Marquette CA. Tissue engineering of retina through high resolution 3–dimentional inkjet bioprinting. Biofabrication. 2020;12(2):025006.

[135] Heinrich MA, Bansal R, Lammers T, Zhang YS, Michel Schiffelers R, Prakash J. 3D-bioprinted mini-brain: a glioblastoma model to study cellular interactions and therapeutics. Adv Mater. 2019;31:1806590.

[136] Fetah KL, DiPardo BJ, Kongadzem EM, Tomlinson JS, Elzagheid A, Elmusrati M, Khademhosseini A, Ashammakhi N. Cancer modeling-on-a-chip with future artificial intelligence integration. Small. 2019; 15(50):1901985.

[137] Massa S, Sakr MA, Seo J, Bandaru P, Arneri A, Bersini S, Zare-Eelanjegh E, Jalilian E, Cha B-H, Antona S. Bioprinted 3D vascularized tissue model for drug toxicity analysis. Biomicrofluidics. 2017;11:044109.

[138] Nguyen DG, Funk J, Robbins JB, Crogan-Grundy C, Presnell SC, Singer T, Roth AB. Bioprinted 3D primary liver tissues allow assessment of organ-level response to clinical drug induced toxicity in vitro. PLoS One. 2016;11:e0158674.

[139] Gilbert F, O'Connell CD, Mladenovska T, Dodds S. Print me an organ? Ethical and regulatory issues emerging from 3D bioprinting in medicine. Sci Eng Ethics. 2018;24:73–91.

[140] Ma X, Liu J, Zhu W, Tang M, Lawrence N, Yu C, Gou M, Chen S. 3D bioprinting of functional tissue models for personalized drug screening and in vitro disease modeling. Adv Drug Deliv Rev. 2018; 132:235–51.

[141] Zhou X, Zhu W, Nowicki M, Miao S, Cui H, Holmes B, Glazer RI, Zhang LG. 3D bioprinting a cell-laden bone matrix for breast cancer metastasis study. ACS Appl Mater Interfaces. 2016;8:30017–26.

[142] Diao J, Zhang C, Zhang D, Wang X, Zhang J, Ma C, Deng K, Jiang T, Jia W, Xu T. Role and mechanisms of a three-dimensional bioprinted microtissuemodel in promoting proliferation and invasion of growth-hormone-secreting pituitary adenoma cells. Biofabrication. 2019;11:025006. doi:10.1088/1758–5090/aaf7ea.

[143] Wang X, Zhang X, Dai X, Wang X, Li X, Diao J, Xu T. Tumor-like lung cancer model based on 3D bioprinting. 3 Biotech. 2018;8:501.

[144] Cleversey C, Robinson M, Willerth SM. 3D printing breast tissue models: a review of past work and directions for future work. Micromachines. 2019;10:501.

[145] Duarte Campos DF, Bonnin Marquez A, O'Seanain C, Fischer H, Blaeser A, Vogt M, Corallo D, Aveic S. Exploring cancer cell behavior in vitro in three-dimensional multicellular bioprintable collagen-based hydrogels. Cancers (Basel). 2019;11:180.

[146] Zhao Y, Yao R, Ouyang L, Ding H, Zhang T, Zhang K, Cheng S, Sun W. Three-dimensional printing of Hela cells for cervical tumor model in vitro. Biofabrication. 2014;6:035001.

[147] Ali M, Yoo JJ, Zahran F, Atala A, Lee SJ. A photo-crosslinkable kidney ECM-derived bioink accelerates renal tissue formation. Adv Healthc Mater. 2019;8:1800992.

[148] Lee JW, Choi Y-J, Yong W-J, Pati F, Shim J-H, Kang KS, Kang I-H, Park J, Cho D-W. Development of a 3D cell printed construct considering angiogenesis for liver tissue engineering. Biofabrication. 2016;8:015007.

[149] Park HS, Lee JS, Jung H, Kim DY, Kim SW, Sultan MT, Park CH. An omentum-cultured 3D-printed artificial trachea: in vivo bioreactor. Artif Cells Nanomed Biotechnol. 2018;46:S1131–40.

[150] Mannoor MS, Jiang Z, James T, Kong YL, Malatesta KA, Soboyejo

WO, Verma N, Gracias DH, McAlpine MC. 3D printed bionic ears. Nano Lett. 2013;13:2634–9.

[151] Reiffel AJ, Kafka C, Hernandez KA, Popa S, Perez JL, Zhou S, Pramanik S, Brown BN, Ryu WS, Bonassar LJ. High-fidelity tissue engineering of patient-specific auricles for reconstruction of pediatric microtia and other auricular deformities. PLoS One. 2013;8:e56506.

[152] Markstedt K, Mantas A, Tournier I, Martínez Ávila H, Hägg D, Gatenholm P. 3D bioprinting human chondrocytes with nanocellulose-alginate bioink for cartilage tissue engineering applications. Biomacromolecules. 2015;16:1489–96.

[153] Naughton CA. Drug-induced nephrotoxicity. Am Fam Physician. 2008;78:743–50.

[154] Kaully T, Kaufman-Francis K, Lesman A, Levenberg S. Vascularization-the conduit to viable engineered tissues. Tissue Eng Part B Rev. 2009;15:159–69.

[155] Kheirallah M, Almeshaly H. Oral health case reports. OMICS. 2016;2:3.

[156] Pountos I, Tellisi N, Ashammakhi N. Potential clinical applications of three-dimensional bioprinting. 3D bioprinting in medicine. Springer. 2019;101–25.

[157] Tellisi N, Ashammakhi NA, Billi F, Kaarela O. Three dimensional printed bone implants in the clinic. J Craniofac Surg. 2018;29:2363–7.

[158] Knowlton S, Onal S, Yu CH, Zhao JJ, Tasoglu S. Bioprinting for cancer research. Trends Biotechnol. 2015;33:504–13.

[159] Ng WL, Wang S, Yeong WY, Naing MW. Skin bioprinting: impending reality or fantasy? Trends Biotechnol. 2016;34:689–99.

第 17 章　介入手术中的增强现实技术
Augmented Reality for Interventional Procedures

Atul Gupta　Daniel Ruijters　Molly L. Flexman　著
梁永平　译

在过去的 30 年里，从开放手术到微创影像引导下治疗（image-guided therapy，IGT）的进程快速发展。医生不再需要通过外科手术暴露的方法，来观察和接触需要修复的身体部位。今天，像 X 线和超声波之类的成像技术可以在无手术切口的情况下，对体内器械和解剖结构进行实时的可视化。这些进步，再加上球囊、导管和支架等血管内和经皮装置的持续微型化，使介入放射科医生、心脏病医生和血管内外科医生能够在几乎所有器官系统内进行手术，可以在无须全身麻醉的条件下，通常不超过笔尖大小的切口完成心脏瓣膜置换术、动脉瘤治疗、冠状动脉血管成形术、肿瘤栓塞术和脊柱骨折修复等多种手术，患者在数小时到数天的时间就可以康复，而不是传统的开放式手术所需的数周。更快地恢复、更短的手术时间、更好的结果和更低的成本，使微创影像引导手术被临床广泛应用。

在现代介入治疗中，由医生、技术人员和护士组成的团队越来越依赖于各种来源的数据，包括生理监测、实时 X 线、既往放射影像、实时 2D 和 3D 导航路径图、超声和超声心动图、设备数据和电子健康记录数据等。在过去的几十年中，随着微创影像引导下治疗过程的复杂性增加，介入医师不能再单纯依赖古板的 2 台 15 英寸（38.1cm）单色显示器。在介入专家的帮助下，需要几个监视器和窗口来显示更多数据的高级程序包正在被重新设计和改造。我们现在使用 58 英寸（147.32cm）的大型 LED 彩色显示器，显示器可以细分为多达 16 个较小的窗口，每个窗口包含不同来源的医疗信息。毫无疑问，这个解决方案是次优的。

对于团队中的每个成员来说，笨重的显示器很少能处于符合人体工程学的完美位置。此外，不同的个人对信息窗口的需要也是不同的。3D 医学图像只能以 2D 显示，窗口大小的变化或输入需要按下手动按钮，并且随着团队位置的改变，物理大屏幕也需要跟随调整。在拥挤且无菌的手术环境中，这非常耗时和困难。

AR 能让我们看到叠加了实时数据和 3D 医学图像的现实世界，以精准地指导治疗。理想情况下，介入医师能够将手放在器械上，眼睛盯着患者，并在任何时间看到与治疗相关的数字信息。数据在需要时以 3D 全息的形式和符合人体工程学的最佳尺寸、位置显示。可能更重要的是，AR 驱动的介入套件可以通过语音识别、眼动追踪和先进的直观手势来操作介入设备，而不必将注意力从患者身上转移到按下物理按钮。

一、用于术中指导的术前图像融合

介入操作期间的 AR 应用可以在手术过程中直观地整合术前信息。在本文中，我们将描述此类增强现实应用程序的几个示例，并探讨它们的属性、优势和挑战。

（一）在 X 线实时透视中观察三维术前脉管系统

X 线透视可用于引导导丝或导管穿过血管并监视血管内装置的释放。虽然可以通过注射碘造影剂以使血管腔可视化，但也存在一些局限。首先，机架 C 臂或患者手术台的每次移动，都会使先前获取的用于叠加的路径图无效，因此需要再次注射造影剂，增加了碘造影剂的用量。此外，X 线透视图像的 2D 特性掩盖了 3D 下的形态信息，妨碍了血管重叠和分叉部位的显示。通过实时增强 X 线透视图像，可以显示血管内装置以及通过各种成像方式［例如磁共振血管造影（magnetic resonance angiography，

MRA）、计算机断层扫描血管造影（computed tomography angiography，CTA）或3D旋转血管造影（3D rotational angiography，3D-RA）]获得的术前或围术期的血管信息，从而克服这些限制。

将提前留存的血管图像与血管内器械（导丝、导管、支架等）实时图像相结合的技术称为路径图。当血管图像是3D图像时，被称为3D路径图，当它源自CT或MR时，被称为CT路径图（图17-1和图17-2）或MR路径图（图17-3）。实时数据流的增强需要获取每个数据源的参考帧之间的映射（共同配准）。这对于通过刚性配准（即仅包括平移和旋转）具有有限变形的许多应用来说已经足够了。配准可以基于几何状态（查看事件、桌子位置等）或图像内容。对于多模态配准（CT或MR路径图），可以获取锥形束CT（cone-beam CT，CBCT）或从不同角度获取两个（或更多）X线透视图像（图17-1）。由于CBCT是使用与X线透视图像相同的设备获取的，因此它们的配准可以基于几何形状，可以立即计算。然后可以使用基于图像的算法将CBCT与CT或MR配准，由于CBCT数据的形态学内容更丰富，该算法比直接将CT或MR配准到透视数据更准确和稳定。

由于基于图像的配准依赖的是解剖标志并且不需要注射造影剂，因此在释放这些血管内器械时可以使用这种多模态路径图指导，使用最少量或不使用碘造影剂[1]。其临床应用涵盖整个血管系统，包括神经血管如动脉瘤栓塞、动静脉畸形[2, 3]（图17-4），主动脉支架置入（图17-1和图17-2），心脏手术如冠状动脉慢性完全闭塞[4]（图17-5）和结构性心脏病的治疗[5, 6]，经动脉肝化疗栓塞，子宫动脉栓塞术[7]（图17-3）等。

（二）覆盖于实时成像上的术前穿刺进针路径规划

术前和围术期形态学成像允许为多种操作精确规划穿刺进针路径，例如，心内手术的经心尖通路、活检、瘤内注射和脊椎操作。对于大部分这些操作，重要的是要准确地到达预期的目标位置，同时避开主要的血管和神经等关键结构。为了安全、可靠、准确地完成穿刺计划，使用预先计划好的增强实时成像进针路径是有益的。实时成像可以是超声波、X线或光学照相，这取决于具体的临床操作和靶组织的结构。

通过介入前实时增强透视规划来引导的穿刺解决方案，包括但不限于XperGuide（Philips，the Netherlands）、Syngo Needle Guidance（Siemeus Healthineers，Germany）和Innova TrackVision（GE Healthcare，USA）。在患者穿刺之前，在术前CT数据集上规划最佳进针路径，通过标记位于病变中心的最终点来确定最佳进针轨迹。沿皮肤边界绘制一条线，检查它是否穿过重要的解剖结构或存在难以穿透的骨骼[8]。在术中使用预先计划的路径，将透视图像中的针与目标点对齐（图17-6）。进针后，透视C臂旋转到适当的位置，以观察穿刺针的深度，并观察与预先计划路径有无偏差。

因为针杆和手柄通常位于X线视野内，所以与操作导管相比，操作穿刺针带来了不同的挑战。此外，超声引导穿刺也有其局限性，因为针在超声图像中会产生阴影，并且将针保持在视野内并不容易。这些限制可以通过使用跟踪技术，实时确定针的位置来解决。当通过光学照相进行跟踪时，光学图像可以通过穿刺针的位置、预先规划和图像数据进行

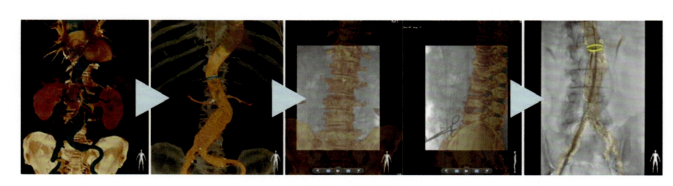

▲ 图17-1　CT路径

为了覆盖CT的血管分段，遵循4个步骤：①血管分割；②放置用于导航的可选标记；③用透视X线在两个不同角度视图中配准CT；④CT融合覆盖，显示血管树，实时透视显示血管内器械，如导丝、导管和支架

增强（图 17-7）[9, 10]。

二、术中融合和引导

除了使用介入前数据进行实时数据增强之外，将多个实时数据源集成到单个组合中显示也是有益的。这种组合的增强视图可以减少介入人员的信息负担，以便更好地了解不同数据之间的联系和影响。

多个实时图像组合的一个示例为实时经食管超声心动图（transesophageal echo，TEE）和实时 X 线透视在结构性心脏病手术中的整合。TEE 使软组织可视化，这在评估瓣膜运动和形态、彩色多普勒动态血流和反流时必不可少。X 线透视视野更大，可显示心脏内器械和碘造影剂。

传统上，X 线和 TEE 在单独的显示器或窗口上显示，需要"头脑中想象 3D"，这通常使医生难以关联设备的方向、比例和定位与原生软组织解剖结构。这一问题可以通过 TEE 与荧光透视图像的实时匹配来解决。当建立这种匹配时，从一个图像源提取的路径特征和分割可以显示在另一个图像源上。此外，两个图像可以组合在一个融合图像中（图 17-8）。使

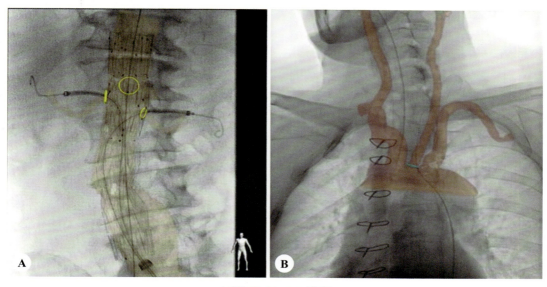

▲ 图 17-2　**MR 路径**

A. 近肾腹主动脉瘤的血管内修复（引自 Prof. Dr. Mark Schermerhorn, BIDMC, Boston, USA）；B. 左侧颈总动脉支架（引自 Prof. Dr. Frank Vermassen, University of Ghent, Belgium）

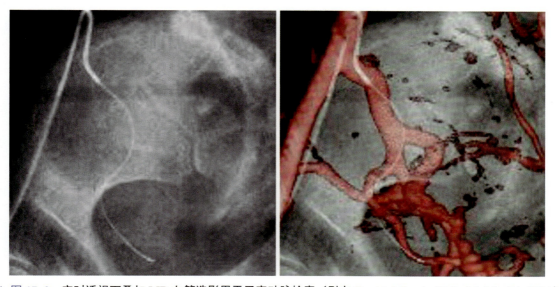

▲ 图 17-3　实时透视下叠加 **MR** 血管造影用于子宫动脉栓塞（引自 **Dr. Atul Gupta, Philadelphia, PA, USA**）

用 EchoNavigator（Philips，the Netherlands），通过将 TEE 探针模型安装到荧光透视仪上，从而在荧光透视仪上清晰可见，实现实时联合注册。这种类型的增强已用于左心耳、房间隔缺损和瓣膜旁漏闭合、经主动脉瓣修复和 MitraClip® 治疗[11-13]。

血管内超声（intravascular ultrasound，IVUS）是一种评估血管腔、动脉粥样硬化和易损斑块，精确评估狭窄横截面，以及其他血管特征的合适工具。这些特征对于经皮冠状动脉介入治疗（percutaneous coronary interventions，PCI）的治疗计划至关重要。

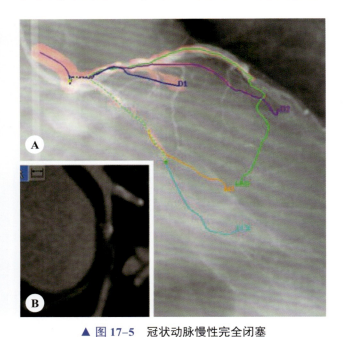

▲ 图 17-5　冠状动脉慢性完全闭塞

A.CT 和 X 线图像融合（路径图）；B. 相应的 MPR。在实时 X 线血管造影图像上，无法显示闭塞远端的血管，但是由于静脉注射造影剂的逆行填充，CTA 血管的增强图像，揭示了冠状动脉的远端部分（引自 Dr. Harvey S. Hecht, Lenox Hill Hospital, New York, NY, USA）

▲ 图 17-4　3 个图像来源组合成可视化的增强图像

实时 X 线透视图像、介入前 3D RA 血管图像和介入前 MR 数据的平面图。透视图像显示导丝的实时位置，3D RA 显示血管腔，MR 包含动静脉畸形病灶和软组织的信息。MR 平面用来定位导丝头端（引自 Prof. Dr. Jacques Moret and Prof. Dr. Laurent Spelle, Hôpital Bicêtre, Paris, France）

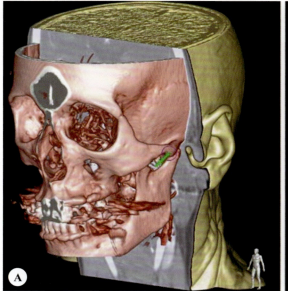

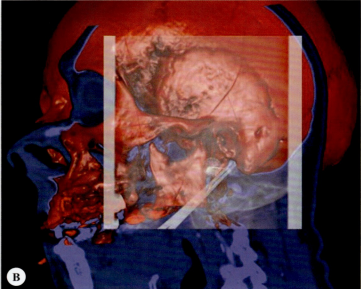

▲ 图 17-6　预先规划的路径（A）、带有预先规划实时增强的透视图像穿刺点和术前 CT 数据

引自 Prof. Dr. Jacques Moret and Prof. Dr. Laurent Spelle, Hôpital Bicêtre, Paris, France

但是，其局限性在于难以将其发现与血管造影上的位置相关联，血管造影在支架释放过程中用作路径图。通过在血管内超声探针的回拉期间获取 X 线透视序列并共同匹配两个图像源，可以结合两者的信息[14]（图 17-9）。当血管内超声探针、X 线透视下的导管与预先获得的血管造影、血管内超声横截面图像和冠状动脉的血管造影投影概略图像共同匹配时，所有相关信息使得定位特别容易[15, 16]。这种动态冠状动脉路径图（图 17-10）也可减少整个过程中碘造

影剂的使用量和透视时间[16]。

三、介入室的头戴式显示器

近年来，头戴式显示器达到了一个关键点，进入到使它们的规格适用于各种操作的一个范围[17]。将头戴式显示器应用于介入手术具有不同于其他领域（如汽车、教育或建筑）的独特要求。下面描述了对介入手术使用很重要的一些注意事项。

（一）无菌性和可清洁性

介入手术的临床实践指南描述了适合介入放射科医生的手术服，旨在最大限度地减少人员和患者之间的微生物传播[18]。推荐的手术服包括手术帽、面罩、刷手衣和无菌长袍。头戴式显示器应与现有的着装兼容，特别注意会因手术帽而滑落和因面罩而起雾。

个人眼镜是非无菌的，如果它们与无菌区域接触，可能会导致污染，例如，外科医生在手术过程中接触眼镜或眼镜从外科医生身上掉落到无菌区域。眼镜是手术感染的来源，应进行消毒[19]。因此，引入介入室的头戴式显示器不需要是无菌的，但需要适当消毒。介入手术使用的头戴式显示器可以采用特殊的材料或涂层，以使其更有利于清洁和消毒。

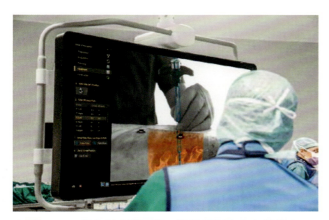

▲ 图 17-7　将实时光学图像、进针规划和介入前锥束 CT 结合在一个易于理解的可视化实时增强图像中

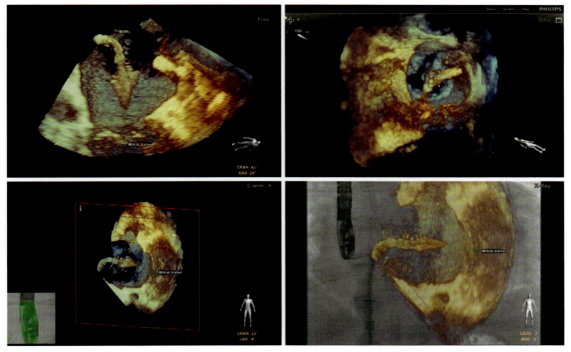

▲ 图 17-8　实时透视和实时回波图像的融合

此方法有助于快速准确理解结构性心脏病的软组织解剖结构与干预器械之间的关系（引自 Prof. John Carroll，MD，Interventional Cardiologist，University of Colorado，Denver）

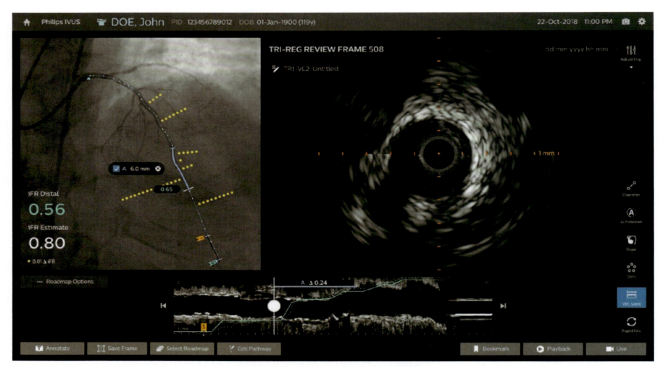

▲ 图 17-9　血管内超声图与 X 线透视序列匹配
基于时间标记和导管头端显示，血管内超声横截面和回拉的位置与血管造影大略图像相匹配

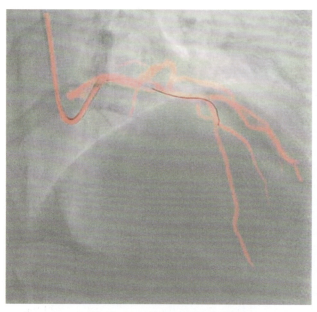

▲ 图 17-10　动态冠状动脉路径
在动态冠状动脉路径图中，包含导丝的实时透视图像与预先获得的血管造影（红色）融合，在心脏相位和位置上相匹配

（二）辐射安全

需要透视的介入手术还需要为工作人员配备个人防护设备，包括围裙、甲状腺防护罩、手套和眼镜。大镜片和侧护罩的含铅保护眼镜可以提供更多保护[20]。用于介入手术的头戴式显示器应，包括合适的铅镜片和侧护罩，或者应与现有的铅眼镜兼容。

（三）舒适度

由于介入工作人员已经穿戴了个人防护设备，包括重达 8kg 的铅围裙和重达超过 100g 的铅眼镜，因此必须考虑任何额外的可穿戴设备对其舒适度的影响。主要考虑因素包括重量、散热和易于调整。无菌操作的术者无法触摸头戴式显示器，因此该设备要舒适，无须频繁地重新调整或由非无菌的其他人员进行调整[21]。

（四）分散

一些头戴式显示器镜片利用着色来减少对佩戴者的环境光影响。在介入手术期间，重要的是要考虑显示器的色调是否可被临床接受。如果在操作过程中有特定时刻操作员需要真实世界的图像，那么需要能轻松向上或移除头戴式显示器。此外，对操作者周边视觉的最小阻碍有助于保持对周围环境的感知。研究表明，在手术过程中，工作人员之间发生的包括眼神注视在内的非语言交流很重要[22]。用户界面应设计得尽量减少对佩戴者形成干扰，并尽量减少与头戴式显示器间的意外交互。

（五）显示质量

图像显示的质量在许多方面有助于临床应用。其中一些来自 2D 显示器 [23]，例如，分辨率（如像素密度）、像素大小、亮度、对比度、刷新率。

其他与特定头戴式显示器有关的因素，包括显示器视野，焦平面数量和位置，畸变和像差。

四、虚拟屏幕和控制

微创手术在手术过程中依赖于多种信息来源。这些来源包括术中成像（如透视、数字减影血管造影、CBCT、超声、光学结合断层扫描）、血流动力学监测、术前信息（如影像、患者记录、手术计划）、高级应用和特定程序设备反馈（如电生理监测）。通常需要一个或多个物理显示器用于与手术室中的多个工作人员共享此信息。物理显示器的位置受到许多因素的限制，包括无菌要求、房间内工作人员和设备的位置。在某些情况下，显示器可灵活安装，内容可动态配置。然而，在避免影响其他设备和保持无菌状态的同时，为介入团队的所有成员优化放置物理屏幕仍然具有一定挑战性。这会导致人机互动欠佳、信息访问减少以及团队内部沟通障碍。

通过可穿戴头戴式显示器虚拟化屏幕（图 17-11），可以保持灵活的显示，其内容可以在需要时动态配置、重新定位和与他人共享。虚拟屏幕不受限于尺寸、位置和方位。如果需要，它还可以相对于用户进行自动定位（如在用户改变他的位置时始终跟随用户）。虚拟屏幕不受物理屏幕的一些常见问题的影响，如眩光、污垢和（或）由站在屏幕前的团队成员造成的视线障碍。

以下参数对于在介入手术中显示虚拟屏幕的全息显示器很重要：访问相关信息源、延迟、分辨率、

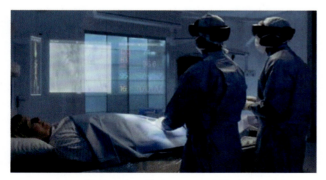

▲ 图 17-11　增强现实头戴式显示器将物理屏幕虚拟化为每个用户的个性化的灵活显示器

对比度。

为了符合人体工程学，用户应该能够以灵活和个性化的方式配置虚拟屏幕，在手术的每个阶段提供对有用信息的最佳访问途径。屏幕应具有以下功能：选择源、调整大小、在固定位置或跟随用户注视变换（可配置）、放大 / 缩小、控制亮度。

用户需要能够扩展他们的虚拟环境的控制方式。研究探索使用介入过程中无接触的控制方式，包括语音控制、无接触的姿态和眼睛的目光 [24, 25]。主要挑战包括可用性、直观性及系统的集成性。一些好处包括避免工作流程干扰，例如离开无菌区域或让非无菌的助手帮助进行图像导航。

可穿戴设备在一个头戴式装置内启用这些相同的控制方式，这允许各种方式一起使用，并且由于有通过全息显示器增强音频和视觉反馈的额外潜力，具有潜在的可改进的空间。例如，将眼睛注视与语音命令"放大"一起使用，可以允许在注视的位置处放大荧光透视图像。

表 17-1 总结每种交互方法为介入手术带来独特的优点和缺点。

系统控制的虚拟化可能需要一些防止意外激活的必要命令。有多种机制可用：一个唤醒命令；可以通过一个物理按钮来实现语音控制的"接受"命令；需要的多个激活方式切换输入（例如，注视和声音）。

五、全息导航

如今，介入手术中可用的 3D 信息来源越来越多，包括术前成像数据（如 MRI 和 CT）、术中成像数据（如 3D 经食管超声心动图），以及通过设备跟踪技术（如光学跟踪、电磁传感和光纤传感）的术中器械形状和位置。这些 3D 信息通常通过鼠标、键盘或触摸屏显示在 2D 屏幕上以进行交互。

（一）三维全息模型

基于术前成像的 3D 全息模型可用于术前规划和模拟以及术中参考。Medivis 和 Novarad 都有基于 MRI 或 CT 成像的 DICOM 数据的 3D 全息图显示的 FDA 510k 许可。通常，成像数据被分割成模型，然后被显示为全息图。研究在人体模型、动物模型和临床应用中使用 3D 全息图像进行术中引导 [26-30]，据报道改善了解剖学理解、具有更好的 3D 感知以及更容易规划轨迹和进行测量。图 17-12 显示了介入团队共用的腹主动脉瘤全息模型。

交互模式	优 点	缺 点
语音	• 免提 • 自然	稳定性依赖于口语环境，操作者使用的语言或者口音
手势	复杂的 3D 操作与虚拟按钮的直接触摸交互	• 需要使用一只或多只手 • 有学习曲线
头部凝视	• 无声 • 免提	不自然的头部活动
眼睛凝视	• 无声 • 免提 • 传达意图	可能导致眼睛疲劳和分心
控制器	• 精细控制 • 稳定	• 非免提 • 使用口语需要有其他配套 • 必须覆盖或无菌

表 17-1 大部分头戴式显示器支持的交互模式概览表

（二）术中设备可视化

3D 解剖全息图在介入手术中的自然扩展是使用导航器械（如导管、导丝）的 3D 全息图。研究表明，这提供了深度理解、更快的导航和更少的导管操作[31-33]。图 17-13 显示了心脏构筑、电生理解剖图和用于电生理学[31]的治疗器械的 SentiAR 全息可视化。

（三）患者叠加

3D 全息模型效用的进一步扩展是在术中将它们叠加在患者身上。这能改善对患者内部解剖结构的空间感知，也可以促进器械引导。在一项对 6 名患者的研究中，Pratt 等证实他们可以在术中使用 AR 来识别、分离和获取重建手术中的血管蒂皮瓣[34]（图17-14）。

患者与全息图之间的配准是叠加的关键步骤。它可以通过多种方式完成，包括手动（视觉）[34-36]，使用在全息图和现实中都可见的标记，如 CT 网格[37]、基准标记[38]或表面数字化[39]。一旦全息图被注册，它必须保持其位置。相关研究已经采用了多种方法，包括原生 HoloLens SLAM 定位[34, 40]、光学标记[41]或光学跟踪系统[33]。

六、未来展望

近年来，随着头戴式显示器变得更适合临床使用，AR 在介入手术中的使用迅速扩大。早期研究表

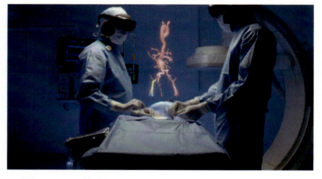

▲ 图 17-12 使用 Philips Azurion 和 HoloLens 2 拍摄可以多个用户共享的腹主动脉瘤全息图（工作中）

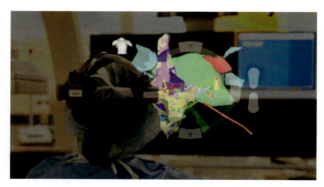

▲ 图 17-13 在程序内使用显示在 Microsoft HoloLens 混合现实系统上的 SentEP 引擎（SentiAR）
图示的心脏结构和电生理图是使用 EnSite Velocity 映射系统（St Jude Medical）创建的。正在观察两个心腔的电生理学。右心房有一个叠加的电压图（用于评估心房的电生理健康），而显示左心房解剖结构。我们可以看到解剖结构内的实时导管位置，以及消融部位的标记

明，这些显示器在模拟、理解复杂的 3D 解剖结构、交互、人体工程学和器械操作方面具有优势。然而，在这些设备成为介入手术中的标准工具之前，仍然需要解决一些限制。正如在手机和手机客户端上发生的那样，供应商之间的 AR "军备竞赛" 似乎已经开始。这将有利于图像质量的快速提高、视野的扩大以及更准确和复杂的手势控制、语音识别和眼动追踪。设备将变得更小、更轻，电池寿命更长。图像导航治疗的公司将为 AR 继续完善正确的用户交互方式，开发更复杂的定制导航软件，并帮助用户在

全息世界中更好地导航智能设备。AR 显示器供应商甚至正在探索使用脑机接口，从而有朝一日能将思想和意图转化为命令。

数字健康技术（如 AR）的这种快速创新导致 FDA 等监管机构开始召集由医生、科学家、相关行业和患者组成的小组，以更好地了解如何在最安全的情况下更快地加速医疗保健领域的 AR 应用。将今天的原型设备推进到批准的医疗设备是大势所趋，这将带来更广泛的介入和外科领域的应用。

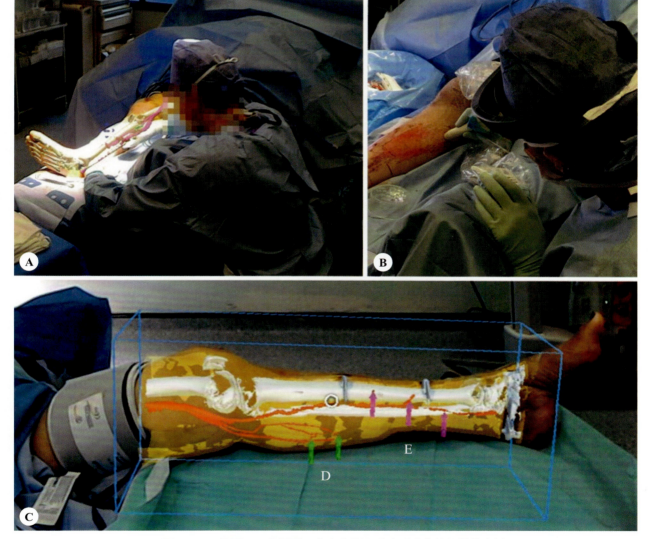

▲ 图 17-14　使用 AR 来识别、分离和获取重建手术中的血管蒂皮瓣

A. 术中混合现实图像显示正在接受游离皮瓣血管手术的患者，其骨性结构和血管穿支解剖的渲染与外科医生的视野一致。B. 传统手持多普勒在围术期穿支血管定位中的应用。C. 围术期混合现实图像显示血管为红色，骨骼为白色，腓肠内侧动脉穿支（D），箭表示胫骨穿支（E）。手术医生可以在手术时观察皮下血管穿通肌肉的解剖结构，因此可以直接在手术室中分析 CT 的信息（本文经 Creative Commons Attribution 4.0 International License 许可转载，引自 Pratt P et al.[34]。开放式访问。http://creativecommons.org/licenses/by/4.0/）

参 考 文 献

[1] Kobeiter H, Nahum J, Becquemin J-P. Zero-contrast thoracic endovascular aortic repair using image fusion. Circulation. 2011; 124:e280–2.

[2] Ruijters D, Homan R, Mielekamp P, van de Haar P, Babic D. Validation of 3D multimodality roadmapping in interventional neuroradiology. Phys Med Biol. 2011;56(16):5335–54. https://doi. org/10.1088/0031–9155/56/16/017.

[3] Blanc R, Seiler A, Robert T, et al. Multimodal angiographic assessment of cerebral arteriovenous malformations: a pilot study. J Neurointerv Surg. 2015;7:841–7. https://doi.org/10.1136/neurintsurg-2014-011402.

[4] Wink O, Hecht HS, Ruijters D. Coronary computed tomographic angiography in the cardiac catheterization laboratory: current applications and future developments, cardiology clinics, Advances in coronary angiography, S. J Chen and J D Carroll, 2009;27(3):513–29. https://doi.org/10.1016/j.ccl.2009.04.002.

[5] Goreczny S, Dryzek P, Moszura T. Novel 3–dimensional image fusion software for live guidance of percutaneous pulmonary valve implantation. Circ Cardiovasc Interv. 2016;9(7). https://doi. org/10.1161/CIRCINTERVENTIONS.116.003711.

[6] Kliger C, Jelnin V, Sharma S, Panagopoulos G, Einhorn BN, Kumar R, Cuesta F, Maranan L, Kronzon I, Carelsen B, Cohen H, Perk G, van den Boomen R, Sahyoun C, Ruiz CE. CT angiography-fluoroscopy fusion imaging for percutaneous transapical access. JACC Cardiovasc Imaging. 2014;7:169–77. https://doi.org/10.1016/j.jcmg.2013.10.009.

[7] Gupta A, Grunhagen T. Live MR angiographic roadmapping for uterine artery embolization: a feasibility study. J Vasc Interv Radiol. 2013;24(11):1690–7. https://doi.org/10.1016/j.jvir.2013.07.013.

[8] Spelle L, Ruijters D, Babic D, Homan R, Mielekamp P, Guillermic J, Moret J. First clinical experience in applying XperGuide in embolization of jugular paragangliomas by direct intratumoral puncture. Int J Comput Assist Radiol Surg. 2009;4(6):527–33. https://doi.org/10.1007/s11548–009–0370–6.

[9] Elmi-Terander A, Skulason H, Söderman M, Racadio J, Homan R, Babic D, van der Vaart N, Nachabe R. Surgical navigation technology based on augmented reality and integrated 3D intraoperative imaging: a spine cadaveric feasibility and accuracy study. Spine (Phila Pa 1976). 2016;41(21):E1303–11.

[10] Racadio JM, Nachabe R, Homan R, Schierling R, Racadio JM, Babić D. Augmented reality on a C-Arm system: a preclinical assessment for percutaneous needle localization. Radiology. 281(1):249–55. https://doi.org/10.1148/radiol.2016151040.

[11] Gafoor S, Schulz P, Heuer L, Matic P, Franke J, Bertog S, Reinartz M, Vaskelyte L, Hofmann I, Sievert H. Use of EchoNavigator, a novel echocardiography-fluoroscopy overlay system, for transseptal puncture and left atrial appendage occlusion. J Interv Cardiol. 2015;28:215–7. https://doi.org/10.1111/joic.12170.

[12] Balzer J, Zeus T, Hellhammer K, Veulemans V, Eschenhagen S, Kehmeier E, Meyer C, Rassaf T, Kelm M. Initial clinical experience using the EchoNavigator(®)–system during structural heart disease interventions. World J Cardiol. 2015;7(9):562–70. https://doi. org/10.4330/wjc.v7.i9.562.

[13] Kim BH, Koh Y-S, Lee K-Y, Chung W-B. Three-dimensional EchoNavigator system guided transcatheter closure of paravalvular leakage. J Cardiovasc Imaging. 2019;27(3):227–9. https://doi. org/10.4250/jcvi.2019.27.e30.

[14] Frimerman A, Abergel E, Blondheim DS, Shotan A, Meisel S, Shochat M, Punjabi P, Roguin A. Novel method for real time co-registration of IVUS and coronary angiography. J Interv Cardiol. 2016;29(2) https://doi.org/10.1111/joic.12279.

[15] Piayda K, Kleinebrecht L, Afzal S, Bullens R, ter Horst I, Polzin A,

Veulemans V, Dannenberg L, Wimmer AC, Jung C, Bönner F, Kelm M, Hellhammer K, Zeus T. Dynamic coronary roadmapping during percutaneous coronary intervention: a feasibility study. Eur J Med Res. 2018;23:36.

[16] Yabe T, Muramatsu T, Tsukahara R, et al. The impact of percutaneous coronary intervention using the novel dynamic coronary roadmap system. Heart Vessel. 2019. https://doi.org/10.1007/s00380–019–01502–1.

[17] Chen L, Day TW, Tang W, John NW. Recent developments and future challenges in medical mixed reality. In: 2017 IEEE international symposium on mixed and augmented reality (ISMAR). 2017.

[18] Chan D, et al. Joint practice guideline for sterile technique during vascular and interventional radiology procedures: from the Society of Interventional Radiology, Association of perioperative Registered Nurses, and Association of Radiologic and Imaging Nursing, for the Society of Interventional Radiology (Wael Saad, MD, Chair), Standards of Practice Committee, and Endorsed by the Cardiovascular Interventional Radiological Society of Europe and the Canadian Interventional Radiology Association. J Vasc Interv Radiol. 2012; 23:1603–12.

[19] Butt U, Saleem U, Yousuf K, El-Bouni T, Chambler A, Eid AS. Infection risk from surgeons' eyeglasses. J Orthop Surg. 2012;20(1):75–7. https://doi.org/10.1177/230949901202000115.

[20] Miller DL, Vañó E, Bartal G, et al. Occupational radiation protection in interventional radiology: a joint guideline of the Cardiovascular and Interventional Radiology Society of Europe and the Society of Interventional Radiology. Cardiovasc Intervent Radiol. 2010; 33(2):230–9. https://doi.org/10.1007/s00270–009–9756–7.

[21] Mewes A, Hensen B, Wacker F, et al. Touchless interaction with software in interventional radiology and surgery: a systematic literature review. Int J Comput Assist Radiol Surg. 2017;12(2):291–305. https://doi.org/10.1007/s11548–016–1480–6.

[22] Weldon SM, et al. Communication in the operating theatre. Br J Surg. 2013;100(13):1677–88.

[23] Kagadis GC, et al. Medical imaging displays and their use in image interpretation. Radiographics. 2013;33(1):275–90.

[24] Mewes A, Hensen B, Wacker F, Hansen C. Touchless interaction with software in interventional radiology and surgery: a systematic literature review. Int J Comput Assist Radiol Surg. 2017;12(2):291–305.

[25] Homayoon B, Chung J, Gandhi RT, Liu DM. Early clinical experience with a touchless image navigation interface for the endovascular suite. Minim Invasive Ther Allied Technol. 2019;8:1–8.

[26] Jang J, Tschabrunn CM, Barkagan M, Anter E, Menze B, Nezafat R. Three-dimensional holographic visualization of high-resolution myocardial scar on HoloLens. PLos One. 2018;13(10):e0205188.

[27] Brun H, et al. Mixed reality holograms for heart surgery planning: first user experience in congenital heart disease. Eur Heart J Cardiovasc Imaging. 2019;20(8):883–8.

[28] Rynio P, et al. Holographically-guided endovascular aneurysm repair. J Endovasc Ther. 2019;26(4):544–7.

[29] Bruckheimer E, et al. Computer-generated real-time digital holography: first time use in clinical medical imaging. Eur Heart J Cardiovasc Imaging. 2016;17:845–9.

[30] Ballocca F, et al. Validation of quantitative 3–dimensional transesophageal echocardiography mitral valve analysis using stereoscopic display. J Cardiothorac Vasc Anesth. 2019;33(3):732–41.

[31] Silva JNA, Southworth M, Raptis C, Silva J. Emerging applications of virtual reality in cardiovascular medicine. JACC Basic Transl Sci. 2018;3(3):420–30.

[32] Kuhlemann I, Kleemann M, Jauer P, Schweikard A, Ernst F. Towards

X-ray free endovascular interventions-using HoloLens for on-line holographic visualization. Healthc Technol Lett. 2017;4(5):184–7.

[33] Meulstee JW, et al. Toward holographic-guided surgery. Surg Innov. 2019;26(1):86–94.

[34] Pratt P, Ives M, Lawton G, Simmons J, Radev N, Spyropoulou L, Amiras D. Through the HoloLens™ looking glass: augmented reality for extremity reconstruction surgery using 3D vascular models with perforating vessels. Eur Radiol Exp. 2018;2:2.

[35] Mitsuno D, Ueda K, Hirota Y, Ogino M. Effective application of mixed reality device HoloLens: simple manual alignment of surgical field and holograms. Plast Reconstr Surg. 2019; 143(2):647–51.

[36] Incekara F, et al. Clinical feasibility of a wearable mixed-reality device in neurosurgery. World Neurosurg. 2018;118:e422–7.

[37] Park B, et al. Registration of 3D holographic models of patient imaging onto a CT grid: assessment of manual and automatic techniques using HoloLens. JVIR. 2019. Abstract No. 289.

[38] Li Y, et al. A wearable mixed-reality holographic computer for guiding external ventricular drain insertion at the bedside. J Neurosurg. 2018; 131(5):1–8.

[39] Liebmann F, et al. Pedicle screw navigation using surface digitization on the Microsoft HoloLens. Int J Comput Assist Radiol Surg. 2019;14(7):1157–65.

[40] Hajek J, et al. Closing the calibration loop: an inside-out-tracking paradigm for augmented reality in orthopedic surgery. In: Proceedings of the conference on medical image computing and computer assisted intervention, 2018. p. 1–8.

[41] Frantz T, Jansen B, Duerinck J, Vandemeulebroucke J. Augmenting Microsoft's HoloLens with vuforia tracking for neuronavigation. Healthc Technol Lett. 2018;5(5):221–5.

第 18 章　看得见的患者：手术室中的增强现实

The Visible Patient: Augmented Reality in the Operating Theater

Luc Soler　Alexandre Hostettler　Toby Collins　Patrick Pessaux　Didier Mutter　Jacques Marescaux　著

徐高翔　译

将光学装置引入到患者的腹部，以便通过微型摄像机进行外科手术，这代表了 20 世纪外科手术领域的一个伟大进展："微创"外科手术时代的诞生。尽管腹腔镜手术对患者的益处已受到学界广泛认可，但其对操作能力提出了极高要求，给外科医生带来了新的困难。第一个困难是几种感觉的丧失，例如触觉及伴随力反馈的改变。这种力反馈的缺失也体现在当前的机器人系统中，例如，达芬奇外科手术系统（Intuitive Surgical，Inc. Sunnyvale，CA，USA），这是目前全世界使用最多的外科手术机器人。然而，立体视觉的使用可通过双摄像机拍摄呈现的手术区域 3D 视图，来减少外科医生的感知限制。另一种适用于单视场和立体系统的解决方案为使用 VR 和 AR 技术。

事实上，从患者的医学影像图像（CT 或 MRI）来看，VR 软件实现了患者的 3D 可视化。这种可视化可以直接基于医学影像图像，利用直接体绘制执行或通过 3D 表面绘制进行图像处理后执行。尽管直接体绘制非常有视觉吸引力，但相比于基于从医学图像中提取的器官和病理学的计算机 3D 建模所实现的 3D 体绘制，它只能提供非常有限的价值。事实上，随着对患者特定解剖结构术前知识的了解，医师可以实现更准确的诊断并为任何给定手术制订最合适的治疗方案。正如我们将要说明的，这代表了外科手术最伟大的进展。

AR 是 VR 的扩展，它将在相同位置的虚拟现实视图与患者及形状的真实视图融合在一起，通过这种方式，患者实现透明化。为提高效率，VR 视图必须与真实视图完美配准。配准过程首先是计算和跟踪真实摄像机或外科医生眼睛的位置和方向。然后，照相机或人眼视野的位置和方向将在解剖或病理结构的虚拟影像视图上再现。对于摄像机，配准将最终实现视频视图和虚拟视频视图之间的融合，从而简化地展现一种虚拟透明视图。对于外科医生的眼睛，配准将实现在 AR 透视显示器（如 AR 眼镜）上看到相同的虚拟影像视图。

配准可以交互式或自动执行，它可以是刚性的（仅计算照相机或眼睛的位置）或非刚性的（检测真实的器官运动和变形并在患者的虚拟模型上再现）。几种交互式系统已经被开发并应用于人体，证实了 AR 在外科肿瘤学治疗中的价值，但也强调了与器官变形相关的局限性。如今，自动非刚性配准是大多数团队试图提供的计算机术中有效辅助的主要研究目标。

通过将这种术前 3D 建模与术中信息相结合，研究者已开发两种主要的计算机辅助外科手术系统：①计算机辅助引导系统，其使用真实信息来控制虚拟环境；② AR 系统将虚拟信息叠加到真实图像上[1]。这些技术通过由虚拟信息增强所带来的手术图像改善来弥补触觉的不足。因此，计算机辅助将通过虚拟透视化替代依靠触觉定位肿瘤或血管。正如我们将要阐明的，通过将这些系统与机器人设备相结合，外科手术流程将进一步优化。本章将介绍计算机辅助手术的各种要素，增进读者对这些伟大创新的理解，并进一步探讨计算机辅助手术与微创手术相结合的方案。

一、虚拟现实：计算机辅助手术的首例

将计算机辅助系统应用于患者特定解剖结构的首要优点是可实现患者解剖结构的快速、高效和便捷查看。任何实现上述功能的软件都应能够读取国际标准格式图像 DICOM。此外，此类软件应该至少

提供两种类型的即时渲染：图像切片的 2D 视图和复合 3D 视图。目前，用于放射科可视化控制台的软件应用程序为付费购买使用或互联网上免费下载使用。Osirix™（www.osirix-view.Com）是当今放射科医生最普遍、最常用的软件。尽管它非常完整，但它存在两个缺点：①只能在 Mac OS 上运行；②因为其与影像系统的复杂后处理软件有相似之处，所以用户界面对外科医生来说并不直观。无论是免费版（研究版）还是付费版（CE 标志版），由于这些软件应用程序的复杂性，外科医生很少使用，也就是说，用户界面被淹没在复杂的选项中，很多时候需要长期培训才能使用该软件。

为克服这一缺陷，我们开发了 CE 标记和 FDA 批准并且免费的 Visible Patient Planning™（Visible Patient 2014，https://www.visiblepatient.com/en/products/software）软件。此外，Visible Patient Planning 可在 Mac OS 和 Windows 操作系统上运行。无论使用 Osirix 或 Visible Patient Planning 任一种工作站，外科医生均可通过软件从 CT 或 MRI 的 DICOM 图像的自动计算实现直接体绘制（图 18-1）。这种无成本的技术足以对解剖和病理结构进行良好 3D 可视化

展现，因此可以成为术前规划的有效工具 [2-4]。为了查看内部结构，初始体素灰度级被关联的体素颜色和透明度替换。这种透明度使人们能够区分更具对比性的解剖或病理结构，即使它们在现实中没有被描绘出来。体素也可以沿着 3 个主轴（横断面、冠状面或矢状面）或使用鼠标控制的倾斜平面进行分割重组。临床实践中，直接体绘制具有巨大的术前价值，不仅适用于所有畸形病理（尤其血管或骨畸形），而且适用于胸腔和消化系统病理呈现。

由于直接体绘制无须任何预处理即可使用的特性，其在临床中有用巨大；然而，它确实有一些不足。由于器官没有被描绘出来，所以不能提供这些器官的体积或尺寸。出于同样的原因，其不能提供术后保留组织的体积，或者在相邻结构存在情况下切除该结构一部分后保留组织的体积。为了克服这一限制，必须描绘医学图像中的每一个解剖和病理结构。这种被称为"分段"的描述在特定工作站上运行，该工作站可通过不同供应商（Myrian™ from Intrasense，Synapse™ from Fuji），或者类似医疗分析实验室（Visible Patient Planning）的远程在线服务实现。在第一种解决方案中，医院支付工作站费

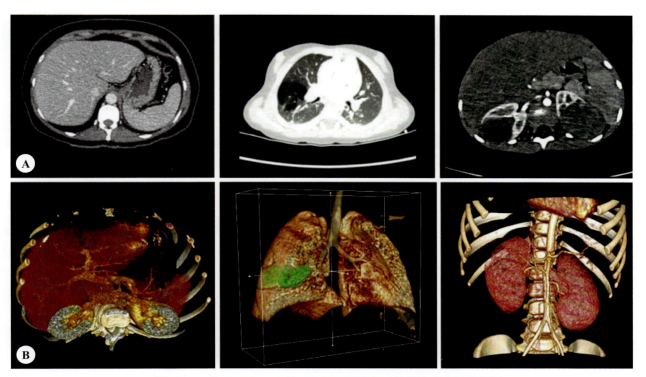

▲ 图 18-1　从 CT 或 MRI 的 DICOM 图像自动计算实现直接体绘制

A. 基于 3 个不同临床病例的 DICOM 图像；B. 使用 Visible Patient Planning™ 软件直接体绘制，这里来自肝（左）、肺（中）和肾（右）的 CT

用，然后医生可以使用工作站进行 3D 建模。在第二种解决方案中，医院为每位患者支付图像分析费用，就像支付组织学和外科病理学分析等第三方服务费用一样。目前，在法国，后一种收费服务模式由一些私人保险公司承保（2019 年，法国有超过 17% 的公民投保），因此更容易实现。每个解决方案（现场或在线）都允许器官的 3D 表面渲染，以及描绘结构的体积计算。在这套解决方案中，Visible Patient Planning 是目前唯一适用于从婴儿到成人的身体任何部位的任何病理或器官的软件。3D 建模过程的结果不仅可以通过表面渲染，也可通过体绘制融合来在免费的 Visible Patient Planning 软件中实现可视化（图 18-2）。

这种描绘结构的表面渲染提供了更先进的患者解剖视图，但仍不适用于几种类型手术，例如要术前评估切除术后剩余体积的局部切除术。更先进的方案提供了模拟虚拟切除和（术前）获得结果体积的机会，如 Myrian™ 等软件从虚拟分割平面提供这种可能性。如 Synapse™ 或 Visible Patient Planning™ 等其他软件系统，采用基于血管区域模拟的解剖导向方法提供了新的选择，例如，用户能够利用虚拟血管剪辑来以交互的方式进行操纵和定位（图 18-3）。

通过定义血管区域（即分布）产生的患者特定解剖结构，不仅是一种几何特定的解剖结构，而且是一种功能性解剖结构，可用于术前更准确地定义外科手术策略。由于术中虚拟现实工具的发展，它也可以用于术中指导外科医生。例如，Visible Patient Planning™ 软件可以被带进手术室，在笔记本电脑或智能手机上直接显示结果，或者在准备好的显示器上间接显示结果；它甚至可以适应现有的外科机器人系统，如达芬奇外科系统（Intuitive Surgical，Inc.）（图 18-4）。

二、虚拟现实在微创手术中的优势

为了阐明这种针对患者的计算机辅助解剖和手

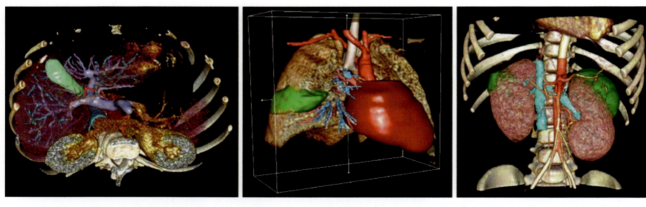

▲ 图 18-2　图 18-1 患者的 Visible Patient Planning™ 器官直接体绘制和 Visible Patient online 服务提供表面绘制之间的融合

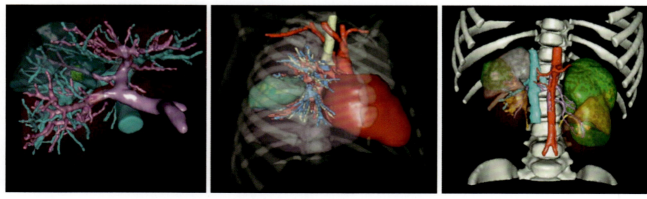

▲ 图 18-3　虚拟手术夹应用和 Visible Patient Planning™ 模拟的断流区域（图 18-1 的患者）

术规划系统的临床益处，几年来，我们通过 Visible Patient Service（www.visiblepatient.com）将该系统广泛应用于消化、胸部、泌尿、内分泌和儿科手术过程中[5, 6]。在这里，我们通过先前插图中所示的 3 名患者（图 18-1 至图 18-3）来展现该系统的临床优势。进而，我们将讨论已发表的展现该系统临床效益的临床数据。

第一位患者是一名 55 岁的肝癌患者。仅从 CT 图像来看，在右肝静脉的背面，即肝脏最右侧的部分，检测到一个单独的病变（图 18-5，左侧的黄色圆圈）。Online Visible Patient 软件的 3D 建模提供的 3D 模型呈现出额外另一个结节（图 18-5 和图 18-6，红色圆圈）。随后，放射科医生在重新检查医学影像图像后将其确认为潜在的肝肿瘤。第二个肿瘤位于肝中静脉和右肝静脉之间，即位于右肝。放射科提示右肝体积约占总肝体积的 60%；该体积是在没有 Visible Patient Planning 软件辅助的情况下计算的。通过分析肝脏右叶的放射学体积估计值，并使用标准的解剖标志，外科团队获得了更清晰的临床图像。很明显在该病例中，由于第二个肿瘤（图 18-5，红色圆圈）的位置与毗邻大血管太近，标准右肝切除术会导致切除非常危险。外科医生现在也意识到，即

使是切除继发性肿瘤也会有问题，因为与大血管毗邻会产生热沉。

通过使用 Visible Patient Planning 软件，外科医生模拟了这种特殊的右肝切除术，实际上是切断右肝分支。图 18-6 中的橙色区域代表右肝叶，但两个肿瘤都不位于真正的门静脉区域（仅代表肝脏体积的 45%）。通过实质性切除左门静脉分支（图 18-6，蓝色区域），两个肿瘤都被限定于占肝脏体积 55% 的断流左肝段。最后，通过 3D 重建更加精准地分析错误原因，发现这名患者明显缺少为肝脏 V 段和Ⅷ段提供血流的右旁正中支。门静脉左支的变异分支为Ⅷ段附近区域提供血液供应，但门静脉左支有血管生成。因此，该分支上的虚拟切割应用提供了最小的切除区域（肝脏体积的 13.3%；对应于最左侧图像中的蓝绿色区域，图 18-3）。总的来说，这种模拟使手术团队能够规划手术策略，以便在保留最多正常肝实质的同时进行 R_0 切除。

这个病例阐明了由 Couinaud 描述的肝脏解剖变异问题[7]。研究表明，外科医生可通过 3D 建模和术前模拟纠正超过 1/3 肝脏手术的初始手术计划错误[3, 8]。另一项研究表明，对于某些干预措施，手术时间可以减少 25%；此外，手术发病率可以减少 1/3

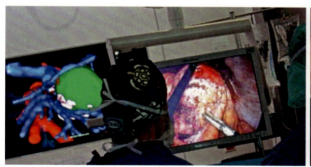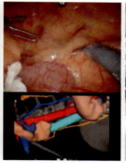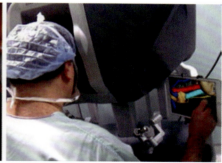

▲ 图 18-4　使用 Visible Patient Planning™ 插入操作显示屏（左）或机器人显示屏（右）

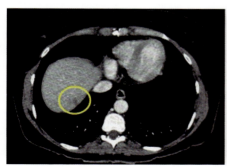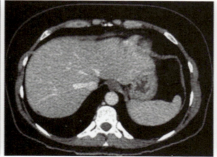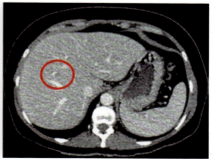

▲ 图 18-5　患有两个小肝脏肿瘤的患者的 3 个轴向切片（圆形）

以上[9]。这些结果证实正确分析肝脏解剖变异的重要性。此外，这说明通过术前使用计算机辅助的患者个性化 3D 建模来规划最佳手术入路，增强对解剖变异和异常血管系统的了解，以及避免肝脏手术中的医学图像理解错误，可优化患者临床结局，实现患者的真正受益。

但将这种模型应用于其他器官是否是有效的呢，比如肺？目前，肺癌切除的方式类似于肝切除术，即切除支气管树的病变部分，类似于从活树上修剪一根患病的树枝以保留健康部分。与肝脏手术一样，手术的挑战在于正确定义支气管树的区域，这很难从简单的 CT 图像中分辨出来。更为复杂的是，无论是恶性病变还是良性病变，都可能改变局部的解剖结构或掩盖图像中的标志物。图 18-7 所示的第二个例子，是一名因囊性腺瘤样肺病出现肺囊肿的 6 个月婴儿。这是一种呼吸系统的病理异常，需要用类似于癌症病理切除术的方法对支气管树的病变部分进行手术切除。根据这名儿童的 CT 图像，这种

疾病造成的囊肿（图 18-7，左侧图像中心的黑色部分）似乎位于右肺上叶。这是由放射团队实现并由外科团队验证的诊断。但利用 Visible Patient Service 进行 3D 建模后，外科医生执行的虚拟切割显示囊肿（图 18-7，最右侧图像中绿色阴影）不在右上叶（图 18-7，最右侧图像，解剖右叶以黄色显示）。经过 3D 建模，手术策略得到了完美的修正和实现，进而验证了术前模拟的有效性。这种方法强调了对复杂手术病例使用 3D 建模的优势，这是数字手术的一个关键方面。

我们现在能够理解 3D 建模如何有助于肺和肝手术的术前规划。如这些病例所示，术前虚拟剪切应用为外科医生提供了模拟支气管区域及模拟肝脏门静脉区域的能力。此外，肺部内部结构的 3D 建模不仅包括支气管系统，还包括肺动脉和静脉。这使得我们能够避免区域定义的错误，并改进近期临床研究验证的手术治疗策略[10-13]。前两个临床应用说明了使用计算机辅助特定患者 3D 解剖学功能中的功能

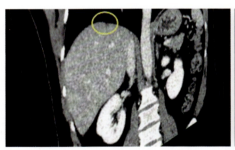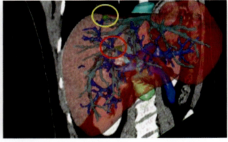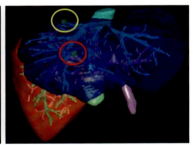

▲ 图 18-6　图 18-5 患者的 3D 建模

Visible Patient Service 在线提供 3D 建模，允许可视化两个肝脏肿瘤（圆圈）。通过 Visible Patient Service 软件执行的虚拟切割应用，左肝（蓝色）和右肝（橙色）的 3D 视图显示了两个肿瘤在左肝而不是右肝的位置

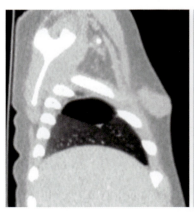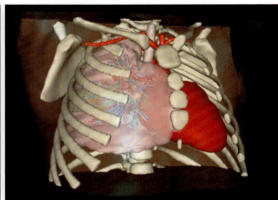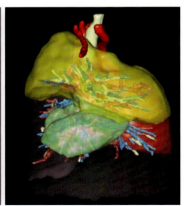

▲ 图 18-7　3D 建模应用于肺切除术

从一名 6 个月患者的 CT（左）中发现右上肺叶有囊性腺瘤样肺疾病。Visible Patient online service 提供的 3D 建模（中）和右上叶的剪辑应用模拟（黄色）显示囊肿不在该区域，并在术前避免了错误

解剖学定义和结构对外科手术的作用。肝脏和肺都有解剖学上定义的血管区域，解剖学上的变异可能会曲解真实的临床图像，从而导致临床治疗的错误选择。

在第三个病例中，3D 建模被应用于肾脏系统，这与肝和肺的结构不同，因为肾脏没有功能解剖分段。然而，由于血管解剖结构的重大变化，肾脏有时也会面临其他挑战。在本例中，一名 5 岁儿童被诊断为双肾母细胞瘤。尽管这种癌症在成人中相对较常见，但很少有儿童被诊断患有这种疾病（在法国，每年有 130 名新发儿科患者，而在成人中则有 13 000 名新发患者被诊断出患有该疾病）。从 CT 图像（图 18-8，最左边的图像）来看，肿瘤侵犯的情况不允许采用微创的方法，这类手术的专家外科团队计划切除一半的右肾，并完全切除左肾。这种激进的手术方案必然会导致肾功能不全，并可能会转归为≤6 个月的透析依赖。这 6 个月期间进行肿瘤监测，尤其关注残余右肾下部的局部再生情况。6 个月后，如果没有肿瘤出现，可以进行左肾移植。移植可使儿童的预期寿命延长 50 年以上，但也将导致终身抗排斥治疗。这一治疗建议被提交给另一个专家团队，以获得第二个医学意见。第二组肯定了这种治疗选择，并同意提出的护理计划。

既然两个经验丰富的团队同意计划的手术方案，那么 3D 建模能否提供改变外科医生决定的新见解呢？通过 3D 建模和使用 Visible Patient Planning™ 软件，外科医生模拟手术夹的应用（即分析在切除过程中结扎或夹闭特定血管会产生什么影响）。这验证了提议的仅切除一半右肾的可行性。具体来说，该模型证实 50.9% 的右肾仍能在术后保持功能。但令人惊讶的是对左肾的分析，通过模拟手术，外科医生认为从技术上讲可以保留 1/3 的左肾功能。该软件

提供的体积计算提示，手术后左侧和右侧剩余的肾实质体积略大于该年龄和体格儿童一个肾脏的体积。根据这些信息，外科医生修改了手术计划。现在，主要团队重新考虑保留左肾，随后第二个团队对其进行了验证。手术分两个阶段进行，在切除儿童的两个肾脏病变节段后，未观察到肾功能不全。手术 2 个月后，孩子回到了学校。1 年后，对比图像显示没有肿瘤再生，儿童健康状况良好（图 18-8，最右边的图像）。

如本例所示，该系统对肝和肺切除术术前规划的优势也可以用于肾脏系统，通过使用虚拟切割及通过计算机辅助特定患者的 3D 建模分析各种结果。这种 3D 建模可用于替代性泌尿外科手术和各种病理性疾病，如肾盂扩张（图 18-9，左图）、交叉或交叉融合肾异位（图 18-9，中间图）或肾移植（图 18-9，右图）。任何情况下，血管结构、输尿管和周围器官的精确 3D 可视化都为外科手术规划提供了极大帮助[14-16]。

三、增强现实作为计算机辅助手术的参考标准

术前手术规划和模拟可以显著提高手术的效率，其次可以更好地了解患者的解剖结构。然而，术前使用此类系统不足以确保手术过程中的安全。这种情况可通过术中使用 AR 来改善。AR 将术前 3D 患者模型叠加到患者的术中实时视图上。因此，有效的 AR 意味着虚拟视图在真实视图上的有效配准。AR 随后将通过患者视图上的模型图像叠加实现患者的透明视图。可以从渲染技术、可视化系统、透明区域及更常见的配准技术来定义它[17]。AR 视图可以是外部（如在开放手术中）"穿透"患者皮肤，也可以是内部（如在腹腔镜手术中）穿透器官。然后，

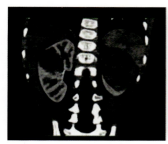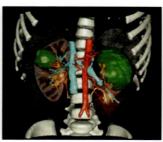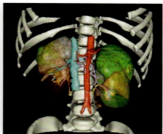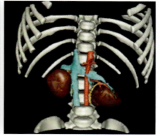

▲ 图 18-8　5 岁儿童的双肾母细胞瘤的 3D 建模
借助 Visible Patient Service and Planning 的手术夹应用进行 3D 建模和术前模拟，验证并实现了每个肾脏的部分切除。如右图所示，1 年后患者似乎痊愈

这两个 AR 视图可以是不带摄像头的直接视图或带摄像头的间接视图（图 18-10）。因此主要有四种图像叠加技术[18]：①通过视频投影仪将患者模型直接投影到患者身上[19-21]；②通过放置在外科医生和患者之间的透明屏幕直接实现可视化[22]，或者通过更常用的 AR 眼镜[23, 24]；③使用摄像头进行间接可视化，以提供在屏幕上可视化的患者视图，该屏幕可以覆盖虚拟患者模型[25, 26]；④使用特定显示器，例如达芬奇机器人系统的机器人 3D 视图显示[27, 28]。近几年，大多数解决方案都是使用腹腔镜或机器人摄像头进行间接可视化，但全息透镜 AR 眼镜的开发增加了直接 AR 视觉的使用。使用摄像头进行间接可视化可能是目前最好的解决方案，因为无论外科医生的位置或移动是怎么样的，它都能提供摄像头的视角。反过来，这避免了多点检测所导致的经典错误。

无论 AR 视图如何（直接或间接，内部或外部），主要问题是虚拟和真实患者位置和形状之间的有效配准。如今，配准技术仍然是需要解决的最复杂问题之一，也是手术室 AR 面临的一个重要挑战。配准可以是手动、交互式、半自动或自动。在手动配准[17, 29, 30]的情况下，虚拟患者显示在 AR 系统（透明屏幕、AR 眼镜或手术监视器）上，并手动定向或调整大小以适应患者的相同位置。交互式配准[19]允许手动定义和选择患者虚拟和真实视图上的标志点；然后，软件能够自动配准这些标志点的两个视图。在这些方法中，一旦完成初始配准，用户或摄像机的移动或患者的移动必须由用户手动跟踪，从而手动或交互地进行纠正。在半自动 AR 方法中，配准仍然是手动或交互式的，但跟踪是自动的。这通常是基于全息透镜[24]的情况，全息透镜能够自动计算外科医生相对于患者的运动。最后，自动 AR 是目前最发达但也是最复杂的方法[18, 20, 31, 32]。在这里，通过对器官标志点的检测和跟踪，自动实现配准和跟踪。因为能够自动实时重建器官表面轮廓，这种策略是可以实现的。

如今，全自动配准仍然是一个重大挑战，需要不断研究。这是由于软组织手术中难以获得准确的配准。有 3 种运动必须实时跟踪并补偿，以保持准确的配准：①患者的整体运动（例如，患者从手术台上

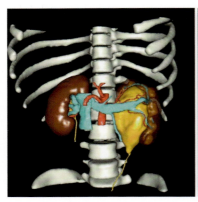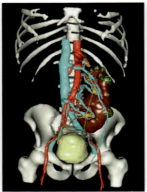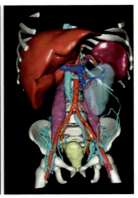

◀ 图 18-9　左肾盂扩张（左）、左交叉融合肾异位（中）和肾移植模拟（右侧蓝色区域）

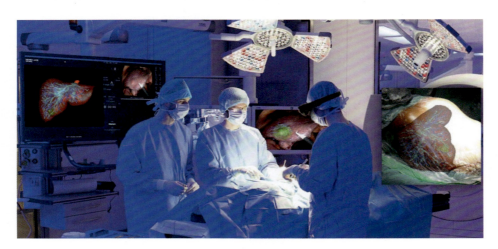

◀ 图 18-10　两种 AR 视图
外科医生佩戴的 AR 直视眼镜提供患者的直视视觉（右图）；间接 AR 通过腹腔镜摄像头将患者的虚拟图像与患者的视频视图（左显示屏上有两张图像）融合，以提供新的腹腔镜 AR 视图（中间显示屏）

横向滑落）；②由于外科医生互动而导致的局部器官运动；③生理运动（呼吸和心跳）导致的变形。这会导致 3D 虚拟图像和现实图像的配准不准确和后续不精确重叠。为了克服这些不足，配准必须既严格又灵活。通常，配准是在手术开始时进行的，不考虑运动（刚性配准）。如果通过新的术中配准过程可以解决单个全身运动，那么其他运动将需要基于非刚性（即自适应）配准的复杂算法。

为了解决这个问题，人们提出了几种方法[1, 17]。最先进的方法之一是使用能够在手术过程中提供器官真实形状的术中医学图像（超声、MRI 或 CT）。术中使用额外成像系统的目的是确定术前和术中之间同一感兴趣区域（region of interest，ROI）的完全变形程度。这样就可以将术前 3D 数据非刚性地配准到术中进行的采集区域[33]。在外科实践中，大部分工作基于术中超声和 MRI[34]。然而，由于术中扫描仪（如 CBCT）在所谓的"复合"手术室中的普及，一种方法似乎很有希望。从这样一个系统获取的图像可以作为术前扫描和腹腔镜图像之间配准过程的中介，并有助于补偿术前和术中状态之间的变形。

一种在没有任何外部跟踪系统的情况下，可自动将术中模型的参考帧与内镜相机的参考帧进行配准的新范例已经被提出[35]。通过将内镜远端置于术中采集区域内，并用铰接臂固定，可以评估光轴的方向和重建体积的光学中心位置。这种方法可以直接确定内镜摄像头和术中扫描仪之间的对应关系（我们使用了西门子的 Artis Zeego），从而完全自动地记录数据（图 18–11）。

通过术中医学图像采集和配准（使用术中视频

视图），仍必须将患者术前 3D 建模与术中图像进行非刚性配准，以解释器官变形。我们之前的工作[36]提出了一种方法，通过对患者术中图像的信息分析，计算术前患者模型（包括腹壁、内脏器官和肝脏）的非刚性配准。这种基于 CT 成像的方法适用于 Dyna-CT 成像，允许在患者的视频视图上实现术前建模的全自动非刚性配准[37, 38]。

解决了这种自动初始非刚性配准后，剩下的问题是实时校正这种非刚性配准，以处理由呼吸运动和外科医生互动导致的器官变形。为了解决这个问题，我们通过跟踪视频图像中的刀具运动和器官变形，对器官变形进行预测性实时模拟。正如我们在生理呼吸运动[39]中所展示的那样，通过术前对患者及其生理运动进行建模，并在术中模拟这些运动，这种方法是可行的。模拟由基于对视频图像的实时跟踪提取分析的真实患者信息（皮肤表面特征）控制。我们中心的结果表明，这种解决方案提供了高水平的准确性，可变形器官的实时配准精度达到 ±2mm。

类似的想法也可以应用于腹腔镜手术。可以进行立体腹腔镜视频图像分析，取代外部视频图像分析。在腹部手术中，组织和器官不断变形，外科医生可以自由移动腹腔镜摄像头。时间配准的目的是通过实时跟踪器官的变形和运动，以与真实器官相同的方式修正器官的模型形状和位置（图 18–12）。基于器官的实时虚拟表面重建[40, 41]、器官的力学建模[42, 43]，以及使用 SLAM 的特征跟踪[44]，已经开发了几种方法。结果精度目前控制在 ±5mm，同时随着弹性成像领域的进步，通过增加患者特定的器官的弹性和黏度建模，精度将逐步提高[45]。

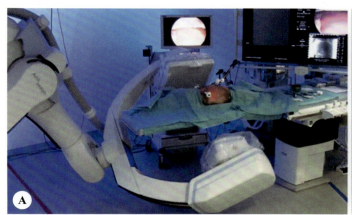
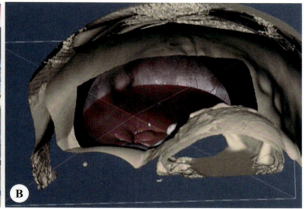

▲ 图 18–11　Artis Zeego（A）提供的 Dyna CT 图像可以检测图像中的腹腔镜位置，然后配准视频和医学图像（B）

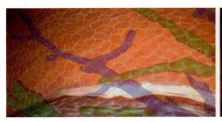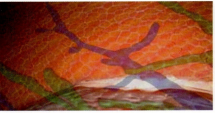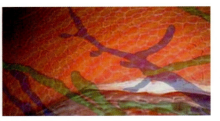

▲ 图 18–12　**Mountney** 等的研究工作[35] 中的实时配准样本，允许实时校正因呼吸运动导致的肝脏变形

四、增强现实技术在微创手术中的优势

正如近期描述腹腔镜 AR 技术现状的文章[17] 所述，由于几个重要原因，很难比较文献中各种 AR 技术的结果。作为一个发展中的领域，标准化算法仍在开发中。使用的算法和报告的配准精度之间存在很大差异（平均值 5.38mm，范围 0.93～10.59mm）。此外，每个 AR 系统使用不同程度的用户交互（手动、半自动或自动），需要不同水平的人力投入和技术。测量精度的方法也不一致，一些人使用解剖标志的配准误差（以像素或 3D 空间测量），而另一些人测量 AR 引导的切除边缘。然而，所有作者都表示 AR 技术为患者提供了临时、足够精确的虚拟透明度，有助于确定患者体内的解剖和病理结构。与 VR 不同，这种 AR 辅助功能如今非常复杂，难以测量。尽管如此，AR 还是提高了外科医生的期望。事实上，与机器人相结合，这种 AR 系统将实现复杂或重复手势的自动化。因此，大型外科手术机器人公司目前正在对其机器人系统进行改进，以提出新一代外科手术机器人。但这种自动化必须与人工智能相结合，以便通过图像分析对机器人进行实时追溯控制。这应该是计算机辅助手术的下一步。

总结

我们介绍了基于 VR 和 AR 建模的计算机辅助微创手术的工作，并给出了实际案例。如今，虚拟现实技术越来越普及，在某些情况下，VR 技术可以极大地完善外科手术的术前计划。AR 技术虽然仍处于实验阶段，但正在逐步进行微创手术的临床试验以望在常规临床实践中进行使用。初步结果表明，该系统工作效率高，但由于软组织变形难以跟踪，因此仍然受到很大限制。因此，未来的解决方案应结合预测模拟和实时医学图像分析，以解决当前的限制。为了提高效率，特定患者的建模必须集成除了几何模型外更多信息。力学性能、功能解剖学和生物学建模将逐步提高模拟和预测的质量，结合术中图像分析，将提供医生期待的准确性。

这代表着手术模式自动化的一个重要阶段，将使医生减少手术失误。事实上，手术模拟将允许外科医生识别不必要或不完美的手术操作，并将其用作实际手术的蓝图。然后，这些操作将被传输到配备人工智能的手术机器人平台，该平台将能够精确再现外科医生的优化操作。这种优化将基于人工智能，这是计算机辅助手术的下一步。

参考文献

[1] Sielhorst T, Feuerstein M, Navab N. Advanced medical displays: a literature review of augmented reality. J Disp Technol. 2008;4(4): 451–67.

[2] Lima M, Reinberg O, Ruggeri G, de Buys RA, Gargano T, Soler L, Mogiatti M, Cantone N. 3D virtual rendering before laparoscopic partial splenectomy in children. J Pediatr Surg. 2013;48(8):1784–8.

[3] Destro F, Maffi M, Gargano T, Ruggeri G, Soler L. Thoracoscopic treatment of congenital malformation of the lung: preliminary experience with preoperative 3D virtual rendering. Lima M, JEMIS. 2013;(1):1–4.

[4] Zhu C, Kong S-H, Kim T-H, Park S-H, Ang R, Diana M, Soler L, Suh Y-S, Lee Y-J, Marescaux J, Cao H, Yang H-K. The anatomical configuration of the splenic artery influences suprapancreatic lymph node dissection in laparoscopic gastrectomy: analysis using a 3D volume rendering program. Surg Endosc. 2018;32:3697–705.

[5] Soler L, Nicolau S, Pessaux P, Mutter D, Marescaux J. Augmented reality in minimally invasive digestive surgery. In: Lima M, editor. Pediatric digestive surgery. Springer International Publishing Switzerland; 2017. p. 421–32.

[6] Soler L, Nicolau S, Pessaux P, Mutter D, Marescaux J. Real-time 3D image reconstruction guidance in liver resection surgery. Hepatobiliary Surg Nutr. 2014;3(2):73–81.

[7] Soler L, Mutter D, Pessaux P, Marescaux J. Patient-specific anatomy: the new area of anatomy based on computer science illustrated on liver. J Vis Surg. 2015;1:21.

[8] Wang XD, Wang HG, Shi J, Duan WD, Luo Y, Ji WB, Zhang N, Dong JH. Traditional surgical planning of liver surgery is modified by 3D interactive quantitative surgical planning approach: a single-center experience with 305 patients. Hepatobiliary Pancreat Dis Int. 2017;16(3):271–8.

[9] He YB, Bai L, Aji T, Jiang Y, Zhao JM, Zhang JH, Shao YM,

Liu WY, Wen H. Application of 3D reconstruction for surgical treatment of hepatic alveolar echinococcosis. World J Gastroenterol. 2015;21(35):10200–7.

[10] Gossot D, Lutz J, Grigoroiu M, Brian E, Seguin-Givelet A. Thoracoscopic anatomic segmentectomies for lung cancer: technical aspects. J Viz Surg. 2016;2(171):1–8.

[11] Le Moal J, Peillon C, Dacher JN, Baste JM. Three-dimensional computed tomography reconstruction for operative planning in robotic segmentectomy: a pilot study. J Thorac Dis. 2018;10(1):196–201.

[12] Gossot D, Seguin-Givelet A. Thoracoscopic right S9+10 segmentectomy. J Vis Surg. 2018;4:181.

[13] Gossot D, Seguin-Givelet A. Anatomical variations and pitfalls to know during thoracoscopic segmentectomies. J Thorac Dis. 2018; 10(Suppl 10):S1134–44.

[14] Lachkar AA, Soler L, Diana M, Becmeur F, Marescaux J. Imagen 3D y Urología: Por qué la reconstrucción 3D será obligatoria antes de realizar la cirugía. Arch Esp Urol. 2019;72(3):347–52.

[15] Tricard T, Lacreuse I, Louis V, Schneider A, Chaussy Y, Soler L, Moog R, Lang H, Jacqmin D, Becmeur F. Is nephron-sparing surgery relevant for unilateral Wilms tumors? Arch Pediatr. 2017;24(7):650–8.

[16] Van Cleynenbreugel B, De Bruyn H, Vos G, Everaerts W, Albersen M, Srirangam SJ. Reduction of warm ischaemia time by preoperative three-dimensional visualisation in robot-assisted partial nephrectomy. Urology: Research and Therapeutics Journal. 2019;2(1):123–33.

[17] Bernhardt S, Nicolau SA, Agnus V, Soler L, Doignon C, Marescaux J. The status of augmented reality in laparoscopic surgery as of 2016. Med Image Anal. 2017;37:66–90.

[18] Quero G, Lapergola A, Soler L, Shabaz M, Hostettler A, Collins T, Marescaux J, Mutter D, Diana M, Pessaux P. Virtual and augmented reality in oncologic liver surgery. Surg Oncol Clin N Am. 2019; 28(1):31–44.

[19] Mahvash M, Besharati TL. A novel augmented reality system of image projection for image-guided neurosurgery. Acta Neurochir. 2013;155(5):943–7.

[20] Sugimoto M, Yasuda H, Koda K, Suzuki M, Yamazaki M, Tezuka T, Kosugi C, Higuchi R, Watayo Y, Yagawa Y, Uemura S, Tsuchiya H, Azuma T. Image overlay navigation by markerless surface registration in gastrointestinal, hepatobiliary and pancreatic surgery. J Hepatobiliary Pancreat Sci. 2010; 17(5):629–36.

[21] Watts I, Boulanger P, Kawchuk G. ProjectDR: augmented reality system for displaying medical images directly onto a patient. VRST '17 Proceedings of the 23rd ACM Symposium on Virtual Reality Software and Technology, Gothenburg, Sweden — 8–10 November 2017, N°70.

[22] Masamune K, Fichtinger G, Deguet A, Matsuka D, Taylor R. An image overlay system with enhanced reality for percutaneous therapy performed inside CT scanner. 2002, MICCAI 2002, LNCS 2489: 77–84.

[23] Rose AS, Kim H, Fuchs H, Frahm JM. Development of augmented-reality applications in otolaryngology-head and neck surgery. Laryngoscope. 2019;129 Suppl 3:S1–S11.

[24] Shi L, Luo T, Zhang L, Kang Z, Chen J, Wu F, Luo J. Preliminary use of HoloLens glasses in surgery of liver cancer. Zhong Nan Da Xue Xue Bao Yi Xue Ban. 2018;43(5):500–4.

[25] Pessaux P, Diana M, Soler L, Piardi T, Mutter D, Marescaux J. Robotic duodenopancreatectomy assisted with augmented reality and real-time fluorescence guidance. Surg Endosc. 2014;28(8):2493–8.

[26] Marescaux J, Diana M, Soler L. Augmented reality and minimally invasive surgery. J GHR. 2013;2(5):555–60.

[27] Pessaux P, Soler L, Marzano E, Diana M, Piardi T, Mutter D, Marescaux J. Towards cybernetic surgery: robotic and augmented reality-assisted liver segmentectomy. Langenbeck's Arch Surg. 2015;400(3):381–5.

[28] Baste JM, Soldea V, Lachkar S, Rinieri P, Sarsam M, Bottet B, Peillon C. Development of a precision multimodal surgical navigation system for lung robotic segmentectomy. J Thorac Dis. 2018;10(Suppl 10):S1195–204.

[29] Hallet J, Soler L, Diana M, Mutter D, Baumert TF, Habersetzer F, Marescaux J, Pessaux P. Trans-thoracic minimally invasive liver resection guided by augmented reality. J Am Coll Surg. 2015;220(5):e55–60.

[30] Marescaux J, Rubino F, Arena M, Soler L. Augmented reality assisted laparoscopic adrenalectomy. JAMA. 2004;292(18): 2214–5.

[31] Bourdel N, Collins T, Pizarro D, Bartoli A, Da Ines D, Perreira B, Canis M. Augmented reality in gynecologic surgery: evaluation of potential benefits for myomectomy in an experimental uterine model. Surg Endosc. 2017;31(1):456–61.

[32] Bernhardt S, Nicolau SA, Agnus V, Soler L, Doignon C, Marescaux J. Automatic detection of endoscope in intraoperative CT image: application to AR guidance in laparoscopic surgery. In: IEEE international symposium on biomedical imaging (ISBI 2014). pp. 563–7.

[33] Collins T, Pizarro D, Bartoli A, Canis M, Bourdel N. Computer-assisted laparoscopic myomectomy by augmenting the uterus with pre-operative MRI data. In: Mixed and Augmented Reality (ISMAR), 2014 IEEE International Symposium on. IEEE. p. 243–8.

[34] Simpson AL, Dumpuri P, Jarnagin WR, Miga MI. Model-assisted image-guided liver surgery using sparse intraoperative data. In: Soft tissue biomechanical modeling for computer assisted surgery. Springer. p. 7–40.

[35] Mountney P, Fallert J, Nicolau SA, Soler L, Mewes PW. An augmented reality framework for soft tissue surgery. LNCS. 8673:423–31.

[36] Bano J, Hostettler A, Nicolau S, Cotin S, Doignon C, Wu HS, Huang MH, Soler L, Marescaux J. Simulation of pneumoperitoneum for laparoscopic surgery planning. In: Proceedings of MICCAI. 2012. p. 91–8.

[37] Bano J, Nicolau SA, Hostettler A, Doignon C, Marescaux J, Soler L. Registration of preoperative liver model for laparoscopic surgery from intraoperative 3D acquisition. In: Augmented reality environments for medical imaging and computer-assisted interventions. Springer Verlag 2014, LNCS 8198. p. 201–10.

[38] Bernhardt S, Nicolau SA, Agnus V, Soler L, Doignon C, Marescaux J. Automatic localization of endoscope in intraoperative CT image: a simple approach to augmented reality guidance in laparoscopic surgery. Med Image Anal. 2016;30:130–43.

[39] Hostettler A, Nicolau SA, Marescaux J, Soler L. A real-time predictive simulation of abdominal viscera position during quiet free breathing. Prog Biophys Mol Biol. 2010;103(2–3):169–84.

[40] Mountney P, Yang GZ. Motion compensated slam for image guided surgery. In: Jiang T, Navab N, Pluim JPW, Viergever MA, editors. MICCAI 2010, Part II. LNCS, vol. 6362. Heidelberg: Springer; 2010. p. 496–504.

[41] Mountney P, Fallert J, Nicolau S, Soler L, Mewes PW. An augmented reality framework for soft tissue surgery. Med Image Comput Comput Assist Interv. 2014;17(1):423–31.

[42] Haouchine N, Dequidt J, Peterlik I, Kerrien E, Berger MO, Cotin S. Image-guided simulation of heterogeneous tissue deformation for augmented reality during hepatic surgery. In: ISMAR; 2013. p. 199–208.

[43] Plantefeve R, Peterlik I, Haouchine N, Cotin S. Patient-specific biomechanical modeling for guidance during minimally-invasive hepatic surgery. Ann Biomed Eng. 2016;44(1):139–53.

[44] Mahmoud N, Grasa ÓG, Nicolau SA, Doignon C, Soler L, Marescaux J, Montiel J. On-patient see-through augmented reality based on visual slam. Int J Comput Assist Radiol Surg. 2017;12(1):1–11.

[45] Vappou J, Hou G, Marquet F, Shahmirzadi D, Grondin J, Konofagou E. Non-contact, ultrasound-based indentation method for measuring elastic properties of biological tissues using Harmonic Motion Imaging (HMI). Phys Med Biol. 2015;60(7):2853–68.

第 19 章　手术室中的增强认知
Augmented Cognition in the Operating Room

Roger Daglius Dias　Steven J. Yule　Marco A. Zenati　著
张武鹏　译

据最新预估表明，医疗事故被列为美国第三大死亡原因，住院患者经历的大多数不良事件和医疗差错都归因于外科治疗[1]。更为重要的是，一半以上发生在手术室中的不良事件是可以预防的[2]。因此，了解和管理导致医疗差错的条件是减少手术患者可预防性伤害的关键[3]。

随着个人需要接触更庞大的数据，执行更复杂的任务，并进行大量的信息交换，在过去的几十年里，手术室成为一个复杂的和动态的高风险环境，其对注意力、工作记忆和认知处理的需求大幅增加。人们日益认识到人类认知在复杂的医疗环境中对医疗差错的影响[4]。许多研究已证明认知性能指标与患者预后之间存在直接关系[5]。此外，大多数术中发生的不良事件都与诸如团队合作、情境意识、领导力和沟通等次优非技术性技能有关[6]。

外科手术的实践需要使用几个基本和复杂的认知功能，最终目的是在手术室为患者提供高质量和安全的护理。尽管认知是手术室中几乎所有手术任务的基础，并与手术结果有着内在的联系，但这些过程的效率和效果并不仅仅是人类认知的产物。本章使用了情境认知[7]、社会技术系统[8]和分布式认知[8, 9]的概念框架，这些框架将认知解释为与情境的内在联系，超越了人类个体思维作为认知功能发生的唯一根源的观点。在手术室的背景下，认知从个体团队成员的思维延伸到整个手术团队，甚至进一步扩展到手术过程中涉及的所有人类和非人类系统。基于这一范式，从人类个体认知到认知系统，我们讨论了手术室中增强认知的基础，以及这一领域的现存证据。最后，我们讨论了认知增强在外科手术中的未来影响和应用。

一、认知与社会技术系统

与许多其他复杂的结构一样，为了理解认知，我们首先需要定义其分析单元。传统上，认知的边界被设定为与人类个体思维相同，在某种程度上个人的认知在他人认知的起点处结束。基于这种观点，认知在空间上和功能上受限于人类个体的大脑中，这为解释人类个体任务中所涉及的大多数认知过程提供了基础[10]。然而，这个框架并不足以解释基于团队的活动，如外科手术，在外科手术中两个或更多的专业人员一起工作，协调他们的工作以完成一个共同的目标。团队认知是一个新兴的领域，它利用系统理论来理解个体、子系统和整个系统之间的动态配置和交互作用是如何协作来执行各种功能。根据这一概念模型，认知是一种新兴的团队属性，被其要素之间的功能关系所界定，而不局限于单个团队成员[11]。

和其他一些高风险的行业（如航空、石油和天然气、太空探索）一样，外科手术的活动、任务及其产品并不完全受制于技术要求。事实上，在社会技术系统模型的视角下，手术团队处于一个复杂的工作环境中，除了技术性能之外，社会结构、角色、责任和非技术技能（如情境意识、沟通、领导、团队合作）对团队的表现，以及最终的手术护理质量起着关键作用[6, 12]。

复杂的系统，如心脏手术，需要团队执行快节奏和时间紧迫的任务。外科手术领域是不确定、复杂和模糊的，对团队的认知能力提出了很高的要求。无论外科团队成员的能力和专业水平如何，他们仍然受制于人类大脑常见的认知局限性、衰弱和易错性。在某些情况下，手术任务和其他因素带来的高要求可能超过团队的认知能力，导致潜在的认知超载风险[13]。

在团队认知和社会技术系统的整体模型基础上，分布式认知框架[14]将手术所涉及的认知过程扩展到整个手术室，包括可能发生认知的人类和非人类元素。此外，该框架还将认知工作量及其相关需求和可用资源概念化，使其在手术过程中动态地分布于所有的认知要素中[15]。

以上讨论的概念模型引入的一个相关层面是，执行认知过程的能力并不局限于人类。该框架为认知增强提供了基础，通过整合知识管理和信息科学领域可以更好地理解。根据这些领域，数据、信息、知识和智慧（data，information，knowledge，and wisdom，DIKW）形成了一个有序的层次模型，从数据到智慧的处理和理解水平不断提高。基本上，信息是经过加工的数据，知识是经过加工的信息，智慧是经过加工的知识[10]。由于认知可以被定义为从数据中产生意义的能力，我们现在可以说，不仅是人类，机器和计算机也可以进行认知。

二、人机交互

随着基于计算机的活动变得无处不在，我们的工作场所充斥着技术驱动的设备和网络，新型的交互、沟通和协作已经出现[9]。尽管过去几十年来取得的大多数技术进步确实改善了患者的护理，但它们也带来了新的挑战，涉及临床医生与计算系统的交互方式及这些系统的设计和操作方式。

事实上，通过技术整合提高手术室的性能和安全性是以增加复杂性为代价的。曾经只有人类参与的手术任务，现在需要人类和计算机之间复杂的互动、沟通和协作。从简单的精神运动任务到复杂的决策，计算系统现在被嵌入到手术室中，协助、支持，甚至可以自主行动[16]。与显微镜成为显微外科手术必不可少的工具一样，通过手术机器人等操作设备"放大"外科医生的视觉感知，可以扩展手术团队的认知能力，这应被视为手术室认知系统的重要组成部分。

如今，高效团队在预期、情境意识、信息交换和工作量分配等方面的研究，都是在人机合作的背景下进行的[17]。有越来越多的研究显示机器人在包括医疗保健在内的多种环境中起到的积极作用[18]。

三、手术中的非技术性技能

非技术性技能被定义为在高要求工作领域对知识和专业技能的基本认知和社交技能。它们使团队成员能够交换有关他们对当前情况看法的信息（心智模型），以产生一个团队层面、共享的理解心智模型，支持错误检测并分享关键信息。

非技术性技能的具体框架已经存在，并由许多专业人员在文献中进行了描述。这些框架通常以技能分类系统为中心，专门为所研究的环境和职业而制订。在这个意义上，"分类系统"指的是一种对概念或项目进行分层分组的形式，基于共同特征对概念或项目进行识别、命名和分类。它们主要用于自然科学，例如，生物分类和元素周期表。非技术性技能分类系统将行为分组安排在有序的类别中，通常以较低层次的行为要素（如收集信息、理解信息）来解释较高层次的类别（如认知技能、社交技能）。

一个广泛实施的技能分类系统例子是外科医生非技术性技能（Nontechnical Skills for Surgeon，NOTSS）系统[19]，它被用来观察和评价外科医生在模拟和真实手术中的行为。NOTSS 是一个分层系统，由非技术性技能的类别和要素组成。这类似于表面和深层特征。参考表 19-1 的 NOTSS 分类系统，显示了类别和要素之间的区别。

表 19-1　NOTSS 分类系统

	类　别	要　素
认知技能	情境意识	收集信息
		理解信息
		推测和预测未来状态
	决策	考虑选项
		选择和沟通选项
		实施和审查决定
社交技能	沟通和团队合作	交换信息
		建立共识
		协调团队活动
		制订和维持标准
	领导力	支持他人
		应对压力

这些行为标记系统是针对特定环境的，如果想要获得高水平的有效性，就必须为使用它们的行业开发[20]。例如，NOTSS系统是由心理学家、外科医生和其他手术室团队成员开发的，并由苏格兰的外科医生顾问小组进行评估，然后在欧洲、澳大利亚、北美、非洲和亚洲进行调试。从"自下而上"的角度明确关注与外科医生相关的技能，可能更具有可持续性，更有可能被终端用户采用和接受。

一个基于计算机的AI系统作为团队成员与其他人类合作，可能会改变对非技术技能的要求，从而实现有效的手术效果。尽管机器人辅助手术系统（如达芬奇手术系统、直觉外科手术系统和其他新兴的机器人系统，如verb手术系统和CMR手术系统）在兴起，但这些人与人工智能相结合的系统对团队动态和结果的影响尚未完全了解。根据定义，人类和人工智能系统将执行独特且相互依赖的任务，只有通过共同努力才能实现目标（即人类和人工智能系统都无法单独实现任务）。

我们可以推测，这些系统成功的重要非技术性技能可能是标准的通信协议、同步活动、信任和凝聚力。我们知道，人类在本质上是不可完全预测的，而且高效团队的成员具有高水平的情景意识和情商。这些人类–AI系统的成功程度可能取决于这些变量。此外，AI团队成员的适应性学习本质意味着他们的行为可能不完全是人类可以预测的。在这种情况下，透明度是人机合作中出现的另一个特征；在人类–机器人团队沟通决策方面的研究提出，改善团队效率、任务绩效和机器人行为的透明度是解释人工智能的支柱和先导。

四、认知工作负载监控

为了实现认知增强，需要考虑的一个重要方面是我们如何测量不同的认知状态。认知工作负载指标被广泛用于这一方面，包括在手术室的手术任务中。现有的几种用于测量外科环境中认知工作负载的工具，其中自我报告问卷（如NASA-TLX、SURG-TLX）、脑电图（electroencephalography，EEG）、皮肤电导、眼动追踪和近红外光谱（near-infrared spectroscopy，fNIRS）、心率变异性（heart rate variability，HRV）是研究最多的方法[13]。心率变异性被确定为工作压力和脑力劳动的一个敏感和可靠的生理指标[21]。

使用心率变异性的工具可以通过廉价的可穿戴设备以实时和不引人注目的方式应用。心率变异性指标是基于对心跳间期（R-R间期）的分析，可以对窦房节律变异性进行量化[22]。这些心率变异性测量分为两大类：心率变异性的频域和时域参数。低频（low-frequency，LF）带和高频（high-frequency，HF）带这两个频域参数，已被证明能反映交感和副交感自主神经系统之间的平衡。在对认知要求较高的情况下，交感神经占优势，增加了LF/HF比率。其他公认的心率变异性参数，如相邻正常搏动间期差值的均方根（root mean square of successive differences，RMSSD）和正常搏动间期标准差（standard deviation of normal-to-normal，SDNN）是副交感神经控制的反映，因此较高的认知需求会降低这些时域值。LF/HF比率、RMSSD和SDNN都被用作认知工作负载的客观和实时测量参数[23, 24]。

动眼运动和瞳孔扩张的变化，提供了关于用户如何与复杂的视觉显示进行交互的重要信息。这两种类型的数据都可以通过使用眼球追踪装置来获得，该装置以几乎连续的信号捕捉眼球数据，提供关于用户看什么、看多久，以及在保持注视时他的瞳孔扩张多少的精确信息。Marshall提出了认知活动指数，可以从瞳孔扩大的变化中可靠而快速地估计认知工作负载[25]。虽然这种方法在美国国防部通过国防高级研究计划局资助的增强认知计划下与基于屏幕的任务相关的军事模拟中效果很好[26]，但不幸的是，由于其侵入性和需要持续的屏幕监控和跟踪，它目前不适合在外科手术中使用。

脑电图和近红外光谱等无创脑成像技术的时间敏感性和高精确度，也有助于人们了解认知工作负载[27]。这两种技术都已被用于医学模拟，并证明了它们在这一领域的实用性，但由于其突兀性和物理约束，目前还不能在现场手术直播中加以利用。虽然皮肤电反应（galvanic skin response，GSR）继续被用来通过测量汗腺的活动，来估算自主神经系统的活动[28]，但在收集皮肤电反应数据方面存在有实际的限制：传感器放置在手指和手掌上以保证高密度的分泌汗腺产生高质量的信号，这在涉及无菌的模拟手术和现场直播手术中是无法实现的。

五、术中性能的自动评估

目前，技术性和非技术性的术中手术效果的金标准评估工具都是基于专家的观察评级[29, 30]。尽管这些方法是常见的做法，但与事后结果相关的一些限制（即没有实时测量），评分者之间的可靠性欠佳及难以重现性，限制了这些技术在手术室中实现可扩展的实时认知增强。

计算机视觉是人工智能的一个分支，它使用机器学习技术从数字图像或视频中获得高层次的理解。计算机视觉应用已被用于识别和跟踪人类活动，甚至用于语境理解。这一领域通过自动识别和跟踪手术室内临床医生的活动，可以提供无与伦比的能力来进行客观和实时的评估[31]。在外科技术技能方面，视频理解算法已被应用于许多领域，包括工业机器人、自动驾驶汽车、安全监控，以及最近的医疗保健（如虚拟结肠镜检查、图像采集、手术决策）。视频理解可以解决传统的指导或基于模拟的方法在评估外科医生的技术技能方面的一些局限性，包括人为考核者偏差和可扩展性差。虽然在手术环境中的应用有限，但最近的一份报告记录了计算机视觉正确识别袖状胃切除术步骤的准确率为 92.8%[32]。之前的研究已经证明，与传统耗时的人工评分法相比，基于视频的手术动作分析在评估手术室腹腔镜性能方面具有可靠性[33]。Azari 等将外科专家的等级评估与基于计算机的技术技能评估（如缝合、打结）进行了比较，包括动作流动性、组织处理和动作经济性[34]。

对于非技术性技能的评估，计算机视觉可用于评估手术团队成员的方位、动作和手势，提供手术室内团队动态的客观指标（如团队邻近性、团队中心性）[35]。这些应用也可用于人为因素和人体工程学研究，旨在为手术室空间和设备设计提供有见地的手术团队活动信息。在手术室的人机互动方面，计算机视觉应用已被用于为外科医生创建一个非接触式界面，促进对图像显示的无形控制[36]。

六、外科数据科学

外科数据科学（surgical data science，SDS）是一门新的科学学科，其目标是通过对数据的获取、组织、分析和建模来提高介入医疗的质量和价值。SDS 的最终目标是提高介入医疗的价值（质量和效率）[16]。

SDS 领域的一个关键因素是建立社区衡量指标，并确定该领域对这些衡量指标所期望的再现水平。

使这些措施和方法具体化的方法是创建与数据相关的标准化工具和实践（如 JIGSAWS 数据集）。系统的程序性数据收集目前尚处于起步阶段，大量的数据，特别是外科手术的数据，仍然没有被采集到。航空业在 20 世纪 60 年代也面临着类似的转折点，当时驾驶舱语音记录器的引进有赖于"飞行员的大胆支持和航空界的智慧"；外科手术行业也必须对 SDS 有类似的认同[37]。

基于传感器的数据收集和测量有助于改善医疗保健领域的个人、团队、单位和组织学习的举措。对于提供者来说，SDS 可以为临床医生管理其个人工作量提供实时支持，并提供与其他临床医生互动的数量和质量的反馈。对于团队来说，基于传感器的测量可以作为团队改进传统方法的补充，例如通过提供关于绩效模式和工作流程的信息进行临床团队培训。SDS 可以自动绘制流程图，以识别流程中的瓶颈或其他低效之处。SDS 的广泛应用可以提供与航空飞行数据记录器类似的功能，允许在模拟环境中回放真实事件，并分享产生的知识[16, 38]。

在手术室增强认知的背景下，系统地整合来自人类和机器的多种数据来源将是至关重要的。关于团队工作，SDS 至少可以应用于三类团队产出：任务效率、团队学习和有效成果。任务效率是最直接的，基于传感器的团队工作测量捕捉到对警报和报警的反应时间。通过基于传感器的测量来评估团队学习，可以包括评估有效和无效团队合作模式的可变性，或者评估更多描述性的沟通结构措施的变化。通过分析团队互动的模式，可以推断出有效的团队成果，如员工满意度。

七、认知导向手术

来自不同领域（如航空、航天和医学）的文献一致表明，认知过载，尤其是在执行复杂工作进程中出现的认知过载，会导致人的工作绩效下降，增加出错的机会[39]。事实证明，与靠记忆完成手术的标准做法相比，指导模拟手术的程序检查单是一种干预措施，可显著提高手术效果并同时减少错误的发生。尽管这些检查表非常有效，但它们是静态的，与环境和临床医生工作负载无关[40]。

随着过去 20 年硬件和软件技术的巨大进步，以及人工智能和机器学习在医疗领域应用的可扩展性，一个新的跨学科领域已经出现，被称为认知导向手术[41]。这一领域最重要的创新是开发情境感知系统的能力，它不仅向临床医生提供被动的数据和信息，而且还提供基于知识的解释和对未来状态的预测。这些认知导向系统提供的帮助超越了基于技术和知识的支持，转向更复杂和更协调的人机界面，通过减轻手术任务带来的心理需求和将一些认知工作负载分配给人工智能代理，从而降低手术过程中的人类认知工作负载。这些系统完美地融入了本章前面解释的分布式认知和情景认知模型中。

智能检查单是认知导向在外科手术中应用的另一个例子。之前的研究已经使用了详细的流程建模和事故树分析，来映射手术中涉及的任务、子任务和流程。基于这些模型，开发制定了智能检查单，以便在手术室常规和突发情况下（如紧急危机）指导外科手术团队[42]。

总结

随着技术和计算系统在过去30年中获得的巨大进步，我们已经将新技术集成到几乎所有人类活动中，最终目标是改善工作场所的性能和增强安全。外科手术作为一种高风险的人类活动，随着复杂性的增加，已经开始将计算系统纳入到手术室的临床工作流程中，以优化流程和支持手术团队。随着AI、虚拟/增强现实、可穿戴传感器等技术的发展，一个增强认知的新时代正在逐渐被接受，为未来手术室创造了新的可能性和挑战。

参考文献

[1] Makary MA, Daniel M. Medical error-the third leading cause of death in the US. BMJ. 2016;353:i2139.

[2] Stefl ME. To err is human: building a safer health system in 1999. Front Health Serv Manag. 2001 Autumn;18(1):1–2.

[3] Gawande AA, Zinner MJ, Studdert DM, Brennan TA. Analysis of errors reported by surgeons at three teaching hospitals. Surgery. 2003;133(6):614–21.

[4] Zenati MA, Kennedy-Metz L, Dias RD. Cognitive engineering to improve patient safety and outcomes in cardiothoracic surgery. Semin Thorac Cardiovasc Surg [Internet]. 2019. Available from: https://doi.org/10.1053/j.semtcvs.2019.10.011.

[5] Patel VL, Kannampallil TG, Shortliffe EH. Role of cognition in generating and mitigating clinical errors. BMJ Qual Saf. 2015;24(7):468–74.

[6] Flin R, Youngson GG, Yule S. Enhancing surgical performance: a primer in non-technical skills: CRC Press; Boca Raton, FL. 2015. 223 p.

[7] Hutchins E, Palen L. Constructing meaning from space, gesture, and speech [Internet]. In: Discourse, tools and reasoning; 1997. p. 23–40. Available from: https://doi.org/10.1007/978-3-662-03362-3_2.

[8] David S, Endicott-Popovsky B. Augmented cognition for socio-technical systems [Internet]. In: Augmented cognition; 2019. p. 133–42. Available from: https:// doi.org/10.1007/978-3-030-22419-6_10.

[9] Hollan J, Hutchins E, Kirsh D. Distributed cognition: toward a new foundation for human-computer interaction research [Internet]. In: Vol. 7, ACM transactions on computer-human interaction; 2000. p. 174–96. Available from: https://doi.org/10.1145/353485.353487.

[10] Fulbright R. Cognitive augmentation metrics using representational information theory [Internet]. In: Augmented cognition. Enhancing cognition and behavior in complex human environments; 2017. p. 36–55. Available from: https://doi.org/10.1007/978-3-319-58625-0_3.

[11] Team cognition: Understanding the factors that drive process and performance [Internet]. 2004. Available from: https://doi.org/10.1037/10690-000.

[12] Wahr JA, Prager RL, Abernathy JH, Martinez EA, Salas E, Seifert PC, et al. Patient safety in the cardiac operating room: human factors and teamwork [Internet]. Circulation. 2013;128:1139–69. Available from: https://doi.org/10.1161/cir.0b013e3182a38efa.

[13] Dias RD, Ngo-Howard MC, Boskovski MT, Zenati MA, Yule SJ. Systematic review of measurement tools to assess surgeons' intraoperative cognitive workload. Br J Surg. 2018;105(5):491–501.

[14] Hazlehurst B, Gorman PN, McMullen CK. Distributed cognition: an alternative model of cognition for medical informatics. Int J Med Inform. 2008;77(4):226–34.

[15] Hazlehurst B, McMullen CK, Gorman PN. Distributed cognition in the heart room: how situation awareness arises from coordinated communications during cardiac surgery. J Biomed Inform. 2007;40(5):539–51.

[16] Maier-Hein L, Vedula SS, Speidel S, Navab N, Kikinis R, Park A, et al. Surgical data science for next-generation interventions. Nat Biomed Eng. 2017;1(9):691–6.

[17] Gombolay M, Bair A, Huang C, Shah J. Computational design of mixed-initiative human-robot teaming that considers human factors: situational awareness, workload, and workflow preferences [Internet]. Int J Rob Res. 2017;36:597–617. Available from: https://doi.org/10.1177/0278364916688255.

[18] Gombolay M, Yang XJ, Hayes B, Seo N, Liu Z, Wadhwania S, et al. Robotic assistance in the coordination of patient care [Internet]. Int J Rob Res. 2018;37:1300–16. Available from: https://doi.org/10.1177/0278364918778344.

[19] Yule S, Flin R, Paterson-Brown S, Maran N, Rowley D. Development of a rating system for surgeons' non-technical skills [Internet]. Med Educ. 2006;40:1098–104. Available from: https://doi.org/10.1111/j.1365-2929.2006.02610.x.

[20] Dietz AS, Pronovost PJ, Benson KN, Mendez-Tellez PA, Dwyer C, Wyskiel R, et al. A systematic review of behavioural marker systems in healthcare: what do we know about their attributes, validity and application? [Internet]. BMJ Qual Saf. 2014;23:1031–9. Available from: https://doi.org/10.1136/bmjqs-2013-002457.

[21] van Heerden J. A prospective randomized trial on heart rate variability of the surgical team during laparoscopic and conventional sigmoid resection—invited critique [Internet]. Arch Surg. 2001;136:310. Available from: https://doi.org/10.1001/archsurg.136.3.310.

[22] Dias RD, Conboy HM, Gabany JM, Clarke LA, Osterweil LJ, Avrunin GS, et al. Development of an interactive dashboard to analyze cognitive workload of surgical teams during complex procedural care. IEEE Int Interdiscip Conf Cogn Methods Situat Aware Decis Support. 2018;2018:77–82.

[23] Avrunin GS, Clarke LA, Conboy HM, Osterweil LJ, Dias RD, Yule SJ,

et al. Toward improving surgical outcomes by incorporating cognitive load measurement into process-driven guidance. Softw Eng Healthc Syst SEHS IEEE ACM Int Workshop. 2018;2018:2–9.

[24] Kennedy-Metz LR. Evaluation of biofeedback components for the management of acute stress in healthcare [Internet]. Virginia Tech; 2018. Available from: https://vtechworks.lib.vt.edu/handle/10919/86166.

[25] Marshall SP. The index of cognitive activity: measuring cognitive workload. In: Proceedings of the IEEE 7th conference on human factors and power plants. 2002. p. 7.

[26] St. John M, Kobus DA, Morrison JG, Schmorrow D. Overview of the DARPA augmented cognition technical integration experiment. Int J Hum Comput Interact. 2004;17(2):131–49.

[27] Hirshfield LM, Solovey ET, Girouard A, Kebinger J, RJK J, Sassaroli A, et al. Brain measurement for usability testing and adaptive interfaces: an example of uncovering syntactic workload with functional near infrared spectroscopy. In: Proceedings of the SIGCHI conference on human factors in computing systems. New York: ACM; 2009. p. 2185–94. (CHI '09).

[28] Das P, Das A, Tibarewala DN, Khasnobish A. Design and development of portable galvanic skin response acquisition and analysis system. In: 2016 international conference on intelligent control power and instrumentation (ICICPI). 2016. p. 127–31.

[29] Yule S, Smink DS. Non-technical skills for surgeons: the NOTSS behaviour marker system [Internet]. In: Enhancing surgical performance; 2015. p. 37–60. Available from: https://doi.org/10.1201/b18702-3.

[30] Faulkner H, Regehr G, Martin J, Reznick R. Validation of an objective structured assessment of technical skill for surgical residents. Acad Med. 1996;71(12):1363–5.

[31] Kadkhodamohammadi A, Gangi A, de Mathelin M, Padoy N. A multi-view RGB-D approach for human pose estimation in operating rooms [Internet]. In: 2017 IEEE winter conference on applications of computer vision (WACV). 2017. Available from: https://doi.org/10.1109/wacv.2017.47.

[32] Volkov M, Hashimoto DA, Rosman G, Meireles OR, Rus D. Machine learning and coresets for automated real-time video segmentation of laparoscopic and robot-assisted surgery. In: 2017 IEEE international conference on robotics and automation (ICRA). 2017. p. 754–9.

[33] Dosis A, Aggarwal R, Bello F, Moorthy K, Munz Y, Gillies D, et al. Synchronized video and motion analysis for the assessment of procedures in the operating theater. Arch Surg. 2005;140(3):293–9.

[34] Azari DP, Frasier LL, Quamme SRP, Greenberg CC, Pugh CM, Greenberg JA, et al. Modeling surgical technical skill using expert assessment for automated computer rating. Ann Surg. 2019;269(3):574–81.

[35] Dias RD, Yule SJ, Kennedy-Metz L, Zenati MA. Psychophysiological data and computer vision to assess cognitive load and team dynamics in cardiac surgery. Available from: http://www.ipcai2019.org/pdf/Long_Abstracts/Diaz_etal_IPCAI_2019_Long_Abstract.pdf.

[36] Thierfelder N, Wintermantel E, Hagl C, König F. Development of a fully automated testing device for biological, minimal invasive and tissue engineered heart valve prostheses [Internet]. Thorac Cardiovasc Surg. 2015;63. Available from: https://doi.org/10.1055/s-0035-1544364.

[37] Goldenberg MG, Jung J, Grantcharov TP. Using data to enhance performance and improve quality and safety in surgery [Internet]. JAMA Surg. 2017;152:972. Available from: https://doi.org/10.1001/jamasurg.2017.2888.

[38] Jung JJ, Jüni P, Lebovic G, Grantcharov T. First-year analysis of the operating room black box study. Ann Surg [Internet]. 2018. Available from: https://doi.org/10.1097/SLA.0000000000002863.

[39] Ham D-H. Research trends of cognitive systems engineering approaches to human error and accident modelling in complex systems. J Ergon Soc Korea. 2011;30(1):41–53.

[40] Arriaga AF, Bader AM, Wong JM, Lipsitz SR, Berry WR, Ziewacz JE, et al. Simulation-based trial of surgical-crisis checklists. N Engl J Med. 2013;368(3):246–53.

[41] Kenngott HG, Apitz M, Wagner M, Preukschas AA, Speidel S, Müller-Stich BP. Paradigm shift: cognitive surgery. Innov Surg Sci. 2017;2(3):139–43.

[42] Christov SC, Conboy HM, Famigletti N, Avrunin GS, Clarke LA, Osterweil LJ. Smart checklists to improve healthcare outcomes [Internet]. In: Proceedings of the International Workshop on Software Engineering in Healthcare Systems-SEHS '16. 2016. Available from: https://doi.org/10.1145/2897683.2897691

第 20 章　微型协作机器人：在外科手术中的潜在应用
Cooperative and Miniature Robotics: Potential Applications in Surgery

Joseph J. Eid　Dmitry Oleynikov　著
周　强　王　钟　译

自 20 世纪 90 年代以来，微创手术在腹腔镜和机器人平台上的外科手术技术取得了快速发展。起初，手术医生通过小创口利用硬器械在腹腔中对组织进行操作。目前，微创手术已囊括传统腹腔镜手术、机器人辅助腹腔镜手术、经脐单孔腹腔镜手术（laparoendoscopic single-site surgery，LESS）和自然孔腔内镜手术（natural orifice translaminal endoscopic surgery，NOTES）。这些技术具有组织创伤小、失血少、术后疼痛程度低和患者恢复快等优点。

目前，协作机器人被应用于观察多个静止或运动目标的场景。该技术在广泛应用于外科手术平台前，就已应用于监控活动、野生动物研究、体育报道和搜索行动中。同时部署这些机器人可以提高效率和性能，以实现共同目标。在非手术系统中，目标的完成依赖于多个机器人之间的协调运作，以及机器人与操作者之间的协同工作。在医疗领域，一些生物工程实验室已经设计了各种微型机器人来执行特定的外科技术和任务。在此过程中，机器人不可自主执行任务，需要外科医生控制内镜、腹腔镜或机器人进行手术协作。

手术系统中的协作行为旨在增强操作员与机器人、机器人之间在任务交接过程中协作，并克服环境的限制和干扰。最终目标是利用越来越小的机器人来完成复杂的任务，这些任务在过去只能通过大型传统设备来完成。比如，有些机器人可被口服进入胃肠道再进行自我组装以执行特定任务。本章将探讨这种技术在外科领域的潜在应用。

一、微型协作机器人

可感知、可处理数据、可通信、可移动和可执行手术任务，是协作机器人系统必不可少的 5 个主要功能。虽然一个机器人可能只具备 1 个或 2 个以上的功能，但在一个整合的系统中，多个机器人组合就会具备更多不同功能。例如，在手术环境中，一个机器人可能只负责感知和处理视觉刺激数据，但是其他机器人可负责任务的执行。目前，多个机器人的协作极大程度上依赖于人类操作员。

在自然腔道手术中，由于自然腔道的大小及复杂性问题，多种器械的使用受到限制。猪体内模型已证明多个微型机器人进行操作的可行性，这些机器人将协同参与改善空间定向问题并辅助完成任务。机器人还可以配备立体成像装置，以提供操作器械与观察平面之间的深度感和三角测量。

目前已有多种可用于手术协作的多功能微型机器人得到开发，这些机器人具备图像采集、可移动、可发光、可收缩和可进行缝合等功能。

（一）腹膜成像机器人设计（Lincoln，Nebraska，USA，图 20-1）

作为协作手术的一部分，这些机器人被称为腹膜安装装置。机器人和手柄内的磁铁允许两者进行适当的定位和平移。机器人可以根据需要进行平移和倾斜，以提供来自手术目标的视频反馈。为了满足手术环境的协作需求，新一代机器人在设计的过程中不仅集成了 LED 照明技术，还减小了自身整体直径。

（二）可移动摄像机器人设计（Lincoln，Nebraska，USA，图 20-2）

这些微型机器人带有滚筒且可调整尾部方向，并借此穿过腹腔。它们体内还集成了可调焦成像传感器，以向外科医生提供视频反馈。因其微小的体型，外科医生可使用常规套管针将其插入腹部，并用于在腹腔内进行引导操作。

（三）照明机器人设计（Lincoln，Nebraska，USA，图 20-3）

这款机器人的透明外管中装有多个 LED 灯及磁铁。在外部磁性手柄的作用下，带有磁铁的照明机器人被吸附到外腹壁。它们的设计还允许其经由胃切开术进入体腔或经由常规腹腔镜套管针进入腹腔。

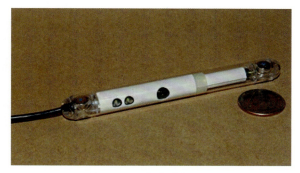

▲ 图 20-1　腹膜成像机器人

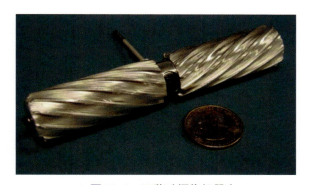

▲ 图 20-2　可移动摄像机器人

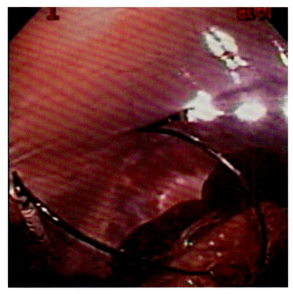

▲ 图 20-3　微型成像机器人和照明机器人协同工作，向操作员提供手术的视频反馈

（四）牵拉机器人设计（Lincoln，Nebraska，USA，图 20-4）

这些微型机器人用于大范围组织操作和组织牵拉。它们可以通过标准的腹腔镜套管针或自然孔口进入人体，可静可动。其抓取装置由滚筒控制，滚筒根据自身旋转方向卷绕或松开。目前，腹腔镜或内镜装置可用于引导该机器人进行抓取。

（五）在体灵巧机器人（Lincoln，Nebraska，USA，图 20-5）

这款微型在体灵巧机器人具有多种功能，可以通过胃造口术在内镜下送入腹腔。它具有抓取、牵拉、操作和烧灼组织的能力。机器人有 2 个手臂连接在一个中央机体上。机械手臂能够在所有 3 个维度上旋转，以实现最大范围的组织操纵和牵拉。每个手臂都连接到抓取器或烧灼器械上。这款微型机器人可以触及腹部的所有四个象限。并通过标准腹腔镜向外科医生提供视觉反馈。外科医生通过控制台对机器人进行远程控制，该控制台包括两个控制器、一个用于烧灼的脚踏板和一个视频反馈显示器。在猪模型的实验中，这个机器人装置能进行小肠解剖和胆囊切除术。根据这款微型机器人实现的三角形结构，动态抓取臂能够施加适当的牵拉及反牵拉力，以优化烧灼臂的组织切割效果。

二、多种微型机器人在外科应用中的整合

在猪模型的实验性手术中，使用了腹膜机器人进行胆囊切除术，而成像机器人则提供主要的视觉反馈。这些与达芬奇腹腔镜的工作方式相反。多种机器人协作可为外科医生提供多角度的视野，以便更好地了解手术解剖结构和环境。在另一项手术中，腹膜机器人、移动摄像机器人和标准腹腔镜三者被联合使用。腹腔镜仅用于腹膜机器人和移动摄像机

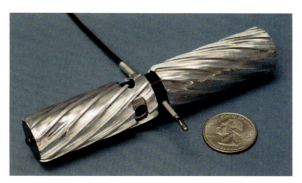

▲ 图 20-4　移动牵拉机器人设计

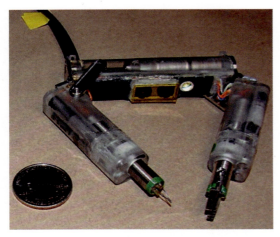

▲ 图 20-5　体内灵巧机器人

器人的初始放置，而医生的视觉反馈则由以上两台机器人提供。腹膜机器人和移动摄像机器人联合使用为医生提供了腹腔和手术环境的完整视野。外科医生能够在肠道和肝脏上操作移动摄像机器人，而不会损伤下层器官。通过总共 3 个套管针切口，联合多种摄像机器人为外科医生提供了整个腹腔的更多视角。

在另一项以非活体猪为模型的实验手术中，术者利用 3 个微型机器人联合执行了 NOTES。内镜用于胃切开手术，同时将 3 个机器人送入腹腔。第一个为成像机器人，靠外部磁性手柄固定在腹壁上；第二个为移动成像机器人，可提供额外视角；第三个为牵拉机器人，是 3 个机器人的核心设备，用于大范围组织的操作，如胆囊和小肠。该手术展示了将多个微型机器人与传统腹腔镜结合起来执行手术的潜能。

三、局限性和未来考量

手术机器人和外科医生之间的协作日益紧密，但也带来潜在风险，主要由系统故障、对环境因素的错误分析，以及机器人自身或机器人与操作员之间的通信中断等引起。目前已有人提出了人机协作指导原则。

(1) 手术医生负责制，手术医生应掌控所有提交于机器人的任务，同时允许机器人之间的自动功能切换。

(2) 手术场景及机器人的反馈应实时提供给手术医生，以保障手术医生进行评估。

(3) 手术医生与自主机器人的互动必须是持续的。

(4) 人机联合操作应能提高执行效率。

总结

与更传统的经腔道和经腹腔内手术方式相比，使用协作性良好且具有明确目标的体内机器人具有一定优势。多个机器人的相互协作可以执行更为复杂的任务。例如，由于血管内和胃肠道等环境入路的极小且有限，传统手术很难进行，因此，蜂群机器人技术可能成为突破口。未来，机器人系统应会具备一定程度的自组装性能。随着 AI 算法在不同非手术机器人系统中的集成和应用，非手术机器人自主独立执行任务已经成为现实。手术机器人的研发如火如荼，旨在实现一定程度的手术自动化，增加机器人之间的协作性，同时保障患者安全和良好的手术结果。

拓展阅读

[1] Khan A, Rinner B, Cavallaro A. Cooperative robots to observe moving targets: review. IEEE Trans Cybern. 2018;48(1):187–98.

[2] Lehman AC, Berg KA, Dumpert J, Wood NA, Visty AQ, Rentschler ME, Platt SR, Farritor SM, Oleynikov D. Surgery with cooperative robots. Comput Aided Surg. 2008;13(2):95–105.

[3] Tiwari MM, Reynoso JF, Lehman AC, Tsang AW, Farritor SM, Oleynikov D. In vivo miniature robots for natural orifice surgery: state of the art and future perspectives. World J Gastrointest Surg.

2010;2(6):217–23.

[4] Zygomalas A, Giokas K, Koutsouris D. In silico investigation of a surgical interface for remote control of modular miniature robots in minimally invasive surgery. Minim Invasive Surg. 2014;2014:307641.

[5] Schleer P, Drobinsky S, de la Fuente M, Radermacher K. Toward versatile cooperative surgical robotics: a review and future challenges. Int J Comput Assist Radiol Surg. 2019;14(10):1673–86.

第21章 人机整合与神经假体的进化
Human-Machine Integration and the Evolution of Neuroprostheses

William Kethman   Richard F. ff. Weir   著
尹 建 李文军 译

"大脑是处理和控制感觉及运动功能的中枢，使我们能够与世界进行互动。"这是一个基于事实的重要概念。例如，我们的眼睛、耳朵和四肢都受控于大脑。然而，由于疾病和损伤的原因，人类大脑行使这种控制的通路被破坏。人类追求在损伤或疾病后恢复功能并不是什么新鲜事，这是医学和生物医学工程科学的一个基本原则和重点。为了使个体与周围环境再次互动，人们试图通过脑机或周围神经接口恢复通路，不过这项技术还处于相对初级阶段。这部分内容正是高级神经假体领域。

据估计，2005 年有 160 万美国人失去肢体，预计到 2050 年，这一数字将增至 360 万[1]。其中，超过 50 万人是由于创伤所致的上肢缺失。世界卫生组织估计，发展中国家疾病负担会明显增加。预计全世界有多达 3000 万人需要假肢或矫正设备[2]。更广泛地说，如果高级神经假体技术能减轻听力或视力损害带来的疾病负担，那么全世界将有超过 5200 万的人可能会从这一技术的进步中受益[3, 4]。

一、神经假体的历史

已知的第一个假肢可以追溯到公元前九世纪到六世纪，是在埃及卢克索的 Abd el-Qurna 酋长的墓室中发现的，这个埃及女性的足趾假体被认为既美观又实用[5, 6]（图 21-1）。从第一个假肢出现直到 16 世纪初，被动假肢用于特殊人群，即那些在战争时期经历截肢后幸存下来的人。Ambroise Paré 是一名法国军医，也是一名早期创新者，他发明了几例人造四肢，并对战时手术方法和伤口护理技术进行了变革[7]。截肢技术和术后护理的进步提高了患者的生存率，也同时增加了患者对假肢的需求。这些早期的假肢以锁定膝关节铰链和使用锁销、弹簧驱动手

指为特色。令人印象深刻的是，他的一些早期设计至今仍在现代假肢中使用。这些最初的假肢是"身体驱动的"，设计上的进步最终促成了第二次世界大战后使用的分钩式上肢身体动力假肢的开发[8]。这项技术和传统身体驱动的绳锁假体相结合，与一种被称作隧道成形术的外科技术联合应用[9, 10]（图 21-2）。隧道成形术是一种外科手术，该手术在肌腹部形成一个皮肤内衬的隧道，通过运动成形针和线缆操控假体。Paré 先生及后人的一些工作充分说明了外科技术在这一领域的重要作用和依赖性，这一理论在现代神经假体时代尤为重要。

尽管有争议，但 Emil du Bois-Reymond 在 1849 年首次记录了肌肉产生的电活动，即肌电图（electromyography，EMG）[11]。直到 1948 年，也就是在第一个外力驱动的假体问世 30 年后，Reinhold Reiter 在慕尼黑演示了第

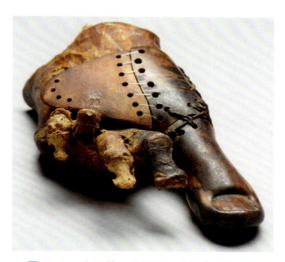

▲ 图 21-1 公元前 9 世纪至 6 世纪在埃及卢克索发现的足趾假肢（©University of Basel, Life Histories of Theban Tombs Project, photographed by Matjaž Kačičnik，经许可转载）

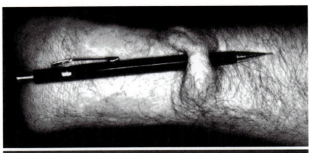

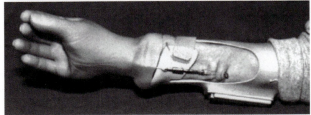

▲ 图 21-2　隧道成形术和假肢的样例（经 **Dr. Weir** 许可转载）

一例由肌电控制的假体[12, 13]。1962 年，Mortensen 等重新开发了肌电控制技术，并在人类受试者中展示了对单个运动单元的自主控制[14]。1969 年，Fetz 等将这项技术进行了改良，将其应用于除人类外的灵长类动物的中枢神经系统。他们证实，通过条件反射，有意义的皮质水平活动可以在强化过程中被记录和放大[15]。1999 年，Chapin 等的研究证明了大鼠同步运动皮质记录能够用于控制机械臂，由于之前的研究主要集中在开发通用控制接口[16]，因此，这是综合中枢神经控制系统的最早实践演示之一。这些技术最广泛的用途之一是人工耳蜗植入，全世界有超过 30 万例人工耳蜗植入手术，其中第一例是由 Djourno 和 Eyriés 在 1957 年完成的[17, 18]。这些先驱们开发了现代神经假体和神经接口的基本构件[19]。

二、神经接口

神经接口能将数据从神经系统（无论是传出的还是传入的）传输到机电系统（如假肢装置或计算机系统）[19]。由于生物力学耦合的存在，该领域常面临困难，而如何可靠地获取和分析超长时间的神经信号则是其中最具挑战性的问题之一。例如，经掌骨截肢者无法承受皮质内植入神经接口的风险，而表面肌电信号可能缺乏患者试图进行多自由度控制时所需的特异性。为了平衡这些因素，人们正在研发更多数量的中枢和外周神经系统接入点。这些研究的意义主要是针对不同程度的神经损伤、个

体应用所需的特异性及实施过程中存在的创伤（图 21-3）。

三、中枢神经系统

神经元枢纽最近端的损伤需要在中枢神经系统传感中进行研究和发现。与所有接入点一样，必须考虑方法的侵入性和特异性。本章并不回顾脑磁图、近红外光谱、功能性 MRI 或其他更新颖的方法，而是将重点放在目前使用最广泛的方法上。

脑电图技术对患者无创、成本较低，通常被认为是监测和感知皮质神经活动的安全方法[20]。尽管有这些优点，但该方法在纵向使用、信号完整性以及缺乏计算密集型处理的特异性方面仍面临挑战。国防高级研究计划局（Defense Advanced Research Projects Agency，DARPA）鼓励开发低成本、高质量的脑电图系统，他们的努力已经促成了开源，使得这一重要领域的研究和进展逐渐被普及[21, 22]。

皮质内电极被认为是获取神经信号时损伤最大的方式。Kennedy 等描述了一种神经营养电极，该电极由一个涂有生长因子的玻璃锥构成，旨在提升电极的质量和稳定性[23]。此外，他们还开发了一种皮质内电极系统，其中包含电感受器和射频发射器可以通过皮下植入体内，以更改长期使用。这些皮质内设备已经应用于脑干卒中、肌萎缩侧索硬化、线粒体肌病和脊髓小脑变性的患者。Wodlinger 等使用了 Blackrock Microsystems 公司生产的两个 96 电极微阵列，并且已将先进的信号处理方法用于控制多自由度假肢[24]。对于一些患者，针对他们的损伤程度或病情特点，通过一些特殊手段，就可以合理地控制皮质内传感器植入的风险。

四、周围神经系统

表面肌电图是经皮肤表面利用周围神经动作电位的传播来测量肌肉活动的一种方法。由于具备相对的信号特异性且损伤小的特点，表面肌电图被广泛用作神经接口。虽然有这些优点，但是目前使用的仍是相对简单的信号处理算法，而人们也正在努力利用更复杂的算法来扩展该信号在多自由度假肢中的应用[25-27]。之所以使用简单的信号处理算法，主要是因为特征提取或模式识别时所带来的复杂性会造成控制延迟，这通常被视为缺乏响应性，因此实时使用功能受限[28, 29]。表面电极放置的可变性以

及多自由度应用中表面肌电图所需的计算复杂性给人们带来了挑战，这也促进了可植入肌电传感器（implantable myoelectric sensors，IMES）和其他外科技术的发展，这些技术支持多部位表面肌电图[30]（图21-4）。使用IMES时有多种方式，然而，Merrill等已经在动物实验和人体试验中通过植入传感器证明了肌电信号的稳定性[31-33]，关于这种方式，长期的动物实验已经显示出可靠的信号稳定性和重复性。

其他更加直接截取神经信号的植入方法也得到了应用，主要包括神经外、神经内和再生的植入方法[34, 35]。神经外电极环绕着周围神经或对周围神经施加微小压力，这样并不会穿透神经或造成损害。穿透电极虽然更为敏感，但由于其相对于神经组织有更高的硬度，这会导致神经的刺激和退化，因此长期应用受到了限制。最具选择性的直接神经接口是再生电极，其设计允许横断的神经通过筛网电极阵列生长，这种方法极具吸引力，但再生电极目前仍在研究中，实际应用有限。

外周神经信号的测量和处理面临的挑战，促使外科医生努力去优化这些生物信号。这些技术旨在提供更可靠、稳定和强大的输入信号，同时增加

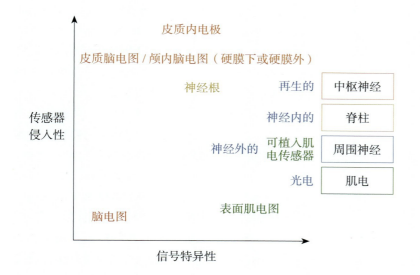

◀ 图 21-3　传感器侵入性和预期用途的信号特异性之间的平衡

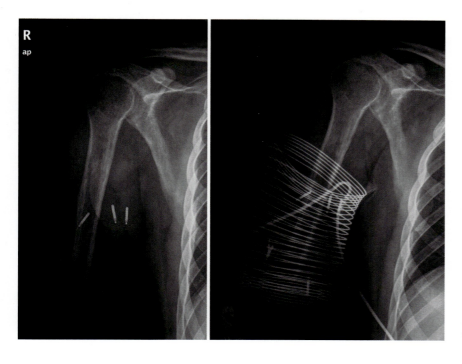

◀ 图 21-4　X 线显示植入的带有感应电源和无线数据传输线圈的 IMES 传感器（引自 Stefan Salminger）

输出信号的数量，以实现更复杂的多自由度控制。Kuiken 等开发了一种技术，即靶向肌肉再神经化（targeted muscle reinnervation，TMR），需要将可用的周围神经重新植入并转位到浅表肌肉中[36]。这项技术已经在一些个体身上应用，这些个体接受了经肱骨和肩关节的离断术，以控制 DARPA 假体创新项目中开发的高级假体。Gaston 等在部分手截肢者中采用了肌肉转位技术，将指骨间肌转移至掌骨前部[37]，这项技术使表面肌电图信号能够更可靠地控制部分手假体（图 21-5）。有趣的是，这些技术也被证明可以降低截肢后疼痛的可能性[38]。这一机制目前还不完全清楚，但很可能是因为残留的神经恢复了活性，并且获得了明确的止点，从而使疼痛得以减轻。这也提示人们在进行截肢手术时，关注随后的康复选择的重要性。外科医生、工程师和研究人员之间的合作关系至关重要，开发下一代神经假体需要先进的机电系统与新颖的手术操作相结合。

五、与现实世界相整合

假如实现了可靠稳定的接口，这些信号就可以用来控制现实世界。尽管假肢技术取得了进步，但由于缺乏功能、耐用性和舒适性，近 23% 的此类设备会被放弃使用[39]。耐用性和舒适性在很大程度上取决于假肢的物理设计，而材料的选择和假肢的集成方法是用户特定的。此外，功能方面不仅受到假肢设计和机电功能的影响，还受到输入指令数量的

显著影响。现代假肢灵活度的提高带来了特殊控制的挑战，如前所述，这些挑战正通过机械设计、信号分析和神经接口的创新得到解决。

目前的假肢整合依赖于假肢与皮肤和软组织的套接或物理连接。套接时会将压力从假体传递给残肢，这是产生不适感的主要原因。自适应套接技术的开发，使得活动期间所需的这些力量被智能化传导[40]，这些系统可以在进行强大的生物力学整合过程中提高舒适度。

骨整合，或者说假体装置与使用者骨骼系统的直接耦合，代表着另一种混合创新，即新的外科技术与科技进步相结合。Brånemark 等描述了对人体分两阶段植入钛的骨整合手术的长期结果，避免了使用假体套接技术[41]。这些方法克服了套接时的常见困难，并且被认为可以提高感觉和假体感知，尽管如此，为了减少感染等并发症和改善骨骼重塑，他们仍在进行一些相关的其他工作。

为了实现这些系统的完全整合，神经接口和控制系统的进步是必不可少的，然而，假肢设计和功能的进步才最终能使这些系统与现实世界互动。Bebionic® 仿生手（Ottobock，Duderstadt，Germany）是一种商用的多关节手，具有可选择的握持模式，以实现精细运动任务中的精确控制[42]（图 21-6）。已有研究证明可以使用肌动图作为 Bebionic® 仿生手的神经控制接口[43]，此外，Mastinu 等通过骨整合以及肌外膜电极输入信号操控 Ottobock 公司生产的高级

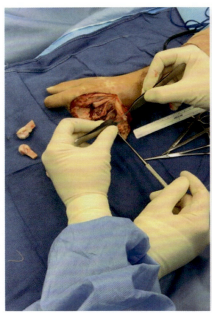
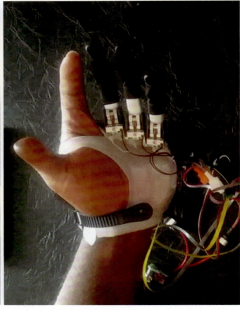

◀ 图 21-5 骨间肌转位演示和表面肌电图肌电部分假肢的使用（引自 OrthoCarolina）

假体 [44]。SoftHand Pro 以 19 dof Pisa/IIT SoftHand 为灵感，采用自适应协同设计方法 [45, 46]，这种多自由度手只需要一个执行器，就可以最大限度地发挥功能和多种抓握方式，在本质上简化了神经接口。i-Limb® 量子仿生手（Össur，Reykjavík，Iceland）是一种商用的带有 5 个独立驱动手指的多关节系统假手 [47]（图 21–7），i-Limb® 量子仿生手包括 36 个自动抓握功能和防坠落安全功能，它可以通过移动应用程序、肌肉、感应和手势输入进行控制。TASKA（TASKA™ Prosthetics，New Zealand）是一种防水、市售的假手，具有多种抓握功能和灵活的手腕及手指关节 [48]，该功能为用户日常使用提供了一个强大的系统。

自 2006 年启动的革命性假肢项目中，DARPA 资助了约翰·霍普金斯大学应用物理实验室（Applied Physics Laboratory，APL）和德卡研发公司 [21]，这一努力促成了 APL 模块化假肢（modular prosthetic limb，MPL）和 LUKE 仿生机械臂的开发。MPL 是一种模块化多节段上肢假体，从肩部到手的关节自由度高达 26 个 [49]，它向用户提供触觉反馈，并利用模式识别算法通过肌电输入进行控制。LUKE 仿生机械臂也有类似的经桡骨、经肱骨和完整的肩部模块化配置，利用 10 个带端点控制的动力关节同时进行关节运动 [50, 51]。该系统可以通过多种输入传感器进行独特的控制，例如肌电图、足部运动、机械和压力开关以及线性传感器，LUKE 仿生机械臂已获得美国 FDA 批准，并与 Mobius Bionics 合作上市（图 21–8）。

开发高级假肢的挑战之一是界定必要的控制输入，并开发算法来解码这些用于特定用途的信号。Krausz 等开发了一种 6 自由度的开源手，作为一种低成本的研究平台，用于开发和标准化肌电假肢中的控制算法 [45]，该平台的设计是开源的，总制造和材料成本约为 3000 美元，远低于商用平台。

六、研发机遇

随着神经假体技术的应用和使用范围不断扩大，外科医生、研究人员、工程师、监管机构和政府机构以及行业之间的密切合作至关重要，通过这些合作，可以为有需要的人群提供这些技术。机械、电气和计算工程方法的进步得益于生物系统和外科技术方面的专业知识的结合，这可以更好地整合这些系统，拓展患者的实际应用。

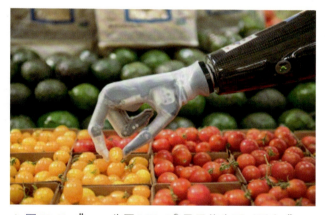

▲ 图 21–7　Össur 公司 i-Limb® 量子仿生手（引自 Össur Americas）

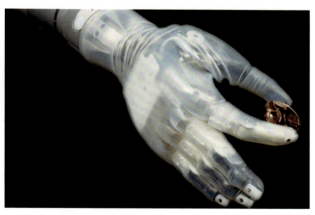

▲ 图 21–8　LUKE 模块仿生手（引自 Mobius Bionics，LLC）

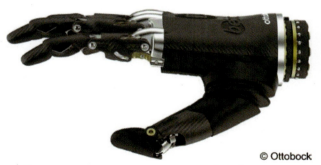

▲ 图 21–6　Ottobock Bebionic 多关节模块仿生手（引自 Ottobock）

参考文献

[1] Ziegler-Graham K, MacKenzie EJ, Ephraim PL, Travison TG, Brookmeyer R. Estimating the prevalence of limb loss in the United States: 2005 to 2050. Arch Phys Med Rehabil [Internet]. 2008 Mar [cited 2019 Sep 19];89(3):422–9. Available from: http:// www.ncbi.nlm. nih.gov/pubmed/18295618.

[2] WHO | Guidelines for Training Personnel in Developing Countries for Prosthetics and Orthotics Services. WHO. 2016.

[3] Lin FR, Niparko JK, Ferrucci L. Hearing loss prevalence in the United States. Arch Intern Med. 2011;171(20):1851–2.

[4] Vision problems in the U.S. –prevalence of age-related eye disease in America [Internet]. [cited 2019 Sep 22]. Available from: http://www. visionproblemsus. org/index.html.

[5] Hernigou P. Ambroise Paré IV: The early history of artificial limbs (from robotic to prostheses). Int Orthop. 2013;37:1195–7.

[6] LHTT | Life Histories of Theban Tombs | University of Basel [Internet]. [cited 2019 Sep 22]. Available from: https://lhtt.philhist.unibas.ch/ research/ toe-prosthesis-from-tt95/.

[7] Thurston AJ. Paré and prosthetics: the early history of artificial limbs. ANZ J Surg [Internet]. 2007 Dec [cited 2019 Sep 22];77(12):1114–9. Available from: http://www.ncbi.nlm.nih.gov/pubmed/17973673.

[8] Council NR. Terminal research reports on artificial limbs: report of the Committee on Artificial Limbs. 1947. p. 1–100.

[9] W SA, Fletcher MJ. Technique of tunnel cineplastic surgery and prosthetic appliances for cineplasty. In: American Academy of Orthopaedic Surgeons instructional course lectures. Ann Arbor: J.W. Edwards; 1953. p. 376–94.

[10] Weir RF, Heckathorne CW, Childress DS. Cineplasty as a control input for externally powered prosthetic components. J Rehabil Res Dev [Internet]. [cited 2019 Oct 13];38(4):357–63. Available from: http:// www.ncbi.nlm.nih.gov/pubmed/11563487.

[11] Du Bois-Reymond E. Untersuchungen über thierische elektricität. Berlin: G. Reimer; 1848. p. 1–743.

[12] Ersatzglieder und Arbeitshilfen: Für Kriegsbeschädigte und Unfallverletzte -Moritz Borchardt, Konrad Hartmann, Radike Leymann, Schwiening Schlesinger-Google Books [Internet]. [cited 2019 Oct 13]. Available from: https://books. google.com/books?hl=en &lr=&id=dt3vBgAAQBAJ-&oi=fnd&pg=PA822&dq=Ersatzglieder+u nd+Arbeit shilfen&ots=2Zv-Ekvo-h&sig=Jyg3g8DVGSmu3D7 3B7e R43BPPmU#v=onepage&q=ErsatzgliederundA rbeitshilfen&f=false.

[13] Reiter R. Eine Neue Electrokunsthand. 4th ed: Grenzgebite der Medizin; 1948. 133 p.

[14] Harrison VF, Mortensen OA. Identification and voluntary control of single motor unit activity in the tibialis anterior muscle. Anat Rec. 1962;144(2):109–16.

[15] Fetz EE. Operant conditioning of cortical unit activity. Science (80–). 1969;163(3870):955–8.

[16] Chapin JK, Moxon KA, Markowitz RS, Nicolelis MA. Real-time control of a robot arm using simultaneously recorded neurons in the motor cortex. Nat Neurosci [Internet]. 1999 Jul [cited 2019 Sep 22];2(7):664–70. Available from: http://www.ncbi. nlm.nih.gov/ pubmed/10404201.

[17] Cochlear Implants | NIDCD [Internet]. [cited 2019 Sep 24]. Available from: https://www.nidcd.nih.gov/ health/cochlear-implants.

[18] Mudry A, Mills M. The early history of the cochlear implant: a retrospective. JAMA Otolaryngol Head Neck Surg [Internet]. 2013 May [cited 2019 Sep 22];139(5):446–53. Available from: http://www. ncbi. nlm.nih.gov/pubmed/23681026.

[19] Adewole DO, Serruya MD, Harris JP, Burrell JC, Petrov D, Chen HI, et al. The evolution of neuroprosthetic interfaces. Crit Rev Biomed Eng. 2016;44(1–2):123–52.

[20] Mao X, Li M, Li W, Niu L, Xian B, Zeng M, et al. Progress in EEG-based brain robot interaction systems. Comput Intell Neurosci [Internet]. 2017 [cited 2019 Oct 6];2017:1742862. Available from: http:// www.ncbi.nlm.nih.gov/pubmed/28484488.

[21] Miranda RA, Casebeer WD, Hein AM, Judy JW, Krotkov EP, Laabs TL, et al. DARPA-funded efforts in the development of novel brain-computer interface technologies. J Neurosci Methods [Internet]. 2015 Apr 15 [cited 2019 Sep 19];244:52–67. Available from: http://www. ncbi.nlm.nih.gov/pubmed/25107852.

[22] OpenBCI-Open Source Biosensing Tools (EEG, EMG, EKG, and more) [Internet]. [cited 2019 Oct 6]. Available from: https://openbci. com/.

[23] Kennedy P, Andreasen D, Bartels J, Ehirim P, Mao H, Velliste M, et al. Making the lifetime connection between brain and machine for restoring and enhancing function. Prog Brain Res [Internet]. 2011 [cited 2019 Sep 19];194:1–25. Available from: http://www. ncbi.nlm. nih.gov/pubmed/21867791.

[24] Wodlinger B, Downey JE, Tyler-Kabara EC, Schwartz AB, Boninger ML, Collinger JL. Ten-dimensional anthropomorphic arm control in a human brain-machine interface: difficulties, solutions, and limitations. J Neural Eng. 2015;12(1):016011.

[25] Farina D, Jiang N, Rehbaum H, Holobar A, Graimann B, Dietl H, et al. The extraction of neural information from the surface EMG for the control of upper-limb prostheses: emerging avenues and challenges. IEEE Trans Neural Syst Rehabil Eng [Internet]. 2014 Jul [cited 2019 Sep 19];22(4):797–809. Available from: http://www.ncbi.nlm.nih.gov/ pubmed/24760934.

[26] Yatsenko D, McDonnall D, Guillory KS. Simultaneous, proportional, multi-axis prosthesis control using multichannel surface EMG. In: Conf Proc. Annu Int Conf IEEE Eng Med Biol Soc IEEE Eng Med Biol Soc Annu Conf [Internet]. 2007 [cited 2019 Sep 19];2007:6134– 7. Available from: http:// www.ncbi.nlm.nih.gov/pubmed/18003415.

[27] Hofmann D, Jiang N, Vujaklija I, Farina D. Bayesian filtering of surface EMG for accurate simultaneous and proportional prosthetic control. IEEE Trans Neural Syst Rehabil Eng [Internet]. 2016 Dec [cited 2019 Aug 4];24(12):1333–41. Available from: http:// www.ncbi. nlm.nih.gov/pubmed/26600161.

[28] Farrell TR, Weir RF. The optimal controller delay for myoelectric prostheses. IEEE Trans Neural Syst Rehabil Eng. 2007;15(1):111–8.

[29] Simon AM, Lock BA, Stubblefield KA. Patient training for functional use of pattern recognition-controlled prostheses. J Prosthetics Orthot. 2012;24(2):56–64.

[30] Weir RF ff, Troyk PR, DeMichele GA, Kerns DA, Schorsch JF, Maas H. Implantable myoelectric sensors (IMESs) for intramuscular electromyogram recording. IEEE Trans Biomed Eng [Internet]. 2009 Jan [cited 2019 Oct 15];56(1):159–71. Available from: http://www. ncbi.nlm.nih.gov/pubmed/19224729.

[31] Merrill DR, Lockhart J, Troyk PR, Weir RF, Hankin DL. Development of an Implantable Myoelectric Sensor for Advanced Prosthesis Control. Artif Organs [Internet]. 2011 Mar [cited 2019 Aug 4];35(3):249–52. Available from: http://www.ncbi.nlm.nih.gov/ pubmed/21371058.

[32] McDonnall D, Hiatt S, Smith C, Guillory KS. Implantable multichannel wireless electromyography for prosthesis control. Conf Proc. Annu Int Conf IEEE Eng Med Biol Soc IEEE Eng Med Biol Soc Annu Conf [Internet]. 2012 [cited 2019 Sep 19];2012:1350–3. Available from: http://www.ncbi. nlm.nih.gov/pubmed/23366149.

[33] Pasquina PF, Evangelista M, Carvalho AJ, Lockhart J, Griffin S, Nanos G, et al. First-in-man demonstration of a fully implanted myoelectric sensors system to control an advanced electromechanical prosthetic hand. J Neurosci Methods [Internet]. 2015 Apr 15 [cited 2019

Aug 4];244:85–93. Available from: http:// www.ncbi.nlm.nih.gov/ pubmed/25102286.

[34] Schultz AE, Kuiken TA. Neural interfaces for control of upper limb prostheses: the state of the art and future possibilities. PM R. 2011;3(1):55–67.

[35] del Valle J, Navarro X. Interfaces with the peripheral nerve for the control of neuroprostheses. Int Rev Neurobiol [Internet]. 2013 [cited 2019 Sep 19];109:63–83. Available from: http://www.ncbi.nlm. nih. gov/pubmed/24093606.

[36] Kuiken T. Targeted reinnervation for improved prosthetic function. Phys Med Rehabil Clin N Am [Internet]. 2006 Feb 1 [cited 2019 Aug 4];17(1):1–13. Available from: http://www.ncbi.nlm.nih.gov/ pubmed/16517341.

[37] Gaston RG, Bracey JW, Tait MA, Loeffler BJ. A novel muscle transfer for independent digital control of a myoelectric Prosthesis: the starfish procedure. J Hand Surg Am [Internet]. 2019 Feb [cited 2019 Sep 19];44(2):163.e1–163.e5. Available from: http:// www.ncbi.nlm.nih. gov/pubmed/29908928.

[38] Dumanian GA, Potter BK, Mioton LM, Ko JH, Cheesborough JE, Souza JM, et al. Targeted muscle reinnervation treats neuroma and phantom pain in major limb amputees: a randomized clinical trial. Ann Surg [Internet]. 2019 Aug [cited 2019 Oct 24];270(2):238–46. Available from: http://www.ncbi. nlm.nih.gov/pubmed/30371518.

[39] Biddiss EA, Chau TT. Upper limb prosthesis use and abandonment: a survey of the last 23 years. Prosthet Orthot Int [Internet]. 2007 Sep 23 [cited 2019 Aug 4];31(3):236–57. Available from: http://www.ncbi. nlm.nih.gov/pubmed/17979010.

[40] Shallal C, Li L, Nguyen H, Aronshtein F, Lee SH, Zhu J, et al. An adaptive socket attaches onto residual limb using smart polymers for upper limb prosthesis. IEEE Int Conf Rehabil Robot [Internet]. 2019 [cited 2019 Oct 15];2019:803–8. Available from: http://www. ncbi. nlm.nih.gov/pubmed/31374729.

[41] Tsikandylakis G, Berlin Ö, Brånemark R. Implant survival, adverse events, and bone remodeling of osseointegrated percutaneous implants for transhumeral amputees. Clin Orthop Relat Res [Internet]. 2014 Oct [cited 2019 Oct 15];472(10):2947–56. Available from: http://www. ncbi.nlm.nih.gov/pubmed/24879569.

[42] Ottobock. bebionic® Intelligent and precise [Internet]. [cited 2019 Sep 28]. Available from: https://shop.ottobock. us/media/ pdf/16297bebionicBrochure.pdf.

[43] Wilson S, Vaidyanathan R. Upper-limb prosthetic control using wearable multichannel mechanomyography. In: IEEE international conference on rehabilitation robotics. IEEE Computer Society; 2017. p. 1293–8.

[44] Mastinu E, Clemente F, Sassu P, Aszmann O, Brånemark R, Håkansson B, et al. Grip control and motor coordination with implanted and surface electrodes while grasping with an osseointegrated prosthetic hand. [cited 2019 Sep 30]; Available from: https://doi.org/10.1186/ s12984–019–0511–2.

[45] Godfrey SB, Zhao KD, Theuer A, Catalano MG, Bianchi M, Breighner R, et al. The SoftHand Pro: functional evaluation of a novel, flexible, and robust myoelectric prosthesis. Jan Y-K, editor. PLoS One [Internet]. 2018 Oct 15 [cited 2019 Aug 4];13(10):e0205653. Available from: http://www. ncbi.nlm.nih.gov/pubmed/30321204.

[46] Catalano MG, Grioli G, Farnioli E, Serio A, Piazza C, Bicchi A. Adaptive synergies for the design and control of the Pisa/IIT SoftHand. Int J Robot Res. 2014;33(5):768–82.

[47] i-Limb Quantum [Internet]. [cited 2019 Oct 9]. Available from: https:// www.ossur.com/prosthetic-solutions/ products/touch-solutions/i-limb-quantum.

[48] TASKA Prosthetics | Doing More Builds Confidence [Internet]. [cited 2019 Sep 28]. Available from: http:// www.taskaprosthetics.com/

[49] Perry BN, Moran CW, Armiger RS, Pasquina PF, Vandersea JW, Tsao JW. Initial clinical evaluation of the modular prosthetic limb. Front Neurol [Internet]. 2018 Mar 19 [cited 2019 Sep 30];9:153. Available from: http://www.ncbi.nlm.nih.gov/ pubmed/29615956.

[50] Cowley J, Resnik L, Wilken J, Smurr Walters L, Gates D. Movement quality of conventional prostheses and the DEKA Arm during everyday tasks. Prosthetics Orthot Int. 2017;41(1):33–40.

[51] Resnik L, Klinger SL, Etter K. The DEKA Arm: its features, functionality, and evolution during the Veterans Affairs Study to optimize the DEKA Arm. Prosthet Orthot Int [Internet]. 2014 Dec [cited 2019 Sep 28];38(6):492–504. Available from: http://www. ncbi. nlm.nih.gov/pubmed/24150930.

第 22 章　非线性手术机器人
Nonlinear Robotics in Surgery

Deborah Keller　Sam Atallah　Rithvik Seela　Barbara Seeliger　Eduardo Parra-Davila　著

周　强　王　钟　译

一、背景

随着时间的推移，机器人在外科手术中的用途不断拓展（图 22-1），手术机器人曾经是为了实现远程操作手术（即远程手术）而设计的。其最大的应用就是让外科医生能够为孤立无援或敌对地区的患者进行手术，最典型的案例就是为偏远战场上的受伤士兵进行治疗。2001 年实现远程手术后 [1, 2]，手术机器人技术得到了进一步发展，并得到了高度完善。近 20 年来，只有一种手术机器人系统能够进入手术市场和民用手术室，这就是达芬奇手术机器人系统（Intuitive Surgical，Inc，Sunnyvale，CA，USA），在全球范围内外科医生借助其开展了 600 多万次手术 [3]。

达芬奇直臂机器人家族（S、Si、Xi）被认为非常适合某些特定类型的手术。其最好的应用案例是根治性前列腺切除术。在这类手术中进行缝合十分困难，如膀胱尿道吻合缝合 [4-7]，因传统腹腔镜很难触及相应器官，而达芬奇平台因性能稳定，震颤消除、3D 放大和重力补偿功能以及同腕关节一般灵活的机械臂，为外科医生进行相关手术提供了极大便利。此外，针对一些解剖位置相对固定的器官，一旦机器人对接成功，外科医生完成手术就无须进行耗时的重新定位和重新对接。同理，妇科医生也已被该系列机器人所吸引，认为该机器人家族可能是微创子宫切除术的优秀平台 [8, 9]；许多接受过机器人手术培训的外科医生干脆跳过腹腔镜技术，直接采用机器人技术进行手术。这让一些医生得出结论，也许机器人技术使患者最终获得了更多的微创手术机会。

到 2020 年，几乎每一位外科专家，从心胸外科医生到结直肠外科医生，再到前肠外科医生，都在达芬奇线性臂机器人家族的辅助下进行了各种手术并获得了丰富的经验，有些手术甚至十分复杂，如胰十二指肠切除术 [10-12]。虽然达芬奇机器人的费用十分昂贵，但使用者认为它们提供了良好的视觉反馈和优化的手术器械，即使在没有触觉反馈的情况下，也提升了手术质量，尽管这些说法还未得到临床数据的支持 [13]。如今，大多数研究集中于对机器人手术与腹腔镜手术的比较。尽管腹腔镜外科医生和机器人技术外科医生急于证明各自使用的微创外科手术技术是更好的选择，但这两组外科医生基本上都没有成功证明自己的观点。尽管如此，市场压力已经创造了一个激烈的竞争环境，患者、外科医生和转诊医生都更倾向机器人辅助技术，因为他们认为更高的科技含量意味着更好的手术技术。

一谈到腹腔镜手术与机器人辅助手术的竞争，人们常说"任何可以用腹腔镜完成的事情都可以用机器人完成"。虽然这种概括基本上是对的，但这种比较已经逐渐失去意义，因为机器人学科正朝着新的方向发展。腹腔镜手术和机器人手术之间存在重要差异（表 22-1），这可能会促进机器人手术的发展，导致腹腔镜手术的停滞。

非线性机器人配套器械的开发作为机器人发展的一个重要方面，是为了那些复杂的解剖目标而设计的，包括口咽、支气管树、血管分支和消化道等解剖结构。本章将探讨非线性机器人系统的进阶作用。通过灵活的设计，机器人可以提供一条接近复杂解剖目标的路径。此外，随着专业化进程的发展，机器人的"通用"柔性机械臂正逐渐被设计以适用于特定器官，与这些器官相关的手术一直是微创外科医生的巨大挑战。

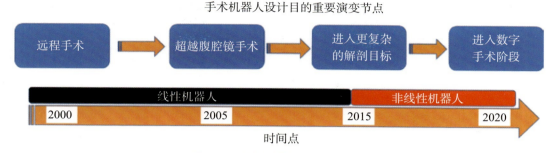

▲ 图 22-1 手术机器人设计目的的演变

随着机器人平台的发展，其在外科学科中的设计目的逐渐发生改变。最早，实现远程手术是机器人手术的主要目的。随着商业化发展，手术机器人更倾向发展其相对于腹腔镜手术的压倒性微创优势（在很多情况下并没有成功）。但是，机器人技术在外科手术中的新焦点已转向解决困难的解剖问题，制订特定方案。最终，手术机器人的未来将融合人工智能和机器学习的发展，以实现数字手术

非线性机器人的当前目标和未来方向

- 当前目标
  - 消化道（后肠）
  - 口咽
  - 心血管系统
  - 呼吸系统
  - 泌尿系统（包括输尿管）
- 未来方向
  - 胆道树
  - 消化道（前肠和中肠）
  - 中枢神经系统
  - 女性生殖系统（子宫、输卵管和卵巢）

二、口咽部机器人

（一）适合经口手术的线性机器人

虽然传统的线性机械多臂机器人已可用于经口手术[14-20]，但仍难以抵达一些深部组织，特别是无法深入到口腔深部和口咽的迂回路径。尽管存在以上局限，但在过去10年中，经口机器人手术（transoral robotic surgery，TORS）仍取得了实质性进展。最早的临床前测试是2005年一项以犬类为模型的实验[14]。尽管已经证明机器人在头颈外科手术是可行和安全的[19]，其"可学习性"仍然受到质疑[21]。凭借先进的技术和适当的参数设置，传统的TORS外科医生认为，只要确保正确的机械三角测量，"几乎任何"口咽病变，以及多数声门上和舌下病变都可以切除。Weinstein等[17]在口腔专用牵拉器的帮助下，成功地对27例$T_1 \sim T_3$期扁桃体癌患者进行了瘤体切

除，并获得了边缘阴性。尽管使用达芬奇多臂手术机器人（FDA于2009年批准应用于TORS）进行经典TORS手术取得了相对的成功，但该机器人系统本来不是设计用于小体腔手术的，尤其是那些需要特制非线性机械臂才好操作的体腔。

认识到需要有专门的机器人来处理曲线型解剖目标，如口咽，两种新的非线性手术机器人已成功用于TORS，即达芬奇单通道（single port，SP）机器人系统和Flex®机器人系统。

（二）用于口咽手术的达芬奇单通道机器人

尽管如前所述，经典的达芬奇手术机器人已成功用于TORS手术，但使用该机器人进行头颈部手术的外科医生却发现了这种方法存在固有局限。值得注意的是，线性（刚性）机器人器械设计限制了视野，只能使用两个机械臂。此外，第三个机械臂也很难被"塞进"如此狭窄的手术空间。2010年，达芬奇SP机器人系统在临床试验中被引入临床实践，很快非线性机器人设备在临床前测试中首次被用于TORS手术[22-24]。Tateya等在尸体模型中比较了达芬奇Si和达芬奇SP机器人后得出结论，SP改良机型改善了手术通路，特别是沿着食管入口和梨状窦的通路，并为喉咽切除术中进行组织切除提供了便利[25]。其采用单悬臂设计，3个6mm非线性机械臂（每个都具有7自由度），以及2.5cm套管展开的一个柔性3D摄像头构成了一套口咽腔内超小体积的手术机器系统（图22-2）。这种灵活的设计模拟了人体四肢的腕关节和肘关节，使得机器人可抵达口腔、鼻咽、喉咽和喉等部位。

2019年，Chan等报道了21例接受良性和恶性

表 22-1 机器人手术和腹腔镜手术的主要区别

腹腔镜手术	机器人手术
基本为手持式器械	遥控型仪器
一般为 2D 视觉	一般为 3D 视觉
良好的触觉反馈	触觉反馈不佳
外科医生的体力消耗大	重力补偿系统减少了外科医生的体力消耗
外科医生在床边	外科医生在控制台（大部分情况）
不太适合数字手术	非常适合数字手术
柔性器械很少，需手动控制	直线型器械也有高度灵巧性，如同腕关节一样灵活；同时也有非线性器械可选
难以触及解剖目标	很好接近难以到达的解剖目标
腔内手术可能但范围有限（经肛门微创手术）	随着非线性机器人拓展应用，腔内手术成为可能
从手术入口到目标器官，工作臂必须保持直线，以获取视野	对于非线性系统，不需要视线
无法触及支气管、口咽、食管和结肠	使用非线性系统，可以进入支气管、口咽和结肠
专为腹部和胸部通道设计	专门为某一器官或难以触及的体腔设计的新系统
	示例：Monarch™（Auris Health）肺外科手术机器人；用于 TORS/TARS 的 Flex® 机器人（Medrobotics Inc.）

肿瘤 TORS 手术的患者使用达芬奇 SP 机器人系统的临床结果[26]。手术部位包括扁桃体和舌根、鼻咽、喉咽和喉。在接受恶性肿瘤（主要是鳞状细胞癌）切除的患者中，边缘均为阴性。在中国香港地区进行的这项前瞻性 II 期临床试验中，作者得出结论，达芬奇 SP 机器人对上述靶点的 TORS 手术既安全又可行[26]。

（三）用于口咽手术的 Flex® 机器人

Flex® 机器人（Medrobotics Corp.，Raynham，MA，USA）是一种非线性半机器人设备（图 22-3），专门为两个解剖区域设计。也就是说，该机器人设计是用于口咽，随后是远端结肠和直肠。该设备首次在欧洲推出，它在当地对特定耳鼻喉科应用有相当好的临床效果[23, 27-31]。Flex® 机器人旨在克服进入目标解剖结构的挑战[29]。Mattheis 等研究了最先使用 Flex® 机器人进行 TORS 手术的前 40 例耳鼻喉科患者的临床结果[29]，进入的解剖区域包括口咽（35%）、喉咽（25%）和声门上喉（40%）。在这 40 例机器人辅助手术中，平均手术准备时间为 12.4min（后 20 例病例平均减少至 9min），机器人在大部分手术中成功抵达了手术目标部位，但并非全部。具体来说，11 例以口咽为目标部位的手术中，Flex® 机器人有 2 例未能成功活检；剩余 29 例切除手术中，有 2 例需要改用其他方式。在 40 个最初临床案例之后，作者得出结论，曲线型机器人平台对 TORS 手术来说是安全可行的，并描述其为"可视化好、可操作性强和触觉反馈得当"（后者是达芬奇所缺乏的优势）[29]。

Lang 等[27]报道了一项欧洲多中心单臂研究结果，该研究对 Flex 机器人的 TORS 手术效果进行了评估。评估的临床病例有 80 例（其中 79 例按照研究方案进行了治疗），其中 94% 的解剖目标实现了充分的可视化。在这 75 个可视化目标中，72 个（96%）完成了手术治疗，平均手术时间为 41min。最常到达的目标是舌根，其次是会厌和梨状隐窝。除了易于使用和可视化更佳外，作者认为，相对于达芬奇手术系统，Flex® 机器人的便携性也更好[27]。尽管如此，该系统仍存在如机械臂滞后及抖动等问题。由于只有两个机械臂（两个都不是机器人）和一个笨重、慢驱摄像头，该系统在耳鼻喉科应用中的真正优势是曲线型特征，可以接近更深的口咽目标。

三、为结直肠设计的经肛门手术机器人

新一代更为灵活的机器人已被探索性用于口咽手术和经肛门手术。进入这两部位进行手术对外科医生来说是一种特殊的挑战，然而专门设计的机器人可改善这种情况。这两个部位重要的相似之处是，对这两个部位进行手术必须先通过狭窄的自然腔道。非线性机器人在经肛门机器人手术（transanal robotic surgery，TARS）中被证明是有效的。该机器人进行了一定的改良，增加了注入 CO_2 的功能（不需要进行 TORS），从而能扩张直肠腔或者在经肛门全直肠系膜切除术（transanal total mesorectal excision，taTME）中扩张盆腔。虽然尚不完美，但适用于 TARS 手术的非线性机器人被认为是对未来 10 年相

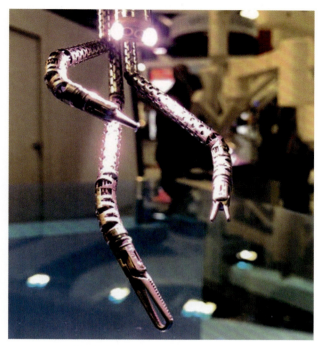

▲ 图 22-2　达芬奇 SP 手术机器人系统

该机器人系统部署了 3 个器械手臂（每个 6mm 直径）及通过 2.5cm 套管的立体 0° 摄像机头。相机和机械臂具有如肘关节和手腕的灵活性；该系统是手术中非线性机器人的原型。这样的结构适合于进入难以抵达的手术目标，往往非线性机器人系统才能进入这类解剖目标

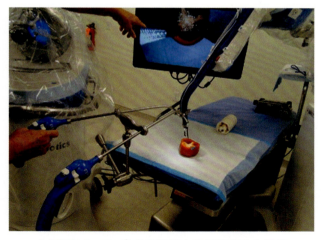

▲ 图 22-3　Flex® 手术机器人在干燥实验中运作

该机器人（此处为用于口咽手术的配置）是专为经肛和经口进入而设计的。2 个 3.5mm 曲线型器械由腹腔镜式柔性末端执行器输送，由安装在床栏上的手臂固定，由外科医生在患者的床边进行操作，而非控制台。该平台唯一具有机器人化功能的部分是摄像头，由转向旋钮（左上图）进行驱动控制，最大距离为 17cm。该机器人灵活的设计旨在提高手术范围，为 TORS 和 TARS 手术提供稳定的手术平台

对传统机器人或内镜经肛门技术来说重要的技术进步，下一节将简要回顾这一点。

（一）经肛门线性手术机器人

一系列相关技术的飞速进步为经肛门非线性手术机器人的发展奠定了基础。首先，2009 年，经肛门微创手术（transanal minimally invasive surgery，TAMIS）被引入[32]，作为一种在直肠腔内进行手术的方法，该方法发扬了 Gerhard Buess 于 1984 年引入的经肛门内镜显微外科（transanal endoscopic microsurgery，TEM）的概念和技术[33]。随着 TAMIS 平台的发展，很明显它可以用作线性机器人系统的接口。2011 年，研究者首次报道尸体模型中成功借助达芬奇 Si 机器人完成 TAMIS[34]，然后达芬奇 Si 机器人也被用于直肠肿瘤的局部切除[35]，再后来，Si 机器人甚至被用于 taTME[36, 37]。全球相关手术经验的持续性增长[38-40]，特别是随着达芬奇 Xi 机器人系列的演变，因其机械臂体积小，能更轻松地跨越狭窄的空间。研究人员还研究了患者进行手术的各种体位，包括侧卧位、倒置卧位和背侧切开取石位，以改善进入点和方便对接。尽管达芬奇机器人平台的线性家族取得了进步，但这些主从系统并不是专门为经肛门访问而设计的。即使是具有 TARS 经验的外科医生（即机器人 TAMIS 手术经验），对接仍然很困难，在受限的直肠腔内操作的能力也极为有限。

机器人抵达区域虽然可以达到腹膜反折水平，但在这个水平以上进行操作是很烦琐的，通常需要左右机械臂交替工作。此外，虽然更先进的 Xi 系统有着纤细的机械臂，但在撰写本文时，它缺乏 5mm 机械臂功能配备（如 Si 上可用），器械碰撞的增加使得在直肠腔或盆腔内操作更加困难。TARS 外科医生指出，机械臂直径越大（Xi 为 8mm），手术视野就越受限。出于上述原因，具有结直肠机器人应用专业知识的外科医生认为，为了 TARS 的发展，机器人系统需要进一步发展。尽管基于腹腔镜的技术（包括 taTME 和 TAMIS）仍然非常有用，但通过机器人控制台来控制手术可能是以信息为中心的数字手术（包括导航）发展的最佳范例[41, 42]。

（二）Flex® 经肛门手术机器人

随着 TORS 手术的成功，Flex® 机器人被重新调整辅助 TARS，特别是为结肠直肠外科医生提供更高的范围，以进行更先进的手术。Flex® 机器人专为

经肛门手术而进行的改良，包括：①专用一次性垫圈和密封件；②安装在床旁可重复使用的金属通道；③适用于 AirSeal（ConMed Inc.）充气。2017 年 5 月，Flex® 机器人获得了 FDA 的批准以用于经肛门手术，该系统作为直肠肿瘤局部切除术（图 22-4）及 taTME 的半机器人平台，其可行性已在尸体模型和临床案例中进行了评估，该研究正在进行[43-45]。因此，Flex® 机器人（具有专门的结肠直肠驱动器）是第一个专门设计用于经肛门手术的机器人平台。

2017 年就有研究报道了 Flex® 机器人在尸体实验中的初步应用，证明了其在局部切除术和 taTME 手术中的可行性[43]。据报道，与 TEM 和 TAMIS 这两种技术相比，Flex® 机器人系统的最大优势在于它沿曲线型路径拥有更高的延伸能力，从而为"经肛门新路径"提供了途径[43]。最终，该曲线型机器人平台的目标是获得超过 TEM 和 TAMIS 约 15cm 限制的操作通道。有人进一步提出，这种非线性机器人系统可用于其他所谓的"直视目标"（direct target）的 NOTES（比如原本就计划要进行组织器官操作手术，而不是为了观察方便而进行组织破坏）[46]。这包括经阴道子宫切除术、使用经阴道微创手术（vaginal access minimally invasive surgery，VAMIS）技术的输卵管卵巢切除术[44, 47-49]，理论上也包括经直肠阑尾切除术[44]。

2019 年，Carmichael 等[45] 报道了他们的实验，

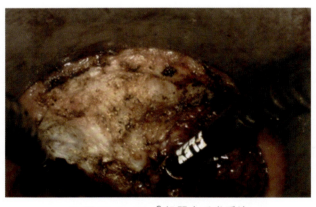

▲ 图 22-4　Flex® 机器人手术系统

女性患者行 pT$_1$ 前方直肠癌切除术（试验中）。该装置还被临床用作经肛门全直肠系膜切除的平台。这种床边操作的柔性机械臂可改进三角测量。Flex® 系统的改造则是采用了一种特殊的结肠直肠驱动器，该驱动器包括一个一次性密封件，适用于（可重复使用的）金属、床栏安装的刚性通道。另一项改造主要是方便经肛（而非经口）手术所需的 CO_2 气动灌注

他们在 6 例男性和女性尸体模型中模拟了 taTME 手术（在某些情况下，使用或不使用腹部腹腔镜辅助）。在该研究中，研究人员模拟了直肠中下段病变。有意思的是，在模拟直肠下段病变的实验中（$n=2$），因为机械臂非常接近肛门，其可操作性受到了限制，因此在这些情况下不可能进行 taTME 解剖。这是事实，尽管两个机械臂具有很高的灵活性（在任何方向上运动 85°）。作者得出结论，虽然平台是安全的，操作深度可达 17cm，但在目前的设计中，它不适合用于下段直肠病变的外科治疗[45]。Flex® 机器人还有一定的升级空间，经改良后估计能显著提升经肛门手术效果。潜在的升级方向包含机械臂更加机器人化，操作深度增加至目前的 2 倍，解决 Flex® 机器人的其他技术问题，如缝合。但是缝合技术对于耳鼻喉科应用来说不是特别重要，因为大多数耳鼻喉外科手术采取的是消融、活检和肿瘤切除等技术，并不需要进行缝合或闭合缺损，而结直肠肿瘤切除术常需要缝合，尤其是靠近腹膜反折的手术。

（三）经肛门达芬奇 SP 手术机器人

尽管利用达芬奇 SP 机器人经肛进入的概念已经被探索至少 5 年了，但这一特定应用仍在等待 FDA 批准用于结直肠手术的临床应用。达芬奇 SP 和 Flex® 机器人系统之间存在重要的差异和相似之处（表 22-2）。达芬奇 SP 机器人需要一个经肛门的接口，通常使用基于 TAMIS 的平台（例如，GelPOINT Path Transanal Access Platform，Applied Medical Inc.，Rancho Santa Margarita，CA 等手术平台）。在尸体模型中，John Marks（宾夕法尼亚州）报道了达芬奇 SP 机器人用于协助完成直肠肿瘤局部切除及节段"袖状"切除模拟术的初步结果，证明了该系统在复杂体腔内执行任务的明确可行性[50]。在试验中，Simon Ng（香港）探索了达芬奇 SP 机器人在经腹和经肛手术中的应用（图 22-5），首次成功实现人类 taTME 手术（暂未发表）。最近，美国一些高等临床试验中心已将 SP 用于人类各种结肠直肠手术中（经伦理审查委员会批准的试验），包括经肛门手术（图 22-6）。尽管经肛门手术使用该系统的临床结果和初步结果仍有待报告，但人们普遍认为，非线性通路可以改善经肛门手术的抵达深度，正如耳鼻喉科外科医生在 TORS 手术中观察到的 SP 通路的改善[38]。

（四）未来方向和创新

最近，有人这样假想，在单个（但模块化）机

器人系统辅助下，2 名外科医生在各自独立的工作台上操作，在同一个患者的两个体腔内同时进行机器人辅助手术。具体而言，这主要是针对需要同时进行腹部和骨盆操作的 taTME 手术提出的。尽管使用达芬奇机器人进行这种双区域操作存在局限性[51]，但已有研究证明使用 Versius 手术机器人（CMR Surgical，Cambridge，United Kingdom）在尸体模型进行该操作是可以成功的[52]。机器人在两个手术区域进行特定复杂操作是具有发展前景的。具体而言，在保持机器人水平的视觉、精度和运动的同时，这种操作可以：①减少外科医生的工作量；②减少总手术时间；③提高手术效率。通过这种方式，患者受益于手术质量的提高，同时，手术时间的减少可以一定程度弥补医疗成本和设备维护成本较高的缺陷[53]。

针对复杂病例的双区域机器人手术，亟须手术系统的改良，尤其是机器人平台的计算机化（图 22-7）。未来的发展方向可能包括系统的复合化，如处在研究前沿的线性和非线性系统机器人的有机结合。以 taTME 手术为例，我们不难想象从肛门侧使用非线性机器人而腹部使用线性机器人进行操作的场景。未来，医生也可能成为一种资源，并出现集中化趋势。例如，外科医生在一个或多个高度集中的医疗中心，可以远程对患者进行联合手术。因此，不同地理区域的外科医生最终可以对居住在偏远地区的患者进行复杂的双场手术，扩大了全球手术的范围，并跨越了基本的距离鸿沟（图 22-8）。随着人工智能被集成到下一代视觉和传感器转向机器人中，可

靠性和再现性将提高，从而允许全球范围内访问其他高度专业化的程序[3]。对于像 taTME 这样的手术，手术的经肛门部分需要极高的专业知识[54-56]，让专业的具有大量手术量的外科医生执行这部分手术将有利于患者。未来，这种模式可以让患者自己选择医生。

四、机器人支气管镜和肺部导航

根据 2012 年的数据，肺癌占全球癌症死亡总人数的 19.4%，这是一个重要的全球医疗挑战[57]，甚至影响到从不吸烟者，其年龄标化率与 40—79 岁男性的骨髓瘤发病率和女性子宫癌或甲状腺癌发病率相似[58]。早期检测，尤其是通过获得诊断性组织病理检查是可以改善临床结果的[59]。由于支气管树的曲线特征、分支结构，还有那些毫米级的肺结节（有是周围型结节），临床医生难以获得病变样本。支气管镜对肺实质和呼吸树的大块病灶进行活检可采用多种方法，如 CT 引导的活检和胸腔镜检查；但当使用这些方法时，与支气管镜方法相比，发病率会增加（22.5% vs. 2.2%）[60, 61]。

导航支气管镜[62-66]在柔性镜的端头配备了电磁跟踪器。电磁跟踪器在术前就利用患者的术前 CT 进行过注册，并借此可以在手术过程中准确定位镜端头。2003 年 Schwarz 等[64]在猪模型中证明这种导航（superDimension™ 导航系统，原名 superDimension Ltd.，Herzliya，Israel，现为 Medtronic Inc.）是可行的。然而，在临床实践中，该系统诊断率尚无定论[67]。

当非线性设备通过支气管朝着目标导航时，有

特 征	达芬奇 Si/Xi	Flex® 手术机器人	达芬奇 SP
表 22-2 Flex® 机器人与达芬奇手术系统在 TORS 和 TARS 上的比较			
平台	多臂机器人系统通常同 TAMIS 接口或手套控制器联用，可用型号有 Si 或 Xi 型达芬奇手术系统	Flex® 机器人系统配合结合直肠动力组件；28mm 直径，与可重复使用的专用接口联用	单通道，25mm 直径，通常同 TAMIS 接口联用
接口	一次性，TAMIS 接口，最常用的是 GelPOINT 经肛门平台接口；可替换为手套接口，定制接口，可固定于床旁，可与 80mm GelPOINT 入路面板重复使用，由 Marcos Gomez 博士研发	Flex® 机器人接口；金属，可重复使用床栏杆安装，直径 40mm，长度 45mm 或 100mm	一次性，TAMIS 接口，最常使用 GelPOINT 经肛门进入路平台。直径 34mm，长度 44mm

（续表）

特　征	达芬奇 Si/Xi	Flex® 手术机器人	达芬奇 SP
机械臂和配套器械	Si：2 个 5mm 刚性机械臂，8mm 30°（上/下透镜），Maryland 抓具，钩烧灼器 Xi：2 个 8mm 刚性机械臂，8mm 30°（下/上透镜），Maryland 抓具，剪刀钩烧灼器	2 个 3.5mm 柔性机械臂；0° 高清镜头。一次性平台、柔性器械、接口可重复使用	3 个柔性（肘关节和腕关节）6mm 机械臂，0°"眼镜蛇"摄像头（双关节，柔性），带器械导航
光学	3D 30° 或 0° HD	2D 或 3D 0° HD	3D 0° HD
机械臂导航	无	无	有
充气装置	AirSeal®iFS、PneumoClear 或其他商用系统	AirSeal®iFS、PneumoClear 或其他商用系统	AirSeal®iFS、PneumoClear 或其他商用系统
经肛门手术患者体位	背侧结石位，Lloyd-Davies 体位	背侧结石位，Lloyd-Davies 体位	背侧结石位，Lloyd-Davies 体位
外科医生	控制台（助手在床旁，可辅助吸引操作）	床旁（无助手）	控制台（助手在床旁，可辅助吸引操作）
TORS 特殊设计	无	有	无
经肛门入路特殊设计	无	有	无
FDA 批准经肛门入路情况	已批准（经肛门应用是没被临床验证的）	已批准	未批准
DFA 批准 TORS 情况	2009 年批准	批准	批准（对某些类型手术批准了）
潜在优势	3D 视觉；震颤消除；放大视图；外科医生在控制台上控制摄像机；半（5mm）或全（8mm）折叠器械；最有 TORS 手术和经肛门手术经验	灵活性好，可通过复杂解剖腔道；仅需一名外科医生操作即可；机器人摄像机带有驱动；机械臂可在视野下运动；屈曲可达 85°；机械臂永远不会在摄像机视野之外	三个柔性机械臂，而不是两个；3D 视觉；机械臂有减震作用；视野可放大；外科医生在控制台上控制摄像机；独特的"眼镜蛇摄像机"；机械臂可弯曲，能伸向更远的地方
潜在缺点	平台使用成本高，根据骶骨角度和器械扭矩的不同，离边缘 7～8cm 处就很难进行操作；8mm 器械体积增加了，对视野遮挡更大些；Xi 系统暂未配备 5mm 机械臂；需联合 TAMIS 接口进行经肛手术，因而会增加成本；机械臂之间可能会发生碰撞	重新定位手术视野非常耗时；机器人摄像机和平台移动使用独立的驱动系统；机械臂抖动和滞后还是偶尔会发生；使用非机器人通用的器械；外科医生需在床旁操作；只有两个机械臂同时进行工作；缝合操作较为复杂；吸引和灌注操作复杂	平台使用成本高；机械臂在"摄像机镜头"后方也可以进行弯曲，这使得操作者难于评估机械臂当前位置；需要相对较大的手术空间（约一个网球大小的空间，约 150cm³）；暂无密封工具；需联合 TAMIS 接口进行经肛门手术，因而会增加成本

TORS. 经口机器人手术；TARS. 肛门机器人手术；TAMIS. 经肛门微创手术；PneumoClear：排烟和 TAMIS 模式吸入（Stryker, Inc.）；AirSeal® iFS：无阀套管针系统和排烟系统（ConMed Inc.）

不同的方法可以对其进行数字跟踪，包括支气管分叉识别、管腔中心定位、中心线路径跟踪或图像关联[68-71]。然而，Sganga 等认为这些技术尚不完善，因为它们对气道几何形状进行了假设，并且存在图像伪影，图像伪影使图像解释困难[72]。他们开发了"OffsetNet"系统，这是第一个使用渲染图像进行肺部定位的深度学习系统。对于肺实质的保守区域，

OffsetNet 能够跟踪支气管镜运动，平均位置误差为 1.4mm[72]。定位技术的深度学习确实需要对记录的摄像机图像和模拟图像进行训练，以提高性能和支气管镜跟踪。支气管镜的跟踪技术可与所谓的自动化系统（机器人系统）相结合，其中自动驱动窥镜可自动向解剖目标移动，而不依赖于人为操纵。

目前，市场有许多联合导航进行肺结节活检的柔性机器人，包括 superDimension 机器人（先前描述），辅助支气管镜下经肺实质肺结节术（bronchoscopic transparenchymal nodule access，BTPNA，亦称为"隧道技术"）的阿基米德机器人（Broncus Medical）[73]，

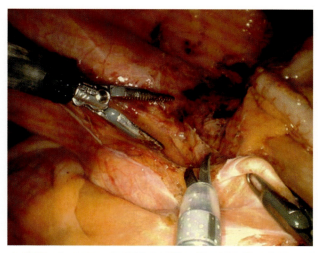

▲ 图 22-5　临床上正在探索使用达芬奇 SP 手术机器人进行结直肠手术的潜力，包括自然腔道和经肛入路

在这张由医学博士 Simon Ng 提供的静态照片中，SP 机器人被用于部分结肠切除术。3 个曲线型机械臂和"眼镜蛇"0°立体摄像机通过一个切口传送，外科医生借此进行手术的同时最大限度地减少腹壁进入创伤，同时保持对器械进行三角测量的能力

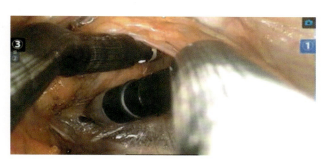

▲ 图 22-6　用于在尸体模型中进行经肛门全直肠系膜切除的达芬奇 SP 手术平台

该图展现的是后方切除。与标准 TAMIS 和 TEM 手术不同，外科医生能够控制第三个机械臂（未示出）辅助展开软组织，以便在骨盆入口下方实现有效的手术空间。非线性机械臂可以提供更大的操作深度，允许外科医生从下方进行更广泛的切除，并具有更长的会合时间，从而提高执行经腹手术的外科医生与经肛门手术的外科医生的协作性

机器人在数字手术中的前景展望

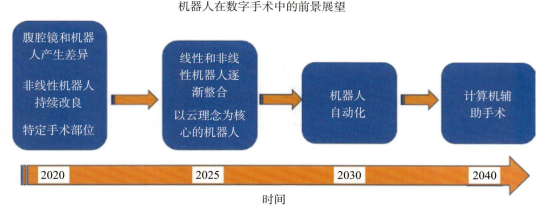

▲ 图 22-7　手术机器人的前景展望

未来几十年，手术机器人技术将如何发展。机器人和腹腔镜手术越来越不同，到 2020 年，基于机器人的手术平台，包括基于非线性和连续性机器人系统，将能够提供直线型腹腔镜系统无法到达的解剖目标。随着非线性系统的应用，某些特定情况下线性和非线性机器人的混合系统就可能应运而生。与此同时，以云理念为核心的手术机器人将变得更加普遍，从而实现稳定的人工智能平台和更快速的机器学习，进而促进自动化系统的产生，并最终产生计算机辅助手术

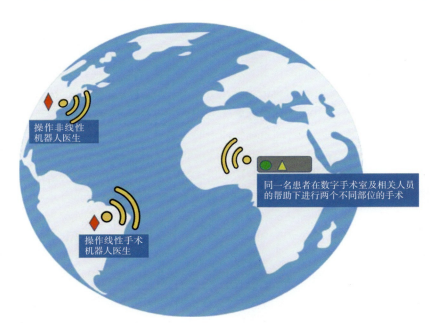

◀ 图 22-8 不同地理区域的外科医生的交流

外科手术的全球化需要患者有途径自主选择手术医生，以及跨越地理鸿沟的技术桥梁。在此框架下想象一下这样的场景，未来，患者和适当配备的机器人手术室（配有手术支持人员）被放置在资源配备不足的位置。假设患者需要的治疗技术分别仅能由南美和北美的医生可以提供。此时，两名外科医生在不同的医疗中心工作，却能同时为同一个患者进行两个不同手术部位的复杂手术，如经肛门全直肠系膜切除术。可以设想的是，经肛门手术采用非线性机器人系统，而腹部手术则采用线性机器人系统，两者相互配合

CrossCountry™ 经支气管入路工具（美敦力）[74, 75]，薄凸探头支气管内超声[76] 和电磁引导经胸穿刺抽吸设备（electromagnetic-guided transthoracic needle aspiration，EMTTNA）[77, 78]。

最近，2018 年 3 月，Monarch™ 机器人（Auris Health，Redwood City，CA，USA）作为机器人导航支气管镜平台获得 FDA 批准（图 22-9）[79-81]。该机器人基于直径小于 6mm 的自动推进外护套，以及直径 4.4mm 的内伸缩内镜，两者可以在 4 个方向上转动，因此允许仪器的端头俯仰和摇摆，以允许几乎任何角度的机动性（图 22-10）[79]。Monarch™ 机器人有些复杂，除了两个机械臂外，还使用两个互连的计算机系统，一个是非实时计算机，另一个是实时计算机。其他组件包括流体控制、电磁场发生器和参考电磁传感器[79]。支气管镜由旋转滑轮自动驱动，可以规划和计算到达目标的路径，为临床医生提供到达病变目标的安全路线（图 22-11）。外部电磁场发生器用于导航和跟踪。机器人系统的潜在优势包括控制方法有所改良，系统稳定和对外周的检测力有所提高，这些都提高了诊断率。

有一些新兴的非线性软机器人系统尚未引入临床实践［等待 510（k）批准，一种 FDA 医疗器械进入商业销售前的批准通报］，包括由 Intuitive Surgical Inc. 开发的 Ion™ 平台①[78]。新系统将把机器人与导航系统强强联合，创造出一种对临床医生

和外科医生有用的技术融合。这最终允许在保持低发病率的同时，提高对其他那些获取困难的实质靶点的诊断率。导航机器人支气管镜检查发展的下一步可能包括将这项技术转化为接近呼吸树以外的其他难以接近的目标，如消化道。我们可以想象一下，外科医生可以利用整合了导航系统的结肠镜手术机器人定位结肠内目标进行活检、切除和消融等操作。

五、心血管外科手术中的非线性机器人

心血管系统带来了许多挑战，使用常规微创技术手术器械是几乎不可能进入的。恒定的血液流量和毫米级血管直径，使得通过传统光纤镜实现血管内可视化不切实际且难以想象。然而，借助于术中实时 X 线摄影，导线引导治疗手段在医疗领域，尤其是在支架植入和血管内血栓切除术中得到了重用[82-84]。这种手术干预可以与机器人技术相结合，以提高导线转向技术、手术整体精度和可控性。

Beyar 等最初描述了利用远程控制机器人平台进行经皮冠状动脉介入治疗的技术，以提高手术精确度[85]。在 Weisz 等 2013 年报道的经皮机器人增强冠状动脉介入治疗（percutaneous robotically enhanced coronary intervention，PRECISE）研究中，验证了机器人辅助非线性平台的安全性和可行性[86]。在 PRECISE 研究发表的同一年，由汉森医疗公司开

---

① FDA 于 2019 年 2 月批准：https://isrg.intuitive.com/news-releases/news-release-details/u-s-fda-grants-clearance-ion-intuitive/

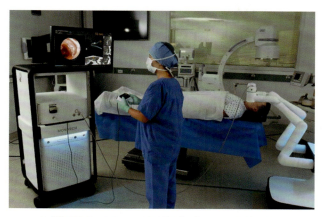

▲ 图 22-9　Monarch™ 机器人（Auris Health）

该机器人使用两个机械臂通过口腔进入支气管。医生使用类似游戏手柄的手持控制盒，用于引导机器人端头前往手术目标区域（经 Auris Health 许可转载）

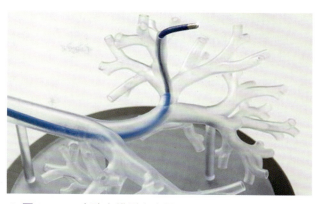

▲ 图 22-10　实验室模型中应用 Monarch™ 机器人（Auris Health）进行演示的实验

实验中导航指导镜头在狭窄的通道穿行，即使拐角达 90° 也没问题。系统外护套直径＜6mm，可自行推进，内芯的内镜可进行伸缩（4.4mm）。两者可以在 4 个方向上转动，因此允许仪器的端头进行灵活的俯仰和摇摆（经 Auris Health 许可转载）

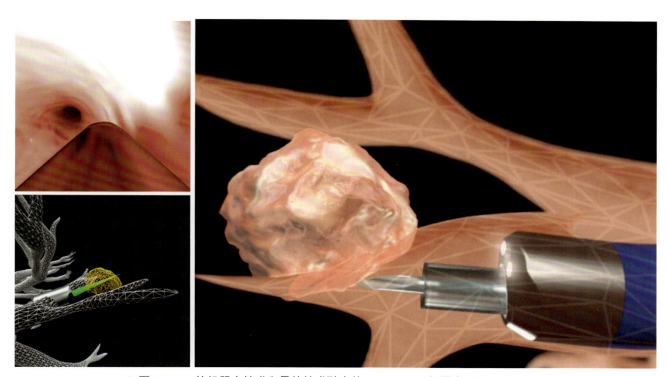

▲ 图 22-11　软机器人技术和导航技术融合的 Monarch™ 机器人（Auris Health）

该机器人整合电磁导航和自动的可操纵机器人部件以抵达手术目标。支气管镜由旋转滑轮自动驱动，可以划出和计算抵达目标的路径，为临床医生提供到达病变目标的安全路线。这样的设计使得它可以用于周围病变组织的活检，无须进行侵入性手术，包括胸腔镜手术等（经 Auris Health 许可转载）

发的一款柔性机器人导航髂股动脉的可行性得到了评估[87]，这款设备可能成为汉森医疗公司一跃超过 Auris Health 公司用于灵活支气管的 Monarch™ 机器人的跳板（参见上文）。

最近，借助于"触觉视觉"概念、毫米级摄像机和 LED，摄像技术进入心血管树的可行性得到了证明[88]。"触觉视觉"是基于昆虫和一些动物用来"导航"的"触觉"概念。其中最经典的例子是"墙壁跟随"，即昆虫通过沿着墙壁边缘爬行来实现对墙壁的认知进而实现触觉导航。接触环境中的物体（如墙壁）被称为正性触觉[89-93]。这类似于在黑暗中通过感觉（接触）一堵墙并跟随它来找路。正如你的大脑可以根据感觉创建"地图"和对给定环境中空间的感知一样，机器人也可以。因此，触觉视觉（Fagogenis等创造的术语）允许机器人基于其周围环境。例如，其接触的心脏壁构建环境地图，以确定目标解剖结构的位置[88]。

六、泌尿外科非线性机器人

（一）应用于泌尿外科的达芬奇单通道机器人

为了减少手术切口并发症的泌尿外科内镜技术，从多切口技术逐渐发展为单切口技术。然而，由于受限的线性器械三角测量、较差的人机工程学以及专用曲线器械的缺乏带来的技术挑战，限制了单切口腹腔镜技术在泌尿外科和其他领域的广泛应用。2018 年 5 月，达芬奇 SP 机器人被 FDA 批准用于泌尿外科手术。SP 平台真正意义上成为皮肤 / 筋膜单通道非线性手术机器人平台，并可 360° 自由操作。这是在传统机器人平台的进一步升级（精确的操纵性、震颤消除和 3D 高清可放大的视野），理论上增加了曲线型器械，以便对难以抵达的解剖目标进行操作（全部通过最小的腹壁切口）。因此，达芬奇 SP 解决了外科医生进入骨盆手术时手术空间受限的问题。它保持了内部三角测量，同时消除了器械碰撞的问题。在腹膜后进行手术时，SP 平台能够以其独特的配置进入前部和后部肿瘤。对于既往手术或盆腔放疗的患者，经会阴入路对膀胱切除术和前列腺切除术都是有利的。经膀胱入路的前列腺切除术可以避免经过腹腔，避免人为气腹和定位带来的风险。

SP 机器人平台在尸体模型中进行了测试，结果显示其能在较小的手术空间内操作，此类试验显示该平台是进行根治性前列腺切除术、膀胱切除术和盆腔淋巴结清扫术后回肠导管重建术的最佳机器人手术平台[94-96]。尸体实验验证可行性并获得 FDA 批准后，一些高等试验中心已经获得了初步的临床证据，支持达芬奇 SP 机器人用于泌尿外科应用。此后，SP 机器人扩大了泌尿外科的手术适应证范围，目前其应用于输尿管新膀胱造口术、根治性前列腺切除术、部分和根治性肾切除术、根治性膀胱切除术、肾盂成形术、根治前列腺切除术和输尿管再植入术，以及其他泌尿外科输尿管、膀胱和肾脏重建手术的可行性都被证明了[97-101]。迄今为止的结果显示，与多端口机器人泌尿外科手术相比，使用达芬奇 SP 机器人的手术术中并发症发生率、手术时间和术后转归相似。但这些研究结果应谨慎解读，因为使用达芬奇 SP 机器人的手术样本量少，且手术异质性大，多是由经验丰富、手术量大、有操作机器人经验的外科医生操作的。SP 平台对普通泌尿外科应用的真实效果，仍需要长期肿瘤学和更大样本量临床观察，以及更多的随访结果。

（二）输尿管镜机器人

输尿管镜机器人技术是一项新兴技术，旨在使用非线性镜改良尿道内手术。相关研究主要测试了 Avicenna Roboflex 机器人系统（图 22-12），这是一种柔性输尿管镜机器人（flexible robotic ureteroscopic, fURS），易于使用，符合人体工程学。Rassweiler 等[102]和 Saglam 等[103]发现，这种机器人显著提高了医生的手术效率。Geavlete 等得出结论，使用该机器人工具可以成功地治疗肾结石[104]。Proietti 等对医生培训过程进行了评估，发现即使没有相关手术经验的医生也能迅速获得必要的操作技能[105]。尽管这些机器人系统的进一步开发和评估可能是必要的，但这些研究表明，输尿管镜机器人的应用很有前景。

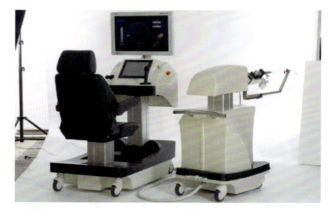

▲ 图 22-12 Avicenna Roboflex 机器人（ELMED™ Medical Systems Company, Orlando, FL, USA）
Avicenna Roboflex 机器人是一种柔性输尿管镜机器人。该主从式设计的设备允许精确的范围控制，可胜任常规输尿管镜检查的所有任务。它由一位泌尿科医生在工作站进行操作（如图所示），该工作站包括带有镜驱动控制的双操纵杆。该装置的支持者认为，它对碎石、增强结石破碎和除尘非常有用。由于人体工程学的改进，它还可以减少医生的疲劳，同时将医生暴露于电离辐射的程度降至最低（引自 ELMED™ Medical Systems Company）

七、神经外科机器人

（一）线性系统

令人惊讶的是，机器人在神经外科中的首次应用于 20 世纪 80 年代中期被报道，早于微创手术中的现代机器人时代[106]。如今，许多机器人系统已被试用，其中一些表现尤为突出[107-118]（表 22-3）。虽然这些机器人系统各具特色，但它们有着重要的相似之处，包括刚性的线性臂设计。此外，大多数神经系统机器人手术系统都是按照主从式设计或用于微创锁眼手术机器人设计进行松散建模的。

然而，腹部和头部解剖结构存在着重要的差异，因此该技术和仪器未能应用于神经外科领域。例如，用机器人进行腹部手术的过程中，手术场可通过气体注入来创建（即实现），并且空间相对较大，这就允许了现代机器人器械操作所需的工作空间和三角测量条件。相反，中枢神经系统位于一个狭窄的骨空间内，即使在开颅手术中，也不允许进入关键结构和手术目标。另一个不同之处在于，对于腹部手术，可以通过强制牵拉其他器官而显露手术目标器官（例如，肝脏可以向头部牵拉，以显露胆囊或胆总管），但对于神经外科手术，脑实质不能容忍这种强制牵拉，且关键神经血管结构的密度也使得对器官进行一定操作以显露手术场的做法受到极大限制，尤其是对于线性臂，其设计不能使其通过弯曲路径到达深处颅内手术目标。

（二）非线性系统

连续机器人是超冗余的特殊远程机器人[119, 120]。由于动起来像蛇行，该机器人通常被称为蛇臂机器人。这种设计特别适合于在狭窄的解剖空间内接近困难的目标。Monarch™ 机器人和 Ion™ 支气管镜机器人（前面讨论过）就是典型的连续机器人。正如连续机器人可以方便接近肺部的困难目标一样，也可以接近脑实质和颅内目标。

2006 年，Engh 等报道了他们在功能性可操纵针头方面的经验，该针头可在脑组织内导航，以达到

表 22-3 神经外科机器人		
系　统	制造商 / 开发商	评　述
可编程通用装配用机器（美洲狮）	Unimation（原始）	第一次机器人辅助立体定位脑活检（1985 年）
Neuromate® 机器人系统	Renishaw	应用包括立体定向电极深部脑刺激植入立体脑电图
神经臂	IMRIS Inc.（2010 年收购）	首个图像引导、MRI 兼容手术机器人
Minerva 公司神经外科机器人	由洛桑大学开发，瑞士	20 世纪 90 年代中期开发，适用于脑活检。精确但出于安全考虑项目已中止
路径查找器	Prosurgics，英国	图像引导神经外科；接近绝对值几何精度
NeuRobot 公司	新竹神经外科大学医学院，日本松本	仅局限于尸体实验节段
机器人辅助显微外科系统（RAMS）	NASA JPL 与 MicroDexterity 系统公司联合开发	专为大脑、眼睛、耳朵、鼻子、喉咙设计，面部设计；提供按比例缩小的运动控制和震颤消除
AURORA® 手术镜系统	Rebound therapeutics	一次性使用神经内镜；影像引导，可用于脑出血引流；最近获得 FDA 510（k）认证
SpineAssist（Mazor X）	Mazor Robotics（Haifa，Israel；US headquarters-Orlando，FL）；最初由 M.A.S.O.R. 外科技术研发	可与导航整合（Stealth 系统，美敦力）；全球 4000 例；主要应用是脊柱手术，特别是畸形修复

解剖目标，同时躲避关键结构[119]。他们在二维离体模型中演示大脑活检针的精确轨迹控制。与空心不锈钢针相比，使用镍钛记忆合金的结果最好[119]。在他们的实验中，可以通过改变针旋转的占空比（即电脉冲持续时间）来控制导丝按照合适的曲率进行弯曲[119]。占空比定义如公式22-1。

$$D = \frac{PW}{T} \qquad （公式22-1）$$

其中 D 是占空比（以比率表示），PW 是脉冲宽度（即脉冲激活的时间），T 表示总时间。因此，通过改变 PW 的持续时间来获得转向和导线控制，PW 进而控制神经外科导线在大脑中导航以获得到达感兴趣的目标时的弯曲程度和方向。

将导线安全地导入脑实质是一项挑战，而制造一种能够传递机械运动和主从操纵的微型导线更是复杂上几个数量级。根据 Ikuta 等[120] 的说法，实现至少 5 自由度（扭转、抓握、平移、关节样的基础运动、关节末端运动）的部分工程难度与冗余运动问题以及导线张力管理是紧密相关的。尽管存在这些和其他挑战，但适用于神经外科手术的非线性中尺度（0.1～5mm）连续机器人的开发仍取得了进展[121-127]。

例如，Kim 等开发了一种用于神经外科手术的柔性、基于弹簧的颅内机器人原型。该系统使用 3 个相互连接的部分，每个部分都有 2 自由度，并且每个部分都可以独立控制。该设备与 MRI 兼容，由弹簧驱动器通过肌腱驱动机构控制[121]。

目前，连续体机器人尚未在临床上应用。随着研究团队和工程师们的不断克服中尺度非线性机器人的诸多挑战，神经外科医生可能有一天能够使用集成非线性机器人来导航中枢神经系统，在中枢神经系统定位目标进行活检、动脉瘤夹闭，甚至肿瘤切除。

八、其他非线性机器人系统

（一）腔内手术平台

标准的柔性内镜应用于高级腔内和经腔内镜手术时是存在挑战的，如 NOTES，因此，其应用也受限。即使有辅助设备，传统的柔性内镜也不能为这种复杂的手术干预提供所需的灵活性[128, 129]。特别是像内镜

黏膜下剥离（endoscopic submucosal dissection，ESD）这种治疗良性和浅表恶性胃肠道病变的手术，在技术上是具有挑战的。要获得外科技能和专业知识以培养熟练的手术技能得进行专门的培训[128, 129]。通过升级可操控性、优化组织显露和可视化，机器人辅助内镜手术满足了提高精度、安全性、可靠性和有效性的需求[128, 130]。

为了增加三角测量、牵拉操作和执行复杂任务（如缝合或打结）的能力，具有类关节作用的机械臂内镜机器人概念已被提出[131, 132]。内镜手术机器人平台 Anubinscope® 设计用于 NOTES 手术[133, 134]，IsisScope® 机器人设计用于腹腔镜单部位手术[135]，在柔性内镜中提供器械进行三角测量。该系列设备由 IRCAD 与 KARL STORZ 合作开发。然而，这些系统需要两名训练有素的外科医生来同时操作。因此，在与法国斯特拉斯堡 iCube 实验室的合作下，外科医生助理单通道半透明机器人（single-access transluminal robotic assistant for surgeons，STRAS）得到了开发[132, 136]。这种主从式机器人辅助系统仅需一名外科医生远程操作内镜就可以完成 ESD 操作[132]；其内镜需手动插入并连接到从属部件；有 3 个用于仪器装配的机械臂，其中一个可以容纳标准内镜工具，另外两个通道可使用 3～4 自由度的远程操作柔性机械臂。该机器人系统中医生可控制的自由度高达 10+1 自由度[132, 136]（图 22-13）。在一系列临床观察中，利用该机器人进行的 18 例距肛缘 25cm 的 ESD 手术中，有 12 例手术成功完成。技术障碍和手术困难主要发生在前几例，最后 6 例手术在完成的过程中没有出现系统故障或穿孔现象[132]。因为临床转化和商业化的原因，该机器人得到了进一步升级，其最新版本为腔内辅助切除内镜机器人（endoluminal assistant for surgical endoscopy，EASE），由 53.5cm 长、最大轴径 16mm 的可拆卸柔性内镜组成。在一项前瞻性非随机对照临床前研究中，2 名外科医生进行了模拟手术，切除距肛门边缘 15～35cm 的总共 30 个"伪"肿瘤，其中一位没有机器人或传统 ESD 经验的腹腔镜外科医生执行了机器人辅助 ESD 程序，而一位经验丰富的内镜医生执行了传统 ESD 程序。相比使用传统内镜技术的专家内镜医生，使用机器人系统的 ESD 新手医生具有明显更快的解剖速度、更短的手术时间和更低的穿孔率（基于超过 1000 例 ESD 病例的经验）。这项研究证明了该

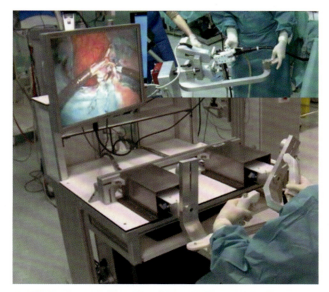

▲ 图 22-13　外科医生用单通道半透明机器人助手（Single-Access Transluminal Robotic Assistant for Surgeons，STRAS）进行手术的场景

这种主从式的机器人辅助系统能够由单个外科医生远程操作内镜，并允许结肠黏膜下剥离操作。插图可见内镜需手动插入与从动系统链接（插图）。该机器人系统有 3 个工作通道，其中一个用于容纳标准内镜。插入后，两个远程操作的器械由坐在工作站的外科医生控制（经 RCAD France，iCube Laboratory Strasbourg，and KARL STORZ 许可转载）

机器人作为第一种全机器人、单操作员、主从式柔性内镜远程操作器系统，在提高复杂腔内解剖性能方面的潜力[137]。机器人辅助技术融合了先进的内镜和外科技术，可以有效提升高难度手术（如 ESD 和 NOTES）的手术质量，从而推进内镜治疗技术的发展。

内镜机器人技术的创新解决了诊断和治疗过程中的很多问题，目前多种设备正在被开发和试用，而机器人辅助性仪器主要集中在移动内镜和仪器的开发[129, 130]。已有人假想了一种可被远程操作、磁力驱动、用于软系留立体胶囊系统的机器人引导，来作为传统结肠镜检查的替代方案，目的是通过减少患者的不适感和满足镇静需求，以促进结直肠癌筛查[138]。进一步探索这种柔性内镜自主操作的研究也在进行[139]，如内镜超声等[140]。当与机器人技术（如主动移动和嵌入式治疗模块）相结合，系留式和无线胶囊内镜设备就会产生额外的筛查、诊断和治疗能力[141, 142]。到 2025 年，预计会出现多种目前正在开发的机器人腔内设备，有几种现正处于临床试验阶段，包括腔内手术（endoluminal surgery，ELS）机器人（ColubrisMX Inc，Houston，TX）（图 22-14）。

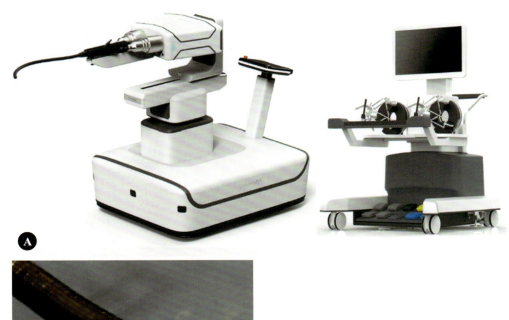

▲ 图 22-14　腔内手术机器人

腔内手术机器人是 ColubrisMX Inc.（Houston，TX）研发的一种先进的机器人，目前正在进行临床验证。A. 控制台工作站和 ELS 设备；B. 位于镜端头的机器人机械臂（经 ColubrisMX Inc. 许可转载）

（二）Titan 单通道机器人技术手术机器人系统

单通道机器人技术（single port orifice robotic technology，SPORT™）手术系统（Titan Medical Inc.）是一种用于单通道手术的灵活的非线性机器人系统，该系统的其他应用还在探索阶段。它采用开放式控制台 / 工作站设计，机器人机械臂连接到一个大型单臂中央控制单元（图 22–15）。

SPORT™ 系统的首次临床前报道是在活猪和尸体模型上探索其进行单通道手术的可行性[143]。该系统的先进原型机有一个 25mm 摄像机，包括一个 3D 高清摄像机头和两个（直径 8mm）机器人关节机械臂。作者切口使用一次性凝胶（在某些情况下，还使用额外的套管针进行床边腹腔镜辅助），在 6 个猪模型和 1 具人类尸体上进行了 12 次手术。这些手术包括 6 次胆囊切除术、Nissen 胃底折叠术（图 22–16）、1 次脾切除术和 1 次肝蒂剥离术。4 位经验丰富的腹腔镜外科医生的手术表现由技术客观结构化评估（objective structured assessment of technical skill，OSATS）评分系统进行评估。OSATS 评分表明设备相关方面的学习曲线较短，同使用机器人的熟练度相关。他们的结果表明，Titan SPORT™ 适用于上述手术，特别适用于那些手术的关键环节，包括抓握、牵拉、切除和缝合。尽管如此，该系统仍存在一些缺点，如存在视频亮度低和不能变焦、相机控制不理想及相机运动范围有限等问题。

在泌尿科医生合作下，法国斯特拉斯堡 IHU 中心进一步展开了临床前研究（未公开数据），该研究包括在人类尸体上进行单通道前列腺切除术和尿道吻合术，以及在活体动物模型中进行的 10 例部分或半肾切除术。与消化道手术类似，SPORT™ 机器人被证明适用于进行盆腔深部解剖、肾门切除和夹持、肾实质分割和缝合等关键手术环节。

结合这些临床前研究经验，该系统重新设计了柔性内镜 3D 摄像机系统，并集成了 2 个额外的 2D 摄像机，增加了视野和摄像机运动范围，目前正在进行进一步的产品开发和 510（k）正在等待 FDA 批准。

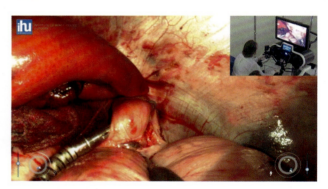

▲ 图 22–16　M 利用 SPORT™ 系统进行 Nissen 眼底折叠术的临床前测试和评估
一名外科医生在法国斯特拉斯堡的临床前测试和评估中利用 SPORT™ 系统进行 Nissen 眼底折叠术（右上）。通过单切口腹腔镜的曲线型机械臂，可提供改良的三角测量，让医生可以对这种高难度位置进行手术操作（经 IHU Strasbourg，France 许可转载）

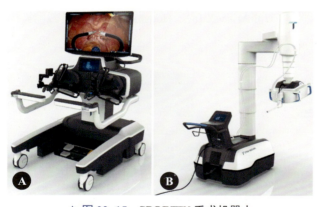

▲ 图 22–15　SPORT™ 手术机器人
A. SPORT™ 手术机器人（Titan Medical Inc.）控制台为外科医生提供了一个工作站；B. 单吊臂装置可以将非线性机器人操作头送入体腔进行应用

参考文献

[1] Marescaux J, Leroy J, Gagner M, Rubino F, Mutter D, Vix M, Butner SE, Smith MK. Transatlantic robot-assisted telesurgery. Nature. 2001;413(6854):379–80.

[2] Marescaux J, Leroy J, Rubino F, Smith M, Vix M, Simone M, Mutter D. Transcontinental robot-assisted remote telesurgery: feasibility and potential applications. Ann Surg. 2002;235(4):487–92.

[3] Svoboda E. Your robot surgeon will see you now. Nature. 2019; 573(7775):S110–1. https://doi. org/10.1038/d41586-019-02874-0.

[4] Ficarra V, Novara G, Artibani W, Cestari A, Galfano A, Graefen M, Guazzoni G, Guillonneau B, Menon M, Montorsi F, Patel V. Retropubic, laparoscopic, and robot-assisted radical prostatectomy: a systematic review and cumulative analysis of comparative studies. Eur Urol. 2009;55(5):1037–63.

[5] Patel VR, Palmer KJ, Coughlin G, Samavedi S. Robot-assisted laparoscopic radical prostatectomy: perioperative outcomes of 1500 cases. J Endourol. 2008;22(10):2299–306.

[6] Berryhill R Jr, Jhaveri J, Yadav R, Leung R, Rao S, El-Hakim A, Tewari A. Robotic prostatectomy: a review of outcomes compared with laparoscopic and open approaches. Urology. 2008;72(1):15–23.

[7] Koch MO. Robotic versus open prostatectomy: end of the controversy. J Urol. 2016;196(1):9–10. https:// doi.org/10.1016/j.juro.2016.04.047. Epub 2016 Apr 13.

[8] Payne TN, Dauterive FR. A comparison of total laparoscopic hysterectomy to robotically assisted hysterectomy: surgical outcomes in a community practice. J Minim Invasive Gynecol. 2008;15(3):286–91.

[9] Kho RM, Hilger WS, Hentz JG, Magtibay PM, Magrina JF. Robotic hysterectomy: technique and initial outcomes. Am J Obstet Gynecol. 2007;197(1):113–e1.

[10] Cirocchi R, Partelli S, Trastulli S, Coratti A, Parisi A, Falconi M. A systematic review on robotic pancreaticoduodenectomy. Surg Oncol. 2013;22(4):238–46.

[11] Orti-Rodríguez RJ, Rahman SH. A comparative review between laparoscopic and robotic pancreaticoduodenectomies. Surg Laparosc Endosc Percutan Tech. 2014;24(2):103–8.

[12] Baker EH, Ross SW, Seshadri R, Swan RZ, Iannitti DA, Vrochides D, Martinie JB. Robotic pancreaticoduodenectomy for pancreatic adenocarcinoma: role in 2014 and beyond. J Gastrointest Oncol. 2015;6(4):396.

[13] Pigazzi A, Garcia-Aguilar J. Robotic colorectal surgery: for whom and for what? Dis Colon Rectum. 2010;53(7):969–70. https://doi.org/10.1007/DCR.0b013e3181db8055.

[14] Weinstein GS, O'Malley BW Jr, Hockstein NG. Transoral robotic surgery: supraglottic laryngectomy in a canine model. Laryngoscope. 2005;115(7):1315–9.

[15] Alon EE, Kasperbauer JL, Olsen KD, Moore EJ. Feasibility of transoral robotic-assisted supraglottic laryngectomy. Head Neck. 2012;34(2):225–9.

[16] Ansarin M, Zorzi S, Massaro MA, et al. Transoral robotic surgery vs transoral laser microsurgery for resection of supraglottic cancer: a pilot surgery. Int J Med Robot. 2014;10(1):107–12.

[17] Weinstein GS, O'Malley BW, Snyder W, Sherman E, Quon H. Transoral robotic surgery: radical tonsillectomy. Arch Otolaryngol Head Neck Surg. 2007;133(12):1220–6.

[18] O'Malley BW Jr, Weinstein GS, Snyder W, Hockstein NG. Transoral robotic surgery (TORS) for base of tongue neoplasms. Laryngoscope. 2006;116(8):1465–72.

[19] Weinstein GS, O'Malley BW Jr, Magnuson JS, Carroll WR, Olsen KD, Daio L, Moore EJ, Holsinger FC. Transoral robotic surgery: a multicenter study to assess feasibility, safety, and surgical margins. Laryngoscope. 2012;122(8):1701–7.

[20] Moore EJ, Olsen KD, Kasperbauer JL. Transoral robotic surgery for oropharyngeal squamous cell carcinoma: a prospective study of feasibility and functional outcomes. Laryngoscope. 2009;119(11):2156–64.

[21] Weinstein GS, O'Malley BW Jr, Desai SC, Quon H. Transoral robotic surgery: does the ends justify the means? Curr Opin Otolaryngol Head Neck Surg. 2009;17(2):126–31.

[22] Holsinger FC. A flexible, single-arm robotic surgical system for transoral resection of the tonsil and lateral pharyngeal wall: next-generation robotic head and neck surgery. Laryngoscope. 2016; 126(4):864–9.

[23] Tsang RK, Holsinger FC. Transoral endoscopic nasopharyngectomy with a flexible next-generation robotic surgical system. Laryngoscope. 2016;126(10):2257–62.

[24] Chen MM, Orosco RK, Lim GC, Holsinger FC. Improved transoral dissection of the tongue base with a next-generation robotic surgical system. Laryngoscope. 2018;128(1):78–83.

[25] Tateya I, Koh YW, Tsang RK, Hong SS, Uozumi R, Kishimoto Y, Sugimoto T, Holsinger FC. Flexible next-generation robotic surgical system for transoral endoscopic hypopharyngectomy: a comparative preclinical study. Head Neck. 2018;40(1):16–23.

[26] Chan JY, Tsang RK, Holsinger FC, Tong MC, Ng CW, Chiu PW, Ng SS, Wong EW. Prospective clinical trial to evaluate safety and feasibility of using a single port flexible robotic system for transoral head and neck surgery. Oral Oncol. 2019;94:101–5.

[27] Lang S, Mattheis S, Hasskamp P, Lawson G, Güldner C, Mandapathil M, Schuler P, Hoffmann T, Scheithauer M, Remacle M. A European multicenter study evaluating the flex robotic system in transoral robotic surgery. Laryngoscope. 2017;127(2):391–5. https://doi.org/10.1002/lary.26358.

[28] Newsome H, Mandapathil M, Koh YW, Duvvuri U. Utility of the highly articulated flex robotic system for head and neck procedures: a cadaveric study. Ann Otol Rhinol Laryngol. 2016;125(9):758–63. https://doi.org/10.1177/0003489416653409.

[29] Mattheis S, Hasskamp P, Holtmann L, Schäfer C, Geisthoff U, Dominas N, Lang S. Flex robotic system in transoral robotic surgery: the first 40 patients. Head Neck. 2017;39(3):471–5. https://doi.org/10.1002/hed.24611.

[30] Tateya I, Koh YW, Tsang RK, et al. Flexible next-generation robotic surgical system for transoral endoscopic hypopharyngectomy: a comparative preclinical study. Head Neck. 2018;40(1):16–23. https://doi.org/10.1002/hed.24868.

[31] Funk E, Goldenberg D, Goyal N. Demonstration of a transoral robotic supraglottic laryngectomy and total laryngectomy in cadaveric specimens using the medrobotics flex system. Head Neck. 2017;39(6):1218–25.

[32] Atallah S, Albert M, Larach S. Transanal minimally invasive surgery: a giant leap forward. Surg Endosc. 2010;24(9):2200–5. https://doi.org/10.1007/s00464–010–0927–z. Epub 2010 Feb 21.

[33] Buess G, Hutterer F, Theiss J, Böbel M, Isselhard W, Pichlmaier H. A system for a transanal endoscopic rectum operation. Chirurg. 1984;55(10):677–80.

[34] Atallah SB, Albert MR, de Beche-Adams TH, Larach SW. Robotic trans anal minimally invasive surgery in a cadaveric model. Tech Coloproctol. 2011;15(4):461–4. https://doi.org/10.1007/s10151.011–0762–9. Epub 2011 Sep 28.

[35] Atallah S, Parra-Davila E, DeBeche-Adams T, Albert M, Larach S. Excision of a rectal neoplasm using robotic transanal surgery (RTS): a description of the technique. Tech Coloproctol. 2012;16(5):389–92. https://doi.org/10.1007/s10151–012–0833–6. Epub 2012 May 15.

[36] Atallah S, Nassif G, Polavarapu H, de Beche-Adams T, Ouyang J, Albert M, Larach S. Robotic-assisted transanal surgery for total mesorectal excision (RATSTME): a description of a novel surgical approach with video demonstration. Tech Coloproctol. 2013; 17(4):441–7. https://doi.org/10.1007/s10151–013–1039–2. Epub 2013 Jun 26.

[37] Atallah S, Martin-Perez B, Pinan J, Quinteros F, Schoonyoung H, Albert M, Larach S. Robotic transanal total mesorectal excision: a pilot study. Tech Coloproctol. 2014;18(11):1047–53. https://doi.org/10.1007/s10151–014–1181–5. Epub 2014 Jun 24.

[38] Medina MG, Tsoraides SS, Dwyer AM. Review and update: robotic transanal surgery (RTAS). Updat Surg. 2018;70(3):369–74. https://doi.org/10.1007/s13304–018–0580–y. Epub 2018 Aug 17.

[39] Tomassi MJ, Taller J, Yuhan R, Ruan JH, Klaristenfeld DD. Robotic transanal minimally invasive surgery for the excision of rectal neoplasia: clinical experience with 58 consecutive patients. Dis Colon Rectum. 2019;62(3):279–85. https://doi.org/10.1097/DCR.0000000001223.

[40] Atallah S, Buchs NC, Kim SH. The evolution of robotic TAMIS. In: Transanal minimally invasive surgery (TAMIS) and transanal total mesorectal excision (taTME). Cham: Springer; 2019. p. 153–64.

[41] Atallah S, Zenoni S, Kelly J, Tilahun Y, Monson JR. A blueprint for robotic navigation: pre-clinical simulation for transanal total mesorectal excision (taTME). Tech Coloproctol. 2016;20(9):653–4.

https://doi.org/10.1007/s10151–016–1511–x. Epub 2016 Aug 10.

[42] Atallah S, Parra-Davila E, Melani AG, Romagnolo LG, Larach SW, Marescaux J. Robotic-assisted stereotactic real-time navigation: initial clinical experience and feasibility for rectal cancer surgery. Tech Coloproctol. 2019;23(1):53–63. https://doi. org/10.1007/s10151–018–1914–y. Epub 2019 Jan 17.

[43] Atallah S. Assessment of a flexible robotic system for endoluminal applications and transanal total mesorectal excision (taTME): could this be the solution we have been searching for? Tech Coloproctol. 2017;21(10):809–14. https://doi.org/10.1007/s10151–017–1697–6. Epub 2017 Oct 24.

[44] Atallah S, Hodges A, Larach SW. Direct target NOTES: prospective applications for next generation robotic platforms. Tech Coloproctol. 2018;22(5):363–71. https://doi.org/10.1007/s10151–018–1788–z. Epub 2018 May 31.

[45] Carmichael H, D'Andrea AP, Skancke M, Obias V, Sylla P. Feasibility of transanal total mesorectal excision (taTME) using the Medrobotics Flex® System. Surg Endosc. 2019. https://doi.org/10.1007/s00464–019–07019–y. [Epub ahead of print].

[46] Atallah S, Martin-Perez B, Keller D, Burke J, Hunter L. Natural-orifice transluminal endoscopic surgery. Br J Surg. 2015;102(2):e73–92. https://doi. org/10.1002/bjs.9710.

[47] Atallah S, Martin-Perez B, Albert M, Schoonyoung H, Quinteros F, Hunter L, Larach S. Vaginal access minimally invasive surgery (VAMIS): a new approach to hysterectomy. Surg Innov. 2015; 22(4):344–7. https://doi.org/10.1177/1553350614560273. Epub 2014 Nov 27.

[48] Karkia R, Giacchino T, Taylor J, Ghaffar A, Gupta A, Kovoor E. Hysterectomy and Adenextomy via transvaginal natural orifice transluminal endoscopic surgery (vNOTES): a UK perspective with a case series of 33 patients. Eur J Obstet Gynecol Reprod Biol. 2019;242:29–32. https://doi.org/10.1016/j. ejogrb.2019.08.023. Epub 2019 Aug 31.

[49] Baekelandt JF, De Mulder PA, Le Roy I, Mathieu C, Laenen A, Enzlin P, Weyers S, Mol BWJ, Bosteels JJA. Transvaginal natural orifice transluminal endoscopic surgery (vNOTES) adnexectomy for benign pathology compared with laparoscopic excision (NOTABLE): a protocol for a randomised controlled trial. BMJ Open. 2018;8(1):e018059. https://doi.org/10.1136/bmjopen-2017-018059.

[50] Marks J, Ng S, Mak T. Robotic transanal surgery (RTAS) with utilization of a next-generation single-port system: a cadaveric feasibility study. Tech Coloproctol. 2017;21(7):541–5. https://doi. org/10.1007/s10151–017–1655–3. Epub 2017 Jul 14.

[51] Atallah S, DuBose A, Larach SW. Towards the development of simultaneous two-field robotic surgery. Tech Coloproctol. 2016;20(1):71–3. https:// doi.org/10.1007/s10151–015–1403–5. Epub 2015 Nov 19.

[52] Atallah S, Parra-Davila E, Melani AGF. Assessment of the Versius surgical robotic system for dual-field synchronous transanal total mesorectal excision (taTME) in a preclinical model: will tomorrow's surgical robots promise newfound options? Tech Coloproctol. 2019;23(5):471–7. https://doi. org/10.1007/s10151–019–01992–1. Epub 2019 May 8.

[53] Childers CP, Maggard-Gibbons M. Estimation of the acquisition and operating costs for robotic surgery. JAMA. 2018;320(8):835–6. https:// doi.org/10.1001/jama.2018.9219.

[54] Adamina M, Buchs NC, Penna M, Hompes R, and on behalf of the St. Gallen Colorectal Consensus Expert Group. St. Gallen consensus on safe implementation of transanal total mesorectal excision. Surg Endosc. 2018;32(3):1091–103.

[55] Buchs NC, Nicholson GA, Ris F, Mortensen NJ, Hompes R. Transanal total mesorectal excision: a valid option for rectal cancer? World J Gastroenterol. 2015;21(41):11700–8.

[56] Wolthuis AM, Bislenghi G, van Overstraeten A, D'Hoore A. Transanal total mesorectal excision: towards standardization of technique. World J Gastroenterol. 2015;21(44):12686–95.

[57] Mao Y, Yang D, He J, Krasna MJ. Epidemiology of lung cancer. Surg Oncol Clin. 2016;25(3):439–45.

[58] Wakelee HA, Chang ET, Gomez SL, Keegan TH, Feskanich D, Clarke CA, Holmberg L, Yong LC, Kolonel LN, Gould MK, West DW. Lung cancer incidence in never-smokers. J Clin Oncol Off J Am Soc Clin Oncol. 2007;25(5):472.

[59] Cruz CS, Tanoue LT, Matthay RA. Lung cancer: epidemiology, etiology, and prevention. Clin Chest Med. 2011;32(4):605–44.

[60] Ost DE, Ernst A, Lei X, Kovitz KL, Benzaquen S, Diaz-Mendoza J, Greenhill S, Toth J, Feller-Kopman D, Puchalski J, Baram D. Diagnostic yield and complications of bronchoscopy for peripheral lung lesions. Results of the AQuIRE registry. Am J Respir Crit Care Med. 2016;193(1):68–77.

[61] DiBardino DM, Yarmus LB, Semaan RW. Transthoracic needle biopsy of the lung. J Thorac Dis. 2015;7(Suppl 4):S304.

[62] Gildea TR, Mazzone PJ, Karnak D, Meziane M, Mehta AC. Electromagnetic navigation diagnostic bronchoscopy: a prospective study. Am J Respir Crit Care Med. 2006;174(9):982–9.

[63] Eberhardt R, Anantham D, Herth F, Feller-Kopman D, Ernst A. Electromagnetic navigation diagnostic bronchoscopy in peripheral lung lesions. Chest. 2007;131(6):1800–5.

[64] Schwarz Y, Mehta AC, Ernst A, Herth F, Engel A, Besser D, Becker HD. Electromagnetic navigation during flexible bronchoscopy. Respiration. 2003;70(5):516–22.

[65] Makris D, Scherpereel A, Leroy S, Bouchindhomme B, Faivre JB, Remy J, Ramon P, Marquette CH. Electromagnetic navigation diagnostic bronchoscopy for small peripheral lung lesions. Eur Respir J. 2007;29(6):1187–92.

[66] Schwarz Y, Greif J, Becker HD, Ernst A, Mehta A. Real-time electromagnetic navigation bronchoscopy to peripheral lung lesions using overlaid CT images: the first human study. Chest. 2006;129(4): 988–94.

[67] Khan I, Chin R, Adair N, Chatterjee A, Haponik E, Conforti J. Electromagnetic navigation bronchoscopy in the diagnosis of peripheral lung lesions. Clin Pulm Med. 2011;18(1):42–5.

[68] Visentini-Scarzanella M, Sugiura T, Kaneko T, Koto S. Deep monocular 3D reconstruction for assisted navigation in bronchoscopy. Int J Comput Assist Radiol Surg. 2017;12(7):1089–99.

[69] Shen M, Giannarou S, Shah PL, Yang GZ. Branch: bifurcation recognition for airway navigation based on structural characteristics. In: International conference on medical image computing and computer-assisted intervention. Cham: Springer; 10 Sept 2017. p. 182–9.

[70] Sánchez C, Esteban-Lansaque A, Borrás A, Diez-Ferrer M, Rosell A, Gil D. Towards a Videobronchoscopy localization system from airway centre tracking. In: VISIGRAPP (4: VISAPP); 2017. p. 352–9.

[71] Hofstad EF, Sorger H, Leira HO, Amundsen T, Langø T. Automatic registration of CT images to patient during the initial phase of bronchoscopy: a clinical pilot study. Med Phys. 2014;41(4):041903.

[72] Sganga J, Eng D, Graetzel C, Camarillo D. Offsetnet: deep learning for localization in the lung using rendered images. In: 2019 International Conference on Robotics and Automation (ICRA). IEEE; 20 May 2019. p. 5046–52.

[73] Herth FJ, Eberhardt R, Sterman D, Silvestri GA, Hoffmann H, Shah PL. Bronchoscopic transparenchymal nodule access (BTPNA): first in human trial of a novel procedure for sampling solitary pulmonary nodules. Thorax. 2015;70(4):326–32.

[74] Anciano C, Brown C, Bowling M. Going off road: the first case reports of the use of the transbronchial access tool with electromagnetic navigational bronchoscopy. J Bronchology Interv Pulmonol. 2017; 24(3):253–6.

[75] Bowling MR, Brown C, Anciano CJ. Feasibility and safety of the

transbronchial access tool for peripheral pulmonary nodule and mass. Ann Thorac Surg. 2017;104(2):443–9.

[76] Callahan S, Tanner N, Chen A, Bacro T, Silvestri G, Pastis N. Comparison of the thin convex probe endobronchial ultrasound bronchoscope to standard EBUS and flexible bronchoscope: a cadaveric study. Chest. 2016;150(4):979A.

[77] Yarmus LB, Arias S, Feller-Kopman D, Semaan R, Wang KP, Frimpong B, Burgess KO, Thompson R, Chen A, Ortiz R, Lee HJ. Electromagnetic navigation transthoracic needle aspiration for the diagnosis of pulmonary nodules: a safety and feasibility pilot study. J Thorac Dis. 2016;8(1):186.

[78] Krimsky WS, Pritchett MA, Lau KK. Towards an optimization of bronchoscopic approaches to the diagnosis and treatment of the pulmonary nodules: a review. J Thorac Dis. 2018;10(Suppl 14): S1637.

[79] Murgu SD. Robotic assisted-bronchoscopy: technical tips and lessons learned from the initial experience with sampling peripheral lung lesions. BMC Pulm Med. 2019;19(1):89.

[80] Graetzel CF, Sheehy A, Noonan DP. Robotic bronchoscopy drive mode of the Auris Monarch platform. In: 2019 International Conference on Robotics and Automation (ICRA). IEEE; 20 May 2019. p. 3895–901.

[81] Herron DM, Dong M. Upcoming robotic systems. In: Robotic-assisted minimally invasive surgery. Cham: Springer; 2019. p. 319–21.

[82] Sigwart U, Puel J, Mirkovitch V, Joffre F, Kappenberger L. Intravascular stents to prevent occlusion and re-stenosis after transluminal angioplasty. N Engl J Med. 1987;316(12):701–6.

[83] Simpson JB, Selmon MR, Robertson GC, Cipriano PR, Hayden WG, Johnson DE, Fogarty TJ. Transluminal atherectomy for occlusive peripheral vascular disease. Am J Cardiol. 1988;61(14):96G-101G.

[84] Fogarty TJ, inventor; EDWARDS LAB Inc, assignee. Embolectomy catheter. United States patent US 3,435,826. 1969 Apr 1.

[85] Beyar R, Gruberg L, Deleanu D, et al. Remote control percutaneous coronary interventions: concept, validation, and first-in-humans pilot clinical trial. J Am Coll Cardiol. 2006;47:296–300.

[86] Weisz G, Metzger DC, Caputo RP, et al. Safety and feasibility of robotic percutaneous coronary intervention: PRECISE (Percutaneous robotically enhanced coronary intervention) Study. J Am Coll Cardiol. 2013;61:1596–600.

[87] Bismuth J, Duran C, Stankovic M, et al. A first-in-man study of the role of flexible robotics in overcoming navigation challenges in the ileofemoral arteries. J Vasc Surg. 2013;57:14S-9S.

[88] Fagogenis G, Mencattelli M, Machaidze Z, Rosa B, Price K, Wu F, Weixler V, Saeed M, Mayer JE, Dupont PE. Autonomous robotic intracardiac catheter navigation using haptic vision. Sci Robot. 2019;4(29). pii: eaaw1977. https://doi.org/10.1126/ scirobotics. aaw1977.

[89] Avni R, Tzvaigrach Y, Eilam D. Exploration and navigation in the blind mole rat (Spalax ehrenbergi): global calibration as a primer of spatial representation. J Exp Biol. 2008;211:2817–26.

[90] Sharma S, Coombs S, Patton P, de Perera TB. The function of wall-following behaviors in the Mexican blind cavefish and a sighted relative, the Mexican tetra (Astyanax). J Comp Physiol A. 2009;195:225–40.

[91] Mitchinson C, Martin J, Grant RA, Prescott TJ. Feedback control in active sensing: rat exploratory whisking is modulated by environmental contact. Proc R Soc B. 2007;274:1035–41.

[92] Creed RP, Miller JR. Interpreting animal wall-following behavior. Experientia. 1990;46:758–61.

[93] Patullo W, Macmillan DL. Corners and bubble wrap: the structure and texture of surfaces influence crayfish exploratory behavior. J Exp Biol. 2006;209:567–75.

[94] Kaouk JH, Sagalovich D, Garisto J. Robot-assisted transvesical partial prostatectomy using a purpose-built single-port robotic system. BJU Int. 2018;122(3):520–4. https://doi.org/10.1111/bju.14194.

[95] Ramirez D, Maurice MJ, Kaouk JH. Robotic perineal radical prostatectomy and pelvic lymph node dissection using a purpose built single-port robotic platform. BJU Int. 2016;118(5):829–33.

[96] Maurice MJ, Kaouk JH. Robotic radical perineal cystectomy and extended pelvic lymphadenectomy: initial investigation using a purpose-built single-port robotic system. BJU Int. 2017;120(6):881–4. https:// doi.org/10.1111/bju.13947.

[97] Hebert KJ, Joseph J, Gettman M, Tollefson M, Frank I, Viers BR. Technical considerations of single port ureteroneocystostomy utilizing da Vinci SP platform. Urology. 2019. https://doi.org/10.1016/j. urology.2019.03.020.

[98] Agarwal DK, Sharma V, Toussi A, Viers BR, Tollefson MK, Gettman MT, Frank I. Initial experience with da Vinci single-port robot-assisted radical prostatectomies. Eur Urol. 2019. https://doi. org/10.1016/ j.eururo.2019.04.001.

[99] Kaouk J, Garisto J, Eltemamy M, Bertolo R. Single-port robotic intracorporeal ileal conduit urinary diversion during radical cystectomy using the SP(R) surgical system: step-by-step technique. Urology. 2019. https://doi.org/10.1016/j. urology.2019.03.023.

[100] Dobbs RW, Halgrimson WR, Madueke I, Vigneswaran HT, Wilson JO, Crivellaro S. Single port robot-assisted laparoscopic radical prostatectomy: initial experience and technique with the da Vinci SP platform. BJU Int. 2019. https://doi. org/10.1111/bju.14864.

[101] Kaouk J, Garisto J, Eltemamy M, Bertolo R. Step-by-step technique for single-port robot-assisted radical cystectomy and pelvic lymph nodes dissection using the da Vinci((R)) SP surgical system. BJU Int. 2019. https://doi.org/10.1111/bju.14744.

[102] Rassweiler J, Fiedler M, Charalampogiannis N, Kabakci AS, Saglam R, Klein JT. Robot-assisted flexible ureteroscopy: an update. Urolithiasis. 2018;46(1):69–77. https://doi.org/10.1007/s00240–017– 1024–8. Epub 2017 Nov 23.

[103] Saglam R, Muslumanoglu AY, Tokatlı Z, Caşkurlu T, Sarica K, Taşçi Aİ, Erkurt B, Süer E, Kabakci AS, Preminger G, Traxer O, Rassweiler JJ. A new robot for flexible ureteroscopy: development and early clinical results (IDEAL stage 1–2b). Eur Urol. 2014;66(6):1092–100. https://doi.org/10.1016/j. eururo.2014.06.047. Epub 2014 Jul 21.

[104] Geavlete P, Saglam R, Georgescu D, Mulţescu R, Iordache V, Kabakci AS, Ene C, Geavlete B. Robotic flexible ureteroscopy versus classic flexible ureteroscopy in renal stones: the initial Romanian experience. Chirurgia (Bucur). 2016;111(4):326–9.

[105] Proietti S, Dragos L, Emiliani E, Butticè S, Talso M, Baghdadi M, Villa L, Doizi S, Giusti G, Traxer O. Ureteroscopic skills with and without Roboflex Avicenna in the K-box® simulator. Cent European J Urol. 2017;70(1):76–80. Published online 2017 Mar 14. https://doi. org/10.5173/ceju.2017.1180.

[106] Kwoh YS, Hou J, Jonckheere EA, Hayati S. A robot with improved absolute positioning accuracy for CT-guided stereotactic brain surgery. IEEE Trans Biomed Eng. 1988;35:153–60.

[107] Hongo K, Kobayashi S, Kakizawa Y, Koyama J, Goto T, Okudera H, Kan K, Fujie MG, Iseki H, Takakura K. NeuRobot: telecontrolled micromanipulator system for minimally invasive microneurosurgery-preliminary results. Neurosurgery. 2002;51(4):985–8; discussion 988.

[108] Sutherland GR, Wolfsberger S, Lama S, Zarei-nia K. The evolution of neuroArm. Neurosurgery. 2013;72(suppl_1):A27–32.

[109] McBeth PB, Louw DF, Rizun PR, Sutherland GR. Robotics in neurosurgery. Am J Surg. 2004;188(4):68–75.

[110] Sutherland GR, Latour I, Greer AD. Integrating an image-guided robot with intraoperative MRI. IEEE Eng Med Biol Mag. 2008;27(3):59–65.

[111] Sutherland GR, Lama S, Gan LS, Wolfsberger S, Zareinia K. Merging machines with microsurgery: clinical experience with neuroArm. J Neurosurg. 2013;118(3):521–9.

[112] Mattei TA, Rodriguez AH, Sambhara D, Mendel E. Current state-of-the-art and future perspectives of robotic technology in neurosurgery. Neurosurg Rev. 2014;37(3):357–66.

[113] Eljamel MS. Validation of the PathFinder neurosurgical robot using a phantom. Int J Med Robot. 2007;3(4):372–7.

[114] Glauser D, Fankhauser H, Epitaux M, Hefti JL, Jaccottet A. Neurosurgical robot Minerva: first results and current developments. J Image Guid Surg. 1995;1(5):266–72.

[115] Le Roux PD, Das H, Esquenazi S, Kelly PJ. Robot-assisted microsurgery: a feasibility study in the rat. Neurosurgery. 2001;48(3):584–9.

[116] Bekelis K, Radwan TA, Desai A, Roberts DW. Frameless robotically targeted stereotactic brain biopsy: feasibility, diagnostic yield, and safety. J Neurosurg. 2012;116(5):1002–6. https://doi.org/10.3171/2012.1.JNS111746. Epub 2012 Mar 9.

[117] Dreval O, Rynkov I, Kasparova KA, Bruskin A, Aleksandrovskii V, Zil'bernstein V. Results of using Spine Assist Mazor in surgical treatment of spine disorders. interventions (transpedicular fixations). 2014;5(6):9–22.

[118] Ghasem A, Sharma A, Greif DN, Alam M, Al Maaieh M. The arrival of robotics in spine surgery: a review of the literature. Spine. 2018;43(23):1670–7.

[119] Engh JA, Podnar G, Kondziolka D, Riviere CN. Toward effective needle steering in brain tissue. In: Proceedings of 28th international conference of the IEEE engineering in medicine and biology society, 2006. p. 559–62.

[120] Ikuta K, Yamamoto K, Sasaki K. Development of remote microsurgery robot and new surgical procedure for deep and narrow space. Proc IEEE Int Conf Robot Autom. 2003;1:1103–8.

[121] Kim Y, Cheng SS, Diakite M, Gullapalli RP, Simard JM, Desai JP. Toward the development of a flexible mesoscale MRI-compatible neurosurgical continuum robot. IEEE Trans Robot. 2017;33(6):1386–97.

[122] Su H, Li G, Rucker DC, Webster RJ III, Fischer GS. A concentric tube continuum robot with piezoelectric actuation for MRI-guided closed-loop targeting. Ann Biomed Eng. 2016;44(10):2863–73.

[123] Sears P, Dupont P. A steerable needle technology using curved concentric tubes. In: Proceedings 2003 IEEE/RSJ international conference on intelligent robots and systems, 2006. p. 2850–6.

[124] Ho M, Kim Y, Cheng SS, Gullapalli R, Desai JP. Design, development, and evaluation of an MRI-guided SMA spring-actuated neurosurgical robot. Int J Robot Res. 2015;34(8):1147–63.

[125] Sheng J, Desai JP. Towards a SMA-actuated neurosurgical intracerebral hemorrhage evacuation (niche) robot. In: Proceedings of IEEE/RSJ international conference on intelligent robots and systems, 2015. p. 3805–10.

[126] Butler EJ, Hammond-Oakley R, Chawarski S, Gosline AH, Codd P, Anor T, Madsen JR, Dupont PE, Lock J. Robotic neuro-endoscope with concentric tube augmentation. In: 2012 IEEE/RSJ international conference on intelligent robots and systems: IEEE; 2012. p. 2941–6.

[127] Benabid AL, Lavallee S, Hoffmann D, Cinquin P, Demongeot J, Danel F. Potential use of robots in endoscopic neurosurgery. In: Minimally invasive neurosurgery I. Vienna: Springer; 1992. p. 93–7.

[128] Moura DT, Aihara H, Thompson CC. Robotic-assisted surgical endoscopy: a new era for endoluminal therapies. VideoGIE. 2019;4(9):399–402.

[129] Wong JYY, Ho KY. Robotics for advanced therapeutic colonoscopy. Clin Endosc. 2018;51(6):552–7. https://doi.org/10.5946/ce.2018.089. Epub 2018 Aug 21. PMID: 30130838.

[130] Boškoski I, Costamagna G. Endoscopy robotics: current and future applications. Dig Endosc. 2019;31(2):119–24. https://doi.org/10.1111/den.13270. Epub 2018 Oct 24. Review.

[131] Bardou B, Nageotte F, Zanne P, de Mathelin M. Design of a telemanipulated system for transluminal surgery. Conf Proc IEEE Eng Med Biol Soc. 2009;2009:5577–82. https://doi.org/10.1109/IEMBS.2009.5333486.

[132] Légner A, Diana M, Halvax P, Liu YY, Zorn L, Zanne P, Nageotte F, De Mathelin M, Dallemagne B, Marescaux J. Endoluminal surgical triangulation 2.0: a new flexible surgical robot. Preliminary pre-clinical results with colonic submucosal dissection. Int J Med Robot. 2017;13(3). https://doi.org/10.1002/rcs.1819. Epub 2017 May 3. PMID: 28467024.

[133] Diana M, Chung H, Liu KH, Dallemagne B, Demartines N, Mutter D, Marescaux J. Endoluminal surgical triangulation: overcoming challenges of colonic endoscopic submucosal dissections using a novel flexible endoscopic surgical platform: feasibility study in a porcine model. Surg Endosc. 2013;27(11):4130–5. https://doi.org/10.1007/s00464-013-3049-6. Epub 2013 Jun 21.

[134] Perretta S, Dallemagne B, Barry B, Marescaux J. The ANUBISCOPE® flexible platform ready for prime time: description of the first clinical case. Surg Endosc. 2013;27(7):2630. https://doi.org/10.1007/s00464-013-2818-6. Epub 2013 Feb 23.

[135] Leroy J, Diana M, Barry B, Mutter D, Melani AG, Wu HS, Marescaux J. Perirectal oncologic gateway to retroperitoneal endoscopic single-site surgery (PROGRESSS): a feasibility study for a new NOTES approach in a swine model. Surg Innov. 2012;19(4):345–52. https://doi.org/10.1177/1553350612452346. Epub 2012 Jul 1. PMID: 22751618.

[136] Zorn L, Nageotte F, Zanne P, Legner A, Dallemagne B, Marescaux J, de Mathelin M. A novel telemanipulated robotic assistant for surgical endoscopy: preclinical application to ESD. IEEE Trans Biomed Eng. 2018;65(4):797–808https://doi.org/10.1109/TBME.2017.2720739.

[137] Mascagni P, Lim SG, Fiorillo C, Zanne P, Nageotte F, Zorn L, Perretta S, de Mathelin M, Marescaux J, Dallemagne B. Democratizing endoscopic submucosal dissection: single-operator fully robotic colorectal endoscopic submucosal dissection in a pig model. Gastroenterology. 2019;156(6):1569–1571.e2. https://doi.org/10.1053/j.gastro.2018.12.046.

[138] Bianchi F, Ciuti G, Koulaouzidis A, Arezzo A, Stoyanov D, Schostek S, Oddo CM, Menciassi A, Dario P. An innovative robotic platform for magnetically-driven painless colonoscopy. Ann Transl Med. 2017;5(21):421. https://doi.org/10.21037/atm.2017.09.15.

[139] Slawinski PR, Taddese AZ, Musto KB, Sarker S, Valdastri P, Obstein KL. Autonomously controlled magnetic flexible endoscope for colon exploration. Gastroenterology. 2018;154(6):1577–1579.e1. https://doi.org/10.1053/j.gastro.2018.02.037.

[140] Norton JC, Slawinski PR, Lay HS, Martin JW, Cox BF, Cummins G, Desmulliez MPY, Clutton RE, Obstein KL, Cochran S, Valdastri P. Intelligent magnetic manipulation for gastrointestinal ultrasound. Sci Robot. 2019;4(31). pii: eaav7725. https://doi.org/10.1126/scirobotics.aav7725.

[141] Ciuti G, Caliò R, Camboni D, Neri L, Bianchi F, Arezzo A, Koulaouzidis A, Schostek S, Stoyanov D, Oddo CM, Magnani B, Menciassi A, Morino M, Schurr MO, Dario P. Frontiers of robotic endoscopic capsules: a review. J Microbio Robot. 2016;11(1):1–18. https://doi.org/10.1007/s12213-016-0087-x. Epub 2016 May 2. Review. PMID: 29082124.

[142] Slawinski PR, Obstein KL, Valdastri P. Capsule endoscopy of the future: what's on the horizon? World J Gastroenterol. 2015;21(37):10528–41. https://doi.org/10.3748/wjg.v21.i37.10528. Review. PMID: 26457013.

[143] Seeliger B, Diana M, Ruurda JP, Konstantinidis KM, Marescaux J, Swanström LL. Enabling single-site laparoscopy: the SPORT platform. Surg Endosc. 2019;33(11):3696–703.

第23章 人工智能和机器学习在外科的应用
Artificial Intelligence and Machine Learning: Implications for Surgery

David Hindin 著

程 岗 译

一、人工智能的发展历史

人工智能（artificial intelligence，AI）涉及的领域比较广泛，一般而言，AI 是指创建以目标为导向的信息收集和响应的软件能力，类似于智能有机体[1]。虽然非专业媒体经常将其称为一种单一类型的技术，但 AI 涵盖的领域非常广泛，包括哲学、逻辑学、计算机科学、生物学、神经科学、数学等。

AI 这一说法是由计算机和认知科学家 John McCarthy 于 1955 年提出的，当时他是达特茅斯学院的助理教授。1956 年夏天，McCarthy 在达特茅斯召开了一个为期 2 个月的研讨会，这一活动今天被广泛认为是将 AI 作为一个新领域正式推广[2]。研讨会的与会者包括著名科学家 Herbert A. Simon、Allen Newell 和 Ray Solomonoff。此次会议的既定目标显示出对 AI 未来发展的乐观态度，在今天经常大家用作推动 AI 新研究的动力。这一领域之所以能够吸引人，其魅力就在于：这项研究是基于这样一种猜想，即学习的方方面面或任何其他智力要素原则上都可以被精确地描述，以至于可以制造出机器进行模拟。人类将尝试如何让机器学会使用语言，形成抽象和概念，解决人类尚未解决的各种问题，并进行自我改进[3]。

达特茅斯学院研讨会以来的 60 年中，AI 研究经历了螺旋式上升周期及随后的沉寂期。后者被正式称为"AI 冬天"[4]，主要原因是美国和英国政府的资金和支持减少，导致相关研究滞后。通常，AI 冬天凸显了 AI 的潜在前景与令人失望的进展现实之间的脱节。例如，在 1956 年的峰会上，AI 的创始人自豪地预测，"机器将能够在 20 年内完成人类可以完成的任何工作"[5]。但是 60 多年后的今天，AI 仍只能复制小部分人类完成的工作（尽管 AI 在诸如深度神经网络等一些领域已经比人类的脑力强大得多）。

然而，从 20 世纪 90 年代后期开始，计算能力的指数级改进，加上数十年来对新软件算法的研究，使得 AI 技术日新月异。其他对 AI 有推动作用的技术还包括速度更快的处理器、增加的存储量、云计算等[6]。今天，我们所使用的技术或多或少都受到 AI 的影响。例如，麻省理工学院《斯隆管理评论》（*Sloan Management Review*）2017 年的一份报告就指出 1/5 的公司都"在产出或运营中使用了 AI 技术"[7]。就在我们写这些文字的时候，这一比例仍在增高。

随着 AI 作为一个新兴领域蓬勃发展，与之相伴的各种亚专业也开始发展。这些包括计算机视觉、语音识别、自然语言处理、机器人技术等。其中许多子领域都利用了一种特定形式的技术，称为机器学习（machine learning，ML）。

从广义上讲，ML 是指使用算法和统计模型，允许计算机执行面向目标的任务，逐渐迭代和改进自己，而无须人类的附加指令。虽然有些人认为 ML 是 AI 的一个分支[8]，但现在普遍认为 ML 是一个全新的领域。

驱动 ML 的主要模式之一是各种形式的软件模型，称为人工神经网络。这些神经网络支持一种称为深度学习（deep learning，DL）的 ML 形式。下面，我们将进一步探讨 ML（特别是 DL）对整个手术和医学产生的重大影响。但是，我们首先仍要将注意力转向 AI 和 ML 的基础知识。

二、人工智能和机器学习的基础知识

为了充分了解 AI 和 ML 在外科手术中提供的潜在好处和风险，首先要了解这些技术背后的基础知识。下面简要概述 AI 和 ML 的 3 个最公认的技术支柱：①搜索和优化；②概率和贝叶斯网络；③人工神经网络。

（一）搜索和优化

AI 最古老的应用之一，所谓的搜索和优化程序是指旨在从一系列潜在选项中选择最优解决方案[9]。AI 的这种早期形式本身就包含广泛的子类别。其中最简单的被称为"蛮力"方法，在其中盲目连续地尝试一系列选项，直到实现正确的目标。例如，一台计算机随机尝试多个密码，直到找到正确的组合。其他更细微的搜索和优化算法形式，如爬山搜索，寻求选择能够为多个同时场景产生最佳结果的解决方案。

（二）概率和贝叶斯网络

在概率和贝叶斯网络中，我们看到了 AI 及其在医学中的应用的一些最早的例子。这些算法检查一组可能相关的信息片段，并计算给定结果的概率。这适用于医学中的各种应用，例如，根据提供的症状预测诊断，或根据各种危险因素预测给定的结果或并发症[10, 11]。

（三）人工神经网络

在 AI 的所有构建块中，解锁了 AI 最具爆炸性增长的元素（特别是在医学领域）就是人工神经网络。这些网络是软件算法，在某种程度上能够模仿数十亿个实际的神经元。为了更好地模拟真实的神经元，这些人工神经网络借助软件派生的节点构成庞大的互联网络（图 23-1）。

在神经网络中，互连的节点本身以分层状结构排列。网络的一端是接收信息的输入层，另一端是网络的输出层。在这两层之间是一系列隐藏层，我们将在下面讨论。神经网络中的每个节点既可以作为输入端接收某种形式的数据，又可以根据其自身独特的功能（换句话说，分配给该分节点的特定公式）处理该数据，然后将结果数据作为输出端通过系统发送到其他节点（图 23-2）。

虽然输入层和输出层可能由人类设计，例如，为接收头部 CT 的原始图像数据而创建的输入层，以及旨在确定头部 CT 上是否存在颅内出血的输出层，神经网络中的隐藏层不是由人类直接编程的。相反，这些内层的行为完全由网络本身通过各种算法（如反向传播）确定和调整[12]。

虽然数学模型简单，但三层（输入层、隐藏层和

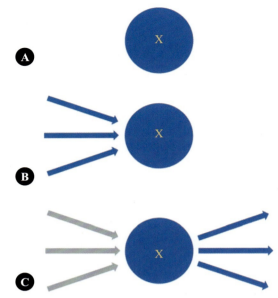

▲ 图 23-1 人工神经网络

神经网络的一个节点（A），从其他节点接收信息（B），将这些信息发送到网络中的其他节点（C）

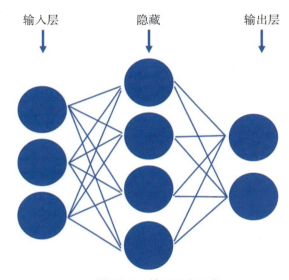

▲ 图 23-2 神经网络示意

输出层）神经网络本身自 20 世纪 40 年代以来一直在使用[13]。然而，随着时代的进步，人类能够开发包含多个隐藏层的更大的神经网络。这些当代进步包括海量数据集的可用性，强大的计算机处理器的创建，云计算的发展以存储大量数据，以及开源神经网络平台的可访问性，如谷歌的 TensorFlow[12]。这些更大的神经网络，称为深度神经网络，具有令人难以置信的强大功能。如果把 AI 比作工业革命，那么它的"蒸汽机"就是深度神经网络。

为了使用神经网络，这些算法必须经历一个称

为训练的学习阶段。在训练过程中，大量数据被输入到算法中，例如，为了训练读取胸部 X 线片的神经网络，需要读取超过 100 000 张 X 线片。在所谓的监督学习中，神经网络可能会接收已经部分标记的数据，教机器学习如何识别给定的特征（如学习识别具有肺炎特征的 X 线片，并将其与没有肺炎的 X 线片区分开来）。在无监督学习中，神经网络被允许对数据进行分类（通常为了做出预测），而无须人类程序员强加明确的标记。正如稍后将要讨论的，在选择用于训练神经网络的数据时，注意：以有偏见的方式收集数据进行训练，神经网络就会将这些偏见纳入其自己的算法和行为中。

三、人工智能和机器学习在外科手术中的影响

尽管 AI 和 ML 在外科手术中仍处于起步阶段（以及整个医学领域），但这些技术已经以各种方式被应用。本书将分别举例说明 AI 已经应用的领域，以及具有潜在应用价值的领域。

比较符合逻辑的做法是将 AI 纳入外科实践训练，利用其能力增强临床医生已经拥有的诊断技能和敏锐度。事实上，越来越多的例子凸显了 AI 作为一种"帮手"的作用。如结肠镜就是很好的例子。虽然内镜专家可以在结肠镜检查期间准确地区分增生性息肉和肿瘤性息肉（腺瘤），但研究表明，普通内镜医生在没有正规培训的情况下可能无法有效地做出这种判断[14]。因此，正在开发的诊断性 AI 算法（称为 CAD）可以帮助内镜医生更好地区分腺瘤和增生性息肉。在日本的一项多中心研究中，Mori 及其同事能够证明他们的 CAD 系统能够以 94% 的准确率和 96% 的阴性预测值，实时区分直肠乙状结肠腺瘤和增生性息肉[15]。虽然他们的研究确实有局限性，他们的软件仅在乙状结肠中有用，并且在检测广基锯齿状息肉方面效果较差，但它仍然为 AI 如何融入诊断程序（如上下内镜检查）提供了有益的探索[16]。

AI 增强外科医生临床技能的另一个潜在途径是使用自动算法查找影像检查中的异常征象。2017 年，斯坦福大学放射科医生尝试训练 AI 从胸部 X 线片中识别肺炎[17]。他们收集了超过 100 000 个胸部 X 线片数据集，为这项任务使用了 121 层深度神经网络。研究人员不仅证明其算法与人类放射科医生在诊断肺炎方面的准确性相当，而且他们还能够区分十几

种其他有类似表现的肺部疾病影像改变，包括肺不张、渗出、结节、气胸、肺气肿、纤维化、胸膜增厚等[17]。而基本上所有的外科医生都会自己阅片，因此，这种技术可以用作早期检测系统，以提醒外科医生注意被忽略的影像学异常。

AI 不仅是外科医生基本的助手，神经网络还能够从数据中提取更复杂、更微妙的含义，也许这才是 AI 更令人着迷的地方。例如，对于一个基本像素，临床医生可以用肉眼观察 X 线图像上像素的相对亮度，利用图像存档和通信系统（picture archiving and communication system，PACS）软件功能计算 Hounsfeld 单位，对放射性密度进行量化，从而推断出组织（或液体）类型。然而，深度神经网络有可能从每个像素内提取出海量的信息，如质地、强化、信号强度等[12]。

例如，在哈佛大学有个团队使用 ML 从数据（病理学数据和放射影像学数据）中提取新信息，以便做出临床医生无法实现的预测[18]。利用 1006 个活检证明的高风险病变（定义为包括不典型导管增生、非典型小叶增生、双相分化肿瘤、脂肪上皮异型、小叶原位癌、非特异性异型、乳头状瘤、放射性瘢痕）的数据库，研究人员训练了 ML 模型，推断出放射影像学特征和最终的病理诊断。然后，他们对开发的算法进行测试，证实在彻底切除病变后能够成功预测高风险病变升级为癌症的风险。将来，这种信息可使部分患者免于手术切除。

ML 在乳房病变中的应用就说明了这一点，AI 对内外科治疗的最大优势在于能够从获得的材料中发现细微的差别，并且能和患者的病情联系在一起，而这种能力是研究人员所不具备的。在哈佛大学的另一项研究中，研究人员仅仅基于病变的 MRI 特征，利用深度学习神经网络来预测结直肠肝转移的 KRAS 突变状态，预测准确率超过 95%[19]。

深度神经网络越复杂，它们就越有能力从数据中做出令人惊讶的联系和推断，而对人类来说，这些数据看似并没有什么意义。未来，编码到医院电子病历中的 AI 算法可用于扫描患者的实时生命体征，将生命体征中看似不相关的大量变化联系在一起，在事件发生之前（或恰好在事件发生时）做出预判，如肺栓塞或心肌梗死。深度学习算法可能在未来常态化用于肿瘤的诊治，结合专家的临床经验，以预测患者对化疗的个体化反应或切除治愈的可能

性。毫不夸张地说，AI 在医学领域的应用可能性是无限的。

最后，虽然机器人外科医生在手术室中完全取代人类外科医生的概念似乎仍比较遥远，但值得一提的是，已经有一些机器人原型能够自主执行以前仅限于人类的特定任务。其中最引人注目的是 STAR 系统，或智能组织自主机器人，由华盛顿特区儿童国家卫生系统的团队开发[20]。在猪模型中，STAR 可以完成肠道端端"机器吻合"全过程，而且吻合的质量不逊于外科医生。

四、人工智能的风险和误区

随着 AI 和 ML 越来越多地用于临床，对于医生而言，需要对这些技术实际应用和道德方面的风险保持警惕。迄今为止，许多利用 AI 和 ML 的应用程序都可以作为工具，增强用户已有的技能。经过训练以识别肺炎的算法可以极大减轻临床医生的负担，但最终结果仍需外科医生确认。然而，随着 AI 变得越来越先进，特别是在其进行预测或在大量数据之间建立联系的能力方面，临床医生可能会面临困境，即是否在无法验证其真实性的情况下根据算法提供的临床信息采取行动。

那么，当算法出错时会发生什么呢？是医生对这个错误负责，还是生产软件的公司负责？是否应该要求软件算法也要和其他治疗方法一样需要通过 FDA 许可和批准流程？是否应该要求患者同意其护理中涉及的任何 AI 元素？这些都是棘手的问题，趁 AI 尚处于起步阶段的时候，现在必须认真考虑这些问题。

在医学中使用 AI 所带来的一个更隐蔽的风险是将偏见纳入神经网络。深度神经网络在接受培训以执行特定技能（如进行放射成像诊断或从临床数据创建预测）之前，首先要通过提供的大量数据来学习这些技能。然而，不幸的是，无意中融入这些训练数据中的偏差最终将通过算法本身传播。在非医学领域，有关 AI 内部偏见问题的最典型例子就是谷歌与自己的算法进行的斗争。例如，在一项研究中，卡内基梅隆大学的研究人员表明，男性在谷歌上看广告获得工作后的收入要高于女性[21]。美国刑事司法系统也面临着 AI 算法偏见问题。2016 年，ProPublica 发表了一篇文章，探讨了一种名为 COMPAS 的工具，该工具用于帮助法官预测被告未来犯下新罪行的可能性。这篇文章演示了该软件如何对非裔美国人有偏见[22]。

这种潜在的偏见在医学上也存在非常现实的风险。假设一个神经网络主要使用白种人、欧洲血统患者的研究数据训练，用来识别乳房病变，如果该算法推广到不同人群，则其在其他种族的患者中正确诊断相同病变的能力可能会受到影响。此外，甚至不太直接的偏差情况也会对算法的使用能力产生影响。在什么时候一组训练数据可以推广到整体人口？如何对 AI 算法（尤其是从外部供应商处获得许可的算法）进行适当的审查？随着深度神经网络变得越来越普遍，仔细的监督对于安全有效地使用深度神经网络至关重要。

五、人工智能会取代医生吗

虽然非专业媒体偶尔会提出 AI 取代外科医生的问题，或者完全取代医生，至少在可预见的未来不太可能。

今天，即使是最复杂的深度神经网络示例，也都是所谓的"狭义 AI"或专注于一个特定任务。例如，将此与人类拥有的智能类型（也称为一般智能）进行对比。进行对话，或穿上一双鞋，或走下台阶而不看脚的简单行为，都是非常复杂的操作，本身需要成千上万交织在一起的个性化技能。如果通过所谓的人工通用智能完成这些技能，不仅需要在整个 AI 领域，而且要在现代的物理计算的所有领域获得指数级突破。

然而，从更务实的角度来看，AI 将彻底改变医学界的大部分内容，包括外科手术。尽管避免神经网络内部的偏差是一个挑战，以及使用这些新技术所产生的法律责任风险，AI 总会能触及外科医生临床生活的几乎每个方面，从内置于电子病历中的 AI 筛查工具，在最需要的时候显示最相关的信息，到虚拟 AI 抄写员，能让临床医生口述即可记录资料，再到预测肿瘤复发可能性的复杂算法，能够独立帮助外科医生在简陋的环境中完成手术。所有这些技术都已经以某种形式存在。很快它们就会被投入到日常临床应用中。套用当今数字健康和医学领域许多思想领袖的一种观点：AI 会取代医生吗？不。但是使用 AI 的医生将取代不使用 AI 的医生。

参考文献

[1] Poole D, Mackworth A, Goebel R. Computational intelligence: a logical approach. New York: Oxford University Press; 1998.. ISBN 978–0–19–510270–3.

[2] Solomonoff RJ. The time scale of artificial intelligence; reflections on social effects. Hum Syst Manag. 1985;5:149–15.

[3] A proposal for the Dartmouth Summer Research Project on Artificial Intelligence. [cited 1 Oct 2019]. Available from: http://www-formal. stanford.edu/jmc/ history/dartmouth/dartmouth.html.

[4] Russell SJ, Norvig P. Artificial intelligence: a modern approach. 2nd ed. Upper Saddle River: Prentice Hall; 2003. ISBN 0–13–790395–2.

[5] Crevier D. AI: the tumultuous search for artificial intelligence. New York: BasicBooks; 1993, ISBN 0–465–02997–3.

[6] Clark J. Why 2015 was a breakthrough year in artificial intelligence. Bloomberg News. 8 Dec 2015.

[7] Ransbotham S, Kiron D, Gerbert P, Reeves M. Reshaping business with artificial intelligence. MIT Sloan Manag Rev. 6 Sept 2017. Retrieved 2 May 2018.

[8] Bishop CM. Pattern recognition and machine learning. New York: Springer; 2006, ISBN 978–0–387–31073–2.

[9] Ashwani C, Manu S. Searching and optimization techniques in artificial intelligence: a comparative study & complexity analysis. International Journal of Advanced Research in Computer Engineering & Technology (IJARCET). 2014;3(3)

[10] Zagorecki A, Orzechowski P, Hołownia K. A system for automated general medical diagnosis using Bayesian networks. Stud Health Technol Inform. 2013;192:461–5.

[11] Suchánek P, Marecki F, Bucki R. Self-learning Bayesian networks in diagnosis. Procedia Computer Science. 2014;35:1426–35.

[12] Topol EJ. Deep medicine: how artificial intelligence can make healthcare human again. New York: Basic Books; 2019.

[13] McCulloch W, Pitts W. A logical calculus of ideas immanent in nervous activity. Bull Math Biophys. 1943;5(4):115–33. https://doi. org/10.1007/BF02478259.

[14] Stegeman I, van Doorn S, Mallant-Hent R, van der Vlugt M, Mundt M, Fockens P, et al. The accuracy of polyp assessment during colonoscopy in FIT-screening is not acceptable on a routine basis. EIO. 2014;2(03):E127–32.

[15] Mori Y, Kudo SE, Misawa M, et al. Real-Time Use of Artificial Intelligence in Identification of Diminutive Polyps During Colonoscopy: A Prospective Study. Ann Intern Med. 2018;169(6):357–66.

[16] Holme Ø, Aabakken L. Making colonoscopy smarter with standardized computer-aided diagnosis [Internet]. Ann Intern Med. American College of Physicians; 2018 [cited 19 Oct 2019]. Available from: https://annals.org/aim/article-abstract/2697090/making- colonoscopy-smarter-standardized-computeraided-diagnosis.

[17] Rajpurkar P, Irvin J, Zhu K, Yang B, Mehta H, Duan T, et al. CheXNet: radiologist-level pneumonia detection on chest X-rays with deep learning. arXiv:171105225 [cs, stat] [Internet].14 Nov 2017 [cited 16 Oct 2019]; Available from: http://arxiv.org/abs/1711.05225.

[18] Bahl M, Barzilay R, Yedidia AB, Locascio NJ, Yu L, Lehman CD. High-risk breast lesions: a machine learning model to predict pathologic upgrade and reduce unnecessary surgical excision. Radiology. 2018;286(3):810–8.

[19] Machine learning can help predict KRAS mutation status [Internet]. AuntMinnie.com. [cited 1 Oct2019]. Available from: https://www. auntminnie.com/ index.aspx?sec=rca&sub=rsna_2017&pag=dis&Ite mID=119308.

[20] Shademan A, Decker RS, Opfermann JD, Leonard S, Krieger A, Kim PCW. Supervised autonomous robotic soft tissue surgery. Sci Transl Med. 2016;8(337):337ra64.

[21] University CM. Questioning the fairness of targeting ads online-news -Carnegie Mellon University [Internet]. [cited 17 Oct 2019]. Available from: http:// www.cmu.edu/news/stories/archives/2015/july/ online-ads-research.html.

[22] Julia Angwin JL. Machine Bias [Internet]. ProPublica. 2016 [cited 17 Oct 2019]. Available from: https:// www.propublica.org/article/ machine-bias-riskassessments-in-criminal-sentencing.

第 24 章　人工智能与内镜：未来展望
AI and Endoscopy: Future Perspectives

Daljeet Chahal　Neal Shahidi　Michael F. Byrne　著

王振宁　译

缩　略　语		
ADR	adenoma detection rate	腺瘤检出率
AFI	autofluorescence imaging	自荧光成像
AI	artificial intelligence	人工智能
AQCS	automated quality control system	自动化质量控制系统
ASGE	American Society for Gastrointestinal Endoscopy	美国胃肠内镜学会
AUROC	area under receiver operating characteristic curve	受试者工作特性曲线下面积
BBPS	boston bowel preparation score	波士顿肠准备评分
BE	barrett's esophagus	Barrett 食管
BLI	blue light imaging	蓝光成像
CE	capsule endoscopy	胶囊内镜
CEA	carcinoembryonic antigen	癌胚抗原
CLE	confocal laser endomicroscopy	共聚焦激光显微内镜
CNN	convolutional neural network	卷积神经网络
CROE	central reading of endoscopy	内镜的集中阅片
DL	deep learning	深度学习
EAC	esophageal adenocarcinoma	食管腺癌
EFTR	endoscopic full-thickness resection	内镜全层切除术
EMR	endoscopic mucosal resection	内镜黏膜切除术
ESCC	esophageal squamous cell carcinoma	食管鳞状细胞癌
ESD	endoscopic mucosal dissection	内镜下黏膜剥离术
EUS	endoscopic ultrasound	超声内镜
FDA	Food and Drug Administration	美国食品药品管理局

FICE	flexible spectral imaging color enhancement	多光谱成像色彩增强
HP	helicobacter pylori	幽门螺杆菌
HRME	high-resolution microendoscopy	高分辨率显微内镜
IEE	image-enhanced endoscopy	图像增强内镜
IPCL	intrapapillary capillary loop	毛细血管襻
IPMN	intraductal papillary mucinous neoplasm	导管内乳头状黏液瘤
LCI	linked color images	关联彩色图像
LIFS	laser-induced fluorescence spectroscopy	激光诱导荧光光谱
ML	machine learning	机器学习
NBI	narrowband imaging	窄带成像
NICE	Narrow-Band Imaging International Colorectal Endoscopic	国际窄带成像结肠内镜分型
NPV	negative predictive value	阴性预测值
PIVI	preservation and incorporation of valuable endoscopic innovation	保存和整合有价值的内镜创新
PPV	positive predictive value	阳性预测值
SAE	Society of Automotive Engineers	汽车工程师学会
UC	ulcerative colitis	溃疡性结肠炎
VLE	volumetric laser endomicroscopy	容积激光显微内镜
WL	white light	白光

人工智能（artificial intelligence，AI），指的是一系列试图模仿人类认知功能的机器和计算功能[1]。AI 并不是一个新领域，早在 20 世纪 50 年代，人们就开始探讨其可能性了[2]。随着计算机处理能力的指数级增长，AI 已经发展到计算机可以在没有明确指令的情况下执行各种任务，称之为机器学习（machine learning，ML）[3]。

早期的 ML 模型依赖于用户选择的可以定义感兴趣对象的特征。这内在地限制了它们的应变能力，从而限制了它们在现实世界中的应用。而深度学习和卷积神经网络的引入重振了 AI 领域[4]，促使近年来与 AI 相关的研究和开发激增。AI 模型现在能够通过"学习"，从而显著提高算法的性能。这使得 AI 渗透到人们日常生活的方方面面[5]。

内镜检查是一个依赖于成像的领域。人们对 AI 提高各种内镜增强成像形式的敏感性和特异性的能力越来越感兴趣。最近的一些基于深度学习、卷积神经网络或类似技术的 AI 平台，已经展现出与专业内镜医生相当的性能。本章将讨论 AI 当前和未来在胃肠道中的应用。此外，还将讨论 AI 相关的道德和监管方面的注意事项。

应该注意的是，内镜检查中的许多 AI 算法已经根据当前可用的内镜成像模式进行了开发。图像增强内镜（image-enhanced endoscopy，IEE）方式包括但不限于标准白光（white light，WL）内镜、基于染料的显色内镜、虚拟显色内镜［例如，窄带成像（narrowband imaging，NBI）、多光谱成像彩色增强（flexible spectral imaging color enhancement，FICE）、蓝光成像（blue light imaging，BLI）、I-扫描］、细胞内镜、共聚焦激光显微内镜（confocal laser endomicroscopy，CLE）、激光诱导荧光光谱（laser-induced fluorescence spectroscopy，LIFS）和自荧光成像（autofluorescence imaging，AFI）等。对这些模式的详细解释超出了本章的范围。

一、结直肠癌

内镜医生检测大肠病变的能力与结直肠癌发病率和死亡率相关[6, 7]。不幸的是，腺瘤、晚期腺瘤和锯齿状病变的漏诊率分别高达 26%、9% 和 27%[8]。

随着高清晰度内镜和 IEE 的引入，内镜医生现在有能力在光学评估过程中预测病变的组织病理学。美国胃肠内镜协会（American Society for Gastrointestinal Endoscopy，ASGE）保存和整合有价值的内镜创新（Preservation and Incorporation of Valuable Endoscopic Innovations，PIVI）组织建议，为使用"切除并丢弃"和"诊断并离开"策略提供性能阈值，根据这两种策略，微小的腺瘤可以在没有组织病理学检查的情况下被切除，微小的远端增生性息肉可以保留在原位。然而，这些性能阈值并不能轻易地达到[9, 10]，除非内镜医生具有光学评估的专业知识[11]。

AI 平台已经被证明有能力提高病变检出率和光学评估性能，因此具有改善患者预后和充分利用资源的潜力[12, 13]。

二、腺瘤检测

早期使用非深度学习技术检测腺瘤的 AI 验证研究在本质上是实验性的，但已达到 90% 以上的准确率[14-16]。

Misawa 等开发的用于自动息肉检测的卷积神经网络达到了 90% 的灵敏度和 63% 的特异度（基于对 135 个视频的评估）[17]。Urban 等在 8641 张图像的数据集上开发了另一种卷积神经网络。其息肉识别的受试者工作特性曲线下面积（area under receiver operating characteristic，AUROC）为 0.991，准确率为 96%，优于内镜专家的表现[18]（图 24-1）。Wang 等从 27 113 张图片和 192 段录像中开发了一个卷积神经网络并使用 612 张图像进行验证[19]，其灵敏度和特异度均大于 90%，评价速度为每秒 25 帧。最后，使用 912 幅图像设计的用于从背景黏膜中分割并可视化息肉的卷积神经网络获得了超过 90% 的准确率[20]。人们不难想象自动化检测能够提高内镜检查者的腺瘤检出率（adenoma detection rate，ADR），降低癌症的发生率，并最终改善患者的整体预后。

三、光学评估：窄带成像

NBI 是 AI 息肉特征研究最广泛的方式。早期，非深度学习方法从图像中提取各种特征，最终能够实现内镜下对腺瘤的伪实时特征分析[21-24]。AI 中的深度学习技术直到最近才得到应用。Byrne 等使用 125 个原始内镜视频建立的深度学习模型能够识别腺瘤，灵敏度和特异度分别为 98% 和 83%[25]（图 24-2）。阴性预测值（negative predictive value，NPV）为 97%，阳性预测值（positive predictive value，PPV）为 90%。另一个深度学习模型，由 Chen 等使用 284 个微小息肉的图像构建，成功地识别了增生性或肿瘤性息肉，灵敏度为 96%，特异度为 78%，NPV 为 91%，PPV 为 90%[26]。这两项研究都达到了"诊断和离开"策略的 PIVI-2 性能阈值。这些模型展示了息肉的实时特征如何使内镜医生确定哪些息肉需要切除，并选择最佳的切除技术。

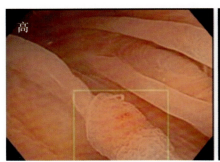
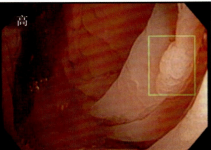

已切除息肉 　　　　　CNN 标示视频中额外发现的息肉

▲ 图 24-1　CNN 标示结肠镜检查视频上的帧截图

当存在绿色方框时，检测到息肉的置信度大于 95%。方框的位置和大小与疑似息肉相符。内镜图像左上角的文字代表专家对真性息肉的可信度（经 Urban et al.[18] 许可转载）

四、光学评估：色素内镜检查术、超扩大细胞内镜和激光共聚焦显微内镜

色素内镜检查术的非深度学习 AI 模型已被证明可以提高内镜诊断能力[27, 28]，并且对核区和微血管进行了分析，以识别肿瘤变化和检测浸润性癌症[17, 29, 30]。最近一项使用细胞内镜和非深度学习

AI 方法（EndoBRAIN，Cybernet System Co，Tokyo，Japan）的前瞻性研究纳入了 466 例微小息肉，在实时诊断直肠乙状结肠腺瘤方面取得了 94% 的 NPV[31]（图 24-3）。在诊断腺瘤性大肠息肉和结直肠腺癌方面，CLE 和非深度学习 AI 联合应用的准确率分别为 90% 和 85%[32, 33]。深度学习 AI 技术尚未应用于这些模式。

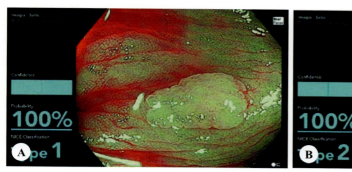
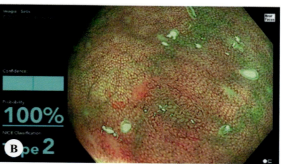

▲ 图 24-2　使用原始内镜视频建立的深度学习模型

A. 增生性息肉（NICE 1 型）的评估，该模型显示了病变类型和概率；B. 普通型腺瘤（NICE 2 型）。此外，还会显示病变类型和概率。NICE. 窄带成像国际结肠直肠内镜［经 Byrne MF et al.[25] 许可转载。根据 Creative Commons Attribution Non-Commercial（CC BY-NC 4.0）开放获取文章］

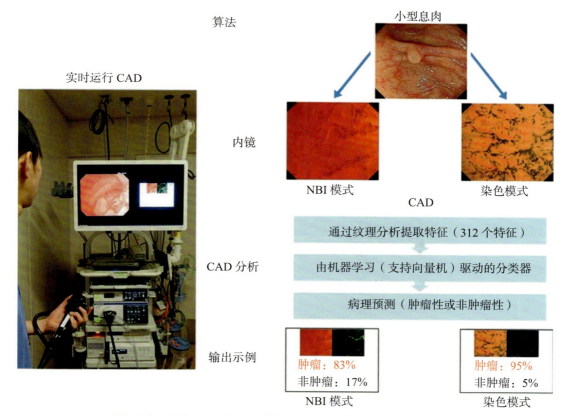

▲ 图 24-3　按下内镜捕获按钮即可触发全自动计算机辅助诊断（CAD）

该算法分析纹理，分类图像，并预测病理。预测的输出结果为肿瘤性或非肿瘤性，算法还提供了诊断概率（经 Mori et al.[31] 许可转载）

五、光学评估：激光诱导荧光分光镜和自体荧光成像

LIFS 和非深度学习 AI 已成功用于鉴别腺瘤性息肉[34]。前瞻性研究显示，NPV 结果存在冲突，分别为 96% 和 74%[34, 35]。对于 AFI，刺激后的绿色荧光与红色荧光的比率可以识别出图像为肿瘤的概率。一项使用非深度学习 AI 和 AFI 对 102 例大肠病变进行的前瞻性研究表明，绿色 / 红色截断值为 1.01 时，可以区分肿瘤性和非肿瘤性病变，其灵敏度为 94%，特异度为 89%[36]。同样，深度学习方法尚未应用于 LIFS 或 AFI。

六、结肠镜检查的未来可能性

目前 AI 在结肠镜检查中的应用只受到我们想象力的限制。自动化的腺瘤检测和定性最终将集成到一个无缝连接的工作流程中。然而，我们可以在此基础是对更多的可能性进行设想。如果我们能预测任何特定的腺瘤能以多快的速度发展成浸润性癌呢？如果我们可以模拟恶性肿瘤的行为，以及它可能侵犯哪些局部结构，从而为放射检查提供信息，情况会怎样？我们能给那些未完全切除的腺瘤定性吗？光学图像数据能否与临床元数据相结合来预测个性化的监测间隔？这些都是值得进一步探讨的有趣问题。

七、食管癌

（一）Barrett 食管和食管腺癌的鉴别

Barrett 食管（Barrett esophagus，BE）目前是通过随机活检进行采样的，因此对于异型增生的检测，每个病变的灵敏度相对较低，为 64%[37]。虽然 ASGE 已经批准了使用 IEE 方法进行靶向而非随机的活检，但 NPV 阈值对于非专家来说仍然遥不可及[38]。基于常规内镜图像的纹理和颜色的非深度学习算法，以及容积激光显微内镜（volumetric laser endomicroscopy，VLE）已被用于识别肿瘤病变，并且灵敏度和特异度超过 90%[39, 40]。用于分析 Barrett 食管和食管腺癌（esophageal adenocarcinoma，EAC）的深度学习方法还处于发展的早期阶段。Fonollà 等的卷积神经网络仅评估了 45 例患者的图像，其 AUROC 为 0.96[41]。另一个卷积神经网络，由 Ebigbo 等构建，利用 33 例食管腺癌患者的 148 张白光和

NBI 图像及 41 张非肿瘤性 Barrett 食管图像进行训练，使用白光图像诊断食管腺癌的灵敏度和特异度分别为 97% 和 88%，而使用 NBI 图像的灵敏度和特异度分别为 94% 和 80%[42]。而 13 名内镜医师的灵敏度和特异度分别仅为 86% 和 80%。

（二）食管鳞状细胞癌的鉴定

目前食管鳞状细胞癌（esophageal squamous cell carcinoma，ESCC）的识别准确率受到操作员专业知识的限制，这为 AI 应用创造了机会[43, 44]。使用高分辨率显微内镜（high-resolution microendoscopy，HRME）的非深度学习技术能够有效地识别恶性组织[45, 46]。由 Horie 等开发的深度学习卷积神经网络，使用了来自 384 例患者的 8428 张食管癌图像，已经展示了令人振奋的结果[47]（图 24-4）。通过对 47 例癌症患者和 50 例非癌症患者的 1118 张测试图像进行测试，其灵敏度达到了 98%。所有（7 个）病灶直径均≤10mm。并且区分浅表癌灶和晚期癌灶的准确率为 98%。Everson 等的 CNN 基于毛细血管襻（intrapapillary capillary loop，IPCL）的分类，能够识别出异常图像，准确率、灵敏度和特异度分别为 94%、89% 和 98%[48]。Kumagai 等为内吞细胞内镜系统开发的 CNN，使用了 1141 张恶性图像和 3574 张非恶性图像进行训练，能够以 91% 的准确率诊断食管鳞状细胞癌[49]。

八、胃癌

胃癌的鉴别诊断

早期胃癌的内镜表现可能非常细微，这使识别变得困难，尤其是对于西方的内镜医生来说。应用于放大的 FICE 和 BLI 图像的非深度学习模型已经能够检测出早期胃癌，其准确性、灵敏度和特异度均超过 80%[50, 51]。由 Hirasawa 等构建的卷积神经网络对 13 584 张常规内镜图像进行了训练，能够在 47s 内分析 2296 张测试图像，并正确诊断出 77 例胃癌中的 71 例，灵敏度为 92%[52]。Ishioka 等的卷积神经网络是基于 68 例早期胃癌患者的检查视频构建而成，能够在平均 1s 的时间内检测出 68 例癌症中的 64 例[53]。另一个由 Wu 等使用 3170 张静止的胃癌图像和 5981 张良性病变训练得到的卷积神经网络，对恶性病变的诊断准确率为 92%，超过了 21 名内镜医生[54]。Wu 等开发的用于改进胃癌筛查的卷积神经网络平台，在 324 名患者的临床试验中自动检测了盲

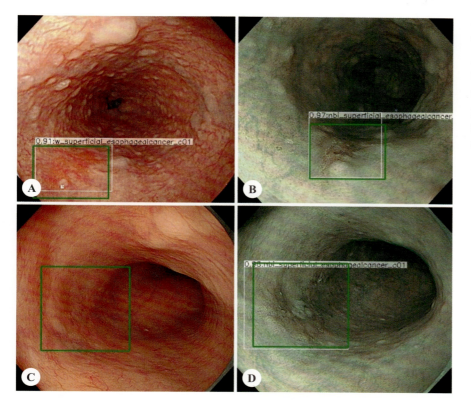

◀ **图 24-4**　基于卷积神经网络的食管癌的白光和 NBI 诊断

A 和 B. 卷积神经网络识别出癌症（白框），并与内镜医生的诊断结果（绿框）相匹配；C. 卷积神经网络在白光时无法诊断癌症；D. 白框中切换到 NBI 时能够诊断（经 Horie et al.[47] 许可转载）

点并生成照片文档，从而使漏诊部位减少了 15%[55]。这一平台通过确保增加检查时间和提升照片文件的完整性，实现了漏诊部位的减少。每年有数以百万计的患者接受内镜检查，但内镜检查的质量差异很大。众所周知，高质量的内镜检查可以改善健康状况，这样的平台可以提高内镜检查的质量，将对患者产生巨大的积极影响。

九、胃肠癌

（一）浸润深度评估

微创内镜切除技术彻底改变了胃肠道肿瘤的治疗方法。这包括内镜黏膜切除术（endoscopic mucosal resection，EMR）和组织根治性切除术，如 ESD 和内镜全层切除术（endoscopic full-thickness resection，EFTR）。为了选择合适的技术，内镜医师必须预测病变的侵袭深度，因为这是决定根治性内镜下切除特定器官的核心组成部分[56]。由于依靠病变活检和放射学评估的方法具有局限性，所以光学评估是预测病变侵袭深度的主要方法，特别是早期癌症。然而，光学评估在临床浸润深度分层方面表现平庸，即使在专家中也是如此。因此，针对食管、胃和结直肠已经开发出了相应的 AI 平台。

对于食管癌，由 Horie 等开发的卷积神经网络使用了 8428 个白光图像和 NBI 图像，能够区分早期（T_1）和晚期（$T_2 \sim T_4$）的食管鳞状细胞癌与食管腺癌，准确率为 98%[47]。食管鳞状细胞癌的准确率（99%）高于食管腺癌（90%）。另一个由 Nakagawa 等构建的卷积神经网络，在 8660 个非放大和 5679 个放大的白光、NBI 和色素内镜检查图像中训练，能以 91% 的准确率区分食管癌中的浸润深度达到黏膜 - 黏膜下疾病和 SM 2～3 疾病，准确率超过 16 名内镜医生[57]。Zhao 等基于毛细血管襻分类开发的卷积神经网络对食管侵袭深度分类的准确率为 89%，表现优于初级到中级水平的内镜医师[58]。

同样对胃癌侵袭深度的分析进行了探索[59]。在 344 例胃癌患者的内镜图像上开发的卷积神经网络对 T_1、T_2、T_3 和 T_4 期的诊断准确率分别为 77%、49%、51% 和 55%。Zhu 等进一步改善并构建了一种能够识别 SM2 或更深（>500μm 侵入黏膜下层）病变的算法，其灵敏度为 76%，特异度为 96%，明显好于 17 名内镜医师取得的 63% 准确率[60]（图 24-5）。

至于结肠，已经开发了一种平台来区分腺瘤病变和浸润性癌[30]。总共使用了来自 375 个大肠病变的 5843 张内镜图像来训练该模型，其中 200 张图

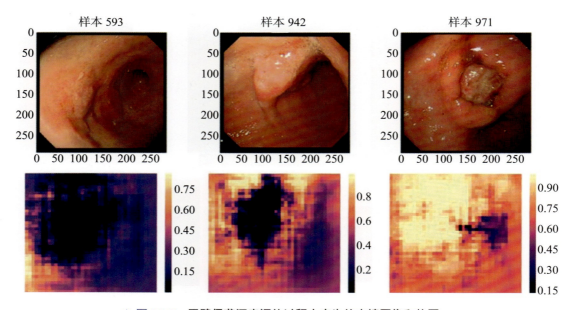

▲ 图 24-5　胃壁侵袭深度评估过程中产生的内镜图像和热图

热图用于确定内镜图像的哪一部分对于识别 SM_2 或更深的病变最关键（经 Zhu et al.[60] 许可转载）

像用于验证。该模型的准确率达到了令人印象深刻的 94%。

AI 对浸润深度进行评估的前景让人十分振奋。这不仅对治疗产生了影响，而且对这些病变的基本生物学认知也有影响。许多病变的生物学特征都是在晚期恶性肿瘤中进行的，主要是因为这些标本在手术切除后可以获得。有了正确的浸润深度信息再结合 EMR 和 ESD 技术，早期病变将可用于研究。将临床、分子和放射学数据与光学内镜提取的特征相结合，使我们能够创建 AI 模型，精细地描述这些病变并预测它们的行为。相应地，这些数据将使我们能够做出更明智的决定，决定哪些病变需要内镜切除。

（二）胶囊内镜检查

胶囊内镜（capsule endoscopy，CE）是一种用于评估胃肠道疾病的无须人工操作的内镜检查方法，尽管目前它主要用于小肠的评估[61]。到目前为止，结肠胶囊内镜检查对内镜医生来说是具有挑战性的。考虑到检查时间的长短，审阅胶囊内镜画面，即使在小肠，也可能是一项单调且耗时的任务。诊断可能会被遗漏，因为病变可以被分离到某一帧画面中，体现在审阅者之间的不同[62]。

（三）器官分类

计算小肠传输速度是基于确定十二指肠和盲肠的起始部位，用于估计所发现病变的位置。这可能很耗时，而且对于盲肠来说，由于碎片遮挡了视野，这可能很困难。Zou 等通过卷积神经网络区分胃、小肠和结肠，采用 15 000 张图像进行了训练，结果显示模型准确率为 96%[63]。

（四）病变检测

关于检测小肠出血的深度学习方法，包括由 Xiao 等构建的卷积神经网络，模型评估了 10 000 张图像（2850 张出血阳性），结果取得了 99% 的准确率[64]。另一个由 Li Panpeng 等构建的模型，在评估 1300 张出血图像和 40 000 张正常图像时展示出 99% 的准确率[65]。由 Leenhardt 等近期构建了一个卷积神经网络模型，使用了 20 000 张正常图像和 2946 张有血管病变的图像，能够以 96% 的准确率识别血管扩张[66]。其灵敏度为 100%，特异度为 96%，PPV 为 96%，NPV 为 100%。整个胶囊内镜视频的审阅时间为 39min。这项研究表明，在胶囊内镜检查中已经开发出了高精度的 AI 诊断模型。

糜烂和溃疡仍然是胶囊内镜检查中最常见的病变。Aoki 等近期开发了基于单次发射的多盒探测器的卷积神经网络，在 233s 内评估了 10 440 张测试图像[67]。其灵敏度、特异度和准确率分别为 88%、91% 和 91%。

对于结肠，与光学结肠镜检查相比，基于胶囊内镜开展的 AI 促进息肉检测的研究发展较为落后。然而，在这个领域有有不断进步的研究。例如，

Yanen 等基于深度学习堆叠稀疏自动编码器的方法使用了 35 例患者的 4000 张图像，检测息肉的准确率为 98%[68]。图像特征也被纳入分析，图像分别被标记为混浊、气泡或透明。

AI 的一个有趣的应用是检测钩虫[69]。使用来自 11 名患者的 440 000 张图像的深度学习边缘提取方法，能够以 89% 和 85% 的准确率和灵敏度检测出钩虫。

（五）检测多种病变

在胶囊内镜的检查过程中可以同时检测到多种病理现象，而类似的"一体化"算法的开发则需要软件同时检测所有病变。一种可以同时检测多种病变（如血管扩张、溃疡和肿物性病变）的三阶段方法证明了其可能性[70]。该模型包括一个弱监督卷积神经网络，用于异常分类、深部隆起检测，以检测突出点和迭代聚类统一定位胃肠道异常。当使用 10 000 张图像的大数据集时，模型表现出良好的性能。这种方法展示了将上述网络的不同方面结合成一个综合性网络的潜力，以及用一个 AI 平台检测所有胃肠道异常的可能性。

（六）其他潜在应用

胶囊内镜是内镜中发展最快的领域之一，其用途可以扩展到检测以外的领域。基于 AI 的方法，我们可以快速地对胶囊内镜过程中获得的多帧画面进行分类，并确定哪些帧是相关的，这就可以让胶囊内镜的应用不仅仅局限于小肠。事实上，如果 AI 算法可以通过拼接高质量图像来生成 3D 重建，那么胶囊内镜在结肠也能得到广泛应用。胶囊内镜也常用于识别一些适合通过小肠球囊肠镜进行治疗的出血病变。如果 AI 算法能够在胶囊内镜过程中识别可疑病变，并将其与肠镜检查期间获得的图像相匹配，内镜医生就可以进一步确认病变治疗的合理性。这将提高治疗效率，减少不必要的操作。

十、炎性肠病

（一）内镜评价病变严重程度、黏膜愈合、组织学愈合程度

基于内镜评估溃疡性结肠炎（ulcerative colitis，UC）的严重程度一直是患者有效管理的一个关键组成部分。目前已有成功开发的分类系统，但是观察者间的差异仍取决于内镜医生的经验[71]。深度学习

模型试图自动化这个过程。Ozawa 等使用 GoogLeNet 架构开发了一个卷积神经网络[72]。研究者利用来自 841 例溃疡性结肠炎患者的 26 304 张带有 Mayo 评分标记的图像对模型进行训练，区分正常黏膜（Mayo 评分 0）与黏膜愈合状态（Mayo 得分 0～1），在来自 114 名患者的 3981 张图像上进行了验证。结果显示，模型识别正常黏膜的 AUROC 为 0.86，识别黏膜愈合状态的 AUROC 为 0.98。Stidham 等使用来自 3082 例溃疡性结肠炎患者 16 514 张图像开发了一个卷积神经网络。研究者将患者分类为缓解组（Mayo 评分 0 或 1）及中度至重度疾病组（Mayo 评分 2 或 3）[73]。研究者额外使用一组在训练过程中不可见的 30 个全动态的结肠镜检查视频，将其分割成一帧一帧的静止图像并用于最终验证。结果显示，区分缓解组和中度至重度疾病组的 AUROC 为 0.97，灵敏度为 83%，特异度为 96%（图 24-6）。在对溃疡性结肠炎的严重程度进行分级时，模型表现与经验丰富的医师相近。模型能够从 30 个外部视频获得的静止图像中取得上述结果指标，这一事实证明其可以实现现实生活中的应用。下一步的发展应当是将这种技术应用于内镜实时检查。

患者的预后结局同样取决于组织学疾病活动情况。在溃疡性结肠炎中，尽管在内镜视野下黏膜愈合，但组织学炎症持续存在，这会增加疾病恶化和结构异常的风险。Maeda 等使用放大内镜和静止图像构建了一个非深度学习系统，模型能够以 91% 的准确度预测病理性炎症[74]（图 24-7）。其灵敏度和特异度同样也达到了可以接受的范围，分别为 74% 和 91%。

（二）炎症性肠病试验中内镜的集中阅片

随着黏膜愈合的自动分类和评估技术的进展，AI 可能会发现超出常规临床实践的用途。一个典型的例子就是在特发性食管腺癌试验中内镜的集中阅片（central reading of endoscopy，CROE）[75]。目前，项目由一个内镜专家组成的集中阅片组开展，在药物临床试验中评估内镜疾病的活动性。与单个中心的疾病评估研究相比，这种方法在理论上可以最大限度地减少偏差和变异。研究结果确定了哪些患者有资格参加试验以及实验干预措施的有效性。关于实现 CROE 的理想方式目前存在争议，包括盲法的差异、阅片者的数量，以及如何实现诊断共识等。虽然以上几点尚未在文献中得到具体评估，但不难设想深度学习算法是如何克服这些限制的。至少，这

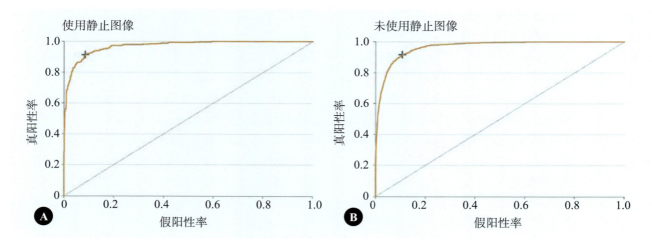

▲ 图 24-6 卷积神经网络（CNN）区分内镜缓解（Mayo 0 或 1）或中重度疾病（Mayo 2 或 3）的能力

CNN 使用（A）和未使用（B）的结肠镜视频中的一组单独图像来构建模型，AUROC 均为 0.97（经 Stidham et al.[73] 许可转载，JAMA Network Open）

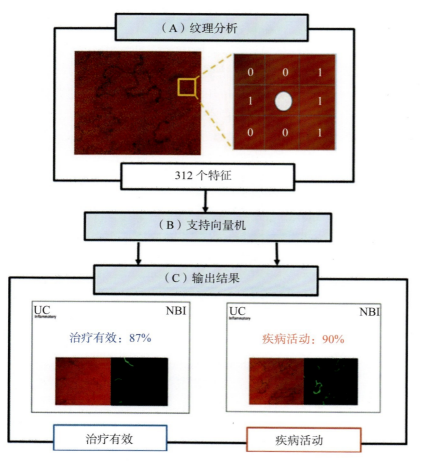

◀ 图 24-7 内镜检查期间用于预测组织学活动的算法

该算法首先进行纹理分析（A），然后使用支持向量机（B）对图像进行分类。输出结果（C）为"治疗有效"或"疾病活动"及其相关诊断概率（经 Maeda et al.[74] 许可转载）

种方法可以帮助标准化流程并提升效率。

（三）疾病活动的重新分类

特发性食管腺癌患者的管理依赖于对疾病活动性的临床和内镜评估。目前，基于人眼的内镜评估主要将疾病分为 3 种严重程度（Mayo 评分）。有趣的是，我们并未考虑过受影响的肠道总面积。例如，是否受影响面积为 50% 的肠管与受影响面积只有 10% 的肠管的 Mayo 评分可能同样是 3？很可能不是。

实际上，内镜下的疾病活动可能比我们目前意识到的要复杂得多。深度学习算法应当能够确定受影响的肠道面积，并同时分析数千个细微的图像特征。这就提出了一个问题，即 AI 是否能够提供比我们目前的方法更具临床相关性的量表来对疾病严重程度进行分级。我们相信，此类评估灵敏度的提高将为改进特发性食管腺癌疾病活动性的评估分析奠定基础，并显著地影响未来的药物治疗方案。也许在未来，基于 AI 的评估方法将帮助我们以另一种方式对疾病进行分层，将治疗方案改进到目前还无法想象的精确程度。事实上，对于多种疾病而言，AI 都提供了一条通往个性化和精准化医疗的途径。

十一、人工智能的其他应用

（一）识别幽门螺杆菌感染

幽门螺杆菌（Helicobacter pylori，Hp）感染可促进肠化生，是已知的胃癌发生危险因素。由于白光内镜检测 Hp 的灵敏度和特异度最高达仅为 62% 和 89%，AI 有创造更优结果的进步空间[76]。先前研究卷积神经网络检测 Hp 感染的灵敏度和特异度可以超过 85%[77, 78]。这些进步为 Shichijo 等开发的卷积神经网络奠定了基础，Shichijo 等的模型经过 32 208 张图像的训练达到了灵敏度 89% 和特异度 87%[79]，诊断时间为 194s。该研究的测试图像也由 23 位内镜医师进行了评估，他们的成绩为灵敏度 79%、特异度 83%，需要 230min 的诊断时间。最近的一项前瞻性研究也比较了深度学习算法的性能，当它分别使用白光、BLI 或关联彩色图像（linked color images，LCI）[80]，患者被前瞻登记，使用每种模式在内镜检查期间拍摄的静止图像，然后通过算法分析静止图像。白光图像的 AUROC 为 0.66，BLI 的 AUROC 为 0.96，而有颜色的图像的 AUROC 为 0.95。

（二）胃肠道出血分类

研究者已经开发出一些基于 AI 的方法用于胃肠道出血的分类上[81]。最近一项研究利用回顾性临床数据建立了梯度增强机器学习模型，成功识别出能在 30 天内达到医院干预措施目的（输血或止血干预）或死亡的复合终点的患者。该模型的 AUROC 为 0.90，优于临床评分（Glasgow-Blatchford 出血评分、Rockall 评分和 AIMS65 评分）[82]。该模型使用的数据包括患者特征、临床变量和生物化学指标，识别低风险患者的灵敏度为 100%。最近一篇关于 AI 进行胃肠道出血分类的系统性综述发现，所有纳入的研究均未将内镜图像分析作为评估的一部分[83]。关于再次出血的风险，也有研究使用了 AI 模型进行了评估，但同样是基于临床数据，而不是内镜图像[84]。溃疡等病变导致再出血的风险通常通过内镜下的森林分类进行评估[85]。鉴于 AI 的使用日益增加，设想在内镜检查时通过 AI 评估出血的严重程度和再出血的风险难道不合理吗？也许再出血风险也可以在内镜治疗后确定。此外，这种类型的分析可以扩展到胃肠道出血的所有病因，而不是目前专用于针对溃疡的分类方法。

（三）病灶定位

内镜检查的一个重要方面是在干预措施后的再次评估。考虑到复发的频率，瘢痕评估是胃肠道肿瘤治疗的重要组成部分[86, 87]。此外，由于存在潜在的"隐形"复发，通常会进行瘢痕活检[88]。然而，即使在专家中，瘢痕评估有时也很困难。前面提到的内镜检查过程中标志识别的例子开启了病灶定位的可能性[89]。一种算法可以识别特征区域并标记该区域。再次进行内镜检查时，算法会在到达感兴趣的区域时提醒内镜检查者。这将允许在进行干预措施后进行准确的重新评估。将这项技术与已经过验证的技术相结合，可以对瘢痕和其他感兴趣的疾病进程进行无缝评估。

（四）超声内镜

超声内镜（endoscopic ultrasound，EUS）是内镜中一个发展迅速的领域，其应用领域包括胆总管结石[90]和胰腺肿瘤[91]。它作为一种诊断以及治疗方式的不断演变，成为 AI 研究的重要领域。已有相关深度学习算法针对超声内镜检测到的导管内乳头状黏液瘤（intraductal papillary mucinous neoplasm，IPMN）的良恶性进行了预测[92]。AI 的恶性预测准确率为 94%，而人类诊断准确率为 56%。深度学习算法也被用于预测基于超声内镜采样获得的胰腺囊肿的恶性率[93]。AI 模型的预测准确率为 93%，优于癌胚抗原（61%）和细胞学检验（48%）。

超声内镜也可以被用于弹性成像，即测量组织的硬度和形变能力。用于超声内镜弹性成像的卷积神经网络能够对肿块的良恶性进行区分且准确率达到 90%[94]。一项基于该技术对 258 例患者进行的前瞻性盲法多中心研究，能够预测胰腺的局灶病变，且 AUROC 为 0.94[95]，灵敏度、特异度、PPV 和

NPV 分别为 88%、83%、96% 和 57%。值得注意的是，本研究中的分析不是实时的，是在内镜检查期间捕获视频并记录，然后通过算法进行分析。

十二、质量指标和自动报告

结肠镜检查的质量一般通过盲肠插管率、撤镜时间和腺瘤检出率等指标确定[96]。插入时间、撤镜时间和盲肠插管率的自动记录结果与内镜专家的结果存在较高的一致性[97]。自动报告的进一步补充包括实时腺瘤检出率、推荐的监测间隔、使用的工具和实施的干预措施[98]。使用卷积神经网络算法生成完整的内镜检查报告的工作仍在继续，并取得了可喜的结果[99]。报告的自动生成有望节省时间，提高效率，并最大限度地减少内镜医生之间报告的差异。迄今为止，质量指标都是在术后跟踪的，并不能用于改善术中表现[100]。然而，最近发表的 EndoMetric Automated-RT 计算机系统可以通过识别模糊的画面、测量画面中的碎片数量及测量内镜师检查黏膜的结果，在内镜检查期间对黏膜检查提供反馈[101]。对该系统的前瞻性评估表明，它的使用增加了黏膜的有效可视效果，提高了碎屑的清除率，延长了撤镜时间[102]。

对肠道准备的有效评估也很重要。在这一方面，有研究者最近开发了一个卷积神经网络模型，模型使用波士顿肠准备评分（Boston Bowel Preparation Score，BBPS）来区分图像画面质量是合格（BBPS 为 0 或 1）或不合格（BBPS 为 2 或 3)[103]。在这种二分类模式下，模型的准确率为 97%，但模型在多分类（分为 4 个单独的 BBPS 标签）方面存在局限。无论如何，这种系统在未来的实时应用可能会对全球肠道准备评分产生影响，并可用于临床研究。最后，已有一个基于深度卷积神经网络的全面、实时、自动化质量控制系统（automated quality control system，AQCS）完成了开发，该系统旨在跟踪撤镜时间，监督撤镜稳定性，评估肠道准备和检测息肉[104]。这项 AQCS 的前瞻性随机试验显著提升了腺瘤检出率和撤镜时间，再次显现出这项旨在保证结肠镜检查质量的技术的益处。

十三、道德、监管和数据问题

"大数据"时代有望以多种方式影响医疗保健[105]。内镜中的 AI 技术需要大量的内镜图像和视频作为数据，无疑是这场运动中的一部分。然而，基于不断增加的可用数据而不断发展的先进技术带来了医疗领域尚未遇到的几个挑战，必须考虑许可、监管、数据存储和道德等新出现的问题。

（一）监管审批和监督

随着 AI 技术变得越来越复杂，监管机构需要调整政策[106, 107]。根据定义，深度学习算法将持续从可用的新数据中学习。在最初的批准后，技术可能会具有新的能力和诊断参数。这种可塑性已经引起了关于这些技术在获得批准后应该如何监控的争论。虽然上市后监控是常见的记录不良事件的方法，但是对监控科技的性能参数行不通。AI 技术并非没有错误，算法也可以学习错误的特征[108]。由于 AI 算法运行的"黑匣子"性质，精通 AI 的工作人员也需要接受培训才能进行监控[109]。AI 发展的另一个组成部分将会是数据集本身。由于任何 AI 算法的功能和质量，都完全取决于它学习的数据的质量，因此有必要对数据进行定期审核。数据质量应在 AI 开发的迭代学习周期中进行监控，但也应在系统不断变化的情况下获得批准后进行监控。大量数据将使这成为一项艰巨的任务，需要医疗系统、商业团体和政府组织之间的合作。

为了满足这些要求，美国 FDA 最近发布了一套新的指导文件，详细说明了其计划如何监管旨在帮助临床决策的软件[110]。例如，在医生的帮助下，用于帮助管理非严重情况的移动应用程序，即低风险软件，将不受监管。相反，监督将侧重于在严重或关键情况下使用的软件，以及基于机器学习的算法。由于预期用户（内镜检查者）可能不完全理解算法做出决定的潜在机制，内镜检查中的深度学习模型可能会作为医疗设备进行监管。

（二）基础设施和维护

更高的数据可用性还需要为数据存储和工作流程集成创建合适的基础设施[111, 112]。出于隐私考虑，数据是否会存储在内部？还是说海量数据不会让这成为一个可行的选择，并需要基于云的存储？此外，AI 算法是本地安装还是基于云的应用程序？可以公正地说，AI 算法的发展已经超过了在更大范围内实现此类算法和相关数据实时捕获所需的硬件能力。新技术的出现，如 5G[113] 和边缘计算[114]，也许可以给本地用户访问超级计算机进行 AI 的选项，同时保持与更大的基于云的数据库的连接。尽管如此，许多问题仍然没有答案。相互竞争的商业组织会提供独立的 AI 算法吗？或者这些组织是否会开发"即插即用"的算法，无缝集成到当前的工作环境中？最后，单个组织策略可能会影响该领域这一方面的发展。个体医疗机构可能没有意愿承担发展先进基础设施的经济负担。在评估基于云的集中式解决方案时，他们可能还担心数据隐私。最终，医疗保健和商业组织之间需要进行合作，以开发合适的基础设施，并决定有效整合工作流程所需的策略。

（三）数据隐私与知情同意

如果 AI 技术开始常规诊断病变，为了确保质量，在未确诊前图像必须存储一段时间。在某些情况下，例如疑似误诊或医疗法律纠纷，这类图像可能需要定期恢复以进行复查。在商业活动中也很可能会应用到此类存储的数据。这种对档案数据访问的需求可能与患者希望将其数据保密的期望不符[115]。在一个组织可因未经同意使用消费者数据而受到严格审查的世界里，医学界必须警惕这种固有倾向[116]。即使在今天，医生也会在没有明确获得存储许可的情况下定期记录内镜手术。如果数据存储呈指数级增长，侵犯隐私的可能性则会大幅增加。如果没有适当的监管，违规行为可能会导致严重后果，如保险歧视，保单取消甚至某些更糟糕的情况。

如果我们要存储用于 AI 算法训练的数据，可能需要开始将其存储和使用的许可纳入定期日常实践。或许，作为医生，可以向基因组学领域的科学家同事学习，他们在生物库方面取得了成功[117]。当然，医疗保健领域中的数据隐私问题将远远超出内镜领域。医疗机构可能需要数据存储免责声明，就像社交媒体网站的用户在首次创建账户时签署数据使用免责声明一样。然而，在撰写本文时，以上情况正处于快速变化的状态。

（四）数据所有权和处理

谁将拥有这些数据？患者？医疗机构？商业合伙人[118]？即使是现在，患者通常也只能访问查阅记录的内镜图像，但并不能拥有这些数据。医疗机构希望拥有数据以确保安全，而商业合作伙伴则希望拥有数据以改进算法。如果数据在用于 AI 开发之前进行匿名化，那么商业组织是否需要购买匿名数据集？如果需要，那么由谁对这些数据信息进行匿名化？人们可能会认为，非匿名数据可以用于有效地生成患者特定的临床意见或跟踪患者的长期进展。这本身就可能让所有权产生更复杂的问题。所有这些数据肯定都是有价值的，而且以后可能围绕数据匿名化、数据传输和数据处理产生一些财务影响。我们预计未来可能会成立新的组织，每个组织都会处理该数据链的特定方面。例如，一些刚成立的公司在开发算法前希望得到数据加密或匿名保护，这并非没有道理。

（五）自主技术

无论是在胃肠道内镜检查还是整个医疗系统中，AI 算法都是一种颠覆性的技术。而这些技术的成功应用则依赖于相关人员的教育与 AI 素养[119]。大多数基于 AI 的技术都是作为临床辅助工具，旨在帮助临床医生提高诊断能力以及改善患者结局[120]。长期以来，人们一直担心 AI 自主技术可能会完全取代某些医疗保健从业者，但目前看来情况并非如此。目前开发的新兴技术展示了美国 SAE 所称的 2 级自主性（5级评分制）：一种有助于提高性能但需要经常在场的人类操作员的技术[121, 122]。3 级是一种能完成整个任务，人类操作员可以在事后审查和确认结果的技术（如胶囊内镜检查读数）。5 级是一种完全自动化，无须人工干预的技术。鉴于目前的技术理解，这种情况在短期内不太可能发生。然而，如果医疗技术发展到这样的程度，作为临床医生，有责任限制并确保其受到监管。

总结

AI 技术将彻底改变医疗保健行业。内镜领域已经开始改变，毫无疑问，该领域的发展将持续高速进行下去。本章中列举的例子旨在强调这些内镜领域的先进技术将如何普及到广大医疗保健从业者当中。患者将从更早、更准确的诊断及更先进的治疗方案中获得更大的益处。作为一名专业人士，有责任确保任何快速发展都符合道德规范，并始终将患者安全放在首位。无论如何，我们应该为 AI 在内镜检查领域的这个"全新世界"感到兴奋。我们已经走过了第一个转折点。

<h1 style="text-align:center">参 考 文 献</h1>

[1] Engelbrecht AP. Computational intelligence: an introduction. Hoboken: Wiley; 2007. 630 p.

[2] Turing AM. The essential turing. Oxford/New York: Oxford University Press; 2004. 622 p.

[3] Mitchell T, Buchanan B, DeJong G, Dietterich T, Rosenbloom P, Waibel A. Machine learning. Ann Rev Comput Sci. 1990;4(1):417–33.

[4] LeCun Y, Bengio Y, Hinton G. Deep learning. Nature. 2015;521(7553): 436–44.

[5] Neumann H, Bisschops R. Artificial intelligence and the future of endoscopy. Dig Endosc. 2019;31(4):389–90.

[6] Winawer SJ, Zauber AG, Ho MN, O'brien MJ, Gottlieb LS, Sternberg SS, et al. Prevention of colorectal cancer by colonoscopic polypectomy. N Engl J Med. 1993;329(27):1977–81.

[7] Zauber AG, Winawer SJ, O'Brien MJ, Lansdorp-Vogelaar I, van Ballegooijen M, Hankey BF, et al. Colonoscopic polypectomy and long-term prevention of colorectal-cancer deaths. N Engl J Med. 2012;366(8):687–96.

[8] Zhao S, Wang S, Pan P, Xia T, Chang X, Yang X, et al. Magnitude, risk factors, and factors associated with adenoma miss rate of tandem colonoscopy: a systematic review and meta-analysis. Gastroenterology. 2019;156(6):1661–74.e11.

[9] East JE, Rees CJ. Making optical biopsy a clinical reality in colonoscopy. Lancet Gastroenterol Hepatol. 2018;3(1):10–2.

[10] Parikh ND, Chaptini L, Njei B, Laine L. Diagnosis of sessile serrated adenomas/polyps with image-enhanced endoscopy: a systematic review and meta-analysis. Endoscopy. 2016;48(08):731–9.

[11] Dayyeh BKA, Thosani N, Konda V, Wallace MB, Rex DK, Chauhan SS, et al. ASGE Technology Committee systematic review and meta-analysis assessing the ASGE PIVI thresholds for adopting real-time endoscopic assessment of the histology of diminutive colorectal polyps. Gastrointest Endosc. 2015;81(3):502.e1–e16.

[12] Corley DA, Jensen CD, Marks AR, Zhao WK, Lee JK, Doubeni CA, et al. Adenoma detection rate and risk of colorectal cancer and death. N Engl J Med. 2014;370(14):1298–306.

[13] Kessler W, Imperiale T, Klein R, Wielage R, Rex D. A quantitative assessment of the risks and cost savings of forgoing histologic examination of diminutive polyps. Endoscopy. 2011;43(08):683–91.

[14] Karkanis SA, Iakovidis DK, Maroulis DE, Karras DA, Tzivras M. Computer-aided tumor detection in endoscopic video using color wavelet features. IEEE Trans Inf Technol Biomed. 2003;7(3):141–52.

[15] Bernal J, Tajkbaksh N, Sánchez FJ, Matuszewski BJ, Chen H, Yu L, et al. Comparative validation of polyp detection methods in video colonoscopy: results from the MICCAI 2015 endoscopic vision challenge. IEEE Trans Med Imaging. 2017;36(6):1231–49.

[16] Fernández-Esparrach G, Bernal J, López-Cerón M, Córdova H, Sánchez-Montes C, de Miguel CR, et al. Exploring the clinical potential of an automatic colonic polyp detection method based on the creation of energy maps. Endoscopy. 2016;48(09):837–42.

[17] Misawa M, Kudo S-E, Mori Y, Nakamura H, Kataoka S, Maeda Y, et al. Characterization of colorectal lesions using a computer-aided diagnostic system for narrow-band imaging endocytoscopy. Gastroenterology. 2016;150(7):1531–2.e3.

[18] Urban G, Tripathi P, Alkayali T, Mittal M, Jalali F, Karnes W, et al. Deep learning localizes and identifies polyps in real time with 96% accuracy in screening colonoscopy. Gastroenterology. 2018;155(4):1069–78.e8.

[19] Wang P, Xiao X, Brown JRG, Berzin TM, Tu M, Xiong F, et al. Development and validation of a deep-learning algorithm for the detection of polyps during colonoscopy. Nature Biomed Eng. 2018; 2(10):741.

[20] Wang L, Xie C, Hu Y. IDDF2018-ABS-0260 deep learning for polyp segmentation: BMJ Publishing Group; 2018.

[21] Tischendorf J, Gross S, Winograd R, Hecker H, Auer R, Behrens A, et al. Computer-aided classification of colorectal polyps based on vascular patterns: a pilot study. Endoscopy. 2010;42(03):203–7.

[22] Gross S, Buchner A, Crook J, Cangemi J, Picco MF, Wolfsen HC, et al. A comparison of high definition-image enhanced colonoscopy and standard white-light colonoscopy for colorectal polyp detection. Endoscopy. 2011;43(12):1045–51.

[23] Takemura Y, Yoshida S, Tanaka S, Kawase R, Onji K, Oka S, et al. Computer-aided system for predicting the histology of colorectal tumors by using narrow-band imaging magnifying colonoscopy (with video). Gastrointest Endosc. 2012;75(1):179–85.

[24] Kominami Y, Yoshida S, Tanaka S, Sanomura Y, Hirakawa T, Raytchev B, et al. Computer-aided diagnosis of colorectal polyp histology by using a real-time image recognition system and narrow-band imaging magnifying colonoscopy. Gastrointest Endosc. 2016;83(3):643–9.

[25] Byrne MF, Chapados N, Soudan F, Oertel C, Pérez ML, Kelly R, et al. Real-time differentiation of adenomatous and hyperplastic diminutive colorectal polyps during analysis of unaltered videos of standard colonoscopy using a deep learning model. Gut. 2019;68(1):94–100.

[26] Chen P-J, Lin M-C, Lai M-J, Lin J-C, Lu HH-S, Tseng VS. Accurate classification of diminutive colorectal polyps using computer-aided analysis. Gastroenterology. 2018;154(3):568–75.

[27] Takemura Y, Yoshida S, Tanaka S, Onji K, Oka S, Tamaki T, et al. Quantitative analysis and development of a computer-aided system for identification of regular pit patterns of colorectal lesions. Gastrointest Endosc. 2010;72(5):1047–51.

[28] Häfner M, Kwitt R, Uhl A, Wrba F, Gangl A, Vécsei A. Computer-assisted pit-pattern classification in different wavelet domains for supporting dignity assessment of colonic polyps. Pattern Recogn. 2009;42(6):1180–91.

[29] Mori Y, Kudo S-E, Wakamura K, Misawa M, Ogawa Y, Kutsukawa M, et al. Novel computer-aided diagnostic system for colorectal lesions by using endocytoscopy (with videos). Gastrointest Endosc. 2015;81(3):621–9.

[30] Takeda K, Kudo S-E, Mori Y, Misawa M, Kudo T, Wakamura K, et al. Accuracy of diagnosing invasive colorectal cancer using computer-aided endocytoscopy. Endoscopy. 2017;49(08):798–802.

[31] Mori Y, Kudo S-E, Misawa M, Saito Y, Ikematsu H, Hotta K, et al. Real-time use of artificial intelligence in identification of diminutive polyps during colonoscopy: a prospective study. Ann Intern Med. 2018;169(6):357.

[32] André B, Vercauteren T, Buchner AM, Krishna M, Ayache N, Wallace MB. Software for automated classification of probe-based confocal laser endomicroscopy videos of colorectal polyps. World J Gastroenterol. 2012;18(39):5560.

[33] Ştefănescu D, Streba C, Cârţână ET, Săftoiu A, Gruionu G, Gruionu LG. Computer aided diagnosis for confocal laser endomicroscopy in advanced colorectal adenocarcinoma. PLoS One. 2016; 11(5):e0154863.

[34] Rath T, Tontini GE, Vieth M, Nägel A, Neurath MF, Neumann H. In vivo real-time assessment of colorectal polyp histology using an optical biopsy forceps system based on laser-induced fluorescence spectroscopy. Endoscopy. 2016;48(6):557–62.

[35] Kuiper T, Alderliesten YA, Tytgat KM, Vlug MS, Nabuurs JA, Bastiaansen BA, et al. Automatic optical diagnosis of small colorectal lesions by laser-induced autofluorescence. Endoscopy. 2015; 47(01):56–62.

[36] Aihara H, Saito S, Inomata H, Ide D, Tamai N, Ohya TR, et al.

Computer-aided diagnosis of neoplastic colorectal lesions using 'real-time' numerical color analysis during autofluorescence endoscopy. Eur J Gastroenterol Hepatol. 2013;25(4):488.

[37] Sharma P, Hawes RH, Bansal A, Gupta N, Curvers W, Rastogi A, et al. Standard endoscopy with random biopsies versus narrow band imaging targeted biopsies in Barrett's oesophagus: a prospective, international, randomised controlled trial. Gut. 2013;62(1):15–21.

[38] Sharma P, Savides TJ, Canto MI, Corley DA, Falk GW, Goldblum JR, et al. The American Society for Gastrointestinal Endoscopy PIVI (preservation and incorporation of valuable endoscopic innovations) on imaging in Barrett's esophagus. Gastrointest Endosc. 2012;76(2):252–4.

[39] van der Sommen F, Klomp SR, Swager A-F, Zinger S, Curvers W, Schoon E, et al., editors. Evaluation and comparison of computer vision methods for early Barrett's cancer detection using volumetric laser endomicroscopy. NCCV'16, the Netherlands Conference on Computer Vision, December 12–13, 2016, Lunteren, The Netherlands; 2016.

[40] Swager A-F, van der Sommen F, Klomp SR, Zinger S, Meijer SL, Schoon EJ, et al. Computer-aided detection of early Barrett's neoplasia using volumetric laser endomicroscopy. Gastrointest Endosc. 2017;86(5):839–46.

[41] Fonollà R, Scheeve T, Struyvenberg MR, Curvers WL, de Groof AJ, van der Sommen F, et al. Ensemble of deep convolutional neural networks for classification of early Barrett's neoplasia using volumetric laser endomicroscopy. Appl Sci. 2019;9(11):2183.

[42] Ebigbo A, Mendel R, Probst A, Manzeneder J, de Souza Jr LA, Papa JP, et al. Computer-aided diagnosis using deep learning in the evaluation of early oesophageal adenocarcinoma. Gut. 2019;68(7):1143–5.

[43] Shimizu Y, Omori T, Yokoyama A, Yoshida T, Hirota J, Ono Y, et al. Endoscopic diagnosis of early squamous neoplasia of the esophagus with iodine staining: high-grade intra-epithelial neoplasia turns pink within a few minutes. J Gastroenterol Hepatol. 2008;23(4):546–50.

[44] Muto M, Minashi K, Yano T, Saito Y, Oda I, Nonaka S, et al. Early detection of superficial squamous cell carcinoma in the head and neck region and esophagus by narrow band imaging: a multicenter randomized controlled trial. J Clin Oncol. 2010;28(9):1566.

[45] Kodashima S, Fujishiro M, Takubo K, Kammori M, Nomura S, Kakushima N, et al. Ex vivo pilot study using computed analysis of endo-cytoscopic images to differentiate normal and malignant squamous cell epithelia in the oesophagus. Dig Liver Dis. 2007;39(8):762–6.

[46] Shin D, Protano M-A, Polydorides AD, Dawsey SM, Pierce MC, Kim MK, et al. Quantitative analysis of high-resolution microendoscopic images for diagnosis of esophageal squamous cell carcinoma. Clin Gastroenterol Hepatol. 2015;13(2):272–9.e2.

[47] Horie Y, Yoshio T, Aoyama K, Yoshimizu S, Horiuchi Y, Ishiyama A, et al. Diagnostic outcomes of esophageal cancer by artificial intelligence using convolutional neural networks. Gastrointest Endosc. 2019;89(1):25–32.

[48] Everson M, Herrera L, Li W, Luengo IM, Ahmad O, Banks M, et al. Artificial intelligence for the real-time classification of intrapapillary capillary loop patterns in the endoscopic diagnosis of early oesophageal squamous cell carcinoma: a proof-of-concept study. United European Gastroenterol J. 2019;7(2):297–306.

[49] Kumagai Y, Takubo K, Kawada K, Aoyama K, Endo Y, Ozawa T, et al. Diagnosis using deep-learning artificial intelligence based on the endocytoscopic observation of the esophagus. Esophagus. 2019;16(2):180–7.

[50] Miyaki R, Yoshida S, Tanaka S, Kominami Y, Sanomura Y, Matsuo T, et al. Quantitative identification of mucosal gastric cancer under magnifying endoscopy with flexible spectral imaging color enhancement. J Gastroenterol Hepatol. 2013;28(5):841–7.

[51] Miyaki R, Yoshida S, Tanaka S, Kominami Y, Sanomura Y, Matsuo

T, et al. A computer system to be used with laser-based endoscopy for quantitative diagnosis of early gastric cancer. J Clin Gastroenterol. 2015;49(2):108–15.

[52] Hirasawa T, Aoyama K, Tanimoto T, Ishihara S, Shichijo S, Ozawa T, et al. Application of artificial intelligence using a convolutional neural network for detecting gastric cancer in endoscopic images. Gastric Cancer. 2018;21(4):653–60.

[53] Ishioka M, Hirasawa T, Tada T. Detecting gastric cancer from video images using convolutional neural networks. Dig Endosc. 2019;31(2):e34–e5.

[54] Wu L, Zhou W, Wan X, Zhang J, Shen L, Hu S, et al. A deep neural network improves endoscopic detection of early gastric cancer without blind spots. Endoscopy. 2019;51(6):522–31.

[55] Wu L, Zhang J, Zhou W, An P, Shen L, Liu J, et al. Randomised controlled trial of WISENSE, a real-time quality improving system for monitoring blind spots during esophagogastroduodenoscopy. Gut. 2019:gutjnl-2018-317366.

[56] Bourke MJ, Neuhaus H, Bergman JJ. Endoscopic submucosal dissection: indications and application in Western endoscopy practice. Gastroenterology. 2018;154(7):1887–900.e5.

[57] Nakagawa K, Ishihara R, Aoyama K, Ohmori M, Nakahira H, Matsuura N, et al. Classification for invasion depth of esophageal squamous cell carcinoma using a deep neural network compared with experienced endoscopists. Gastrointest Endosc. 2019;90(3):407–14.

[58] Zhao Y-Y, Xue D-X, Wang Y-L, Zhang R, Sun B, Cai Y-P, et al. Computer-assisted diagnosis of early esophageal squamous cell carcinoma using narrow-band imaging magnifying endoscopy. Endoscopy. 2019;51(04):333–41.

[59] Kubota K, Kuroda J, Yoshida M, Ohta K, Kitajima M. Medical image analysis: computer-aided diagnosis of gastric cancer invasion on endoscopic images. Surg Endosc. 2012;26(5):1485–9.

[60] Zhu Y, Wang Q-C, Xu M-D, Zhang Z, Cheng J, Zhong Y-S, et al. Application of convolutional neural network in the diagnosis of the invasion depth of gastric cancer based on conventional endoscopy. Gastrointest Endosc. 2019;89(4):806–15.e1.

[61] Iddan G, Meron G, Glukhovsky A, Swain P. Wireless capsule endoscopy. Nature. 2000;405(6785):417.

[62] Byrne MF, Donnellan F. Artificial intelligence and capsule endoscopy: is the truly "smart" capsule nearly here? Gastrointest Endosc. 2019;89(1):195–7.

[63] Zou Y, Li L, Wang Y, Yu J, Li Y, Deng W, editors. Classifying digestive organs in wireless capsule endoscopy images based on deep convolutional neural network. In: 2015 IEEE international conference on digital signal processing (DSP): IEEE; 2015.

[64] Jia X, Meng MQ-H, editors. A deep convolutional neural network for bleeding detection in wireless capsule endoscopy images. In: 2016 38th annual international conference of the IEEE Engineering in Medicine and Biology Society (EMBC): IEEE; 2016.

[65] Li P, Li Z, Gao F, Wan L, Yu J, editors. Convolutional neural networks for intestinal hemorrhage detection in wireless capsule endoscopy images. In: 2017 IEEE international conference on multimedia and expo (ICME): IEEE; 2017.

[66] Leenhardt R, Vasseur P, Li C, Saurin JC, Rahmi G, Cholet F, et al. A neural network algorithm for detection of GI angiectasia during small-bowel capsule endoscopy. Gastrointest Endosc. 2019;89(1):189–94.

[67] Aoki T, Yamada A, Aoyama K, Saito H, Tsuboi A, Nakada A, et al. Automatic detection of erosions and ulcerations in wireless capsule endoscopy images based on a deep convolutional neural network. Gastrointest Endosc. 2019;89(2):357–63.e2.

[68] Yuan Y, Meng MQH. Deep learning for polyp recognition in wireless capsule endoscopy images. Med Phys. 2017;44(4):1379–89.

[69] He J-Y, Wu X, Jiang Y-G, Peng Q, Jain R. Hookworm detection in wireless capsule endoscopy images with deep learning. IEEE Trans Image Process. 2018;27(5):2379–92.

[70] Iakovidis DK, Georgakopoulos SV, Vasilakakis M, Koulaouzidis A, Plagianakos VP. Detecting and locating gastrointestinal anomalies using deep learning and iterative cluster unification. IEEE Trans Med Imaging. 2018;37(10):2196–210.

[71] De Lange T, Larsen S, Aabakken L. Inter-observer agreement in the assessment of endoscopic findings in ulcerative colitis. BMC Gastroenterol. 2004;4(1):9.

[72] Ozawa T, Ishihara S, Fujishiro M, Saito H, Kumagai Y, Shichijo S, et al. Novel computer-assisted diagnosis system for endoscopic disease activity in patients with ulcerative colitis. Gastrointest Endosc. 2019;89(2):416–21.e1.

[73] Stidham RW, Liu W, Bishu S, Rice MD, Higgins PDR, Zhu J, et al. Performance of a deep learning model vs human reviewers in grading endoscopic disease severity of patients with ulcerative colitis. JAMA Netw Open. 2019;2(5):e193963.

[74] Maeda Y, Kudo S-E, Mori Y, Misawa M, Ogata N, Sasanuma S, et al. Fully automated diagnostic system with artificial intelligence using endocytoscopy to identify the presence of histologic inflammation associated with ulcerative colitis (with video). Gastrointest Endosc. 2019;89(2):408–15.

[75] Gottlieb K, Travis S, Feagan B, Hussain F, Sandborn WJ, Rutgeerts P. Central reading of endoscopy endpoints in inflammatory bowel disease trials. Inflamm Bowel Dis. 2015;21(10):2475–82.

[76] Watanabe K, Nagata N, Shimbo T, Nakashima R, Furuhata E, Sakurai T, et al. Accuracy of endoscopic diagnosis of Helicobacter pylori infection according to level of endoscopic experience and the effect of training. BMC Gastroenterol. 2013;13(1):128.

[77] Huang C-R, Sheu B-S, Chung P-C, Yang H-B. Computerized diagnosis of Helicobacter pylori infection and associated gastric inflammation from endoscopic images by refined feature selection using a neural network. Endoscopy. 2004;36(7):601–8.

[78] Itoh T, Kawahira H, Nakashima H, Yata N. Deep learning analyzes Helicobacter pylori infection by upper gastrointestinal endoscopy images. Endosc Int Open. 2018;6(2):E139–E44.

[79] Shichijo S, Nomura S, Aoyama K, Nishikawa Y, Miura M, Shinagawa T, et al. Application of convolutional neural networks in the diagnosis of Helicobacter pylori infection based on endoscopic images. EBioMedicine. 2017;25:106–11.

[80] Nakashima H, Kawahira H, Kawachi H, Sakaki N. Artificial intelligence diagnosis of Helicobacter pylori infection using blue laser imaging-bright and linked color imaging: a single-center prospective study. Ann Gastroenterol. 2018;31(4):462.

[81] Sengupta N, Leiman DA. Improving acute GI bleeding management through artificial intelligence: unnatural selection? Dig Dis Sci. 2019;64(8):2061–4.

[82] Shung DL, Au B, Taylor RA, Tay JK, Laursen SB, Stanley AJ, et al. Validation of a machine learning model that outperforms clinical risk scoring systems for upper gastrointestinal bleeding. Gastroenterology. 2019;158(1):160–7.

[83] Shung D, Simonov M, Gentry M, Au B, Laine L. Machine learning to predict outcomes in patients with acute gastrointestinal bleeding: a systematic review. Dig Dis Sci. 2019;64(8):2078–87.

[84] Wong GL-H, Ma AJ, Deng H, Ching JY-L, Wong VW-S, Tse Y-K, et al. Machine learning model to predict recurrent ulcer bleeding in patients with history of idiopathic gastroduodenal ulcer bleeding. Aliment Pharmacol Ther. 2019;49(7):912–8.

[85] Rahman SI-U, Saeian K. Nonvariceal upper gastrointestinal bleeding. Crit Care Clin. 2016;32(2):223–39.

[86] Moss A, Williams SJ, Hourigan LF, Brown G, Tam W, Singh R, et al. Long-term adenoma recurrence following wide-field endoscopic mucosal resection (WF-EMR) for advanced colonic mucosal neoplasia is infrequent: results and risk factors in 1000 cases from the Australian Colonic EMR (ACE) study. Gut. 2015;64(1):57–65.

[87] Tate DJ, Desomer L, Klein A, Brown G, Hourigan LF, Lee EY, et al.

[88] Desomer L, Tutticci N, Tate DJ, Williams SJ, McLeod D, Bourke MJ. A standardized imaging protocol is accurate in detecting recurrence after EMR. Gastrointest Endosc. 2017;85(3):518–26.

[89] Wu Y, Tang F, Li H. Image-based camera localization: an overview. Vis Comput Ind Biomed Art. 2018;1(1):1–13.

[90] Khan MA, Akbar A, Baron TH, Khan S, Kocak M, Alastal Y, et al. Endoscopic ultrasound-guided biliary drainage: a systematic review and meta-analysis. Dig Dis Sci. 2016;61(3):684–703.

[91] Rodrigo L. Advances in pancreatic cancer: BoD-Books on Demand; 2018. 226 p.

[92] Kuwahara T, Hara K, Mizuno N, Okuno N, Matsumoto S, Obata M, et al. Usefulness of deep learning analysis for the diagnosis of malignancy in intraductal papillary mucinous neoplasms of the pancreas. Clin Transl Gastroenterol. 2019;10(5):1.

[93] Kurita Y, Kuwahara T, Hara K, Mizuno N, Okuno N, Matsumoto S, et al. Diagnostic ability of artificial intelligence using deep learning analysis of cyst fluid in differentiating malignant from benign pancreatic cystic lesions. Sci Rep. 2019;9(1):1–9.

[94] Săftoiu A, Vilmann P, Gorunescu F, Gheonea DI, Gorunescu M, Ciurea T, et al. Neural network analysis of dynamic sequences of EUS elastography used for the differential diagnosis of chronic pancreatitis and pancreatic cancer. Gastrointest Endosc. 2008;68(6):1086–94.

[95] Săftoiu A, Vilmann P, Gorunescu F, Janssen J, Hocke M, Larsen M, et al. Efficacy of an artificial neural network-based approach to endoscopic ultrasound elastography in diagnosis of focal pancreatic masses. Clin Gastroenterol Hepatol. 2012;10(1):84–90.e1.

[96] Rex DK, Schoenfeld PS, Cohen J, Pike IM, Adler DG, Fennerty MB, et al. Quality indicators for colonoscopy. Am J Gastroenterol. 2015;110(1):72–90.

[97] Rombaoa C, Kalra A, Dao T, Requa J, Ninh A, Samarasena JB, et al. Tu1932 automated insertion time, cecal intubation, and withdrawal time during live colonoscopy using convolutional neural networks – a video validation study. Gastrointest Endosc. 2019;89(6):AB619.

[98] Karnes W, Requa J, Dao T, Massoud R, Samarasena J, Ninh A. Automated documentation of multiple colonoscopy quality measures in real-time with convolutional neural networks: 2761. Am J Gastroenterol. 2018;113:S1532.

[99] Hicks S, Smedsrud PH, Riegler MA, Lange TD, Petlund A, Eskeland SL, et al. 383 Deep learning for automatic generation of endoscopy reports. Gastrointest Endosc. 2019;89(6):AB77.

[100] Byrne MF, Shahidi N, Rex DK. Will computer-aided detection and diagnosis revolutionize colonoscopy? Gastroenterology. 2017;153(6):1460–4.e1.

[101] Stanek SR, Tavanapong W, Wong J, Oh J, Nawarathna RD, Muthukudage J, et al. SAPPHIRE: a toolkit for building efficient stream programs for medical video analysis. Comput Methods Prog Biomed. 2013;112(3):407–21.

[102] Srinivasan N, Szewczynski M, Enders F, Tavanapong W, Oh J, Wong J, et al. Real-time feedback improves the quality of colonoscopy by trainees: a controlled clinical trial: ACG/AstraZeneca Fellow Award. Am J Gastroenterol. 2012;107:S596.

[103] Karnes WE, Ninh A, Dao T, Requa J, Samarasena JB. Sa1940 unambiguous real-time scoring of bowel preparation using artificial intelligence. Gastrointest Endosc. 2018;87(6):AB258.

[104] Su J-R, Li Z, Shao X-J, Ji C-R, Ji R, Zhou R-C, et al. Impact of real-time automatic quality control system on colorectal polyp and adenoma detection: a prospective randomized controlled study (with video). Gastrointest Endosc. 2020;91(2):415–424.e4.

[105] Murdoch TB, Detsky AS. The inevitable application of big data to health care. JAMA. 2013;309(13):1351–2.

[106] He J, Baxter SL, Xu J, Xu J, Zhou X, Zhang K. The practical

implementation of artificial intelligence technologies in medicine. Nat Med. 2019;25(1):30.

[107] Allen B. The role of the FDA in ensuring the safety and efficacy of artificial intelligence software and devices. J Am Coll Radiol. 2019;16(2):208–10.

[108] Caruana R, Lou Y, Gehrke J, Koch P, Sturm M, Elhadad N, editors. Intelligible models for healthcare: predicting pneumonia risk and hospital 30–day readmission. In: Proceedings of the 21th ACM SIGKDD international conference on knowledge discovery and data mining: ACM; 2015.

[109] Rimmer A. Technology will improve doctors' relationships with patients, says Topol review: British Medical Journal Publishing Group; 2019.

[110] Administration FaD. Clinical decision software: guidance for industry and food and drug administration staff. 2019.

[111] Lo'ai AT, Mehmood R, Benkhlifa E, Song H. Mobile cloud computing model and big data analysis for healthcare applications. IEEE Access. 2016;4:6171–80.

[112] Wang Y, Kung L, Byrd TA. Big data analytics: understanding its capabilities and potential benefits for healthcare organizations. Technol Forecast Soc Chang. 2018;126:3–13.

[113] Latif S, Qadir J, Farooq S, Imran M. How 5G wireless (and concomitant technologies) will revolutionize healthcare? Future Internet. 2017;9(4):93.

[114] Shi W, Cao J, Zhang Q, Li Y, Xu L. Edge computing: vision and challenges. IEEE Internet Things J. 2016;3(5):637–46.

[115] Abouelmehdi K, Beni-Hessane A, Khaloufi H. Big healthcare data: preserving security and privacy. J Big Data. 2018;5(1):1.

[116] Mostert M, Bredenoord AL, Biesaart MC, van Delden JJ. Big data in medical research and EU data protection law: challenges to the consent or anonymise approach. Eur J Hum Genet. 2016;24(7):956.

[117] Beskow LM, Dombeck CB, Thompson CP, Watson-Ormond JK, Weinfurt KP. Informed consent for biobanking: consensus-based guidelines for adequate comprehension. Genet Med. 2015;17(3):226.

[118] Kostkova P, Brewer H, de Lusignan S, Fottrell E, Goldacre B, Hart G, et al. Who owns the data? Open data for healthcare. Front Public Health. 2016;4:7.

[119] Wartman SA, Combs CD. Medical education must move from the information age to the age of artificial intelligence. Acad Med. 2018;93(8):1107–9.

[120] Shah P, Kendall F, Khozin S, Goosen R, Hu J, Laramie J, et al. Artificial intelligence and machine learning in clinical development: a translational perspective. NPJ Digit Med. 2019;2(1):69.

[121] Topol EJ. High-performance medicine: the convergence of human and artificial intelligence. Nat Med. 2019;25(1):44.

[122] Jaremko JL, Azar M, Bromwich R, Lum A, LHA C, Gibert M, et al. Canadian Association of Radiologists white paper on ethical and legal issues related to artificial intelligence in radiology. Can Assoc Radiol J. 2019;70(2):107–18.

第 25 章　可解释人工智能在手术室中的应用
Explainable AI for the Operating Theater

Frank Rudzicz，Shalmali Joshi　著

汤　劼　译

目前，机器学习可以在外科工作流程的多个阶段得到应用。然而，工作流程中所用的预测模型效用有限，原因是这些模型无法提供实用性的指导意见。本章对可解释人工智能（explainable artificial intelligence，XAI）研究中有助于弥补这一差距的工具进行了综述。机器学习工具的解释取决于几种因素，包括模型在外科工作流程中的使用情况，旨在提供的具体决策支持，以及在具体环境中的最佳适当说明。因此，本文对最新的 XAI 方法进行了概述，这些方法已按所提供的解释类型进行了分类。在潜在的手术场景下阐释每种解释类型，包括各方法的潜在缺点。此外，解释不仅仅为了临床上的最终使用，还包括了其他目的，例如，在使用前进行回顾性或前瞻性的 AI 模型调试。最后，本文提供了一种可靠解释的相关要求，并以此为准则对这些方法的应用情况进行检查。

随着机器学习在外科临床工作流程多个阶段的深入使用，需要对此类工具的功能进行阐释，以便临床医生、外科医生、教育人员和管理人员能够理解这些模型的输出。这些阐释可以纠正利益相关者对模型的认知，有助于增强机器学习工具的可操作性。本研究阐释了模型的具体决策输出，并非是用任意汇总的统计数据来解释模型的整体行为。解释模型的整体行为与模型的可模拟性[1]密切相关，在此基础上可以精确地处理模型输入的处理方式，进而提供相关结果。本章并不涉及此类模型，而是重点探讨那些能够辅助可操作干预措施的可靠模型。例如，本研究不会探讨那些仅仅提前几分钟才能对术中出血（或类似不良事件）的高风险进行预测的模型。相反，机器学习模型应该提供术中导致其估计失血风险变化异常的准确信息，以便外科医生在术中能够采取适当的预防措施。最近的研究表明，可解释性可以加强对手术不良事件预先管理的决策支持[2, 3]。事实上，解释有助于回顾性地优化工作流程的管理，还能提高机器学习工具与临床医生间的互动，这是外科环境中深入使用机器学习的必要条件[4]。对于终端用户而言，可解释性所能提供的最大帮助包括可靠的术前临床决策支持，以及加强机器学习对术中不良事件的预测。

解释在几个方面增强了传统的统计指标。例如，解释通常是为了更加个性化，对患者个性化诊疗措施进行表征。与表征不确定性有关的解释可以单独提供给患者，这与利用置信区间表征的人口样本不同。此外，传统的评估措施可有效地评价模型应用的安全性。再者，当机器学习模型得到应用时，解释可以实现多种实时性功能。也就是说，解释可以增强决策支持，帮助临床医生校准对当前案例模型的认知，甚至可以从其他数百万条记录中整理出类似的案例研究进行参考。

鉴于这些动机，本章主要讨论以下内容。首先，描述了文献中最先进的 XAI 工具，并对其在术前、术中和术后流程中的效用进行了具体的分析。其次，对 AI 外科文献中经常提到的不同模式数据和潜在预测任务进行了探讨。本章提出了可靠解释的各种特点，并描述了每种方法的局限性。本章围绕一位需要手术的患者案例进行阐释，通过术前 AI 决策支持工具确定了这一案例。术中手术工具可以预测出血等不良事件的发生概率。需要注意，就其对手术终端用户的适用性而言，本章只关注解释这个子领域。这就对此类方法的可靠性、对用户的直观性以及综合评估性提出了要求。

一、准备工作

选择一种机器学习模型，可以预测患者术中出血的风险（图 25-1）。规定 $x \in X$ 代表实时监测的 X 域中的患者特征（即独立输入变量）向量（包括但不限于心电图检查结果、血压、体温、动脉血氧水平、颅内血红蛋白水平和血压）。此外，规定 $y \in Y$ 代表模型的预测标签（即因果输出变量）。例如，就本章的特定任务而言，可将 Y 指定为"低风险和高风险"。规定 $p(y|x)$ 为出血的概率风险，由机器学习模型估算。可以通过一个阈值对这个概率进行筛选，进而确定标称标签 y。从本质上来说，即使是复杂的深度神经网络，也是一个将输入特征映射到结果标签 y 的函数，通常利用在某个固定的函数类 $f \in F$ 内风险的经验估计进行最小化来实现。代价函数 l 包括用于回归的 0-1 损失或 l_2 损失的近似值[5]。需要注意，可以很容易地将这个框架修改为随时间变化的预测，但出于简洁性的考虑，本章不做详细说明。当此类模型得到应用时，风险估计不一定足以提供效用，在手术场景时间受限的情况下尤为明显。例如，了解了过去 2min 内术中出血风险增加的原因，以及可以采取的相应措施更加有利于外科医生的操作。在术前手术环境中，X 可能包括活检报告、膝关节 X 线片或 MRI，以决定骨关节炎患者是否需要膝关节置换手术（这里的标签表示患者是否需要手术）[6, 7]。在这一样本中，需要了解图像的局部区域，这是模型预测的基础。下文将描述一些更普遍的先进方法，

这些方法在外科环境中能够提供此类功能。

二、方法概述

就增强模型预测而言，解释有多种功能。因此，最好根据分类任务来确定一种解释的适当表示。本章将不同类型的解释分为几大类，每类可以提供不同的功能。在每个类别中描述了可能对不同数据领域有用的方法，如图像、时间序列或连续数据。

（一）特征重要性

特征重要性是指识别驱动模型预测的属性子集，一般与 $p(y|x)$ 的估计值的变化相关性最高。例如，就监测术中出血风险的模型而言[7]，每当风险变化到极高时，突出潜在的相关特征就可以进行早期干预，甚至达到预防目的。这种特征重要性方法应该突出与特定患者及其结局相关的特征。需要注意，确定特征重要性并不意味着这些特征和预测之间的因果关系；相反，$p(y|x)$ 联系会受到特征潜在扰动或移除的影响。图 25-2 显示了基于特征的解释在不同数据领域的抽象说明。

1. 横向数据的特征重要性 这些方法可应用到术中及术后的回顾性数据。INVASE[8]、LIME[9] 和 Shapley 值[10] 是一些用于推导单个样本特征重要性的方法。LIME 和 Shapley 值主要围绕所要强调的相关特征样本对分类器进行局部近似，以得出特征重要性。最近，采用这些方法可加强预测麻醉所致术中低氧血症风险的模型[11]。此外，INVASE 方法通过

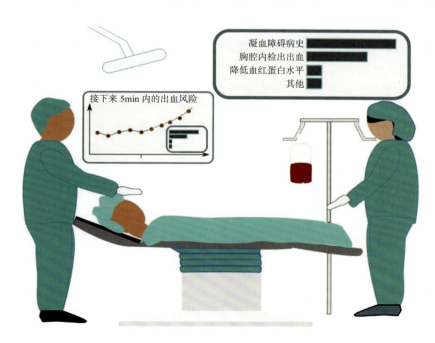

▲ 图 25-1 可解释人工智能增强型外科工作流程用于预测术中出血情况

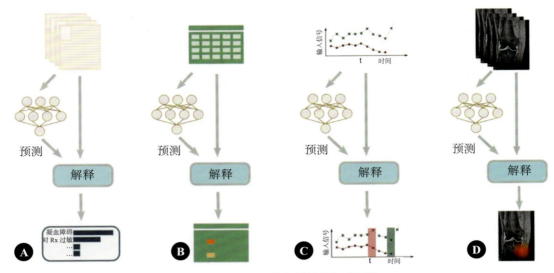

▲ 图 25-2　不同数据域的特征重要性

对每个样本的条件分布 $p(y|x)$ 与从选定的特征子集得到的条件分布进行近似，学习选择相关特征子集。最近的研究表明，一种名为注意力机制的深度学习神经架构[12] 可以通过突出相关特征来显示这种可解释性，当然也有一定的局限性。

例如，Jain、Wallace 及 Pruthi 等[13, 14] 确定，注意力模型学习的权重和基于梯度特征重要性之间的相关性较低，且注意力权重扰动导致模型输出变化不大。众所周知，这种结构尤为适合复杂的结构化和非结构化数据，如序列[15]、图像[16] 和时间序列数据[17, 18] 等。这一属性极具吸引力，原因是基于这一属性的机器学习模型不需要用任何其他辅助机制来产生解释。然而，每种方法都有不同的机制来获得最相关的预测特征，因此，这些方法在此类解释的临床相关性方面也有不同。所以，应当谨慎地使用此类方法。当突出的特征不能反映临床相关性时，基于解释的干预措施可能无效，而且会造成不利影响。如图 25-2 所示，特征重要性方法可以突出术中程序的哪些方面可能会推动模型对增加的出血风险进行预测。

如果只利用术中监测期间收集的患者数据训练模型，那么任何特征重要性方法都只能突出被监测特征子集的内部特征。其中一些特征可能会随着时间的推移而发生变化，因此需要识别特征变化导致风险发生潜在变化的准确时间。然而，如果机器学习模型得到了其他数据源的增强，如患者病史，这些方法可能会突出一种潜在的罕见疾病，如血友病，

该病会增加患者的出血倾向。此外，这一信息具有相关性，但在整个过程中并不突出，原因是这是一种静态的相关特征。任何可靠解释的算法都应该在术前或手术开始时突出静态的相关特征，预先让外科医生采取正确的预防措施，但要避免在整个手术过程中突出强调此类特征，过分地强调可能会分散注意力，降低可操作性。

2. 医学影像的特征重要性　就 X 线片或磁共振等医学影像数据而言，高精度分割的像素组有助于确定图像中驱动模型预测的区域[19, 20]。采用这种技术对手术器械进行加强，有助于通过腹腔镜手术相关视图来提高数据收集能力[21]，甚至能提高诊断效果[22]。一些能够有效突出局部重要区域的方法依赖于一种称为"显著图"的基本方法。显著性方法利用评估区域扰动对模型结果的影响来赋予重要性[23-26]。与其他 XAI 方法一样，需要谨慎利用或部署显著图。最近，Adebayo 等[27] 对适用于自然图像的良好显著性方法的要求进行了概述，而最近研究尝试满足这些必要条件[28]。这一领域仍需积极探索，它在医学影像上广泛适用性受到了越来越多的关注。例如，显著性方法已经在肿瘤检测的潜在术前筛查[29] 和放射线照片的有效检索[30] 中得到了应用。Wen 等[31] 表示，通过特定模式的微调，文献中传统的显著性方法可以为胸部 CT、胸部 X 线图像和 PET 提供临床相关区域的合理热图。然而，这些方法比不上最近利用 AI 技术产生的显著图。由于此类方法还没有针对外科数据进行广泛的评估，而且外科数据需要相关

领域的专业知识来评估解释的正确性，因此图 25-3 呈现了利用此类方法使自然图像样本产生解释的种类；图 25-3A 是原始样本。利用这种 AI 模型将图像中的两类大象（非洲象、印度象）分类，选出"非洲象"；耳朵是区分这些亚型的主要因素。以非显著性为基础的解释，LIME[9]（图 25-3B）突出了与分类器确定预测相关性最高的超级像素。图 25-3C 呈现了基于泰勒分解的显著性，突出了耳朵和獠牙周围的边缘。稍后对图 25-3D 至 F 进行阐释；参见模型调试样本部分[①]。

　　图像分割与显著性密切相关但能起到补充作用，其中图像被划分为重要区域（例如，背景、前景和前景中的特定物体）。这是使用视频跟踪器械的机器人辅助手术中的基本问题[32-34]。最近，研究人员开发了新的深度神经架构，可以分割和跟踪每个单独的物体，称为 Mask R-CNN[35]。新加坡国立大学控制与机电一体化实验室展示了这种新的深度神经架构在分割手术机器人器械方面的效用[②]。由于容易获得背景真值注释，对这类方法的评估要比对显著性方法的评估容易得多。

　　3. 纵向数据的特征重要性　就对不良事件的实时检测数据等其他时间序列数据而言，突出哪些特征能够驱动模型预测的方法明显更少。以注意力为基础专为时间序列数据设计的神经网络[17, 18]对重症监护室的预测任务有一定的效用，如死亡率和住院时间等。采用 Shapley 值[10]可以确定手术麻醉期间低氧血症的不良风险。

　　（二）基于样本的解释

　　解释不仅仅需要突出推动模型预测的特征。事实上，解释也可以突出手术队列中的哪些患者适用于模型预测，或与当前所探讨的患者的相似性最高。这能够用于术前的临床决策支持，并且已经得到了一些经验性研究的证实。例如，有效地检索视觉上相似的组织活检图像，对增强临床工作流程帮助很大[36]。临床决策和 AI 模型本身都可以得到提高。此外，可以利用解释了解分类器最有可能对哪些患者进行良好的分类以及对哪些患者不进行分类。

　　1. 患者相似性　基于场景的图像检索[37-39]能够从大量的队列历史中确定类似的患者，以支持临床决策。这对临床医生很有用，因为"类似"的患者可以理解为此类患者接受了类似的手术干预治疗，通过突出罕见但类似的病例，有助于突出那些可能被忽视的一致性。最近，已使用卷积神经网络等深度学习方法对此进行了研究[36]。当以解释的形式提供时，这样的方法可以突出 AI 模型所分类出的相似患者。医学领域的先例往往具有重要意义，当基于 AI 工具时，能够有效实现这一点的模型能为一项具体的手术决定提供先例和理由。然而，捕捉最适用于临床的相似性概念对于机器学习方法来说具有挑战性，但在临床专家提炼出结果后，就能实现相似性概念的确定[36]。因此，这种方法可以用来了解模型预测的可靠性。除了术前决策支持外，提供样本的解释可以为术中应用的机器学习模型提供调试目的。本文还对以下内容进行了综述。

　　2. 模型调试样本　对抗样本是指与训练集中另一样本相似（很可能在视觉上无法辨认或没有任何可辨认的临床差异）但被 AI 模型预测为有不同结局的样本。对抗攻击是产生此类样本的过程。最简单的攻击是向原始样本 x 添加相加噪声 δ，直到模型预测在合成样本 $x+\delta$ 上发生变化[40]。这种最简单的攻击以及更复杂的攻击，可以帮助解释模型预测是否真正依赖于临床相关的特征，或者模型预测只是对表面细节比较敏感。最近，此类样本呈现了在胸部 X 线、检眼镜和皮肤镜影像上训练的 AI 诊断模型的缺陷[41-44]，以及电子健康记录等非手术医疗数据[45]。然而，这些样本并非实际存在。反事实样本提供了类似的功能，但其使用的是训练队列本身不同类别的图像[46]。这些方法还未被推广用于支持外科决策的调试。

　　然而，评估模型在某特定手术案例中最依赖的样本是调试 AI 模型的另一种方法。例如，假设模型预测术中出血风险增加，但是实际上这种不良事件并没有发生。确定模型在训练期间最依赖的样本以更新其风险估计在回顾性分析中较为有用。可以使用这些样本检测训练数据或程序中的意外偏差，或突出模型学到的伪相关（如预测所有 70 岁以上患者的高风险，而非辨别个体特征）。可以使用影响函数实现这一目的[47]。如果在没有训练样本的情况下对

---

① 欲了解详情，请访问 https://github.com/ArnoldYSYeung/ interpretable_ml_showcase.
② https://github.com/SUYEgit/Surgery-Robot-Detection-Segmentation.

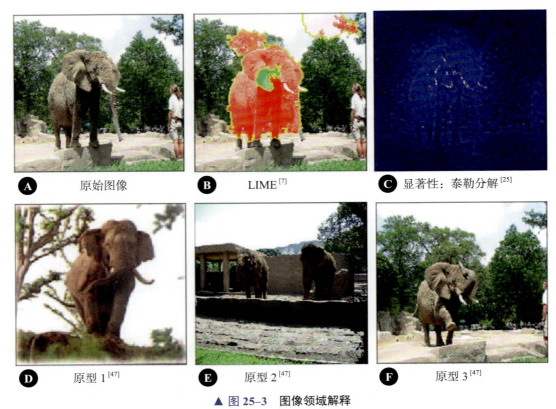

▲ 图 25-3 图像领域解释

A 至 C. 以特征重要性为基础的解释；D 至 F. 基于样本的解释

模型进行再训练，则影响函数根据测试样本的预测会发生多大变化来对所有训练样本进行排序。因此，如果一个训练样本对某一特定的预测影响显著，去除这一样本就会明显改变预测结果。需要注意，这与反事实样本不同，因为不一定能找到与测试样本最接近的不同标签的样本。这也不能保证能找到与被评估患者相似性最高的患者。最有影响力的样本可能在语义上与测试样本密切相关。

当数据庞大时（如在信息检索中），通过观察一个小得多的样本子集有助于确定类似的样本。此类样本可用于不同的目的。然而，与传统的场景式信息检索不同，这些原型实际上可以与目标黑匣子模型相关联，并提供该模型可进行类似分类的样本。通过查看所谓的原型有助于了解分类器的行为[48]。特别是，如果黑匣子模型对一家医院的胸部 X 线预测良好，原型就可以突出这些样本。重要的是，不仅要突出那些持续可靠能被分类的样本，还要突出那些不能被分类的样本。这些样本有助于确定模型持续表现不佳的特定子群或类别。图 25-3D 至 F 呈现了原型的样本。

综上所述，基于训练样本的解释有可能为模型提供调试目的。然而，应注意所采用的相似性措施反映了临床的相似性。此外，在回顾性评价中，样本也可以提供调试性目地，突出训练中的潜在提升空间。

（三）模型的不确定性

如前所述，模型结果本身不能为临床工作提供足够的先例。然而，如果加上某些条件，这些结果就能反映模型的行为。并能纠正对模型的认知。例如，表征结果、输入和模型参数的不确定性可以反映这种不确定性。与提供不确定性的解释相比，有几个问题可以将传统的不确定性表征手段分离出来。传统方法主要是对不确定性的群体进行估计，而不是针对单个样本进行测量。可以采用各种技术进行不确定性估计，一般与模型设计相联系。例如，可以用特定的不确定性估计加强术后分类任务[49]，以及常用于分析外科工作流程或估计潜在手术长度的回归技术[50, 51]来加强以注意力为基础的神经网络模型。随着成像技术的进步，术中多光谱成像[52]、图像分割[53]和术中视野成像的不确定性估计已用于增强神经网络。更重要的是，现代复杂型神经网络的校准性较差[54]。也就是说，神经网络会高估或低估对风险的概率估计。通过事后重新校准技术[54]或在贝叶斯神经网络框架中对神经网络进行建模来纳入概率估计，可以在一定程度上解决这些问题[55]。虽然这些方法可以解决一些问题，但应该谨慎使用这些依靠神经网络产生的不确定性估计作为解释的手段。

不确定性估计也与模型的可转移性有关。也就是说，在经过良好校准的模型中，较高的不确定性表明与当前样本相似的样本在训练中很少，这也表明模型还未学会对关联进行可靠预测。需要重点解决外科环境中的此类问题。例如，训练并使用计算机视觉模型，用于预测一家医院 1 号手术室中的不良事件。假设机器学习模型在使用合理的确定性来预测任何不良结果的风险方面表现得相当好，然而，在同一医院不同楼层的 2 号手术室中，同一模型可能会持续提供较高的不确定性。这可能是与以下几种因素相关。首先，如果机器学习模型不仅学到了1 号手术室事件之间的临床相关性，而且对 1 号手术室常做的手术类型过度拟合，那么它可能不能很好地进行泛化。在机器学习模型中很难检测到这种混杂，但如果事先知道这种混杂，可以使用领域适应技术从模型训练中主动去除[56, 57]。因此，不确定性估计可以阐明如何改进 AI 模型的实际应用。本章不再对领域适应和转移学习进行进一步讨论。

（四）透明设计

在现代 AI 的背景下，XAI 理应存在争议[58]，原因是围绕这一领域进行了一些假设和猜想，此外，也缺少既定的基准和评估措施。Wang 和 Rudin 认为存在一种简单的模型，例如，以规则为基础的方法[59]本质上满足了可解释性的需求，应该优于深度神经网络等任何复杂的模型（通常以训练期间学习的模型参数数量为特征）。如果这类模型的性能相当，它们就有适用性。然而，在医学影像和信息检索的自然语言笔记处理等许多数据领域，深度神经网络的表现一直优于传统方法，而且优势较大。在这种情况下，根据应用和模型在临床工作流程中的适合程度，应该适当选择统计学上合理且可靠的解释方法。在任何情况下，这种解释应该满足某些特性。下文概述的部分特性可以作为一种指导原则，但这

并不全面。

三、评估解释的质量

怎样才能知道一种解释可以适当、可靠且合理地应用到临床工作流程中？为了对此进行总结，本节采用 Tonekaboni 等[60]确定的结局作为重症监护室和急诊科的有效评价措施。目前还缺乏针对手术室的相关研究，但我们认为也可以在外科环境中使用更广泛的概念。

1. 合适领域的表述 首先，解释应该适合当下合适的任务，并且与采用 AI 工具和相应的解释的外科工作流程存在相关性。这可能包括上面建议的一种或多种解释方法。解释也应该根据任务的需要进行个性化处理。例如，在实时预测任务中，当提供随时间变化的特征重要性时，与突出一个或多个特征导致患者风险估计变差的具体实例相比，截至当前时间点的总重要性的操作性较差。

2. 一致性 一致性是指 XAI 工具对于既定测试样本 x 的相同结果 y 应该提供相同的解释，这与表述方式无关。此外，解释中的任何扰动或变化均应该指明或对应模型结果的具体变化。因此，任何假定的解释都应该经过严格的测试，以便获得统计上的可量化属性。

3. 潜在可操作性 临床环境中的任何解释都是为了增强决策能力。有许多工作可能有助于理解基础模型，但此类解释在时间有限的外科环境中不一定对外科医生或麻醉师等终端用户有用。因此，确定解释的可用性、这种解释提供临床行动先例（对于合适的目标用户）的可靠性及其在外科工作流程的适合性具有重要意义[61]。欲了解其他指南的具体情况，请查阅 Lipton[1]。

总结

本章对外科工作流程有益的潜在 XAI 工具进行了概述，确定了开发 XAI 工具所围绕的一些基本主题及其在外科工作流程不同方面的效用。最后，本章阐明了解释需要提供的理想属性，目的是对以 AI 为基础的工具进行可靠且一致地加强，并在大多数情况下为决策支持提供帮助。

参考文献

[1] Lipton ZC. The mythos of model interpretability. Commun ACM. 2018;61:36–43. Available from: https://doi.org/10.1145/3233231.

[2] Gordon L, Grantcharov T, Rudzicz F. Explainable artificial intelligence for safe intraoperative decision support. JAMA Surg. 2019; Available from: https:// doi.org/10.1001/jamasurg.2019.2821.

[3] Chen D, Afzal N, Sohn S, Habermann EB, Naessens JM, Larson DW, et al. Postoperative bleeding risk prediction for patients undergoing colorectal surgery. Surgery. 2018;164:1209–16. Available from: https://doi.org/10.1016/j.surg.2018.05.043.

[4] Shorten G. Artificial intelligence and training physicians to perform technical procedures. JAMA Netw Open. 2019;2(8):e198375.

[5] Duda RO, Hart PE, Stork DG. Pattern classification. New York: Wiley; 2001. p. xx-654, ISBN: 0–471–05669.3. J Classif. 2007;24; 305–7. Available from: https://doi.org/10.1007/s00357–007–0015–9.

[6] Yu D, Jordan KP, Snell KIE, Riley RD, Bedson J, Edwards JJ, et al. Development and validation of prediction models to estimate risk of primary total hip and knee replacements using data from the UK: two prospective open cohorts using the UK Clinical Practice Research Datalink. Ann Rheum Dis. 2019;78:91–9. Available from: https://doi.org/10.1136/annrheumdis-2018-213894.

[7] Irita K. Risk and crisis management in intraoperative hemorrhage: human factors in hemorrhagic critical events. Korean J Anesthesiol. 2011 Mar;60(3):151–60.

[8] Yoon J, Jordon J, van der Schaar M. INVASE: instance-wise variable selection using neural networks. In: International conference on learning representations; 2019. Available from: https://openreview.net/forum?id=BJg_roAcK7.

[9] Ribeiro MT, Singh S, Guestrin C. Why should I trust you? Proceedings of the 22nd ACM SIGKDD international conference on knowledge discovery and data mining-KDD'16. 2016. Available from: https://doi.org/10.1145/2939672.2939778.

[10] Lundberg SM, Lee S-I. A unified approach to interpreting model predictions. In: Advances in neural information processing systems. San Mateo: Morgan Kaufmann Publishers; 2017. p. 4765–74.

[11] Lundberg SM, Nair B, Vavilala MS, Horibe M, Eisses MJ, Adams T, et al. Explainable machine-learning predictions for the prevention of hypoxaemia during surgery. Nat Biomed Eng. 2018;2(10):749–60.

[12] Xu K, Ba J, Kiros R, Cho K, Courville A, Salakhudinov R, et al. Show, attend and tell: neural image caption generation with visual attention. In: International conference on machine learning. 2015. p. 2048–57.

[13] Jain S, Wallace BC. Attention is not explanation. In: Proceedings of the 2019 conference of the North American Chapter of the Association for Computational Linguistics: Human Language Technologies, volume 1 (long and short papers). 2019. p. 3543–56.

[14] Pruthi D, Gupta M, Dhingra B, Neubig G, Lipton ZC. Learning to deceive with attention-based explanations. arXiv [cs.CL]. 2019. Available from: http:// arxiv.org/abs/1909.07913.

[15] Vaswani A, Shazeer N, Parmar N, Uszkoreit J, Jones L, Gomez AN, et al. Attention is all you need. In: Guyon I, Luxburg UV, Bengio S, Wallach H, Fergus R, Vishwanathan S, et al., editors. Advances in neural information processing systems 30: Curran Associates, Inc.; 2017. p. 5998–6008.

[16] Fukui H, Hirakawa T, Yamashita T, Fujiyoshi H. Attention branch network: Learning of attention mechanism for visual explanation. In: Proceedings of the IEEE conference on Computer Vision and Pattern Recognition. 2019. p. 10705–14.

[17] Choi E, Bahadori MT, Sun J, Kulas J, Schuetz A, Stewart W. RETAIN: an interpretable predictive model for healthcare using reverse time attention mechanism. In: Lee DD, Sugiyama M, Luxburg UV, Guyon I, Garnett R, editors. Advances in neural information processing systems 29: Curran Associates, Inc.; 2016. p. 3504–12.

[18] Xu Y, Biswal S, Deshpande SR, Maher KO, Sun J. RAIM: recurrent attentive and intensive model of multimodal patient monitoring data. In: Proceedings of the 24th ACM SIGKDD International Conference on Knowledge Discovery & Data Mining. New York, NY, USA: ACM; 2018. p. 2565–73. (KDD'18).

[19] Nam JG, Park S, Hwang EJ, Lee JH, Jin K-N, Lim KY, et al. Development and validation of deep learning-based automatic detection algorithm for malignant pulmonary nodules on chest radiographs. Radiology. 2019;290(1):218–28.

[20] Lu MT, Ivanov A, Mayrhofer T, Hosny A, Aerts HJWL, Hoffmann U. Deep learning to assess long-term mortality from chest radiographs. JAMA Netw Open. 2019;2(7):e197416.

[21] Kassahun Y, Yu B, Tibebu AT, Stoyanov D, Giannarou S, Metzen JH, et al. Surgical robotics beyond enhanced dexterity instrumentation: a survey of machine learning techniques and their role in intelligent and autonomous surgical actions. Int J Comput Assist Radiol Surg. 2016;11(4):553–68.

[22] Chen P-HC, Gadepalli K, MacDonald R, Liu Y, Kadowaki S, Nagpal K, et al. An augmented reality microscope with real-time artificial intelligence integration for cancer diagnosis. Nat Med. 2019;25:1453–7. Available from: https://doi.org/10.1038/s41591–019–0539–7.

[23] Baehrens D, Schroeter T, Harmeling S, Kawanabe M, Hansen K, MÄžller K-R. How to explain individual classification decisions. J Mach Learn Res. 2010;11(Jun):1803–31.

[24] Bach S, Binder A, Montavon G, Klauschen F, Müller K-R, Samek W. On pixel-wise explanations for non-linear classifier decisions by layer-wise relevance propagation. PLoS One. 2015;10(7):e0130140.

[25] Selvaraju RR, Cogswell M, Das A, Vedantam R, Parikh D, Batra D. Grad-cam: Visual explanations from deep networks via gradient-based localization. In: Proceedings of the IEEE international conference on computer vision. 2017. p. 618–26.

[26] Montavon G, Lapuschkin S, Binder A, Samek W, Müller K-R. Explaining nonlinear classification decisions with deep Taylor decomposition. Pattern Recogn. 2017;65:211–22.

[27] Adebayo J, Gilmer J, Muelly M, Goodfellow I, Hardt M, Kim B. Sanity checks for saliency maps. In: Bengio S, Wallach H, Larochelle H, Grauman K, Cesa-Bianchi N, Garnett R, editors. Advances in neural information processing systems 31: Curran Associates, Inc.; 2018. p. 9505–15.

[28] Gupta A, Arora S. A simple saliency method that passes the sanity checks. arXiv [cs.LG]. 2019. Available from: http://arxiv.org/abs/1905.12152.

[29] Mitra S, Banerjee S, Hayashi Y. Volumetric brain tumour detection from MRI using visual saliency. PLoS One. 2017;12(11):e0187209.

[30] Ahmad J, Sajjad M, Mehmood I, Baik SW. SiNC: saliency-injected neural codes for representation and efficient retrieval of medical radiographs. PLoS One. 2017;12(8):e0181707.

[31] Wen G, Rodriguez-Niño B, Pecen FY, Vining DJ, Garg N, Markey MK. Comparative study of computational visual attention models on two-dimensional medical images. J Med Imaging (Bellingham). 2017;4(2):025503.

[32] Attia M, Hossny M, Nahavandi S, Asadi H. Surgical tool segmentation using a hybrid deep CNN-RNN auto encoder-decoder. 2017 IEEE International Conference on Systems, Man, and Cybernetics (SMC). 2017. Available from: https://doi.org/10.1109/smc.2017.8123151.

[33] Shvets AA, Rakhlin A, Kalinin AA, Iglovikov VI. Automatic instrument segmentation in robot-assisted surgery using deep learning. 2018 17th IEEE International Conference on Machine Learning and Applications (ICMLA). 2018. Available from: https://doi.org/10.1109/

icmla.2018. 00100.

[34] Islam M, Atputharuban DA, Ramesh R, Ren H. Real-time instrument segmentation in robotic surgery using auxiliary supervised deep adversarial learning. Vol. 4, IEEE Robotics and Automation Letters. 2019. p. 2188–95. Available from: https://doi.org/10.1109. lra.2019. 2900854.

[35] He K, Gkioxari G, Dollar P, Girshick R. Mask R-CNN. 2017 IEEE International Conference on Computer Vision (ICCV). 2017. Available from: https://doi.org/10.1109/iccv.2017.322.

[36] Cai CJ, Reif E, Hegde N, Hipp J, Kim B. Human-centered tools for coping with imperfect algorithms during medical decision-making. CHI Conf Proc. 2019.; Available from: https://dl.acm.org/doi/ abs/10.1145/3290605.3300234.

[37] Mosquera-Lopez C, Agaian S, Velez-Hoyos A, Thompson I. Computer-aided prostate cancer diagnosis from digitized histopathology: a review on texture-based systems. IEEE Rev Biomed Eng. 2015;8:98–113. Available from: https://doi. org/10.1109/rbme.2014.2340401.

[38] Sklan JES, Plassard AJ, Fabbri D, Landman BA. Toward content-based image retrieval with deep convolutional neural networks. Medical imaging 2015: biomedical applications in molecular, structural, and functional imaging. 2015. Available from: https://doi.org/10.1117/12. 2081551.

[39] Akgül CB, Rubin DL, Napel S, Beaulieu CF, Greenspan H, Acar B. Content-based image retrieval in radiology: current status and future directions. J Digit Imaging. 2011;24(2):208–22.

[40] Goodfellow IJ, Shlens J, Szegedy C. Explaining and harnessing adversarial examples. arXiv [stat.ML]. 2014. Available from: http:// arxiv.org/abs/1412.6572.

[41] Stoyanov D, Taylor Z, Kia SM, Oguz I, Reyes M, Martel A, et al. Understanding and interpreting machine learning in medical image computing applications: first international workshops, MLCN 2018, DLF 2018, and iMIMIC 2018, Held in Conjunction with MICCAI 2018, Granada, Spain, September 16–20, 2018. Proceedings. Springer; 2018. 149 p.

[42] Finlayson SG, Chung HW, Kohane IS, Beam AL. Adversarial attacks against medical deep learning systems. arXiv [cs.CR]. 2018. Available from: http:// arxiv.org/abs/1804.05296.

[43] Asgari Taghanaki S, Das A, Hamarneh G. Vulnerability analysis of chest X-ray image classification against adversarial attacks. In: Understanding and interpreting machine learning in medical image computing applications: Springer International Publishing; 2018. p. 87–94.

[44] Kotia J, Kotwal A, Bharti R. Risk susceptibility of brain tumor classification to adversarial attacks. Adv Intell Syst Comput. 2020:181–7. Available from: https://doi.org/10.1007/978–3–030–31964–9_17.

[45] An S, Xiao C, Stewart WF, Sun J. Longitudinal adversarial attack on electronic health records data. The World Wide Web Conference on-WWW'19. 2019. Available from: https://doi. org/10.1145/3308558.3313528.

[46] Wachter S, Mittelstadt B, Russell C. Counterfactual explanations without opening the black box: automated decisions and the GDPR. SSRN Electron J. Available from: https://doi.org/10.2139/ ssrn.3063289.

[47] Koh PW, Liang P. Understanding black-box predictions via influence functions. In: Proceedings of the 34th international conference on machine learning-volume 70. Sydney, NSW, Australia: JMLR.org;

2017. p. 1885–94. (ICML'17).

[48] Kim B, Khanna R, Koyejo OO. Examples are not enough, learn to criticize! Criticism for interpretability. In: Lee DD, Sugiyama M, Luxburg UV, Guyon I, Garnett R, editors. Advances in neural information processing systems 29: Curran Associates, Inc.; 2016. p. 2280–8.

[49] Heo J, Lee HB, Kim S, Lee J, Kim KJ, Yang E, et al. Uncertainty-aware attention for reliable interpretation and prediction. In: Bengio S, Wallach H, Larochelle H, Grauman K, Cesa-Bianchi N, Garnett R, editors. Advances in neural information processing systems 31: Curran Associates, Inc.; 2018. p. 909–18.

[50] Bodenstedt S, Rivoir D, Jenke A, Wagner M, Breucha M, Müller-Stich B, et al. Active learning using deep Bayesian networks for surgical workflow analysis. Int J Comput Assist Radiol Surg. 2019;14(6):1079–87.

[51] Ng N, Gabriel RA, McAuley J, Elkan C, Lipton ZC. Predicting surgery duration with neural heteroscedastic regression. arXiv [stat.ML]. 2017. Available from: http://arxiv.org/abs/1702.05386.

[52] Adler TJ, Ardizzone L, Ayala L, Gröhl J, Vemuri A, Wirkert SJ, et al. Uncertainty handling in intra-operative multispectral imaging with invertible neural networks. 2019 [cited 2020 Mar 5]. Available from: https://openreview.net/pdf?id=Byx9RUONcE.

[53] Wang G, Li W, Aertsen M, Deprest J, Ourselin S, Vercauteren T. Aleatoric uncertainty estimation with test-time augmentation for medical image segmentation with convolutional neural networks. Neurocomputing. 2019;338:34–45. Available from: https://doi. org/10.1016/j.neucom.2019.01.103.

[54] Guo C, Pleiss G, Sun Y, Weinberger KQ. On calibration of modern neural networks. In: Proceedings of the 34th international conference on machine learning-volume 70. JMLR.org; 2017. p. 1321–30. (ICML'17).

[55] Gal Y. Uncertainty in deep learning. University of Cambridge 2016;1:3.

[56] Schulam P, Saria S. Can you trust this prediction? Auditing pointwise reliability after learning. In: Chaudhuri K, Sugiyama M, editors. Proceedings of Machine Learning Research. PMLR; 2019. p. 1022.31. (Proceedings of Machine Learning Research; vol. 89).

[57] Subbaswamy A, Saria S. Counterfactual normalization: proactively addressing dataset shift using causal mechanisms. auai.org. Available from:. http://auai. org/uai2018/proceedings/papers/334.pdf.

[58] Rudin C. Stop explaining black box machine learning models for high stakes decisions and use interpretable models instead. Nat Mach Intell. 2019;1:206–15. Available from: https://doi. org/10.1038/s42256–019–0048–x.

[59] Wang F, Rudin C. Falling rule lists. In: Artificial intelligence and statistics. 2015. p. 1013–22.

[60] Tonekaboni S, Joshi S, McCradden MD, Goldenberg A. What clinicians want: contextualizing explainable machine learning for clinical end use. In: Doshi-Velez F, Fackler J, Jung K, Kale D, Ranganath R, Wallace B, et al., editors. Proceedings of the 4th Machine Learning for Healthcare Conference. Ann Arbor, Michigan: PMLR; 2019. p. 359–80. (Proceedings of Machine Learning Research; vol. 106).

[61] Tomsett R, Braines D, Harborne D, Preece A, Chakraborty S. Interpretable to whom? A role-based model for analyzing interpretable machine learning systems. arXiv [cs.AI]. 2018. Available from: http:// arxiv.org/abs/1806.07552.

第 26 章　全球外科手术的数字化门户
A Digital Doorway to Global Surgery

Nadine Hachach-Haram　著

李建涛　王梦琳　译

一、获得安全的外科诊疗是一项全球性挑战

自 20 世纪 40 年代，卫生健康即被看作是一种普遍、不可剥夺的人权。事实上，这也是世界卫生组织的创始原则之一，其最初的阐述是，世界卫生组织将可达到的最高健康标准作为每个人的基本权利[1]。

然而，直到现在，外科手术的显著特点是它没有明确定义人们应该接受怎样的治疗。近期，《柳叶刀》全球外科委员会阐述其愿景：多数患者应该获得安全、负担得起的外科手术，并在需要时进行麻醉护理[2]。鉴于该委员会在卫生健康事业方面所做的努力，世界卫生大会在 2015 年修正其立场，一致通过了将手术费用纳入全民医疗（universal health care，UHC）的决议[3]。

《柳叶刀》委员会的工作基于两个现实问题：第一，全球的患者在手术机会方面严重不平等；第二，手术在推动完善卫生健康事业方面的作用一直被严重低估。这意味着，如果不解决手术在获得性和质量方面的结构性不平衡问题，那么全民医疗覆盖项目将从根本上遭到破坏。此外，手术的普适性是大众获得安全、高质量的手术机会的重要保障。

《柳叶刀》杂志委员会的研究结果得出了发人深省的结论：现在，全球有 50 亿人（约占全球人口的 3/4）不能得到优质而必要的手术治疗来挽救生命或避免残疾[2]。其关键原因在于费用的负担和医疗资源配备不足。Eyler 教授团队总结到，世界上 1/3 的疾病可接受手术治疗，但全球 70% 的人口缺乏手术治疗[4, 5]。

《柳叶刀》委员会还提出，应将获得外科手术服务纳入更广泛的保健范围。它还制订了在实现普遍条款方面更高的全球目标，并罗列了 2030 年时的项目内容。该委员会罗列了六项完成任务所需的关键指标（表 26-1）[6, 7]。

这些目标的影响相当巨大。每年需多增加 1.43 亿次手术需求弥补不足。这将使全球外科手术人员增加 1 倍，潜在成本高达 4200 亿美元。而联合国提出至 2030 年实现健康可持续发展，所需开支为 3710 亿美元，这两者是分开的[6, 8]。

《柳叶刀》委员会明确强调，中低收入国家（lower-to middle-income country，LMIC）在实现上述目标方面将存在挑战，并公开制订了实现全民外科保障项目，以纠正发达国家和不发达国家之间、富人和穷人之间的不平衡。如果将手术纳入全民医疗，卫生健康界将面临根本性的改变。资料显示，全球进行的 3 亿例外科手术中，其中 3/4 是在最富裕的 33% 的国家进行的。与此同时，6% 的手术是在最贫穷的 33 个国家进行的[6]。

如果上述问题不加以解决，在医疗资源差的国家，外科手术覆盖不足会造成不利影响，其中最突出表现是：①可防止的死亡；②可防止的残疾；③因治致穷。后者产生相当于中低收入国家 12.3 万亿美元的损失[6]。

即使是发达国家也不能保证在安全、高质量手术普及的方面探索出了一条畅通的道路。《柳叶刀》委员会制订的 2030 年发展愿景的目的是提高全球社会水准，使中低收入国家的外科手术覆盖量达到基线水平，但对于那些已经满足这个条件的国家，需要关注的是外科手术条款是否满足全民医疗的覆盖程度。

- 平等获得——医疗保健服务的获得应该是普遍的，而不是依赖于支付能力。

表 26-1　手术安全性和经济性的核心指标[6, 7]	
及时接受基本手术	在 80% 的国家，2h 内可获得的 3 种手术：剖宫产、紧急剖腹探查术和开放性骨折清创固定术
外科专科工作人员密度	每 10 万人中至少有 20 名外科、麻醉和产科医生的所有国家
手术数量	在所有国家每 10 万人中有 5000 例手术
围术期死亡率	由 100% 的国家跟踪和报道
控制开支	任何个人或家庭都不应面临因自费外科治疗而导致贫困的风险
防止灾难性开支	任何个人或家庭都不应因自付手术费用而面临经济崩溃的风险

- 服务质量保障——服务质量保障接受者的健康。
- 避免财务风险——产生费用不应使个人面临财务风险[9]。

即使在医疗体系资金充足的国家，在外科医疗保险方面，满足上述标准也存在问题。以美国为例，美国的医疗保险支出占国内生产总值的比例比其他任何国家都要高，这与以保险为基础的就地支付系统与普遍存在的医疗保健不平等有关。Dickman 等强调指出，2700 万没有保险的美国公民实际上被排除在医疗服务之外，而获得医疗服务的低收入患者则遭受了不成比例的经济损失，导致负债甚至破产[10]。

哈佛医学院的 Adil Haidler 博士进行了美国手术途径和治疗结果的种族差异分析，建立了不同人口统计模型中患者的社会经济地位、保险和护理质量之间的联系[11, 12]。以任何客观标准衡量，美国医疗体系在实现外科治疗的广泛性方面都面临着巨大的挑战。

英国提供就地免费的国民保健服务（National Health Service，NHS），为英国提供了一种与美国截然不同的服务模式。一些人认为这是公平、普遍的医疗保险的典范。然而，NHS 也有缺点，包括患者访问限制、手术质量差异。有时，当需要其他服务时，患者处于经济风险中。

英国不同地区的外科手术采用所谓的邮编抽签，得到了包括美容手术、白内障矫正、妇科乳房缩小等手术的学术研究支持[13-15]。研究发现，在操作标准方面存在着广泛的区域差异，而资金方面的限制是关键因素。个别资金申请的方法一直受到批评，这种方法将专科治疗的提供直接与成本效益挂钩[16, 17]。在一些极端的案例中，患者被迫做出艰难的决定，决定是否私下为自己的治疗提供资金，这让欠发达地区的患者在接受手术时往往会面临经济困难。

即使在先进的医疗系统中，有限的资源也是影响接受手术的一个关键因素。在 2017—2018 年，尽管在 2015 年注入了 18 亿英镑的资金，以缩小过度支出的缺口，但英国 NHS 仍有 44% 的信托基金处于赤字状态[18]。

医学人才缺乏是重要原因。《柳叶刀》委员会强调，要实现 2030 年合格外科医生数量翻倍的目标，很多工作必须在发达国家完成。根据美国医学院协会（Association of American Medical Colleges，AAMC）的说法，到 2030 年，美国至少需要 2 万名新的外科医生来满足日益增长的需求[19]。在英国，因为介入性放射科医生短缺，仍有 1/4 的医院无法提供微创手术[20]。

不幸的是，随着老龄化社会的到来，老年人口数量增长，医疗资源压力不断增加。据预测，2030 年美国 65 岁及以上的人口将增加 3000 万[21]。英国 80 岁及以上的人口预计将在同一时期达到 600 万[22]。人口结构的变化将导致卫生健康环境的变化。例如，预计非传染性疾病的流行率将增加，慢性病及并发症的治疗将更加复杂[23]。手术是许多非传染性疾病治疗的重要手段，但老龄化与术后并发症高发和住院时间延长有关[24]。因此，人口老龄化将使外科学发展、护理质量和医院能力建设等方面面临诸多考验。

另一个影响邮编抽签在获得高质量外科治疗和保持标准一致性方面差异的重要原因是对最佳做法的定义缺乏共识。Birkmeyer 等在《柳叶刀》杂志上撰文指出，疾病负担、诊断实践和患者态度的差异对手术数量的地区差异影响不大，而医生对手术适应证把握的差异则显示了更强的相关性[25]。

Appleby 等引用 John Wennberg 的研究，指出"当有强有力的证据和共识表明干预有效时，临床实践中往往很少呈现出变化……这些情况的入院率是可以预测的"[26]。另一方面，当有关手术疗效的证据缺乏时，决策依赖于医生个人的意见，导致住院率和手术结果存在高度差异。即使是标准化的手术（如扁桃体切除术、阑尾切除术），如果没有对手术指标达成强有力的专业共识，患者获得治疗的可能性也会因他们居住的地方不同而存在很大差异。

二、技术体系在外科中的作用

《柳叶刀》委员会发布的 2030 年目标和世界卫生组织对于全民医疗保险的定义都提出全球卫生健康框架需要持久的变革，这是确保获得安全有效的手术服务所必需的改变。其主要挑战包括：①训练有素的外科医生数量短缺；②专业知识分布不均；③资金和资源短缺；④医疗实践缺乏共识。总体上，这些因素会导致外科学质量的差异。

使外科治疗成为普遍患者的权利需要一种全新模式。这种模式应该增加资源的可用性，重新分配外科医生的专业知识，降低成本，并因此改善患者的干预效果。这需要行业和服务商们在数字化转型中寻求职能、效率、协作力和执行力方面的全面改革。

英国皇家外科学院（Royal College of Surgeons, RCS）成立了"外科未来"委员会，专门研究未来 20 年技术发展对外科学的潜在影响。最终报告定义了 4 个关键的技术类别，并认为这些技术将改变外科体系。

- 机器人和微创技术。
- 成像技术，包括 VR 和 AR 技术。
- 大数据、AI 和基因组学的智能技术。
- 干细胞疗法、3D 生物打印的个体化治疗技术[27]。

英国皇家外科学院设想的未来外科是自动化、数据驱动、全息成像和个体化干预等技术驱动的外科新时代。然而，这种方式的数字技术是否会自然而然地解决外科医生短缺、保健和手术成本上升以及资源相对不足的问题，目前仍不清楚。英国皇家外科学院预测高度专业化的干预方式可能将技能和资源集中在少数区域，需要患者前往各地接受高质量的手术护理。然而，英国皇家外科学院同样指出，

以机器人技术为代表的高新技术手段可以使部分手术打破空间的限制。

基于硬件的先进解决方案，如用于微创手术的主从机器人，可能会提高医疗环境成本。虽然自动化手段为外科专业技术的短缺提供了有效解决方案，但该技术的普及需要大幅降低成本。报告指出，为了有效地提供解决方案，外科手术团队必须由多领域专家组成，涉及学科包括医学、遗传学、外科学、放射学和生物工程学等专业，这在开发和分配知识需求方面增加了额外负担。Birkmeyer 等指出，新技术往往以一种零碎的方式推进，最佳的疗效和实践滞后跟进，创新转化技术最终会引起医疗方式的转变[25]。

推动外科资源实现平等分配的关键在于，从根本上扩大此类医疗服务的规模来满足需求同时降低成本，将手术能力提高到《柳叶刀》委员会和相关组织规定的水平[4, 6]。幸运的是，基于数字通信和云计算的远程医疗模式，以其低成本的技术手段，在世界范围内有效解决这个问题[28]。

远程医疗指利用信息通信技术打破空间障碍，使医疗专家实现异地患者的疾病诊治。Bashshur 指出，远程医疗技术替代提供商和客户之间面对面的接触，优势包括改善访问、解决质量标准异质性、有效控制成本[29]。

在过去 20 年里，随着数字通信的快速发展，远程医疗及相关问题的解决过程明显加速。更快的网速、移动技术、智能手机、视频直播、云数据网络等，为患者实现远程医疗服务及医务人员之间相互连接和协作奠定了基础。典型的远程医疗应用包括自我诊断和健康管理，通过在线信息途径，利用可穿戴健康设备实现远程监测，通过视频、在线消息甚至社交媒体网络实现远程咨询，更细致地把控自身健康状态。对于医疗专业人员来说，远程医疗的概念在不断扩展，涵盖常规的疾病诊治、远程协作的同行交流以及医疗教育培训等[30]。

目前，机器人技术的发展是学术界将上述技术原理具体应用到外科手术（通常被称为远程手术）中的重要体现，从而实现远程手术管理[31]。虽然机器人远程手术可能有助于解决高质量手术获取的空间障碍，在一定程度上解决了外科医生资源短缺的问题。但仅靠该技术并不能充分解决医疗人才匮乏、标准和成本差异大等现实问题。因此，解决该

问题仍然需要培训更多的外科医生以实质扩充外科资源[32, 33]。

为了实现外科的数字化，高质量的远程外科需包含以通信、协作和信息交换为中心的数字化技术，远程外科需重新被定义。这些技术在应对《柳叶刀》委员会和全民医疗保险范畴所提出的挑战至关重要。

三、基于云的通信平台（Proximie）

Proximie（London，UK）是一个基于云视听（audiovisual，AV）的通信平台，是融合了 AR 技术的直播形式。它以应用程序的形式出现，可以下载到任何带有摄像头和屏幕的互联网设备上（如笔记本电脑、平板电脑或智能手机）。在 AR 技术的加持下，它同样可以用于实时通信、协作和视频录制。Proximie 应用包含 6 项核心技术，分别为：实时远程通信（real-time remote communication，RTRC）、云视听、AR、云计算、机器学习、AI。这些核心技术在远程医疗中都很常见，每一项技术都为解决远程外科所遇到的问题提供了思路。机器学习和 AI 为外科医生提供即时指导，进一步增强远程医疗体验。图 26-1 展示了机械学习和 AI 技术在识别消化道息肉的应用。

Proximie 的开发是为了辅助医生更好开展手术。它为不同地域的外科医生提供了可以实现互动的平台，让他们实时协作开展手术，克服医生资源缺乏的问题。医生通过该技术可以实现异地患者的诊治，患者和医生不需要现场就诊。这种方式仍然可以实现良好的沟通、指导和操作（图 26-2）。

AR 在现场重现的过程中发挥了重要作用，用精密的远程呈现技术实现手术室场景的展现。这通过实时视频图像的数字标记、手势激活演示以及数字化内容呈现等工具来实现。通过摄像头和屏幕，远程人员还进行交互式操作，而不是传统的通过视频对话的形式沟通。

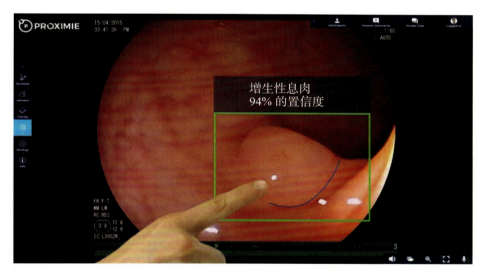

▲ 图 26-1　AI 技术识别并分类消化道息肉

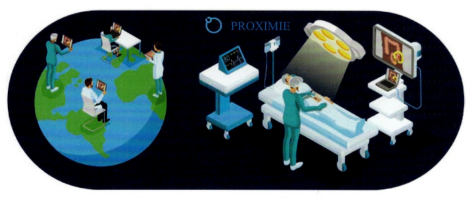

▲ 图 26-2　Proximie 的应用场景

实时远程通信技术可以降低传输时间，有效降低延迟，克服空间障碍。这适用于患者诊治的全流程，当医院的医疗资源不足时，仍然可以进行有效的诊治[34]。

高质量外科诊疗的许多要素都与计划、准备和分享专业知识有关。因此，基于技术的有效协作赋能将打破空间限制，缩短整个就诊流程周期。该方式良好地响应了《柳叶刀》委员会的呼吁，即从社区转诊网络到专科手术团队，外科服务应更紧密地整合到所有级别的诊治流程中[6]。

实时远程通信技术在远程现场操作过程中扮演了一个重要的角色，将就诊者与远程专家连接起来。但仅凭这一点并不能解决外科治疗所面临的所有挑战。现实中医疗资源获取障碍是由于医疗资源短缺和分布不均造成的。解决这一难题的唯一可持续的办法是提高全球外科手术技能，通过培训更多的外科医生，并扩大他们执行手术的范围。以云视听平台为代表的通信技术，在外科培训和技能发展中呈现出良好的作用，使教育培训成为可能。

外科培训过程中视频素材的使用与住院医生知识程度的提高、参与者满意度的提升密切相关[35]。录制的视频广泛流通于各专业的同行之间[36]。在有关结合视频教学的众多研究表明，视频教学可以为使用者在单位时间内获得更多的知识点，获得更好的学习效果，从而提升技术、认知和决策能力[37, 38]。

因此，视频资料提供了一个宝贵的资源，在全球范围内提升外科手术技能。将视频与实时远程通信技术相结合，并将直播作为培训和教育的核心组分，就可以对手术的技能、标准以及如何传播最佳实践进行彻底改革。最终，这将克服空间限制的阻碍，真正实现专业知识的全球性流动。

目前，Proximie 已被主流学术中心（如伦敦大学学院、耶鲁大学）用于培训项目中。通过这种技术手段，使年轻医生远程观摩专家手术。通过 AR 技术，完成沉浸式的互动学习，这有助于弥合理论和实践之间的鸿沟。这种方式能够让几十名学生同时观看和学习，而不是局限 1~2 名学生的现场观察。因此，知识传播得更快更远。

Proximie 已用于国家之间的医疗沟通，将享誉全球的专家和地域性项目相联系。例如，在秘鲁和越南，Proximie 用于实现当地团队与美、英团队的沟通。例如，秘鲁特鲁希略 EsSalud 医院的远程项目，使开展唇裂和腭裂矫正手术的数量显著增加。

同样，国际髋关节镜学会（International Society for Hip Arthroscopy，ISHA）采用 Proximie 作为连接四大洲成员的手段，建立了最佳实践原则，并实现有效合作。该组织使用直播和录播的形式进行现场培训研讨会，为全球专家打造一个有效沟通与共享合作的平台，这直接促使形成了 ISHA 护理的全球标准，通过实时连接沟通降低地域之间的差异，并将专业影响扩展深远。

最后，外科技术逐渐同质化和普遍化以惠及更广泛的世界人民，但数字技术带来了额外的成本负担，甚至可能提高整体的成本效率。传统认为，良好的技术解决方案要基于大量的复杂设备，并需要多年的实践积淀，才能逐渐展现价值。但远程医疗的兴起逐渐打破这种现状。

以互联网、笔记本电脑、智能手机、数码相机等技术成熟、低成本为代表的解决方案，已成为日常生活的一部分。而云计算支撑的软件不仅具有很高的成本效益，而且任何人只要有互联网连接就可以轻松访问。当我们计划将手术服务扩展到全球数千万人并提升访问数量和质量时，它的可扩展性得到有效加强。此外，部分医疗工作者对于该技术已经逐渐熟悉，他们并不需要额外的培训成本。

总结

实现外科治疗的安全性和普适性，并实现推广，是一项艰巨的挑战。从 2030 年以后的任务规模可以清晰地看到，传统手术模式必将进行更新，由契合全球化布局的融合跨学科、跨医院、跨地区的数字化集成技术所取代。本文所描述的范式，都将随着外科专业知识的增加、标准化的实践以及资源整合效率的提升而使外科手术更加普及。

数字通信技术是实现外科学优质整合、改善协作、知识共享和开放交互的重要基础。最终，数字通信的应用是打开外科全球化的关键举措，是解决手术获得性问题不可或缺的一部分。通过远程访问、即时支持、开放交流和网络化基础设施的技术发展，提升医疗资源利用率，避免过度消耗人力资源和资本资源。

在撰写本文时，远程医疗正被积极用于应对新型冠状病毒的全球大流行，呈现出一种迫切需求的态势。远程医疗能够及时获取专家建议和最佳实践方案，同时还避免了线下聚集所引起的新型冠状病毒传播风险。2020 年 3 月，在病毒大流行期间，贝鲁特的一名心胸外科医生使用 Proximie 与一名医疗设备专家沟通实施了一项新型二尖瓣夹闭手术。如果没有这项远程技术，该手术将无法进行。正是在这种关键时刻，在技术赋能的宏观背景下，社区医疗必须携手并肩，为医学发展贡献自身的力量。

参考文献

[1] World Health Organization. Human rights and health. 2017 [Internet]. https://www.who.int/news-room/ fact-sheets/detail/human-rights-and-health.

[2] Meara JG, Greenberg SLM. Global surgery as an equal partner in health: no longer the neglected stepchild. Lancet. 2015;3:S1–2. Available from https://www.thelancet.com/journals/langlo/article/ PIIS2214–109X(15)70019–7/fulltext.

[3] McQueen K, Watters DA, Tangi V. World J Surg. 2017;41:5. https://doi.org/10.1007/s00268–016–3651–6.

[4] Patterson R, Corley J. Do we have a right to surgery? The case for access to all. 2018. Available from https://www.globalhealthnow.org/2018–09/do-we-have-right-surgery-case-access-all.

[5] Eyler L, Mohamed S, Feldhaus I, Dicker R, Juillard C. Essential surgery as a component of the right to health: a call to action. Hum Rights Q. 2018;40(3):641–62. Available from https://muse.jhu.edu/article/699507.

[6] Meara JG, Leather AJM, Hagander L, et al. Global surgery 2030: evidence and solutions for achieving health, welfare, and economic development. Lancet. 2015;386:569–624. http://www.globalsurgery.info/wp-content/uploads/2015/01/Overview_ GS2030.pdf.

[7] Watters DA, Guest GD, Tangi V, Shrime MG, Meara JG. Global surgery system strengthening: it is all about the right metrics. Anesth Analg. 2018;126(4):1329–39. https://www.ncbi.nlm.nih. gov/pubmed/29547428.

[8] World Health Organization. WHO estimates cost of reaching global health targets by 2030. 2017 [Internet]. Available from: http://www.who.int/ mediacentre/news/releases/2017/cost-health-targets/ en/.

[9] World Health Organisation. What is health financing for universal coverage? 2019 [Internet]. https://www. who. int/health _financ ing/universal_coverage_definition/en/.

[10] Dickman S, Himmelstein D, Woolhandler S. Inequality and the health-care system in the USA. Lancet. 2017;389:1431–41. Available at http://www.rootcausecoalition. org/wp-content/uploads/2017/04/Inequality-and-the-health-care-system-in-the-USA. pdf.

[11] Haider AH, Scott VK, Rehman KA, et al. Racial disparities in surgical care and outcomes in the United States: a comprehensive review of patient, provider, and systemic factors. J Am Coll Surg. 2013;216(3):482–92.e12. Available at https://www. ncbi.nlm.nih.gov/pmc/articles/PMC5995336/.

[12] Haider AH, Weygandt PL, Bentley JM, et al. Disparities in trauma care and outcomes in the United States: a systematic review and meta-analysis. J Trauma Acute Care Surg. 2013;74(5):1195–205. Available at https://www.ncbi.nlm.nih.gov/pmc/ articles/PMC3641534/.

[13] Henderson J. The plastic surgery postcode lottery in England. Int J Surg. 2009;7(6):550–8. Available at https://www.ncbi.nlm.nih.gov/pubmed/19800037.

[14] Burdon M. End the postcode lottery for cataract surgery. BMJ. 2019;365:l2293. Available at https:// www.bmj.com/content/365/bmj.l2293.full.

[15] Stevens R, Stevens S, Rusby J. The "postcode lottery" for the surgical correction of gynaecomastia in NHS England. Int J Surg. 2015;22:22–7. Available at https://www.sciencedirect.com/science/article/pii/S1743919115010602.

[16] Blennerhassett M. Individual funding request process is bad for everyone. BMJ. 2018;362:k3833. Available at https://www.bmj.com/content/362/bmj.k3833.

[17] Beerstecher H. I accuse NHS England of a lack of transparency. BMJ. 2018;362:k3028. Available at https://www.bmj.com/content/362/bmj.k3028/rr.

[18] The King's Fund. Trusts in deficit. 2018 [Internet]. https://www.kingsfund.org.uk/projects/ nhs-in-a-nutshell/trusts-deficit.

[19] Mann S. Research shows shortage of more than 100,000 doctors by 2030. 2017 [Internet] https:// www.aamc.org/news-insights/research-shows-shortage-more-100000-doctors-2030.

[20] Lack of specialist surgeons 'putting patients at risk'. 2017 [Internet]. https://www.theguardian.com/politics/ 2017/dec/31/lack-of-specialist-surgeons-puttingpatients-at-risk.

[21] Etzioni DA, Ko CY. Providing surgical care to an aging population: implications for the surgical workforce. In: Rosenthal R, Zenilman M, Katlic M, editors. Principles and practice of geriatric surgery. New York: Springer; 2011. https://doi. org/10.1007/978–1–4419–6999–6_12.

[22] Thompson C. Meeting the challenges of an ageing population. 2015 [Internet]. https://www.england.nhs. uk/blog/catherine-thompson/.

[23] Government Office for Science. Future of an ageing population. 2016. https://assets.publishing.service. gov.uk/government/uploads/system/uploads/attachment_ data/file/816458/future-of-an-ageing-population. pdf.

[24] McVeigh TP, Al-Azawi D, O'Donoghue GT, Kerin MJ. Assessing the impact of an ageing population on complication rates and in-patient length of stay. Int J Surg. 2013;11(9):872–5. Available from https://www.ncbi.nlm.nih.gov/pubmed/23917211.

[25] Birkmeyer JD, Reames BN, McCulloch P, Carr AJ, Campbell WB, Wennberg JE. Understanding of regional variation in the use of surgery. Lancet. 2013;382(9898):1121–9. Available from https://www.ncbi.nlm.nih.gov/pmc/articles/PMC4211114/.

[26] Appleby J, Raleigh V, Frosini F, Bevan G, Gao H, Lyscom T, Variations in health care: the good, the bad and the inexplicable. 2011 The King's Fund. https:// www.kingsfund.org.uk/sites/default/files/Variationsin-health-care-good-bad-inexplicable-report-The-Kings-Fund-April-2011.pdf.

[27] Pitruzella B, Leahy P. The future of surgery. Royal College of Surgeons. 2018. https://www.rcseng.ac.uk/ standards-and-research/future-of-surgery/.

[28] World Health Organisation. Telemedicine: opportunities and developments in member states. 2010. Available from https://www.who.int/goe/publications/ goe_telemedicine_2010.pdf.

[29] Bashshur R. On the definition and evaluation of telemedicine. Telemedicine Journal 1:1. https://doi. org/10.1089/tmj.1.1995.1.19.

[30] Hjelm N. Benefits and drawbacks of telemedicine. J Telemed Telecare. 2005;11:60–70. Available at https://www.researchgate.net/profile/Nils_Hjelm/ publication/7908107_Benefits_and_drawbacks_ of_ telemedicine/links/568825f308aebccc4e155b68/Benefits-and-drawbacks-of-telemedicine.pdf.

[31] Choi P, Oskouian R, Tubbs RS. Telesurgery: past, present, and future. Cureus. 2018;10(5):e2716. https://doi.org/10.7759/cureus.2716.

[32] Wilensky G. Robotic surgery: an example of when newer is not always

better but clearly more expensive. Milbank Q. 2016;94(1):43–6. https://doi. org/10.1111/1468–0009.12178.

[33] Shah N, Laungani R, Kaufman M. Financial considerations in robotic surgery. SAGES Atlas Robot Surg. 2018:45–51. https://doi. org/10.1007/978–3–319–91045–1_5.

[34] Greenhalgh T, Vijayaraghavan S, Wherton J, et al. Virtual online consultations: advantages and limitations (VOCAL) study. BMJ Open. 2016;6:e009388. https://doi.org/10.1136/bmjopen-2015-009388. Available from https://www.health.org.uk/sites/ default/files/ Virtual%20online%20consultations%20 BMJ%20article.pdf.

[35] Green J, Suresh V, Bittar P, et al. The utilization of video technology in surgical education: a systematic review. J Surg Res. 2019;235:171–80.

https://doi. org/10.1016/j.jss.2018.09.015.

[36] Hu Y, Peyre SE, Arriaga A, et al. Postgame analysis: using video-based coaching for continuous professional development. J Am Coll Surg. 2012;214(1):115–24. Available at https://www.ncbi. nlm.nih.gov/ pubmed/22192924.

[37] Hu Y, Mazer L, Yule S, et al. Complementing operating room teaching with video-based coaching. JAMA Surg. 2017;152(4):318–25. Available at https://www. ncbi.nlm.nih.gov/pubmed/27973648.

[38] Greenberg C, Ghousseini H, Pavuluri Quamme S, et al. A statewide surgical coaching program provides opportunity for continuous professional development. Ann Surg. 2018;267(5):868–73. Available at https:// www.ncbi.nlm.nih.gov/pubmed/28650360.

第 27 章 远程指导在微创手术中的应用
Telementoring for Minimally Invasive Surgery

Justin W. Collins　Runzhuo Ma　Yanick Beaulieu　Andrew J. Hung　著
汤　劼　译

远程医疗是指临床医生能够利用通信技术从远距离地点提供临床医疗或建议。迄今为止，远程指导已应用到了医疗管理的多个领域，包括远程放射学和重症监护室或国际患者的远程诊疗[1-4]。在外科培训中，视频辅助下的微创手术显著增加了分享外科技术和教育以及提供效果反馈的机会。

创新技术的应用推动了外科远程指导的发展，远程医疗在外科教学领域的应用。在过去 20 多年已经出现了多种远程指导形式，对患者治疗效果的积极影响也已得到证实[5]。例如，在 Pahlsson 等的一项研究中，由一家三级医院的高手术量外科医生向一家农村医院的低手术量外科医生提供远程指导，帮助他们在内镜逆行胰胆管造影术中的插管率从 85%（全国最低的成功率之一）提高到了 99%，这个成功率相当于全国最好的水平[6]。在停止远程指导后，这一较高的成功率也得以保持。

机器人手术虽然继续保持快速发展，但其启用成本很高，需要对外科医生学习现有技术以及新技术这一学习曲线进行投资。只有团队经验丰富、工作安全有效且患者结局得以优化，才能实现最大的服务价值。优化服务包括各种不同的要素，在不同的三级医疗中心间又有公认的不同技能组合[7]。成功的远程培训应该能让外科专家观察到手术操作的实时视频并能在主要手术室之外向受训外科医生提供指导，这样有可能缩短学习曲线[8]。然后，专家指导医生可以从远处传授他们的知识，省去了指导医生或被指导医生的差旅时间或费用。虽然此类机会较多，但任何新技术的安全整合都需要了解其回报和风险。

外科远程指导的形式包括口头指导、远程绘图和远程辅助，在外科专家所能提供的干预程度和所需设备方面有所不同。在不同形式的外科远程指导中，外科指导医生能够提供口头指导、提供视觉援助（远程绘图）或控制机器人仪器（远程辅助手术）（图 27-1）。本章旨在详细阐释远程医疗在微创手术中的应用、发展和挑战。

一、背景

大约在 50 多年前提出了机器人手术的概念[9]。然而，直到 20 世纪 80 年代末才开发出第一个可用的系统，即 Robodoc（Integrated Surgical Systems，Sacramento，CA）；Hap Paul 和 William Bargar 开发了这一骨科图像引导系统，用于人工髋关节置换术[10]。大约同一时间，Brian Davies 和 John Wickham 正在进行类似的项目，开发了一种泌尿科机器人，用于前列腺手术[11]。这些特定程序、计算机辅助和图像引导系统证明了机器人手术系统（计算机辅助手术）的概念和潜在价值。国际斯坦福研究所（SRI International）和美国（DARPA 开发了第一个多用途远程手术机器人系统，形成了现在所熟知的由外科医生控制台控制的多功能机器人手术系统[12]。美国 DARPA 开发这些远程手术系统是为了提供更多专业知识和技术技能，以帮助降低战场伤亡人员的发病率和死亡率。从远距离地理位置提供手术专业知识的原则仍然适用于各种手术室场景（包括学习曲线）以及紧急情况和"不熟悉"的情况，在这此类情况下可以选择进行开放或腹腔镜手术。

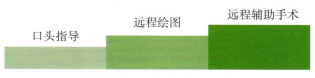

▲ 图 27-1　远程医疗的发展

虽然外科机器人的研发重点最初是在远距离远程手术，但由于成本、可用基础设施及法律和安全问题的限制，这方面的案例很少[13]。2001年9月7日，消化系统癌症研究所（Institute for Research into Cancer of the Digestive System，IRCAD）的Jacques Marescaux教授及其团队成功完成了第一个横跨大西洋的手术。Lindbergh手术是指利用高速ISDN光纤连接和ZEUS机器人平台对法国斯特拉斯堡的一名患者进行了完整的远程微创胆囊切除术，而进行手术的医生则在纽约[14]。

这一横跨大西洋的机器人胆囊切除术完成后，数据的传输距离约为8700英里（14 000km），由于没有桥梁、路由器和网关（跳）的干扰，横跨大西洋专用连接的平均往返延迟（round time delay，RTD）仅为155ms。该项目得到了法国通信公司ACTEL的支持，成本约为100多万欧元，但并未证明对患者结局有益[15]。然而，这项技术应用的意义却很大。2001年，Marescaux教授在谈到这个问题时说："林德伯格手术这一横跨大西洋手术的可行性是一个里程碑，为外科手术的全球化奠定了基础，使得外科医生在世界任何地方对患者进行手术这一理想成为可能。"

2001年，美国FDA批准了Socrates，这是由Computer Motion公司开发的远程指导系统，可以整合整个手术室的力量进行远程指导服务。在2001年，世界上第一个国家级远程手术计划在加拿大启动，旨在将大型三级医院的专业知识传播到偏远地区和农村医疗中心[16-18]。

位于加拿大安大略省麦克马斯特大学和圣约瑟夫医院（St. Joseph's Hospital）的Mehran Anvari博士领导的微创外科中心团队，通过远程指导对外科医生进行培训，并利用专用的虚拟专用网络（virtual private network，VPN）成功完成了许多远程辅助手术[17, 18]。他们完成的手术包括Nissen胃底折叠术、半结肠切除术、乙状结肠切除术和其他手术[19, 20]。作为一种教育工具，远程指导的潜力和有效性得到了证明，平均往返延迟为150～200ms。当时（大约在2005年），Anvari博士认为，虽然可以在高达200ms的延迟下进行手术；一旦延迟加大，视觉线索和本体感受不匹配的影响会给外科医生造成极大的困难，甚至造成混乱[21]。

2019年1月8日，位于中国东南部的福建省有一名外科医生利用5G技术完成了世界上第一例远程手术。《南华早报》报道了这次远程辅助机器人手术，这名外科医生利用5G网络从30英里（48km）外的地方远程控制机器人[22]。在手术过程中，该外科医生利用5G网络连接切除了实验室测试动物的肝脏，延迟时间（滞后时间）仅为0.1s。这一实验过程证明，5G可以满足远程指导甚至远程辅助手术的要求，为远程医疗服务的应用和可及性提供了新机会。

二、基础设施

目前，可以通过电缆、无线电波或Wi-Fi实现通信，但由于这3种方式的基础设施不同，它们在接入、带宽和延迟或往返延迟的质量保证方面差异较大。提供远程指导服务的机器人网络应配备专门的基础设施，即虚拟专用网络，需要较高的质量保证。这一基础设施包括光缆、4G或5G、Wi-Fi和云计算，或更可能是将其组合使用。在医院环境中，虚拟专用网络就是局域网（virtual private network，LAN），而在更广泛的地理接入中会连接多个站点，这就是广域网（wide access network，WAN）。局域网和广域网都可以在带宽和延迟方面保证质量，它们也可以提供相关的专用服务，如可以通过云计算框架提供数据存储服务。

目前，光缆可以提供优化的电缆基础设施，这是最可靠的基础设施，但设置和运行成本较高[14]。4G或5G无线电波通信均有足够的带宽，能够提供远程指导和远程辅助手术服务[22]。5G是最新的蜂窝移动通信技术。5G改进的性能目标包括高数据率、减少延迟、降低成本、提高系统容量以及促成多设备连接。

云计算使得存储和计算能力等计算机系统资源可以按需提供，不需要用户直接主动管理。云计算通常是指通过互联网向许多用户提供的数据中心。云技术可能仅限于一个组织（私有云），或者提供给多个组织（公共云）或两者的结合（混合云）。目前，大型云占主导地位，服务从中央服务器衍生，分布在多个地点。

Wi-Fi是一种无线网络技术，可提供无线局域网络。不同版本的Wi-Fi有不同的覆盖范围、无线电频段和速度。Wi-Fi最常使用的是2.4GHz超高频和5GHz SHF ISM无线电波段。这些波长因其可以被材料吸收或反射而适于视线连接，这进一步限制了其使用范围。某些版本的 Wi-Fi 在较近的距离可以在合适的硬件上运行，可以达到 1Gb/s 以上的速度。最常见的 Wi-Fi 是一种局域网，使用以太网协议，在几百英尺的距离内使用高频无线电信号来传输和接收数据。事实证明，Wi-Fi 能够在医院的局域网内提供远程指导服务[23]。

现已明确，需要建立具有足够带宽且安全可靠的网络并能优先传输数据（无延迟）的远程指导基础设施，这使得服务成本居高不下，还限制了远程指导在更远距离的可及性。程序成本越贵，就越难产生价值，这一直限制了远程指导和远程辅助手术的发展[8]。在优化的机器人网络中，远程指导服务包括远程辅助手术。然而，这种服务要求要有最小延迟[21]。

与以前的数据传输标准相比，5G 网络的推出为远程指导提供了更好的机会；2019 年已经成功利用 5G 网络远程指导了两项腹腔镜手术[24]。然而，5G 传输带宽和速度的提高也导致了对健康数据传输安全性的担忧。

目前，可以通过不同的网络基础设施提供远程指导服务，从理论上来说可以实现不同的目标，包括紧急情况下的干预、现场手术的选择性（计划）指导以及可以通过社交媒体实时互动的现场流媒体手术来传播专业知识[25]（表 27-1）。

除网络之外，编码器也可能造成延迟，这是一种对数字数据流或信号进行编码 / 解码的软件[26]。就既定带宽而言，视频质量（分辨率和帧率）和视频编码 / 解码间存在权衡（取舍）关系。提高分辨率或

帧率会加重网络负担，原因是需要进行更深层次的压缩和解压，这会使传输延迟变长。为了缩短延迟，一项研究提出了使用浅层卷积神经网络的人工智能软件，自动对手术切口区域进行高质量编码，而对背景区域进行低质量编码[27]。

三、口头指导

口头指导是最简单的外科远程指导形式。在此类情况中，外科手术指导医生通常可以看到单向传输的手术操作实时视频，并能够向手术室内的在场人员提供口头反馈或指导[5, 28-36]（表 27-2）。配备标准腹腔镜、内镜或介入放射学（interventional radiologic，IR）系统的手术室不需要对现有系统进行重大升级。手术室可以采购设备进行补充，例如外部摄像机、多向麦克风和安装了远程通信软件的计算机。此外，指导医生的远程办公室只需要一个带有扬声器和麦克风的视频显示器。有了这一框架，腹腔镜及外部视图的视频资料和双向音频信号可以两个地点之间进行传输。就介入放射学手术而言，透视图像和静脉超声信号传输取代了腹腔镜反馈。

有许多口头远程指导软件和硬件系统可供医疗机构使用[28-31]。个人电脑通过下载远程通信软件，如 Ultra VNC™ 和 Net Meeting™ 可以实现视频和音频信号的传输[4]。用于口头指导的远程指导硬件系统包括 Comstation（英国 Zydacron），结合 Z360 远程指导 CODEC（编码 / 解码器）（英国 Zydacron）[5] 和综合腔镜套件（IES）[35, 36]。有一种市售视频会议系统（Eykona；意大利安科纳 AethraSpA）利用 4 条

表 27-1　远程指导的潜在水平

水 平	网 络	质量保证	延 迟	远程绘图	远程辅助手术	使用机会	技术转移的潜力	成 本
1	虚拟专用网络	可以实现	<100ms（取决于距离和跳数）	可以实现	可以实现	低	高	高
2	5G	5G 覆盖率相关的可变性	<100ms（取决于 5G 覆盖率）	有待实现	可以实现	高	高	低
3	开放式点对点	取决于网络的可靠性	最小延迟	可变功能	不可实现	高	可变	可变（硬件）
4	云基础	取决于云的可靠性	10~30s 的延迟	有待实现	不可实现	高	可变	低

表 27-2 使用口头指导进行远程指导的相关研究

研 究	领 域	手术类型	距 离	本地手术室设备	远程指导医生处的设备	连 接	结 果
2008 年 Gambadauro 等[28]	妇科	腹部、阴道和腹腔镜手术	未提及			未提及	未提及
2005 年 Sebajang 等[29]	普外科	腹腔镜肠道切除术、Nissen 胃底折叠术、脾切除术，Hartmann 开闭手术和腹疝修补术	400km			带宽为 385kbps 至 1.2Mbps 的 ISDN 线路	无术中并发症。出现了两种较重的术后并发症
2013 年 Treter 等[30]	内分泌	腹后腹腔镜肾上腺切除术	2400km			未提及	手术正常进行
2016 年 Clifford 等[31]	泌尿外科	机器人前列腺切除术和肾切除术	77km			3200Mbps 或 800Mbps	术后无并发症或不良事件
2005 年 Challacombe 等[5]	泌尿外科	手助腹腔镜活体供肾切除术	横跨大西洋	标准腹腔镜 / 内镜机器人系统或介入放射系统、外部摄像系统、多向麦克风及配备视频和音频传输软件的电脑	配备扬声器的视频显示器、多向麦克风或视频会议平台	四条 ISDN 线路（128kbps×4）	术后无并发症或不良事件
2005 年 Di Valentino 等[32]	血管外科	动脉瘤腔内修复术	250km			总传输率为 384kbps 的 4 条 ISDN 线路	当地团队在远程指导支持下进行手术，取得了与高资医生相当的手术结果
2007 年 Agarwal 等[33]	泌尿外科	腹腔镜根治性肾切除术 / 部分胆囊切除术	5 英里（8km）			未提及	手术正常进行
2009 年 Rothenberg 等[34]	儿科	腹腔镜儿科手术	1500 英里（2414km）			未提及	手术正常进行
2013 年 Anderson 等[36]	泌尿外科	膀胱纤维镜检查	两个相邻的房间			未提及	接受内镜手术的患者对远程指导的接受度很高
2015 年 Safir 等[35]	泌尿外科	内镜培训	<5m			未提及	远程指导推动了住院医师教育和内镜培训

ISDN 线路传输数据，总传输速率为 384kbps[32]。在 Remote Presence-7（RP-7 InTouch Health，Santa Barbara，California，USA）的辅助下，指导医生可以使用笔记本电脑控制站来控制远程机器人系统。通过实时双向的音视频通信，指导医生在远距离地点能够使用配备了两个先进的数码相机、一个音频麦克风和扩音电路的机器人装置进行交流指导医生还可以控制机器人的可动头部，实现视频资料的平移、缩放和倾斜[34]。

由于存在较多可用系统、成熟的技术，以及在低带宽下运作的能力，口头指导式的远程指导很容易以相对较低的成本部署到手术室。口头指导最明显的缺点是指导医生和受训外科医生在外科远程指导视野的互动水平最低。

四、利用远程绘图进行指导

远程绘图通过使用视觉辅助工具向受训外科医生提供其他指导，进而辅助口头指导。远程绘图允许远程指导医生添加插图和（或）注释，在手术室的显示器上叠加手术器械的视图（即在视频屏幕图像上绘画或勾画）。这些视觉指示使指导医生能够实时指出目标区域，有利于增强教学经验。在机器人使用场景下，根据插图和（或）注释的视觉效果，提供 2D 或 3D 远程绘图。

（一）二维远程绘图

目前，2D 远程绘图是远程绘图在外科远程指导中的主流[23, 37-45]（表 27-3）。除了口头指导式远程指导所需的设备外，指导医生的办公室只需要一个额外的远程绘图界面进行绘制（称为远程绘图器）。指导医生通过在这个界面上绘图提供插图，简单地叠加手术室内显示器上，提供给手术医生。

Stryker Doctor 办公室系统（Stryker Canada，Hamilton）支持口头指导和远程绘图。远程办公室配备了高灵敏度触摸注释器显示屏，可呈现手术视野。指导医生能够使用手写笔直接在屏幕上勾画，在手术室配备的显示器上呈现叠加的图像[37-42]。在机器人使用场景下，Connect™（Intuitive Surgical，Sunnyvale，CA）是一种支持远程绘图的软件，已被整合到达芬奇外科手术系统中。指导医生可以通过使用鼠标或触控板勾画注释来提供口头指导和远程绘图。利用这个程序可以将插图直接叠加在机器人

手术医生控制台的视野中，所以不需要手术医生查看单独的视频输入[23]。其他远程绘图设置可以使用口头指导式远程指导系统，附配一个远程绘图草图板或带触摸屏的个人电脑[43-45]。

（二）三维远程绘图

在达芬奇手术系统机器人使用场景下，手术医生控制台为手术外科医生提供了手术视野的 3D 视图和深度感知。Ali 等开发了一种视频算法，将指导医生的 2D 远程绘图转化为控制台显示器上的 3D 远程绘图[46]。该软件算法可以处理原始的 2D 插图，并计算出视差视图中的相应图像（即对侧眼的图像）。在这个过程中，2D 注释成为真正的 3D 远程绘图图像，可以更准确地指出手术医生重点关注的区域。

Jarc 等通过引入 3D 指示器（3Dpointers）、3D 卡通手（3Dhands）和 3D 仪器（3Dinstruments）这三种 3D 工具来强化学习，从而提升了远程绘图技术[47]。这些 3D 工具是半透明的虚拟图像，可在手术医生的内镜视图上叠加和移动。指导医生在远程办公室使用第三方控制器（Razer™Hydra 运动控制器，Sixense Entertainment，Inc，Los Gatos，CA，USA），控制这些虚拟工具。除了远程绘图的基本插图功能外，3D 工具还能向手术医生展示如何自然地操作机器人控制台和控制机器人仪器的视觉线索。3D 指示器是最基本的工具，指导医生可利用 3D 指示器在 3D 环境中进行标识和绘画。3D 卡通手是一种可视化的卡通手，指导医生可利用 3D 卡通手演示手的定位和抓取，通过示指和拇指的开合进行感知。3D 仪器是达芬奇 Endowrist Large Needle Driver 仪器，也是通过仪器钳口的开合来传达定位和抓取信息。在随后的研究中，Jarc 等在活体猪手术任务中验证了 3D 指导工具对指导医生和被指导医生间互动的影响[48]。

通过使用视觉辅助工具，远程绘图提供了更加精确的指导，提升了口头指导的质量。然而，远程绘图不仅需要其他硬件（即远程屏幕接口），而且还要求更高的带宽水平，这样才能适应更大数据信号的传输。如果不提升带宽水平，信号传输延迟会影响通信并影响这种教学方法。目前，虽然还没有关于远程绘图期间信号延迟的相关文献，但远程手术阐释了时间延迟的影响。

表 27-3 外科远程绘图相关研究

研　究	领　域	手术类型	距　离	本地手术室设备	远程指导医生处的设备	连　接	结　果
2015 年 Shin 等[23]	泌尿外科	机器人辅助根治性前列腺切除术和机器人辅助部分肾切除术	0.35km			未提及	在手术室和远程指导下进行的手术结果相当。与无线连接相比，有线连接的延迟更低和数据传输效果更好
2009 年 Schlachta 等[37]	结直肠外科	腹腔镜结肠手术	60km			768kbps	无术中并发症。远程指导下的手术时间更长。术后并发症相当
2016 年 Bruns 等[38]	儿科	腹腔镜阑尾切除术和胸腔镜胸腺切除术	6320km			700kbps	手术顺利完成，远程指导医生和被指导医生满意度较高
2016 年 Snyderman 等[39]	喉科	鼻内镜手术	7260km	标准腹腔镜系统或机器人手术系统、外部摄像系统、多向麦克风及配备远程通信软件的计算机	配备扬声器的 2D 或 3D 视频显示器、多向麦克风、远程绘图器草图板、触摸屏电脑或触摸感应的注释屏幕	未提及	10 例患者中有 9 例顺利接受了音频和视频通信下的远程绘图指导
2015 年 Forgione 等[40]	胃肠科	腹腔镜结肠手术	2868km			256kbps	顺利完成两项手术
2014 年 Ponsky 等[41]	普外科	视频辅助胸腔手术下肺叶切除术、胃刺激器置入术和腹腔镜腹股沟疝气修补术	2140km			700kbps	所有手术顺利完成，未发生传输中断或并发症
2005 年 Bruschi 等[42]	内分泌科	腹腔镜肾上腺切除术	430km			四条 ISDN 线路（128kbps×4）	顺利完成了所有手术
2014 年 Hinata 等[43]	泌尿外科	机器人辅助根治性前列腺切除术	230km			1Gbps	远程指导手术和室内指导手术结局和术后效果相似
2016 年 Fuertes-Guiro 等[44]	减肥手术	腹腔镜减肥手术	未提及			1.2Mbps	社区外科医生在远程指导下对患者进行腹腔镜减肥，手术时间短，转换率低且住院时间短
2017 年 Meijer 等[45]	泌尿外科	猪模型中腹腔镜部分肾切除术	1970km			下载速度为 12Mbps 和上传速度为 5Mbps	手术顺利完成

五、利用远程辅助进行指导

机器人辅助手术的发展为外科远程指导的远程辅助奠定了坚实的基础。在机器人使用场景下，手术医生既能从手术室对面又能够从远距离位置来控制机器人手臂。手术指导医生利用远程辅助可以在手术室外对机器人作业范围和仪器进行控制 [17, 49-56]（表 27-4）。这种形式的远程指导是指导医生和被指导医生间最高级别的互动，相当于指导医生亲身进入手术室进行手术，或可通过实物重新调整内镜以增强视野，或可通过施加牵引以获得更好地显露。与之前的外科远程指导相反，这种方法需要手术室进行升级，配备装有摄像头和微创手术器械的手术机器人。这样，受训外科医生就可以利用外科医生控制台对机器人手臂进行控制，指导医生在远程办公室也可以控制机器人手臂。

美国 FDA 在 1994 年批准了自动内镜最佳定位系统（AESOP®，Computer Motion, Inc.），这种机器人手臂在机器人辅助心脏、腹部和泌尿外科手术中得到了广泛应用。这种机器人手臂可连接到手术台一侧，配备了一种可以装备内镜摄像机的适配器系统。手术医生可以通过语音控制 AESOP®，指导医生也可以使用远程辅助系统进行远程控制 [51-54]。Socrates 系统（Computer Motion, Inc.）是美国 FDA 批准的第一种机器人远程协作设备。利用 Socrates 系统，外科专家可以通过复杂的数据传输从远距离地点控制 AESOP®。该系统不仅可以实现指导医生所在地和手术地点之间的实时双向音视频通信，而且还提供了远程绘图功能。指导医生可以使用电子笔（远程绘图器）在手术医生视野内进行标注，以便提供进一步的指导 [49, 50]。随着远程辅助系统的发展，PAKY®（Percutaneous Access to the Kidney, Urobotics Laboratory JHMI, Baltimore, MD）等其他设备可以从远距离位置进行控制。PAKY® 是一种经皮肾镜碎石取石术机器人，安装在定制刚性侧轨上并固定在手术台上，由电池供电的变速直流电机驱动进针，可以在手术室或远程办公室通过操纵杆进行控制 [51, 53, 54]。

美国 FDA 在 2001 年 10 月批准了 ZEUS（Computer Motion, Inc.）。ZEUS 是一种安装在手术台边侧的三臂机器人。AESOP® 是机器人的三臂之一，配备了内镜相机。另外两个手臂可在腹腔镜手术中协助操作钝性剥离器、牵引器、抓取器和稳定器，可由手术医生通过独立的控制台进行控制 [53]。加拿大麦克马斯特大学的微创外科中心（Centre for Minimal Access Surgery, CMAS）使用 ZEUS，该中心拥有最丰富且最全面的远程辅助手术经验 [17, 55]。该微创外科中心在所驻加拿大安大略省的汉密尔顿和 400km 外的 North Bay General Hospital（加拿大安大略省北湾）之间建立了远程结直肠和普通外科手术服务。这些系统通过多备选性互联网协议虚拟专用网络连接，带宽高达 15MB/s。他们的几项研究报告称，潜在传输延迟为 140ms，手术医生能够很容易地适应这一延迟范围。

六、利用增强现实技术进行指导

现已研发出新的远程医疗软件解决方案（例如 Reacts® 和 Proximie®），可以通过整合增强现实技术将视频资料、图像、虚拟指针和其他多媒体资产叠加到腹腔镜手术系统的实时视频资料中（图 27-2 和图 27-3）。这些软件解决方案所用硬件成本较低，如网络摄像头、笔记本电脑、现有的视频转换器以及标准的互联网连接。这些解决方案使得远程指导医生可以提供一种高度互动的远程手术协助，原因是指导医生可以将图像、3D 物体、视频或自己的手虚拟地叠加到手术系统的视频直播中。

利用 AR 技术提供一种互动性更强的远程教育和协助，促进了微创手术远程指导的发展，以一种简单、高效和创新的方式改善远程指导 [57]。

七、应用

（一）住院医师培训和外科医生继续教育

远程指导为外科教育提供了更多的发展机会。通过使用 2D/3D 远程绘图、远程辅助及远程 AR 技术，指导医生可以用更直接的方法演示手术过程，不再受口头指导的局限。这提高了教学效率，节省了指导医生和被指导医生的时间。同样，远程指导推动了外科医生的继续教育，有利于传播最先进的技术。如今，外科技术不断发展，外科医生不仅需要在住院期间接受培训，而且还需要进行终身学习。远程指导可以帮助外科医生为患者提供更多最新的服务。

一些研究表明，远程指导是一种有效的培训工具。一项研究显示，与未接受远程指导的住

表 27-4 远程辅助手术相关研究

研 究	领 域	手术类型	距 离	本地手术室设备	远程指导医生处的设备	连 接	结 果
2005年 Mendez 等[49]	神经外科	治疗脑瘤和动静脉畸形的开颅术、颈动脉内膜切除术和腰椎板切除术	400km			四条 ISDN 线路（128kbps×4）	未出现手术并发症。所有手术均正常进行
2004年 Rafiq 等[50]	内分泌学	甲状腺剥离术	未提及			384bps	手术顺利完成。患者顺利康复
2003年 Netto 等[51]	泌尿外科	腹腔镜精索静脉曲张切除术和经皮肾镜术	未提及			四条 ISDN 线路（128kbps×4）	手术顺利完成。患者顺利康复
2000年 Bauer 等[52]	泌尿外科	腹腔镜精索静脉曲张切除术、肾上腺切除术和肾切除术	4500～11 000 英里（7242～17 702km）			未提及	手术顺利完成，未出现术中并发症。与未接受指导医生进行的手术结局相似
2001年 Bauer 等[56]	泌尿外科	机器人辅助经皮肾镜术	7158km	标准腹腔镜系统和机器人手术系统、外部摄像系统、多向麦克风及配备远程通信软件的计算机	控制站由笔记本电脑、配备耳机和麦克风的麦及操纵杆控制组成	未提及	在 20min 内完成经皮肾镜术，并尝试两次进入肾收集系统
2000年 Micali 等[53]	泌尿外科	腹腔镜精索静脉结扎术、腹膜后肾脏活检术、腹腔镜肾切除术、肾盂成形术和经皮肾镜术	8000km			四条 ISDN 线路（128kbps×4）	所有手术均顺利完成，无术后并发症
2003年 Bove 等[54]	泌尿外科	腹腔镜精索静脉结扎术、腹膜后肾脏活检术、单纯性肾切除术、肾盂成形术和经皮肾镜术	9230km			四条 ISDN 线路（128kbps×4）	成功进行了 10 例远程指导手术。有 5 例患者未能与远距离位置的指导医生建立连接。2 例患者因术中并发症转为开放性手术
2006年 Sebajang 等[55]	结直肠外科	探讨在农村地区提供腹腔镜结直肠术中的远程指导和远程机器人协助的作用	400km			在 384kbps 的条件下进行远程指导；在 1～15Mbps 的条件下进行远程辅助	两种较轻的术中并发症
2005年 Anvari 等[17]	结直肠外科	腹腔镜胃底折叠术、乙状结肠切除术、右半结肠切除术、前部切除术和腹股沟疝修补术	400km			15Mbps	无重大术中并发症。住院时间与三级医院相当

院医师相比，接受远程指导的住院医师表现更好（*P*<0.001）[58]。远程指导的安全性也已得到证实。在一项系统综述中，作者对 11 项研究进行了总结。其中，9 项研究的结论是，与现场指导相比，远程指导并没有延长手术时间；未出现发病率增加的情况；只有 3% 的病例存在技术问题[59]。值得注意的是，Byrne 进行的一项研究包括了 34 例在远程指导下进行的腹腔镜胆囊切除术病例。结果显示，68% 的病例不需要干预；26% 的病例需要提供口头建议；在 2 个病例中，指导医生需要从远程位置赶到手术室进行直接干预。该研究作者的结论是，

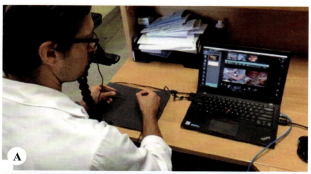
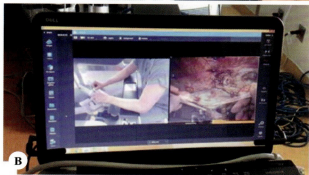
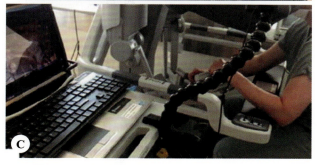

▲ 图 27-2　在手术过程中使用 AR 技术提供虚拟指导

远程指导医生可以查看外科医生在机器人手术系统上进行手术的实时视频画面（A）手术内镜摄像机及两个网络摄像机。指导医生可以使用 Reacts® 平台提供直接的远程虚拟指导，将自己的手叠加到手术视频画面中。通过 AR 技术，外科医生看到远程指导医生的手出现在手术室内（C）身旁的笔记本电脑（B）的实时视频画面上

远程指导可以实现对完全无监督的手术进行现场监督[60]。

（二）紧急情况或极端情况

可以想象一下，如果你是一名资质较低的军医，在战场上一名士兵需要进行下肢筋膜切开术，但你没有单独做过这种手术。如果你有一种便携式远程指导系统，可以使你与创伤中心的专家进行联系，并有效地实时指导你完成手术，那会怎样？或者想象一下，如果你是一名泌尿外科医生，在做机器人辅助根治性前列腺切除术时，意外地造成了严重的直肠损伤。手术室里没有结直肠外科医生，而这位医生可能需要 1 个多小时才能赶到。如果你有一种远程指导系统，可以联系到一位专家，他可以指导你完成修复，帮助确定是否需要对粪便进行分流，甚至能操作远程辅助机器人进行修复，那又是何种情形？

远程指导的优势在这些假想的情况下尤为明显，可以节省大量的时间，即便专家不在现场也可以运用他们的专业外科知识。实际上，开发远程指导最初是为了在严酷的环境中使用。Cubano 等在 1999 年成功地将美国亚伯拉罕·林肯号航母与地面基地的外科指导医生连接起来，并在其远程指导下完成了 5 次腹腔镜疝气修复术[61]。随后，Rogers 等表示，创伤中心和社区医院之间的远程指导获得了 7% 的救生咨询率和 83% 的赞同率，可以改善患者的诊疗护理。有趣的是，只有 25% 的受访者认为单靠电话就能实现类似的效果[62]。

（三）对农村地区的手术援助 / 教育

迄今为止，第一个远程指导项目是为了在偏远地区进行继续医学教育[63]。根据传统外科教育要求，在指导被指导医生时，指导医生需要亲自在场。由于农村地区外科专家较少，在这些人口稀少的地区，严重阻碍了传统外科教育的开展。就此而言，远程指导对农村外科有其固有的优势，在与微创手术结合的情况下尤为明显。

在其他领域，一个名为"社区医疗成果推广（Extension for Community Healthcare Outcomes，ECHO）"的远程指导项目，已经帮助低服务水平地区的数千名基层医疗医生获得了治疗复杂疾病所需的知识，包括丙型病毒性肝炎、艾滋病、慢性疼痛、阿片类药物成瘾、精神疾病、糖尿病和癌症[64]。同样，在外科领域，美国胃肠道与内镜外科医师学会

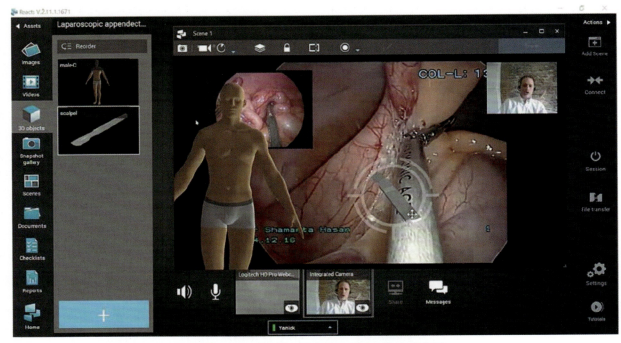

▲ 图 27-3　使用虚拟叠加的"增强型"远程指导

腹腔镜阑尾切除术中的 Reacts 实时会话截图，展示了图像和 3D 物体覆盖的使用情况，以及叠加在实时腹腔镜视频上的虚拟手术刀的使用情况，为远程外科医生提供了有效的互动支持和帮助

（Society of American Gastrointestinal and Endoscopic Surgeons，SAGES）在 2015 年提出了项目 6，旨在促进外科远程指导的发展[65]。现在的局限包括，与其他远程医疗指导相比，外科远程指导对带宽的要求更高，而农村地区通常不具备这种带宽条件。随着 5G 等新互联网技术的发展，有望在短期内克服这一障碍[24]。

八、采用外科远程指导的挑战

先进的通信和生物工程技术的发展虽可极大地促进外科远程指导的发展，但仍有许多障碍阻碍了这些技术在临床领域的全面应用。

（一）安全因素

将专业指导从学术中心传递到社区医院是外科远程指导的目的之一，进而帮助外科培训、改善患者结局并确保世界各地的手术安全[6, 44]。然而，外科远程指导有其固有的安全问题。在 Bove 等的研究中，在 17 例使用远程指导的手术中，有 5 例出现了与指导医生的连接故障[54]。在 2 例手术中，由于手术空间受限和组织粘连严重，机器人手臂 AESOP™ 未能正常操作。

带宽不足造成的信号延迟也会影响外科远程指导过程中的安全，还有可能使患者面临受伤风险[55]。在外科远程指导过程中大都出现 135～140ms 的延迟，但这并不影响手术的流畅性[17, 55]。当延迟增加到 200ms 时，对远程辅助手术中机器人器械运动的影响一般，外科医生仍然能够适应并安全有效地进行手术[66]。然而，当有 300～700ms 的延迟时，影响就会较大，如果延迟为 800～1000ms，手术将无法进行。

网络攻击也给外科远程指导带来了风险。Bonaci 等报道了远程辅助手术期间网络攻击的多种情况，如基于网络和通信的攻击[67]。他们发现，Raven™ Ⅱ（一种市售开源机器人）很容易受到网络攻击，可以操纵外科医生的动作意图，延迟一些特定的动作，或完全阻止手术的进行。确保外科远程指导安全性的预防策略包括在指导医生和手术室数据传输前对数据进行加密；通信监控系统可以对网络进行评估并在多个数据流传输到手术室时进行确认[67]。

（二）法律因素

与外科远程指导相关的法律因素也阻碍了其在临床领域的广泛应用。目前，还没有明确的立法和资格认证适用于外科远程指导。然而，在远程医疗的背景下，各州医疗委员会联合会已经通过了《跨州医疗执照协定》（Interstate Medical Licensure Compact），可以促进和加快远程医师执照的颁发。有研究人员提议建立一种移动型患者 - 远程医生关系，在这种关系中，医生位于当前执业所在地，而患者在医疗互动期间就被"转运"到了该医生的执业所在地。然而，此类方法还未获准，标准模式仍然需多州执照并按患者所在地处理医患关系[68-70]。

（三）财务和经济因素

以往研究并未考虑外科远程指导中不同方法的相对成本。对于成本日益紧张的医疗环境，有必要就研发医疗方法的财务因素对机构和个人的影响进行探讨。

从机构的角度来看，装备外科远程指导的主要支出包括所需设备的费用和网络连接费。然而，现场指导所需外科专家的时间和旅行费用可减少或抵消此类费用。

正如弗吉尼亚州病例所示，州级立法可能已经将远程医疗的使用纳入医疗补助预算编制；然而，这种补助并不覆盖提供远程医疗服务的费用或技术费用。口头指导、远程指导和远程辅助服务包含不同的费用，这些费用将由各医疗基础设施承担[71]。

最后，支付方和外科远程指导团队之间的财务关系还有待界定。目前，还没有确定指导医生是否要作为第二未提供医疗服务的医生加收费用；此外，远程指导医生和远程辅助医生是否需要就相关款项进行分配。外科远程指导服务仍处于早期发展阶段，这取决于不断变化的医疗卫生状况。市场变化可能会对医疗经济以及提供外科培训和患者护理的整体成本上产生持续性的影响（包括正面和负面影响）。

九、讨论

远程指导和远程辅助手术的实现不仅需要安全、高速的网络连接，还需要制订并签署相关各方商定的标准化手术方法和患者管理协议。除了对手术技术演示的要求外，指导医生传达思想和启发学习的能力对于优化学习体验至关重要。优秀的指导医生需是相关研究领域的专家，需要喜欢教学、有耐心且有时间进行培训，还要有能力减轻被指导外科医生所面临的压力和挑战[72]。远程指导增加了这种指导医生 / 被指导医生关系的复杂性，同时在可能最需要支持和指导的情况下提供了新的机会，使其能够在选择性和非计划性的手术室场景中获得专业知识。

利用目前的远程指导资源有助于传播外科专业知识。对于不同的外科医生和组织来说，指导和实习的要求会有所不同；此外，不同的患者需要不同的专业知识。可能需要较多的专家级指导医生，他们能够在复杂病例选择中克服机器人手术的局限性，还能解决新技术或新方法导致的问题。如果未来能在世界范围内建立机器人网络基础设施，专家级指导医生就需要全天候待命[73]。在通信时代，数据和观点更容易传播，也能更快地得到采纳。我们所分享的内容体现了我们从事的工作，而我们努力的方向体现了我们的愿望。然而，新手术方法的快速传播也展示了本身的风险，进一步凸显了对远程指导的需求，这应在循证基础上进行实践，指导者应接受适当的培训并获得相应的认证[72]。

模拟器已经成功应用于医疗领域，是航空业衡量熟练程度和技术技能学习的标准工具[74]。机器人手术模拟虽未实现利用高级过程训练复制机器人手术过程和团队培训的所有方面，但已经显示出可以加速受训者学习曲线和改善结果的潜力[74]。模拟器在未来最大的价值可能与机器人网络提供的数据和反馈类似，能够实现类似于机场控制中心和飞行模拟器的作用[75]。

随着对手术学习曲线的深入理解及对性能水平进行评分和区分能力的提高，通过利用网络收集的数据也可在未来对外科医生起到监管作用[8]。国际合作型远程指导网络也能对机器人手术技术的持续优化和标准化进行平衡。国内医疗机构的标准化手术直播能够支持并促进远程指导和标准化手术技术优势的发展[76]。标准化是发展具有凝聚力的网络的关键，指导医生和被指导医生间协定明确。标准化还有助于确定复杂多步骤手术中的"危险"步骤，从而制订相应的策略，避免出现相关并发症[77]。

专业知识的分享需要共同的目标。在竞争激烈的医疗系统中，医院为吸引患者而进行竞争，这一固有属性阻碍了知识分享。如果确定了合适的量化数据点，而且知识分享的益处得到证实，机器人手术就会不断发展。随着对公布结果的要求不断变高以及市场所导致的自然竞争，促进合作的驱动力已经到位，这将使患者的手术结局得到改善[8]。地方讨论以及国家和国际意见和辩论等不同规模的驱动力，也会引起相应的改变。虽然远程指导技术会加强外科医生之间的沟通，但跨越更远距离的网络发展能够将外科医生技能组合差异最大的医疗中心连接起来，进而产生最大的全球健康益处。如果这些外科手术结局益处和使用远程指导改善患者的安全性得以实现，那么法律、伦理和偿付问题也会随之解决。

总结

通过远程指导，指导医生可以利用为了远距离传播知识的集中管理来推动培训的标准化，省去了指导医生或被指导医生的差旅成本。机器人网络协作型远程指导能够利用众包和知识共享实现并推动机器人手术在多个领域的发展。未来的研究关注伦理和法律方面的挑战，还要优先考虑患者安全的相关要求。此外，需要在预先确定服务目标的条件下，对这种新型培训方法的发展进行仔细地评估和验证。

参考文献

[1] Guljas R, Ahmed A, Chang K, et al. Impact of telemedicine in managing type 1 diabetes among school-age children and adolescents: an integrative review. J Pediatr Nurs. 2014;29(3):198–204.

[2] Eadie L, Seifalian A, Davidson B. Telemedicine in surgery. Br J Surg. 2003;90(6):647–58.

[3] Weinstein R, Lopez A, Joseph B, et al. Telemedicine, telehealth, and mobile health applications that work: opportunities and barriers. Am J Med. 2014;127(3):183–7.

[4] Mars M. Telemedicine and advances in urban and rural healthcare delivery in Africa. Prog Cardiovasc Dis. 2013;56(3):326–35.

[5] Challacombe B, Kandaswamy R, Dasgupta P, Mamode N. Telementoring facilitates independent hand-assisted laparoscopic living donor nephrectomy. Transplant Proc. 2005;37:613–6.

[6] Pahlsson HI, Groth K, Permert J, et al. Telemedicine: an important aid to perform high-quality endoscopic retrograde cholangiopancreatography in low-volume centers. Endoscopy. 2013;45:357–61.

[7] Collins JW, Sooriakumaran P, Wiklund NP. Launching and evolving a robotic cystectomy service by developing your 'FORTE'. BJU Int. 2014;113(4):520–2.

[8] Collins J, Akre O, Challacombe B, Karim O, Wiklund P. Robotic networks: delivering empowerment through integration. BJU Int. 2015; 116(2):167–8.

[9] Corliss WR, Johnson EG. Teleoperators and human augmentation. An AEC-NASA technology survey. Washington, DC: Office of Technology Utilization, National Aeronautics and Space Administration; 1967.

[10] Paul HA, Bargar WL, Mittlestadt B, et al. Development of a surgical robot for cementless total hip arthroplasty. Clin Orthop Relat Res. 1992;285:57–66.

[11] Davies BL, Ng W, Hibberd RD. Prostatic resection: an example of safe robotic surgery. Robotica. 1993;11:561–6.

[12] Satava RM. Robotic surgery: from past to future: a personal journey. Surg Clin North Am. 2003;83:1491–500.

[13] George EI, Brand TC, LaPorta A, Marescaux J, Satava RM. Origins of robotic surgery: from skepticism to standard of care. JSLS. 2018;22(4):e2018.00039.

[14] Marescaux J, Leroy J, Gagner M, et al. Transatlantic robot-assisted telesurgery. Nature. 2001;413(6854):379–80.

[15] Marescaux J, Leroy J, Rubino F, Vix M, Simone M, Mutter D. Transcontinental robot assisted remote telesurgery: feasibility and potential applications. Ann Surg. 2002;235:487–92.

[16] Anvari M. Remote telepresence surgery: the Canadian experience. Surg Endosc. 2007;21:537–41.

[17] Anvari M, McKinley C, Stein H. Establishment of the world's first telerobotic remote surgical service: for provision of advanced laparoscopic surgery in a rural community. Ann Surg. 2005;241:460–4.

[18] Anvari M. Reaching the rural world through robotic surgical programs. Eur Surg. 2005;37:284–92.

[19] Anvari M. Telesurgery: remote knowledge translation in clinical surgery. World J Surg. 2007;31:1545–50.

[20] Anvari M. Robot-assisted remote telepresence surgery. Semin Laparosc Surg. 2004;11:123–8.

[21] Anvari M, Broderick T, Stein H, et al. The impact of latency on surgical precision and task completion during robotic-assisted remote telepresence surgery. Comput Aided Surg. 2005;10:93–9.

[22] https://www.scmp.com/video/china/2181656/chinacompletes-worlds-first-5g-remote-surgery-test-animal.

[23] Shin D, Dalag L, Azhar R, et al. A novel interface for the telementoring of robotic surgery. BJU Int. 2015;116(2):302–8.

[24] Lacy AM, Bravo R, Otero-Piñeiro AM, Pena R, De Lacy FB, Menchaca R, et al. 5G-assisted telementored surgery. Br J Surg. 2019;106:1576–9. https:// doi.org/10.1002/bjs.11364.

[25] Collins JW, Verhagen H, Mottrie A, Wiklund PN. Application and integration of live streaming from leading robotic centres can enhance surgical education. Eur Urol. 2015;68(5):747–9.

[26] Bogen EM, Schlachta CM, Ponsky T. White paper: technology for surgical telementoring-SAGES Project 6 Technology Working Group. Surg Endosc. 2019;33:684–90. https://doi.org/10.1007/s00464–018–06631–8.

[27] Hassan A, Ghafoor M, Tariq SA, Zia T, Ahmad W. High efficiency video coding (HEVC)-based surgical telementoring system using shallow convolutional neural network. J Digit Imaging. 2019;32:1027–43. https://doi.org/10.1007/s10278–019–00206–2.

[28] Gambadauro P, Magos A. NEST (network enhanced surgical training): a PC-based system for telementoring in gynecological surgery. Eur J Obstet Gynecol Reprod Biol. 2008;139(2):222–5.

[29] Sebajang H, Trudeau P, Dougall A, et al. Telementoring: an important enabling tool for the community surgeon. Surg Innov. 2005;12(4):327–31.

[30] Treter S, Perrier N, Sosa JA, et al. Telementoring: a multi-institutional experience with the introduction of a novel surgical approach for adrenalectomy. Ann Surg Oncol. 2013;20(8):2754–8.

[31] Clifford TG, Dajani D, Khooshabeh P, Hwang E, Desai MM, Gill IS, et al. MP23–18 inter-hospital telementoring for robotic surgery. J Urol. 2016;195(4S): e268–e269. https://www.auajournals.org/doi/pdf/10.1016/j.juro.2016.02.740.

[32] Di Valentino M, Alerci M, Bogen M, et al. Telementoring during endovascular treatment of abdominal aortic aneurysms: a prospective study. J Endovasc Ther. 2005;12(2):200–5.

[33] Agarwal R, Levinson A, Allaf M, et al. The RoboConsultant: telementoring and remote presence in the operating room during minimally invasive urologic surgeries using a novel mobile robotic interface. Urology. 2007;70(5):970–4.

[34] Rothenberg S, Yoder S, Kay S, et al. Initial experience with surgical telementoring in pediatric laparoscopic surgery using remote presence technology. J Laparoendosc Adv Surg Tech A. 2009;19(Suppl 1): S219–22.

[35] Safir IJ, Shrewsberry AB, Issa IM, Ogan K, Ritenour CWM, Sullivan J, et al. Impact of remote monitoring and supervision on resident training using new ACGME milestone criteria. Can J Urol. 2015;22:7959–64.

[36] Anderson SM, Kapp BB, Angell JM, Abd TT, Thompson NJ, Ritenour CWM, et al. Remote monitoring and supervision of urology residents utilizing integrated endourology suites-a prospective study of patients' opinions. J Endourol. 2013;27:96–100. https://doi.org/10.1089/end.2012.0406.

[37] Schlachta C, Sorsdahl A, Lefebvre K, et al. A model for longitudinal mentoring and telementoring of laparoscopic colon surgery. Surg Endosc. 2009;23(7):1634–8.

[38] Bruns NE, Irtan S, Rothenberg SS, et al. Trans-atlantic telementoring with pediatric surgeons: technical considerations and lessons learned. J Laparoendosc Adv Surg Tech A. 2016;26:75.

[39] Snyderman CH, Gardner PA, Lanisnik B, et al. Surgical telementoring: a new model for surgical training. Laryngoscope. 2016;126:1334.

[40] Forgione A, Kislov V, Guraya SY, et al. Safe introduction of laparoscopic colorectal surgery even in remote areas of the world: the value of a comprehensive telementoring training program. J Laparoendosc Adv Surg Tech A. 2015;25:37.

[41] Ponsky TA, Bobanga ID, Schwachter M, et al. Transcontinental telementoring with pediatric surgeons: proof of concept and technical considerations. J Laparoendosc Adv Surg Tech A. 2014; 24:892.

[42] Bruschi M, Micali S, Porpiglia F, et al. Laparoscopic telementored adrenalectomy: the Italian experience. Surg Endosc. 2005;19(6): 836–40.

[43] Hinata N, Miyake H, Kurahashi T, et al. Novel telementoring system for robot-assisted radical prostatectomy: impact on the learning curve. Urology. 2014;83(5):1088–92.

[44] Fuertes-Guiró F, Vitali-Erion E, Rodriguez-Franco A. A program of telementoring in laparoscopic bariatric surgery. Minim Invasive Ther Allied Technol. 2016;25:8.

[45] Meijer HAW, Sánchez Margallo JA, Sánchez Margallo FM, et al. Wearable technology in an international telementoring setting during surgery: a feasibility study. BMJ Innov. 2017;3:189–95.

[46] Ali M, Loggins J, Fuller W, et al. 3–D telestration: a teaching tool for robotic surgery. J Laparoendosc Adv Surg Tech A. 2008;18(1):107–12.

[47] Jarc A, Shah S, Adebar T, et al. Beyond 2D telestration: an evaluation of novel proctoring tools for robot-assisted minimally invasive surgery. J Robot Surg. 2016;10(2):103–9.

[48] Jarc A, Stanley A, Clifford T, et al. Proctors exploit three-dimensional ghost tools during clinical-like training scenarios: a preliminary study. World J Urol. 2017;35(6):957–65.

[49] Mendez I, Hill R, Clarke D, et al. Robotic long-distance telementoring in neurosurgery. Neurosurgery. 2005;56(3):434–40.

[50] Rafiq A, Moore JA, Zhao X, et al. Digital video capture and synchronous consultation in open surgery. Ann Surg. 2004;239(4): 567–73.

[51] Rodrigues Netto N, Mitre A, Lima S, et al. Telementoring between Brazil and the United States: initial experience. J Endourol. 2003; 17(4):217–20.

[52] Bauer J, Lee B, Bishoff J, et al. International surgical telementoring using a robotic arm: our experience. Telemed J. 2000;6(1):25–31.

[53] Micali S, Virgili G, Vannozzi E, et al. Feasibility of telementoring between Baltimore (USA) and Rome (Italy): the first five cases. J Endourol. 2000;14(6):493–6.

[54] Bove P, Stoianovici D, Micali S, et al. Is telesurgery a new reality? Our experience with laparoscopic and percutaneous procedures. J Endourol. 2003;17(3):137–42.

[55] Sebajang H, Trudeau P, Dougall A, et al. The role of telementoring and telerobotic assistance in the provision of laparoscopic colorectal surgery in rural areas. Surg Endosc. 2006;20(9):1389–93.

[56] Bauer J, Lee BR, Stoianovici D, Bishoff JT, Micali S, Micali F, et al. Remote percutaneous renal access using a new automated telesurgical robotic system. Telemed J E Health. 2001;7:341–6. https://doi.org/10.1089/15305620152814746.

[57] Andersen DS, Cabrera ME, Rojas-Muñoz EJ, et al. Augmented reality future step visualization for robust surgical telementoring. Simul Healthc. 2019;14(1):59.66. https://doi.org/10.1097/SIH.0000000000000334.

[58] Panait L, Rafiq A, Tomulescu V, Boanca C, Popescu I, Carbonell A, et al. Telementoring versus on-site mentoring in virtual reality-based surgical training. Surg Endosc. 2006;20:113–8. https://doi.org/10.1007/s00464–005–0113–x.

[59] Bilgic E, Turkdogan S, Watanabe Y, Madani A, Landry T, Lavigne D, et al. Effectiveness of telementoring in surgery compared with on-site mentoring: a systematic review. Surg Innov. 2017;24:379–85. https://doi.org/10.1177/1553350617708725.

[60] Byrne JP, Mughal MM. Telementoring as an adjunct to training and competence-based assessment in laparoscopic cholecystectomy. Surg Endosc. 2000;14:1159–61. https://doi.org/10.1007/s004640000264.

[61] Cubano M, Poulose BK, Talamini MA, Stewart R, Antosek LE, Lentz R, et al. Long distance telementoring. A novel tool for laparoscopy aboard the USS Abraham Lincoln. Surg Endosc. 1999;13:673–8. https://doi.org/10.1007/s004649901071.

[62] Rogers FB, Ricci M, Caputo M, Shackford S, Sartorelli K, Callas P, et al. The use of telemedicine for real-time video consultation between trauma center and community hospital in a rural setting improves early trauma care: preliminary results. J Trauma. 2001;51:1037–41. https://doi.org/10.1097/00005373–200112000–00002.

[63] St Julien J, Perrier ND. Video telementoring to accelerate learning of new surgical techniques. JAMA Surg. 2016;151:671–2. https://doi.org/10.1001/jamasurg.2016.0054.

[64] McBain RK, Sousa JL, Rose AJ, Baxi SM, Faherty LJ, Taplin C, et al. Impact of project ECHO models of medical tele-education: a systematic review. J Gen Intern Med. 2019;34:2842–57. https://doi.org/10.1007/s11606–019–05291–1.

[65] Schlachta CM, Nguyen NT, Ponsky T, Dunkin B. Project 6 Summit: SAGES telementoring initiative. Surg Endosc, vol. 30, Springer US; 2016, pp. 3665–72. https://doi.org/10.1007/s00464–016–4988–5.

[66] Xu S, Perez M, Yang K, et al. Determination of the latency effects on surgical performance and the acceptable latency levels in telesurgery using the dV-Trainer_ simulator. Surg Endosc. 2014; 28:2569.

[67] Bonaci T, Herron J, Yusuf T et al. To make a robot secure: an experimental analysis of cyber security threats against teleoperated surgical robots. 12 May 2015; arXiv: 1504:04339v2 [cs.RO].

[68] Silva E III. The interstate medical licensure compact. J Am Coll Radiol. 2015;12:511.

[69] Federation of State Medical Boards. Interstate medical licensure compact prepares launch of new pathway for multi-state physician licensing. 17 Oct 2016. Available at http://www.fsmb.org/Media/Default/ PDF/Publications/IMLCC_Oct2016_meeting.pdf. Accessed 12 June 2014.

[70] Kempen P. The interstate telemedicine compact and the agenda of the Federation of State Medical Boards. J Am Phys Surg. 2015;20:57.

[71] Virginia's Legislative Information System. 2010 Session: SB 675 Health insurance; mandated coverage for telemedicine

services. Available at https://lis. virginia.gov/cgi-bin/legp604.exe?
101+sum+SB675.

[72] Collins JW, Levy J, Stefanidis D et al. Utilising the Delphi process to develop a proficiency-based progression train-the-trainer course for robotic surgery training. Eur Urol. 2019. pii: S0302–2838(19)30001–6. https://doi.org/10.1016/j.eururo.2018.12.044. [Epub ahead of print] Review.

[73] Collins J, Dasgupta P, Kirby R, Gill I. Globalization of surgical expertise without losing the human touch: utilising the network, old and new. BJU Int. 2012;109(8):1129–31.

[74] Brunckhorst O, Volpe A, van der Poel H, Mottrie A, Ahmed K. Training, simulation, the learning curve, and how to reduce complications in urology. Eur Urol Focus. 2016;2(1):10–8.

[75] Saied N. Virtual reality and medicine——from the cockpit to the operating room: are we there yet? Mo Med. 2005;102(5):450–5.

[76] Collins JW, Akre O, Wiklund PN. Re: Walter Artibani, Vincenzo Ficarra, Ben J. Challacombe et al. EAU policy on live surgery events. Eur Urol 2014; 66: 87–97. Eur Urol. 2014;66:e121–2.

[77] Collins JW, Tyritzis S, Nyberg T, et al. Robot-assisted radical cystectomy-description of an evolved approach to radical cystectomy. Eur Urol. 2013;64:654–63.

第 28 章　数字化医学院：未来外科教育的新模式
Digital Medical School: New Paradigms for Tomorrow's Surgical Education

Joanna Ashby　Isaac Ndayishimiye　Arsen Muhumuza　Sylvine Niyoyita　著

沈明志　译

随着数字技术逐渐融入下一代外科医生的教育，世界各地的医学院都将进入一个新的时代[1]。从广义上讲，数字技术可以通过解决劳动力短缺问题、改善临床专业知识的可用性，从而提高护理的安全性和质量，以及支持当地的优先事项，为人口变化做准备，从而帮助应对医疗保健挑战[2]。但是，尽管数字技术在医学和外科教育以及世界各地的创新卫生系统中出现了一波新兴的早期应用高潮[3]，但很少有人关注如今传统和过时的"一刀切"式医学教育方法如何使医学生为未来的数字化手术做好准备[4]。

西医教育的快速发展始于 1910 年的《弗莱克斯纳报告》[5]，经过了 1 个世纪的快速发展之后，今天的学生都是以同样的方式接受培训，而没有真正考虑毕业后是否需要寻找其他替代职业道路。2010 年，全球独立的《柳叶刀》21 世纪卫生专业人员教育委员会成立，其关键信息如下："所有国家的所有卫生专业人员都应接受教育，以调动知识，参与批判性推理和道德行为，以便他们有能力作为当地应急小组和全球联网小组的成员，参与以患者和人口为中心的卫生系统。"[1]该委员会还提出了一种新的"系统"改革方法，即医学教育必须与其试图服务的卫生系统重叠。该委员会为世界各地的医学教育系统提供了更好地满足当地人口健康需求所需的原则，但更重要的是，需要进一步认识到当地和全球对一体化教育和数字领导的需求[6]。

回顾全球几代人，目前世界上青年一代的人数是历史上最多的，超过一半的世界人口在 30 岁以下[7]。然而，医疗卫生人员短缺是世界各地医疗系统面临的挑战：在英国，提供初级医疗服务还需要增加 8000 名全科医生；在美国，实现全民医疗覆盖仍不现实；在全球范围内，卫生和手术负担最大，而当地护理系统最为脆弱。医学生不仅希望参与加快数字技术增强的未来发展，而且实际上也是准备、塑造和实施有效的流程和倡议的必要合作伙伴，以便在他们自己的医学院实现数字化转型[8]。各级医学教育领导层排斥年轻人，使得他们缺乏融入社会的机会，以及拖延了他们融入社会的进展，并从长远来看对患者护理的质量产生了负面影响。要使未来的外科工作人员具备未来提供医疗保健所需的技能，就需要创新的、基于证据的学习方法，这些方法将根据患者和人群的需求量身定做[9]，如果没有今天的医学生的积极参与，这将是不可能的。

本章内容探讨了数字技术将如何加强外科教育，为未来的外科实习生加入工作队伍做好准备，并在全球外科数字化转型的背景下提供必要的全球视角。我们讨论医学生如何为未来做好准备，以及政府、学术机构和组织如何使世界各地的学生能够发展必要的技能，以通过数字技术重新发现医疗民主，并获得对所有人群来说安全、负担得起和及时的外科治疗。

一、数字化医学院的教育

预计未来的医学生将在他们各自医疗系统工作生涯中，成为数字化转型过程的一部分；因此，他们为即将到来的实践做好准备是有意义的。随着新技术和新平台越来越多地被引入外科教育，新的核心技能也必须被纳入课程，使创新生态系统蓬勃发展，进而加强卫生系统创新。本部分重点介绍了几项最先进的技术，这些技术要么已经被世界各地的医学院采用，要么即将在未来几年实现。随后，将讨论在创新生态系统框架内，能有效支持这些技术所需培训的新专业技能。

数字技术对内外科教育的影响

新的数字化方法正在迅速进入医学和外科教育的教育领域，其中包括大规模的在线开放课程、"翻转教室"、数字徽章、虚拟解剖学和医学全息图[10-12]。

- 大规模在线开放课程（massive open online courses，MOOC）是在线提供可开放获取的课程，至少已有 20 年的历史。然而，MOOC 的概念是由一群研究人员普及的，因为 2008 年的一门关于"连通主义和互联知识"的课程吸引了超过 23 000 名全球参与者。MOOC 旨在促进主动的、基于检索的学习、实时协作、基于对学生表现产生的海量数据的分析而定制的反馈，以及同伴学习，同时创造一种模仿一对一辅导的体验。总体而言，MOOC 使得许多原本可能无法学习此类课程的学生能够接触到他们，并有助于建立一个虚拟、多学科的协作环境。

- 翻转课堂指的是另一种教育模式，学生在课堂之外接受并掌握新知识，然后老师利用课堂时间巩固学生的学习效果并回答学生的问题。它们是教育格局中一系列强有力、基于网络的颠覆性改革的一部分。这种模式的一个类似例子是始于 2006 年的可汗学院，到目前为止已经提供了 1.8 亿多堂课。该网站以一系列可通过网络访问的短片（如 YouTube）提供技能培养的实践测试，这些短片由个人创建，主要基于笔记本电脑和互联网连接。

- 数字徽章是教育界的另一个颠覆性工具，它在医学教育之外也具有现实意义。数字徽章是一种比传统等级和学位更精细，能提供技能、成就和品质的具体证据的方式。它们反映了对现实生活技能的掌握，并受到雇主的重视，因为他们在寻找专业知识的证据，而这些证据通常不仅仅体现在大学学位上。作为该技术的并行医疗应用，徽章可以指示有关患者手术的信息，以及是否作为示例进行手术的详细信息。

- 虚拟解剖学是一种强大的工具，它涉及医学院传统尸体解剖课程的数字化，能够轻松操作和呈现生理学、解剖学和病理学中的任何疾病或状况。

- 医学全息图允许在 3D 空间中完整地可视化人体，显示虚拟人体的 360 度视图。然而，与解剖图谱不同的是，全息图技术可以展示与身体其他部位相关的特定器官，还可以在虚拟身体上进行小规模手术，如深静脉置管，以帮助学生更深入地理解实用技能或临床检查。

二、核心竞争力的演变

我们认为未来的数字医学学生将需要以下五项核心技能（图 28-1）。

- 多学科协作者：解决不同培训背景的团队之间的解决方案所需的专业领导技能。例如，协调外科医生、数据科学家和软件工程师之间的讨论。

- 数据驱动的决策者：精通数字健康技术，能够在新技术进入系统时采用、实施和评估新技术。

- 数字领导者：流畅地使用所有常用的数字健康平台和数字技术，允许更全面的患者护理，更个性化、预防性和预测性护理。

- 超级沟通者：适应数字健康和人工智能驱动技术的尖端专业知识和拥有专门的沟通技能。

- 社区领导者：对影响个人和人群健康的社会政治、经济和环境因素的认识和宣传。

更详细地说，多学科协作者的专业角色将需要多种交流语言，其中最主要的对话将在"临床"语言和"编码"语言之间切换。数据驱动的决策者将接受全面的数据分析技能教育，以改进数字系统，以及关键判断评估技能，以评估风险、收益和法规等因素。数字健康技术领域的领导者应全面了解成像和数字健康平台和系统，并具备健康、数字和数字健康知识方面的能力。他们将接受 AI 驱动技术的开发、部署、评估和解释方面的专业培训，以及健康和外科、远程医疗、可穿戴设备和传感器方面的新型机器人培训。除了专业沟通和专业技能外，超级沟通者还需要在适当使用和提供在线医患咨询方面进行培训，以及在使用 AR 和 VR 平台进行准确的外科手术方面的培训。社区领导者应该了解影响当地和全球卫生不平等的潜在政治和经济因素。这可能包括对卫生领域的一些高级别政策框架有所了解，如世界卫生组织和世界银行。他们还将认识到国家卫生优先事项，并知道如何将这些政策纳入区域和地区一级的护理。表 28-1 回顾了影响数字化医学院的核心技术，包括对医学生进行外科教育的角度，以及从医学院即将毕业的未来外科实习生的角度。

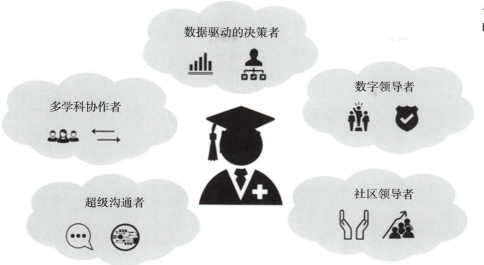

◀ **图 28-1**　未来数字医学学生的核心能力（改编自 **[1, 3, 10]**）

三、培养未来的数字手术医生

对于 2020 年以后的医学生和新兴外科实习生来说，数字技术将会有大量的学习机会。除了技能培养机会外，外科护理的本质和外科医生的角色也将随着数字技术的日益普及而发展；因此，在完成医学院学业之前，准备与培训相关的竞赛也是必不可少的。在此，当准备外科培训时，仍需要在医学院对数字手术技术的影响进行强调。

（一）数字技术影响外科教育

当今影响外科培训和教育的一系列关键数字技术包括外科机器人、下一代微创外科手术和 AI [11]。先进的腹腔镜手术机器人和微创手术方法正在全球范围内改变外科手术，降低了传统开腹手术的发病率和死亡率。因此，外科手术变得越来越依赖技术，相应地，外科医生的技能也在扩充，以适应这些新技术。所以，外科医生的技术和非技术技能必须具有适应性。随着新的机器人平台和微创技术被纳入外科医生的工作流程，外科医生将不得不学习新的技术技能方法，以及用于在线和虚拟提供护理的更专业的非技术数字通信技能。

（二）培训的变化与外科医生的角色

随着我们医疗健康进入新的数字时代，重要的是要认识到数字技术为外科护理带来的机会，这是医疗健康不可分割且不可或缺的一部分。尽管在今天的外科培训中，人们确实在努力扩大、开发、整合和分发数字化服务，但仍有许多差距需要解决，例如，世界上只有 12% 的外科专家居住在非洲和东南亚，但那里居住着世界 33% 的人口 [12]。尽管世界各地存在严重的卫生不平等和医护人员分布不均的问题，但数字技术有望为这些挑战提供解决方案。

因此，随着新技术的开发和逐步采用，专科手术人员将扮演新的角色。这些新角色包括高级数字从业者、数据解释人员、数字处方医生和在线咨询的虚拟外科医生 [3]。除了劳动力中不断变化的角色外，还将出现新的技能组合，以更好地应对日益复杂的任务。其中一些新任务包括在外科传感器和用于监测、诊断和远程管理的可穿戴设备的背景下进行数据共享、隐私和安全方面的培训，同时更加关注非技术技能 [2]。展望未来，有外科抱负的医学生必须注意到这些将影响他们日常工作的技术，以及他们必须完成的新的专门培训，以便提供经过数字增强的高标准护理。

四、为数字时代的未来全球外科医生做准备

（一）全球外科疾病负担

全球外科手术面临许多挑战，这些挑战适用于数字健康技术，而且在促进卫生和社会公平方面有着巨大的潜力。2015 年，《柳叶刀》全球外科委员会估计，有 50 亿人无法获得安全、负担得起且及时的外科和麻醉护理 [12, 13]。据估计，每年有 1690 万人死于可通过手术预防的疾病，占全球死亡人数的 32.9%。如果没有外科护理，地方和国家层面的全民医疗覆盖和其他全球健康目标将无法实现 [13]。此外，每年有 8100 万患者由于手术费用而被迫陷入贫困 [14]。据估计，全球疾病负担的 1/3 是手术性质

表 28-1 数字技术对医学院培训和外科培训角色的影响

技术	数字领域	用例和描述	医学教育：新的学习要求	外科培训：新技能准备
	远程医疗	虚拟骨折诊所：在线提供电话咨询和自我管理服务	专业技能提升、包括成像、数字技术及骨折处理	为患者提供了更快捷的医疗服务。高级数字从业者的新角色
	智能手机应用	计算机化认知行为疗法	数据分析技能，以改善数字疗法的监管。批判性判断评估技能（风险、收益、监管）	使用全自动、高级、算法驱动的应用程序提供护理服务。数据解析专员、数字处方医疗顾问的新角色
数字医学	Web 应用程序	通过电子处方、通知和健康监测进行在线临床咨询	了解新的专业内容，包括健康素养、数字素养和电子健康素养。关于使用和提供在线患会诊的培训	通过在线界面，利用电话会诊，对监测和管理患者的新角色进行培训
	用于远程诊断和监测的传感器和可穿戴设备	超灵敏的生物纳米技术：对疾病进行快速诊断，更快地获得照护，并改进抗菌管理	培训和了解传感器，可穿戴设备和算法，以实现安全的患者监控	在实时监测生命体征、诊断和远程管理的背景下，对患者数据共享，隐私和安全进行培训
	虚拟和增强现实	沉浸式技术将计算机生成的视觉、听觉和感官数据与物理世界相结合	VR 和 AR AR 技术教学。介绍使用 AR/VR 平台进行手术的手术培训	使用智能数据驱动的教育平台，使用在线 AR/VR 技术提供外科培训
	自动图像判读	通过使用数字化医疗数据的自动图像解读增强诊断功能	AI 驱动的放射解释、监测和评估专业教育。针对患者咨询的沟通培训（例如，使用智能手机摄像头通过应用程序诊断皮肤病变）	AI 驱动的图像诊断平台分析和评估培训
AI 和机器人技术	语音识别和自然语言处理	语音助手可以通过智能扬声器解释人类的语音和反应	临床咨询的口头和非语言方面的专业沟通技巧。自然语言处理和语音识别方面的培训	智能咨询培训与专业的医患互动，包括计算机和智能扬声器。在文本和语音输入的背景下就初级医疗提供的细微差别进行培训
	介入和康复机器人	解决特定程序技术挑战的医疗机器人和康复机器人（假体、外骨骼、脑机接口等）	医疗和外科新型机器人基础技术教学。涉及矫形师，物理治疗师和职业治疗师的多学科方面，用于整体康复护理	针对外科医生和刷手机器人技术人员的新平台上的机器人培训。确保机器人在康复多学科团队中顺利整合的非技术技能
	使用 AI 进行预测分析	使用数据挖掘、统计学和基于机器学习的建模对未来结果进行预测	关于医疗健康和预测分析中的 AI 应用的培训，包括解释、评估、开发和部署	在个性化医疗的背景下，涉及算法驱动的患者分类和风险预测的专业角色
基因组学	读取和写入人基因组	革命性的特定基因编辑系统，允许对个人特定 DNA 进行特定修正	关于基因组读取、写入和编辑的潜力及应用程序的理解的教育	在基因编辑系统的背景下进行全面基因组护理培训

改编自 [1-3, 11]

的[15]。该报告指出，阑尾炎等常见疾病需要手术治疗且易于治疗，但由于无法获得治疗而经常导致高发病率和高死亡率。值得注意的是，与高收入国家相比，在低收入和中等收入国家进行剖宫产后产妇死亡的风险高达 50 倍[16]。如果未来世界各地的外科工作人员都具备改造卫生系统所需的技能，那么是否有可能开始解决这些全球卫生优先事项？

（二）数字技术、创新和全球机遇

鉴于其对未来医学生体验的重要性，我们选择了全球外科手术中适用于数字健康的 3 个场景[17-20]。这些主要与医护人员短缺、临床专业知识扩展的迫切需求及对人口变化的未来预测有关。作为未来的医护人员，能够通过有效和高效的服务提供来解决这些短缺问题至关重要，这种方法是在医学院多年的学习、训练中磨炼出来的。

- 医护人员短缺：虽然人力资源是医疗系统的支柱，但世界各地的外科系统都存在严重短缺，而现有劳动力在国家内部和国家之间的不合理分配又进一步加剧了这一问题，这导致了严重的不平等。全球获得医疗资源机会的问题在农村地区尤其明显，那里几乎没有机会获得医疗服务。然而，未来的数字健康基础设施超越了地理鸿沟，并在通过快速虚拟诊断、治疗和远程护理改善医疗服务和获取方面显示出潜力。此外，自动化能够大幅提高工作流效率并减轻现有员工的负担。

- 临床专业知识的扩展：虽然确实需要为当前和未来的医护人员做好数字化技术方面的准备，但可能还有其他短期解决方案可以在技术的帮助下实现。在临床专业知识有限的环境中，数字和 AI 系统能够帮助提供准确和安全的质量和护理。这种援助的形式可以是诊断或管理支持，将电子健康记录与最新医学证据相结合的临床决策系统，或者通过自动化、AI 增强的分诊系统。

- 人口变化：未来人口的医疗需求在不断变化。据估计，到 2020 年，非传染性疾病将占全球疾病负担的 80%，这表明在特定条件下，一些非传染性疾病，如糖尿病和高血压，这些疾病的重要性将日益增加。数字技术可以通过优化当前护理的效率和成本效益，帮助解决这些严重的预期负担。然而，随着医护人员、专家与机

器进行更紧密的合作，对日益增长的专业通信技能的需求也将增加。

五、建议

一些思想领袖、学术机构和政府在开始为数字技术将如何影响医学生和外科实习生的教育和培训做准备时，提出了本节概述的一些重要建议[2, 3, 13, 17, 19]。在本文中，它们被概括为以下三大类：①伙伴关系和能力；②生态系统和证据；③投资和参与。

- 伙伴关系和能力。建立并支持合作伙伴关系，以推动医疗数字化转型的教育、研究和宣传。加强机构和学科之间的联系，以鼓励多学科合作。

- 生态系统和证据。支持医学生和外科实习生的早期研究，为他们提供创新机会，加速以证据为基础，强化数据驱动的外科系统早日到来。

- 投资和参与。为加强学生领导力提供资金，鼓励在促进健康和经济增长的背景下发展数字技术的技能。

推动医疗领域数字化转型的教育、研究和倡导的伙伴关系将支持能力建设倡议，并鼓励多学科合作。由于医学生将在振兴医学教育方面发挥至关重要的作用，并为学生未来的数字手术实践做好准备，因此他们必须建立在国家和国际学生组织的集体经验基础上，参与到这些围绕机构和学科之间所建立联系的领导力讨论，以实现社会公益。

政府、行业和学术机构可持续地加强医疗生态系统的倡议，这将为未来的数字转型提供基础设施。这些倡议将建立在来自真实世界临床研究和人群水平试验的证据的基础上。对于医学生和外科实习生来说，及早接触这些专门的研究实践和原则将鼓励知识共享和更早地使用技术，这反过来又将鼓励安全、准确和可靠的部署和评估。

最后，生态系统和伙伴关系需要投资，以确保可持续性增长。对这种以学生和实习生为基础的举措进行投资，不仅能提高当地医学生的能力，并且支持他们进行研究，而且还将认识到外科手术医生的未来代表着巨大的人类潜力，对社会经济增长、人口健康和个人健康进步有着巨大的现实意义。医学生凭借对数字技术的熟练掌握和对社交媒体平台的影响力，他们有机会创造出最紧迫的数字手术解决方案并且认识到

需要为未来的数字化手术做好适当的准备，这不仅反映世界各地这些学生的现实生活，影响他们的经历，而且使他们有能力创造世界上一些最紧迫挑战所需的解决方案。如果没有新生代在培训方面，尤其是在外科领域的领导和参与，就不可能实现更广泛的健康目标。虽然我们在推动医疗和外科教育中的数字领导地位已经取得进展，但还必须做更多的工作，使医务工作者在未来成为在地方、国家和全球卫生优先事项中实现数字转型的平等利益攸关方。

总结

数字技术对于改变未来医学和外科教育的潜力不容低估，是本章进一步讨论和采取行动的基础。我们强调让来自不同学科的学生和学习者参与数字化转型过程的重要性，因为我们坚信，在个人和社会层面上，不同的视角更有益于健康技术的改善。为了解决未来潜在的医护人员短缺和今后面临的其他挑战，世界各地的医学院将需要寻求改革，以便使医学生能够利用数字框架提供当地人口所需的护理。如果没有这些调整，就无法实现全国和全球的全民医疗覆盖。这种课程和思维方式的转变对于引导未来外科工作者接受新形式的数字化医学教育是必要的，这反过来又将决定医疗和外科手术的发展方向，以建立一个造福全人类的共同数字化未来。

参考文献

[1] Horton R. A new epoch for health professionals' education. Lancet Lond Engl. 2010;376(9756):1875–7.

[2] Topol EJ. High-performance medicine: the convergence of human and artificial intelligence. Nat Med. 2019;25(1):44.

[3] Topol E. The Topol review-NHS Health Education England [Internet]. 2019 [cited 2019 Jul 16]. Available from: https://topol.hee.nhs.uk/.

[4] Barras C. Training the physician of the future. Nat Med. 2019;25(4):532–4.

[5] Stigler FL, Duvivier RJ, Weggemans M, Salzer HJ. Health professionals for the 21st century: a students' view. Lancet. 2010;376(9756):1877–8.

[6] Green M, Wayne DB, Neilson EG. Medical education 2020—charting a path forward. JAMA. 2019;322(10):934–5.

[7] Bulc B, Al-Wahdani B, Bustreo F, Choonara S, Demaio A, Jácome DI, et al. Urgency for transformation: youth engagement in global health. Lancet Glob Health. 2019;7(7):e839–40.

[8] Simpson T. Medical education in the digital age: personal reflection on a simulation fellowship. Scott Med J. 2015;60(4):182–4.

[9] Lilic N. Murmurs of politics and economics. N Engl J Med. 2018;379:1202–3.

[10] Wartman SA, Combs CD. Reimagining medical education in the age of AI. AMA J Ethics. 2019;21(2):E146–52.

[11] Pitruzella B, Leahy P. Future of surgery. RCS. 2018 [online]. Available on https://futureofsurgery.rcseng.ac.uk/.

[12] Meara JG, Leather AJM, Hagander L, Alkire BC, Alonso N, Ameh EA, et al. Global Surgery 2030: evidence and solutions for achieving health, welfare, and economic development. Lancet. 2015;386(9993):569–624.

[13] World Health Assembly. Resolution 68.15 strengthening emergency and essential surgical care and anaesthesia as a component of universal health coverage. Geneva: WHO; 2015.

[14] Shrime MG, Dare AJ, Alkire BC, O'Neill K, Meara JG. Catastrophic expenditure to pay for surgery worldwide: a modelling study. Lancet Glob Health. 2015;3(Suppl 2):S38–44.

[15] Shrime MG, Bickler SW, Alkire BC, Mock C. Global burden of surgical disease: an estimation from the provider perspective. Lancet Glob Health. 2015;3(Suppl 2):S8–9.

[16] Bishop D, Dyer RA, Maswime S, Rodseth RN, van Dyk D, Kluyts H-L, et al. Maternal and neonatal outcomes after caesarean delivery in the African Surgical Outcomes Study: a 7–day prospective observational cohort study. Lancet Glob Health. 2019;7(4):e513–22.

[17] Tangcharoensathien V, Mills A, Palu T. Accelerating health equity: the key role of universal health coverage in the sustainable development goals. BMC Med. 2015;13(1):101.

[18] Lin Y, Scott JW, Yi S, Taylor KK, Ntakiyiruta G, Ntirenganya F, et al. Improving surgical safety and nontechnical skills in variable-resource contexts: a novel educational curriculum. J Surg Educ. 2018;75(4):1014–21.

[19] The World Bank. World Development Indicators; 2018. http://databank.worldbank.org/data/reports.aspx?source=world-development-indicators. Accessed 1 Apr 2018.

[20] The program in global surgery and social change. National surgical, obstetric, and anaesthesia planning (NSOAP) workshop, Harvard Medical School; 2018. https://www.pgssc.org/dubai-nsoap-workshop. Accessed 1 Nov 2019.

第29章 用于外科医生教育和患者参与的三维模拟与建模
3D Simulation and Modeling for Surgeon Education and Patient Engagement

Anna Przedlacka　Przemyslaw Korzeniowski　Paris Tekkis　Fernando Bello　Christos Kontovounisios　著
胡国梁　译

一、外科教育

在过去的几十年里，外科培训发生了巨大的变化。传统上，它涉及 Halstead 在 20 世纪初提出的学徒模式[1]。这种模式是基于大量手把手地实习培训，随后逐步减少指导，直到导师认为受训者有足够的能力独立完成操作。随着时间的推移，培训材料的结构和内容变得更加明确，培训课程的细节也变得更加翔实。无论教育模式如何，外科培训的目标始终集中于培养出在保证安全的前提下，能独立完成手术且高度熟练的手术人员。

由于工作时间的减少，以及知识和患者安全要求的大幅增加，传统的外科教育模式已不再可持续。数字技术的发展为外科手术学习提供了新的方法，其目的是更有效地缩短学习时间。现在，大部分的外科培训已经走出了传统的手术室，进入了技能和模拟实验室。而模拟训练的问题也已经从"是否有效"转变到"如何才能最好地嵌入、支持和辅助训练"[2]。

从动物或尸体上获得核心外科技能代价昂贵，并容易产生伦理问题，因此，也限制了其在日常训练中的使用[3]。使用廉价、低逼真度的任务训练器，可以满足手术流程关键要素的训练，但在大多数情况下，这种方法缺乏手术的实际效果。此外，用于手术培训的动物和尸体，以及任务训练器中使用的泡沫、硅胶或塑料部件，与活的人体组织相比，缺乏生理行为特点和不同的生物力学特性。因此，这些方法无法提供足够的真实性。最终，这些方法都依赖于指导老师的反馈意见。

计算机能力的快速增长和触觉技术的出现[4]产生了一种基于计算机模拟系统可替代的方法，它能够利用虚拟患者进行训练[5]。这样的系统通常被称为 VR 模拟器，通常由 2D 或 3D 显示器、运行模拟软件的计算机和模仿手术器械的物理人机接口等设备组成。

该设备能跟踪手术器械的操作，并且可通过向使用者提供力反馈来重建触觉（触觉设备）。软件负责从输入设备获取输入指令，来实现模拟器械和虚拟解剖结构之间的交互，并呈现手术部位的 3D 图像。还能在功能支持的条件下，计算出力的大小，并通过触觉设备传递给使用者。此外，该软件也可以记录、分析和存储用户的操作表现。

3D 技术的进步为既有的模拟技术应用增加了新的优势。该技术可以模拟更加复杂的手术操作培训环境和方案，因而也更接近于真实的操作。3D 建模在这一演变中起着至关重要的核心作用，因为它建立的模型可独立用作复杂解剖结构的描述，也可作为 3D 模拟工具的基础。3D 打印，或称增材打印技术，进一步拓宽了外科手术的视野。这种技术是以数字 3D 模型为模板，通过逐层打印可黏合材料来制造物理 3D 模型。

混合模拟既结合了物理 3D 打印模型的触觉反馈和可变形性优势，又结合了 VR 模拟器构建复杂界面和环境的优势，这两种技术的结合显示出特别令人兴奋的应用前景[6]。触觉反馈功能有望成为虚拟现实训练中的一个重要因素，因为缺乏触觉反馈的虚拟现实训练并不优于标准黑盒模拟器[7]。

自 20 世纪 90 年代以来，VR 模拟器在外科手术中的重要性不亚于飞行模拟器在航空领域的重要性[8]。2001 年，Satava 指出，VR 的最大贡献具有在不对动物或患者产生实质影响的情况下，进行操作尝试和失败的能力。只有通过失败，并了解失败的原因，才能通往成功的真正途径[9]。

高保真 VR 模拟器与传统手术培训方法相比有几个优点。它提供了一个安全、可控和可配置的培训环境，且不涉及伦理问题，此外，临床医生还可以通过模拟器进行重复练习。

VR 模拟器提高了患者的安全性，这不仅因为患者在实际训练中没有风险，同时，在 VR 模拟器上训练的外科医生也表现出了更高的能力[10, 11]。

通过提供在虚拟患者的解剖和病理方面多样化的培训场景，VR 模拟器带来了教育体验的改善。这既克服了培训时需要等待合适真实病例的问题，又把临床暴露变得可控。受训者可以从基本病例培训开始，随着能力和信心的提升，再逐步过渡到更为复杂的病例。

VR 模拟器的培训不需要专家现场指导。通过实时分析受训者表现，模拟器可以在过程中提供即时反馈，这对于高效训练至关重要[12]。每个培训课程结束时形成的总结性评估有助于跟踪用户的学习进度，以便将来用于资格认证和证书授予[13]。

VR 模拟器的维护成本很低，除了校准之外，实际上不需要在培训之前或培训期间进行任何准备。只要设备可用，学生和获得授权的外科医生就可以自行培训。并且设备是可重复使用的，可对同一程序进行不受次数限制的重复训练，而不会产生额外的成本。

专家也可通过对罕见或复杂病例的模拟训练受益，以保持和提高他们的技能，甚至可以在进行真正的手术前"热身"[14]。VR 模拟器可用于探索新的手术执行方式，或新的手术技术或手术设备的适应性训练[15]。

一些 VR 模拟器可以在术前计划或术中导航时提供帮助[16]。通过读取从医学影像（CT 或 MRI）获得的患者特定数据，VR 模拟器可以帮助制定手术计划，以避免潜在的并发症，确保手术安全。

高开发成本和高价格通常被认为是 VR 模拟器的主要缺点。然而，考虑到这一技术能使训练有素的外科医生带来更好的经济效益、更少的操作失误、更快的完成时间，以及更加高效的培训过程等收益，VR 模拟器实际上具有较高的性价比[10, 17, 18]。

最后，越来越多的证据表明通过虚拟培训获得手术技能是可复制的[19]。新技术已被用于解决现代外科培训的各个方面，从学习解剖学，到提高临床判断和手术计划，再到获得手术技能。

二、解剖学

细致的解剖学知识是任何外科训练成功的基础。传统上，解剖学的教学是通过解剖示教、教学讲座和教科书自主学习相结合的方式进行的。在过去 10 年中，尸体在教学中的作用显著下降，部分原因是其可用性降低及围绕其使用的伦理问题[20, 21]。

各种解剖模型一直被用来描述人体解剖的复杂性。不同附加工具的引入，促进了学习者对复杂解剖结构心理图像的构建，这些附加物也提高了学习的记忆效率和回忆的可靠性。3D 建模和打印，以及模拟技术的发展和进步，使得新一代高保真解剖模型的创建成为可能，这些模型可基于患者特定的解剖结构，模拟患者个性化的手术操作。模型可以自由移动、旋转和解剖，并允许从不同的角度对器官进行评估。

虚拟模型可以在客户端或手机上远程访问。Complete Anatomy（3D4Medical）和 3D Atlas（Anatomy Learning）都是免费的智能手机应用程序，可以呈现虚拟 3D 模型。美国国家医学图书馆（National Library of Medicine）的可视化人类计划（Visual Human Projects）是一个免费的 3D 解剖数据库，提供了基于 CT、MRI 横断面和完整男性和女性身体冷冻切片照片重建的虚拟模型[22, 23]。

现代解剖学虚拟现实平台资源还包括 Anatomage、BioDigital、Netter3Danatomy、Visible Body、Primal Pictures 和 Electronic Anatomy Atlas 等。3D 模型可以解剖，学生可以轻松地在微观和宏观视图之间转换。这项技术也支持多用户共用，因此便于以小组方式开展研究[20]。

3D 模型对于复杂的解剖结构特别有价值，例如肝脏、大脑、血管、骨盆或颅面解剖结构。器官特异性资源，如虚拟肝脏，通常在描述 3D 虚拟模型同时，附带相关的 2D 放射学研究（CT、MRI、胆管造影）和文本信息[24]。

盆腔结直肠因其错综复杂的结构，对解剖和专科学习者都提出了巨大的挑战。骨盆及其组成部分[25]，以及直肠肿瘤[26]或良性病变，如肛瘘[27]的 3D 虚拟显示，可以让学习者操控图像，从不同的角度进行详细检查，并利用每一层的不同透明度，重建该复杂解剖区域完整的心理图像（图 29-1）。

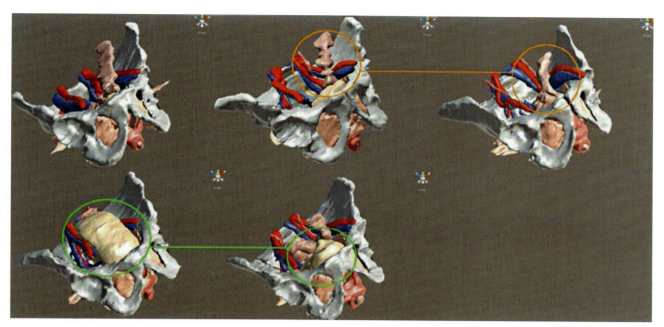

▲ 图 29-1　5 名健康男性志愿者的 3D 模型，显示解剖变异（橙色）和器官扩张（绿色）

解剖学概念同样难以理解，但充分理解和认识这些概念对于外科手术的安全性至关重要。以腹股沟疝为例，医学生和初级受训者通常很难对直接和间接囊疝之间的区别建立心理图像。而 3D 虚拟重建能显著提高学习者对这些解剖结构的理解，作为传统教学方法的补充具有很高的价值。例如，在腹腔镜经腹腔膜前疝修补术（transabdominal preperitoneal，TAPP）中，学生们发现 3D 解剖的术前回顾对于理解术中复杂的解剖结构非常有用[28]。除了虚拟模型，3D 打印物理模型的应用与触觉反馈共同增强了识别和学习的效率[29]。

三、手术计划

制订精准的手术计划是成为一名独立、成熟外科医生过程中不可或缺的一部分。这通常依赖于将患者复杂的 2D 放射影像重建为 3D 影像的空间思维能力，然后应用于实际手术操作中。虽然有广泛的证据表明通常 3D 技术有助于手术规划的制订，但它仍未被广泛纳入外科课程。学生们反映，他们在培训过程中没有得到足够的手术计划指导[30]。

受训者认为 3D 可视化技术是手术计划培训很有价值的辅助手段。Lyn 等研究发现，同使用 2D 图像相比，使用 3D 可视化技术，能让外科实习生更准确地评估胰腺肿瘤的可切除性和分期。3D 建模技术显示出有利于提高学习者在解剖结构、图像、手术三

者之间转换的能力[31]。

在肝脏手术中使用虚拟 3D 模型时，同样可以发现在手术计划的准确性和减少时间方面的优势。受训者发现使用 2D 放射图像和 3D 虚拟模型之间的差异，并反映在使用 3D 技术制定手术策略时更加自信[32]。

3D 虚拟模型和 3D 物理模型相比哪一个更有效？出于某些目的，在屏幕上显示的虚拟 3D 模型会提供足够的信息来增强学习效果。然而，在更复杂的情况下，3D 打印模型可以提供触觉反馈，因此它的效果会更好。

目前没有结论性的答案，然而，有研究团队比较了学生使用 3D 计算机或 3D 打印技术重建胰腺解剖模型后，对 3 种不同类型的胰腺癌患者进行手术计划的准确性。这 3 种类型的胰腺癌患者需要不同的手术方法，而使用 3D 打印模型的学生能够制订出更高质量和更准确的手术计划[33]。这可能是由于触觉反馈给手术计划评估带来的获益。作者认为，物理模型对手眼协调技能的提高也有显著的影响。

3D 打印模型可以显著改善外科手术计划的不准确性，并减少决策所需的时间。由于颅颌面外科结构更加复杂，受训者因不熟悉解剖结构也更难以做出决策。基于课程中包含的四个畸形病例的培训，证实通过颅颌面解剖的 3D 打印模型可提高受训者手术计划准确性，并减少所需的时间[34]。

四、外科手术技巧

1987 年斯坦福大学开发了一款最早用于跟腱修复的医学 VR 模拟器[35]。这款模拟器也可用于术前计划，它能够让学生和受训者用"模拟腿行走"，并通过可视化观察该程序对步态的影响。几年后，Lanier 和 Satava[8] 开发了第一个用于简化腹内手术的模拟器。

第一个商业上成功的 VR 手术模拟器是微创手术训练器 VR（MIST-VR）[36]，由瑞典 Mentice AB（www.mentice.com）出品。它以抽象图形为基础，通过基础腹腔镜技术训练获得操作技巧。Seymour 等[10] 证明了其有效性，并评估其在腹腔镜胆囊切除术中，减少了 29% 的手术时间，胆囊解剖错误次数减少了 85%。

目前，已经有用于许多亚专科的训练模拟器，例如腹腔镜手术（如 Lap Mentor，图 29-2；www.simbionix.com）、血管内手术（如 Vist-Lab；www.men-tice.com）、内镜检查（如 Endosim）等[37]。

患者安全是外科培训的主要关注点之一。在神经外科领域尤为重要。沉浸式触摸技术已被用于开发一个逼真的 VR 平台，该平台允许外科实习生进行脑室造口术导管放置的训练。它采用基于患者 CT 的 3D 建模，结合 VR、动态 3D 立体视觉和触觉反馈，它逼真地模拟了通过脑实质过程中的阻力变化，

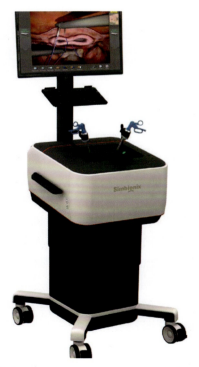

▲ 图 29-2 **Simbionix LAP Mentor 3D 系统的腹腔镜训练模拟器（引自 Healthcare 3D Systems，Israel）**

同时，3D 视觉的视角也随着使用者的头部运动而变化[38]。

心理准备是提高极限运动或作战航空等高强度学科训练水平的重要一步。它在外科教育中的作用也在探索中。然而，还没有得出明确的结论。Yiasemidou 等认为，通过使用任务相关解剖学的交互模型，可以增强外科受训人员的心理准备。这项研究表明，在准备腹腔镜胆囊切除术时，使用交互式 3D 视觉模型的学生完成手术的时间更短，动作次数更少。它显示了 3D 可视化技术在微创手术心理准备过程中的良好应用前景[39]。

这项新技术可用于提高手术技能评估的客观性。当对患者进行评估时，由于受训者往往无法完成整个过程，因此只能对其中的一部分进行评估。通常，是根据预定的量表来评定能力水平，以描述性的方式呈现结果。然而，模拟技术允许对其中可以客观测量的结果进行评估。在程序完成后，可以很容易地仔细检查 3D 模型，这也同样增强了反馈的传递。

Choi 等引入了前列腺的 3D 打印模型，该模型既可作为外科医生的培训工具，也可作为评估工具。这个 3D 物理模型已经用于高度精确地描绘前列腺的 2 个不同区域，而可靠地区分这 2 个区域，对于安全地经尿道前列腺切除术至关重要。通过应用不同的材料来构建前列腺模型，在微创手术过程中，外科医生依赖触觉反馈创造了一个真实的场景。同时，通过对每个区域应用不同的超声造影剂，对切除操作的安全性和完成情况进行客观评估[40]。

在住院医师和高年资专科医师培训中，技能转化仍然是外科医生成长的一个重要部分，这证明在外科和医学教育中应用新技术所需资金的合理性。基于学习环境[41] 或完成任务所需的学习过程的相似性[42]，技能转化是否更有效尚不完全清楚。在仿真技术的设计中，这两个组件都应得到解决。

VR 已经被一些研究团队用来测试教育理论。Yang 等评估了低年资外科医生在两种常见的普通腹腔镜手术，阑尾切除术和胆囊切除术之间技能和知识的转化。研究表明，在腹腔镜胆囊切除术中，以前接受过腹腔镜阑尾切除术培训，并不一定意味着手术时间的减少或手术的总体安全性的增加。然而，它却有效地影响了外科医生操作的工效学。这项研究得出的结论是，与程序密切相关的学习课程对于其中每个程序技能的培养是必要的[43]。这方面还需

要更多的研究来证实。

此外，一些非常依赖于手眼协调能力的视频游戏也被尝试作为外科训练的工具。有证据表明，通过视频游戏训练获得的技能可以转化为外科技巧。事实上，经常玩电子游戏的腹腔镜外科医生比不玩电子游戏的外科医生犯下的手术错误更少[44]，而且手术速度更快[45, 46]，这表明视频游戏训练与熟练掌握手术技巧是相关的。内镜或胃镜检查技能也存在类似的相关性[47, 48]。也许并不奇怪，包括那些不玩电子游戏的学生，都支持将电子游戏作为他们外科训练的辅助手段，特别是用于获得与微创手术相关的基于技术的先进外科技能。

五、患者参与度

近年来，无论是在个人护理还是在塑造医疗保健系统方面，患者的角色都发生了巨大的变化。人们越来越关注患者安全、可衡量的结果和总体满意度。同时，患者在塑造临床研究和医疗保健系统方面获得了重要的话语权。要实现这些目标，富有成效的沟通至关重要。它可以帮助患者更好地坚持治疗计划，减少焦虑，并通过整体改善患者体验获得更高的满意度。

3D 建模、仿真和 VR 技术应用都得到了探索，并显示出患者参与的巨大潜力。研究人员通过探索这些新技术应用，实现了提高医疗素养、吸引公众参与、促进健康习惯、设计医疗系统和研究项目等目标，并进一步支持了循证医学的实施。

提高患者知识和健康素养

虚拟或物理 3D 模型可以帮助患者理解受疾病影响器官的病理学变化，在更知情的条件下，患者对治疗过程和治疗计划会获得更高的满意度。这些模型可以让非专业人员，包括患者更容易理解一般解剖学或患者特有的病理学的特征。越来越多与此相关的报告和临床应用实例出现在常见病理学以及复杂和罕见疾病的建模中[49]。

Bernhard 等在肾部分切除术前谈话过程中，使用了 3D 打印真实尺寸的患者肾肿瘤模型，并评估了其对患者理解病理学和治疗的影响。他们发现，使用基于患者 CT 的 3D 打印模型，会提高患者对基本肾脏解剖和生理学知识的理解，同时，也会提高患者对肿瘤特征和拟行手术过程的理解[50]。

Zhuang 等探索了 3D 虚拟结构和个性化解剖学

（尤其是腰椎病理学）打印模型在提高患者对病情和手术计划理解方面的有效性。研究发现，与仅使用 CT 和 MRI 图像的 3D 虚拟重建或传统方法相比，使用 3D 打印模型时，患者对知识的理解和满意度均显著提高[51]。

同样，Kim 等评估了 3D 打印的脑动脉瘤模型作为接受脑动脉瘤夹闭手术的患者教育工具的有效性。他们再次观察到，与使用传统的 2D CTA 图像相比，患者的理解水平和满意度均有所提高[52]。

移动应用程序可便于手术的 3D 可视化应用，从而能够帮助患者更好地理解手术过程。Pulijala 等的研究表明，与仅接受口头解释的患者队列相比，使用带有 3D 动画（与正颌外科手术相关）移动应用程序的患者，对建议手术过程及其并发症有更多的了解[53]。

VR 平台和沉浸式图像观看体验也已成功应用于改善与特定医疗条件相关的患者教育。Pandrangi 等介绍了腹主动脉瘤患者通过 Google Cardboard VR 头盔，在 VR 中观看病灶的标准化 3D 模型。尽管大多数患者之前没有使用 VR 的经验，但他们积极接受了这项技术，并认为该技术显著提高了他们对病情的理解及对护理的整体参与度。绝大多数患者对使用该技术感到满意，并希望在他们的护理中更频繁地使用该技术[54]。

VR 技术的应用也可以减少与外科手术相关的焦虑。Yang 等研究发现，与接受术前 MRI 标准信息的患者相比，通过 VR 头盔观看自己膝关节解剖结构 3D 模型的患者，在膝关节镜检查前的焦虑程度有所降低[55]。

在美容外科手术中，3D 模型和 3D 仿真技术也发挥着重要作用，特别是在解决和管理患者期望，可能尤其重要。这项新技术已被隆胸手术或鼻整形术作为对预期结果的可视化工具。有趣的是，尽管缺乏具体证据表明该技术改善了可测量的结果，但患者对 VR 应用于选择特定类型的整容手术（如隆胸）持赞成态度[56]。

医生和患者之间的知识转移在手术之后与手术计划阶段同样重要。据估计，患者术后仅能回忆起 50% 之前提供的医疗信息。同样重要的是，研究表明在 66% 的会诊中，医生可能会经常无意识地忽略一些与患者手术护理相关的关键信息[57]。通过构建患者和医生互动的虚拟环境，VR 已经成功克服了这些障碍。HealthVoyager 是一个利用可定制化 VR 软件专为患有胃肠道疾病儿童设计的平台，该 VR 软件在智能手机和平板电脑上兼容（图 29-3）。通过创建虚拟化身，它允许患儿及其父母了解患儿的解剖结构，以及相关的临床和程序数据。通过这种方式，患者个性化信息以视觉而不是基于文字的方式呈现，并且患者采取主动学习的方法，而不是被动学习。患者也可以在稍后的时间重新回顾讨论内容，以便能够更准确地执行临床指导意见[58]。这一点在医患面对面沟通时很重要，因为高度紧张会妨碍患者及其家人充分理解相关细节。

六、治疗疼痛的新技术

疼痛是大多数外科手术的主要症状，大多数患者在患病过程中都会经历急性或慢性疼痛。因此，疼痛管理是外科护理的关键部分。VR 和视频游戏已被证明在治疗急性和慢性疼痛方面是成功的。它们的作用机制是当受到不适的刺激时，通过分散患者的注意力来缓解疼痛，其有效性已通过功能 MRI 得到验证。沉浸式 VR 技术比非沉浸式技术具有更好的镇痛效果[59]。

虚拟现实分散注意力（virtual reality distraction, VRD）已被证明在管理实验引起的热痛方面是有效的。Patterson 等通过创建虚拟环境来测试虚拟现实催眠（virtual reality hypnosis, VRH），在虚拟环境中，患者可以体验在冰天雪地中滑行和投掷雪球。虽然与催眠后暗示相结合可能会产生协同效应，但 VRD 本身已被证明是有效的，这与受试者的"催眠性"无关[60]。

Hoffman 等探讨了 VR 对于重症监护室中严重烧伤面积＞10% 的儿童疼痛管理中的作用。试验发现，与未使用 VR 的患者相比，在伤口护理期间使用 VR 沉浸式场景（包括玩 SnowWorld，一个虚拟 3D 雪峡谷）时，患儿的最严重疼痛水平显著降低[61]。

VR 技术也显示出作为慢性疼痛的替代或补充治疗的潜力。Sato 等用 VR 镜像视觉反馈治疗复杂性区域疼痛综合征患者。首先，使用 Autodesk 3DS Max（San Rafael，USA）开发了一个虚拟环境，之后，在虚拟环境中通过各种动作（如伸出、抓取、转移和放置）进行有目标的运动控制任务练习。在这项研究中，有 4/5 的患者疼痛减轻了 50%；此外，2/5 的患者能够不需要去疼痛门诊就诊[62]。

七、改善患者态度，提倡健康生活方式

让公众以及特定的患者群体参与进来，对于促进生活方式的改变非常重要。事实证明，严肃的视频游戏在年轻人的体重管理，以及卒中或创伤性脑损伤患者的康复方面是成功的[63-65]。此外，它还被用于转移性癌症患者的情绪管理。

八、塑造医疗保健系统的未来

近年来，医疗保健领域发生了重大的转变，从医疗保健提供者是主要决策者的"家长式"医疗保健模式转变为合作伙伴模式，即患者和医疗保健提供者以不同的专业知识水平平等地对话。患者和公众的参与对于塑造医疗体系和设计临床研究至关重要。

新的 3D 技术已经被开发作为促进这种参与的潜

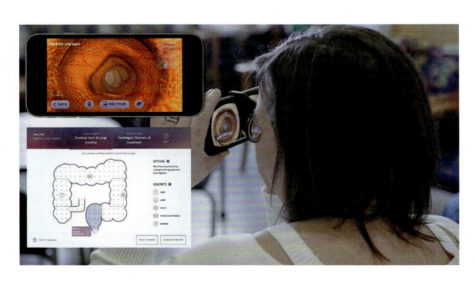

图 29-3 HealthVoyager 软件应用程序
嵌入了患者的虚拟现实体验（左上）和医生笔记中的样本报告（左下）（引自 Palanica et al.[58]. Copyright © 2019，Springer Nature，Creative Commons CC BY license）

在手段。小组集中讨论已经成为获得患者意见并达成解决方案的形式之一。像"第二人生"等虚拟世界可以通过创建虚拟 3D 环境来这加速这一过程，在该环境中，以虚拟化身替代的患者、护理人员和研究人员之间可以举行会议。这对行动不便或有其他限制的患者特别有吸引力，因为这些患者通常难以参与面对面的互动和对话。从本质上讲，新的 3D 技术正在为对等参与和支持模式开辟新的途径[66]。

参考文献

[1] Halsted W. The training of the surgeon. 1904.

[2] Kneebone RL. Simulation reframed. Adv Simul (Lond). 2016;1:27.

[3] Rosen KR. The history of medical simulation. J Crit Care. 2008; 23(2):157–66.

[4] Salisbury K, Conti F, Barbagli F. Haptic rendering: introductory concepts. IEEE Comput Graph. 2004;24(2):24–32.

[5] Gallagher AG, Ritter EM, Champion H, Higgins G, Fried MP, Moses G, et al. Virtual reality simulation for the operating room: proficiency-based training as a paradigm shift in surgical skills training. Ann Surg. 2005;241(2):364–72.

[6] Condino S, Carbone M, Ferrari V, Faggioni L, Peri A, Ferrari M, et al. How to build patient-specific synthetic abdominal anatomies. An innovative approach from physical toward hybrid surgical simulators. Int J Med Robot. 2011;7(2):202–13.

[7] Jensen K, Ringsted C, Hansen HJ, Petersen RH, Konge L. Simulation-based training for thoracoscopic lobectomy: a randomized controlled trial: virtual-reality versus black-box simulation. Surg Endosc. 2014;28(6):1821–9.

[8] Satava RM. Virtual reality surgical simulator. The first steps. Surg Endosc. 1993;7(3):203–5.

[9] Satava RM. Accomplishments and challenges of surgical simulation. Surg Endosc. 2001;15(3):232–41.

[10] Seymour NE, Gallagher AG, Roman SA, O'Brien MK, Bansal VK, Andersen DK, et al. Virtual reality training improves operating room performance: results of a randomized, double-blinded study. Ann Surg. 2002;236(4):458–63; discussion 63–4.

[11] Youngblood PL, Srivastava S, Curet M, Heinrichs WL, Dev P, Wren SM. Comparison of training on two laparoscopic simulators and assessment of skills transfer to surgical performance. J Am Coll Surg. 2005;200(4):546–51.

[12] Zendejas B, Brydges R, Hamstra SJ, Cook DA. State of the evidence on simulation-based training for laparoscopic surgery: a systematic review. Ann Surg. 2013;257(4):586–93.

[13] de Visser H, Watson MO, Salvado O, Passenger JD. Progress in virtual reality simulators for surgical training and certification. Med J Aust. 2011;194(4):S38–40.

[14] Kahol K, Satava RM, Ferrara J, Smith ML. Effect of short-term pretrial practice on surgical proficiency in simulated environments: a randomized trial of the "preoperative warm-up" effect. J Am Coll Surg. 2009;208(2):255–68.

[15] Punak S, Kurenov S. A simulation framework for wound closure by suture for the endo stitch suturing instrument. Stud Health Technol Inform. 2011;163:461–5.

[16] Kockro RA, Serra L, Tseng-Tsai Y, Chan C, Yih-Yian S, Gim-Guan C, et al. Planning and simulation of neurosurgery in a virtual reality environment. Neurosurgery. 2000;46(1):118–35; discussion 35–7.

[17] Bridges M, Diamond DL. The financial impact of teaching surgical residents in the operating room. Am J Surg. 1999;177(1):28–32.

[18] Aggarwal R, Ward J, Balasundaram I, Sains P, Athanasiou T, Darzi A. Proving the effectiveness of virtual reality simulation for training in laparoscopic surgery. Ann Surg. 2007;246(5):771–9.

[19] Gallagher AG, Seymour NE, Jordan-Black JA, Bunting BP, McGlade K, Satava RM. Prospective, randomized assessment of transfer of training (ToT) and transfer effectiveness ratio (TER) of virtual reality simulation training for laparoscopic skill acquisition. Ann Surg. 2013;257(6):1025–31.

[20] Bisht B, Hope A, Paul MK. From papyrus leaves to bioprinting and virtual reality: history and innovation in anatomy. Anat Cell Biol. 2019;52(3):226–35.

[21] Davis CR, Bates AS, Ellis H, Roberts AM. Human anatomy: let the students tell us how to teach. Anat Sci Educ. 2014;7(4):262–72.

[22] Spitzer VM, Whitlock DG. The Visible Human Dataset: the anatomical platform for human simulation. Anat Rec. 1998;253(2):49–57.

[23] Dai JX, Chung MS, Qu RM, Yuan L, Liu SW, Shin DS. The Visible Human Projects in Korea and China with improved images and diverse applications. Surg Radiol Anat. 2012;34(6):527–34.

[24] Crossingham JL, Jenkinson J, Woolridge N, Gallinger S, Tait GA, Moulton CA. Interpreting three-dimensional structures from two-dimensional images: a web-based interactive 3D teaching model of surgical liver anatomy. HPB (Oxford). 2009;11(6):523–8.

[25] Kontovounisios C, Tekkis P, Bello F. 3D imaging and printing in pelvic colorectal cancer: 'The New Kid on the Block'. Tech Coloproctol. 2019;23(2):171–3.

[26] Sahnan K, Pellino G, Adegbola SO, Tozer PJ, Chandrasinghe P, Miskovic D, et al. Development of a model of three-dimensional imaging for the preoperative planning of TaTME. Tech Coloproctol. 2018;22(1):59–63.

[27] Sahnan K, Adegbola SO, Tozer PJ, Gupta A, Baldwin-Cleland R, Yassin N, et al. Improving the understanding of perianal Crohn fistula through 3D modeling. Ann Surg. 2018;267(6):e105–e7.

[28] Wada Y, Nishi M, Yoshikawa K, Higashijima J, Miyatani T, Tokunaga T, et al. Usefulness of virtual three-dimensional image analysis in inguinal hernia as an educational tool. Surg Endosc. 2019;34(5): 1923–8.

[29] Marconi S, Pugliese L, Botti M, Peri A, Cavazzi E, Latteri S, et al. Value of 3D printing for the comprehension of surgical anatomy. Surg Endosc. 2017;31(10):4102–10.

[30] Snyder RA, Tarpley MJ, Tarpley JL, Davidson M, Brophy C, Dattilo JB. Teaching in the operating room: results of a national survey. J Surg Educ. 2012;69(5):643–9.

[31] Lin C, Gao J, Zheng H, Zhao J, Yang H, Lin G, et al. Three-dimensional visualization technology used in pancreatic surgery: a valuable tool for surgical trainees. J Gastrointest Surg. 2019;24(4): 866–73.

[32] Yeo CT, MacDonald A, Ungi T, Lasso A, Jalink D, Zevin B, et al. Utility of 3D reconstruction of 2D liver computed tomography/magnetic resonance images as a surgical planning tool for residents in liver resection surgery. J Surg Educ. 2018;75(3):792–7.

[33] Zheng YX, Yu DF, Zhao JG, Wu YL, Zheng B. 3D Printout models vs. 3D-rendered images: which is better for preoperative planning? J Surg Educ. 2016;73(3):518–23.

[34] Lobb DC, Cottler P, Dart D, Black JS. The use of patient-specific three-dimensional printed surgical models enhances plastic surgery resident education in craniofacial surgery. J Craniofac Surg. 2019; 30(2): 339–41.

[35] Delp SL, Loan JP, Hoy MG, Zajac FE, Topp EL, Rosen JM. An

interactive graphics-based model of the lower extremity to study orthopaedic surgical procedures. IEEE Trans Biomed Eng. 1990; 37(8):757–67.

[36] Wilson MS, Middlebrook A, Sutton C, Stone R, McCloy RF. MIST VR: a virtual reality trainer for laparoscopic surgery assesses performance. Ann R Coll Surg Engl. 1997;79(6):403–4.

[37] Dunkin B, Adrales GL, Apelgren K, Mellinger JD. Surgical simulation: a current review. Surg Endosc Other Interv Tech. 2007;21(3):357–66.

[38] Lemole GM Jr, Banerjee PP, Luciano C, Neckrysh S, Charbel FT. Virtual reality in neurosurgical education: part-task ventriculostomy simulation with dynamic visual and haptic feedback. Neurosurgery. 2007;61(1):142–8; discussion 8–9.

[39] Yiasemidou M, Glassman D, Mushtaq F, Athanasiou C, Williams MM, Jayne D, et al. Mental practice with interactive 3D visual aids enhances surgical performance. Surg Endosc. 2017;31(10):4111–7.

[40] Choi E, Adams F, Palagi S, Gengenbacher A, Schlager D, Muller PF, et al. A high-fidelity phantom for the simulation and quantitative evaluation of transure-thral resection of the prostate. Ann Biomed Eng. 2019;48(1):437–46.

[41] Thorndike EL. Educational Psychology. Science. 1923;57(1476):430.

[42] Lee T. Transfer-appropriate processing: a framework for conceptualizing practice effects in motor learning. Adv Psychol. 1988;50:201–15.

[43] Yang C, Kalinitschenko U, Helmert JR, Weitz J, Reissfelder C, Mees ST. Transferability of laparoscopic skills using the virtual reality simulator. Surg Endosc. 2018;32(10):4132–7.

[44] Grantcharov TP, Bardram L, Funch-Jensen P, Rosenberg J. Impact of hand dominance, gender, and experience with computer games on performance in virtual reality laparoscopy. Surg Endosc. 2003; 17(7):1082–5.

[45] Rosser JC Jr, Lynch PJ, Cuddihy L, Gentile DA, Klonsky J, Merrell R. The impact of video games on training surgeons in the 21st century. Arch Surg. 2007;142(2):181–6; discussion 6.

[46] Schlickum MK, Hedman L, Enochsson L, Kjellin A, Fellander-Tsai L. Systematic video game training in surgical novices improves performance in virtual reality endoscopic surgical simulators: a prospective randomized study. World J Surg. 2009;33(11):2360–7.

[47] Stefanidis D, Acker C, Heniford BT. Proficiency-based laparoscopic simulator training leads to improved operating room skill that is resistant to decay. Surg Innov. 2008;15(1):69–73.

[48] Westman B, Ritter EM, Kjellin A, Torkvist L, Wredmark T, Fellander-Tsai L, et al. Visuospatial abilities correlate with performance of senior endoscopy specialist in simulated colonoscopy. J Gastrointest Surg. 2006;10(4):593–9.

[49] Aroney N, Markham R, Putrino A, Crowhurst J, Wall D, Scalia G, et al. Three-dimensional printed cardiac fistulae: a case series. Eur Heart J Case Rep. 2019;3(2)

[50] Bernhard JC, Isotani S, Matsugasumi T, Duddalwar V, Hung AJ, Suer E, et al. Personalized 3D printed model of kidney and tumor anatomy: a useful tool for patient education. World J Urol. 2016;34(3):337–45.

[51] Zhuang YD, Zhou MC, Liu SC, Wu JF, Wang R, Chen CM. Effectiveness of personalized 3D printed models for patient education in degenerative lumbar disease. Patient Educ Couns. 2019; 102(10):1875–81.

[52] Kim PS, Choi CH, Han IH, Lee JH, Choi HJ, Lee JI. Obtaining informed consent using patient specific 3D printing cerebral aneurysm model. J Korean Neurosurg Soc. 2019;62(4):398–404.

[53] Pulijala Y, Ma M, Ju X, Benington P, Ayoub A. Efficacy of three-dimensional visualization in mobile apps for patient education regarding orthognathic surgery. Int J Oral Maxillofac Surg. 2016;45(9):1081–5.

[54] Pandrangi VC, Gaston B, Appelbaum NP, Albuquerque FC Jr, Levy MM, Larson RA. The application of virtual reality in patient education. Ann Vasc Surg. 2019;59:184–9.

[55] Yang JH, Ryu JJ, Nam E, Lee HS, Lee JK. Effects of preoperative virtual reality magnetic resonance imaging on preoperative anxiety in patients undergoing arthroscopic knee surgery: a randomized controlled study. Arthroscopy. 2019;35(8):2394–9.

[56] Overschmidt B, Qureshi AA, Parikh RP, Yan Y, Tenenbaum MM, Myckatyn TM. A prospective evaluation of three-dimensional image simulation: patient-reported outcomes and mammometrics in primary breast augmentation. Plast Reconstr Surg. 2018;142(2):133e–44e.

[57] Tarn DM, Heritage J, Paterniti DA, Hays RD, Kravitz RL, Wenger NS. Physician communication when prescribing new medications. Arch Intern Med. 2006;166(17):1855–62.

[58] Palanica A, Docktor MJ, Lee A, Fossat Y. Using mobile virtual reality to enhance medical comprehension and satisfaction in patients and their families. Perspect Med Educ. 2019;8(2):123–7. https://doi.org/10.1007/s40037–019–0504–7.

[59] Gold JI, Kim SH, Kant AJ, Joseph MH, Rizzo AS. Effectiveness of virtual reality for pediatric pain distraction during i.v. placement. Cyberpsychol Behav. 2006;9(2):207–12.

[60] Patterson DR, Hoffman HG, Palacios AG, Jensen MJ. Analgesic effects of posthypnotic suggestions and virtual reality distraction on thermal pain. J Abnorm Psychol. 2006;115(4):834–41.

[61] Hoffman HG, Rodriguez RA, Gonzalez M, Bernardy M, Pena R, Beck W, et al. Immersive virtual reality as an adjunctive non-opioid analgesic for pre-dominantly Latin American children with large severe burn wounds during burn wound cleaning in the intensive care unit: a pilot study. Front Hum Neurosci. 2019;13:262.

[62] Sato K, Fukumori S, Matsusaki T, Maruo T, Ishikawa S, Nishie H, et al. Nonimmersive virtual reality mirror visual feedback therapy and its application for the treatment of complex regional pain syndrome: an open-label pilot study. Pain Med. 2010;11(4):622–9.

[63] Sietsema JM, Nelson DL, Mulder RM, Mervau-Scheidel D, White BE. The use of a game to promote arm reach in persons with traumatic brain injury. Am J Occup Ther. 1993;47(1):19–24.

[64] Caglio M, Latini-Corazzini L, D'Agata F, Cauda F, Sacco K, Monteverdi S, et al. Video game play changes spatial and verbal memory: rehabilitation of a single case with traumatic brain injury. Cogn Process. 2009;10(Suppl 2):S195–7.

[65] Caglio M, Latini-Corazzini L, D'Agata F, Cauda F, Sacco K, Monteverdi S, et al. Virtual navigation for memory rehabilitation in a traumatic brain injured patient. Neurocase. 2012;18(2):123–31.

[66] Taylor MJ, Kaur M, Sharma U, Taylor D, Reed JE, Darzi A. Using virtual worlds for patient and public engagement. Int J Technol Knowl Soc. 2013;9(2):31–48.

第30章　下一代手术机器人
Next-Generation Surgical Robots

Shinil K. Shah　Melissa M. Felinski　Todd D. Wilson　Kulvinder S. Bajwa　Erik B. Wilson　著

赵虎林　罗　帅　译

机器人手术相关技术的讨论经常与商用平台相关。然而，机器人技术在医学领域的应用已有30多年的历史了。1985年，可编程通用装配机（programmable universal machine for assembly，PUMA）机器人首次用于脑瘤活检[1, 2]。目前在普外科中使用最广泛的机器人平台，是由美国国防部和宇航局资助研究而诞生的，最初的意图是在太空或战场上进行远程手术[3]。尽管早在2001年就已经使用ZEUS系统（Computer Motion，Inc.，Goleta，CA）进行了远程手术，但迄今为止，远程手术并不是机器人技术在外科手术中的主要应用[4]。

一、机器人手术的发展

在起初几年，从某种程度上说机器人手术发展缓慢，但一个转折点似乎正在形成，外科医生不再质疑为什么用机器人做手术，而是在问为什么不用机器人做手术。尽管目前诸多学术界对机器人的价值及合理应用存在争议，但机器人手术在全球范围内的增长的态势仍在继续。2018年，在美国进行了超过75万例机器人手术，在国际上更进行了近25万例的手术[5]。似乎没有证据表明未来的年手术量会下降。大多数专家预计，除非医疗保健改革面临重大经济压力，否则接受的人数将继续增加。然而，支持者认为，即使医疗保险费用在减少，机器人市场也已经很成熟，可以适应并生存下来。

机器人手术的未来难以预测。然而，通过评估过去的机器人手术，并咨询正在开发新机器人平台的前沿学者，我们可以合理地提出一些假设。几乎每个外科专科都有超过70家不同的公司开发平台[6]。除了Intuitive surgical，Inc.（Sunnyvale，CA），一些积极设计和研究外科机器人的公司包括Activ Surgical，Inc.（Boston，MA），Auris Health，Inc.（Redwood City，CA），CMR Surgical Ltd.（Cambridge，United Kingdom），ColubrisMX，Inc.（Houston，TX），Human Xtensions（Netanya，Israel），TransEnterix，Inc.（Morrisville，NC），Verb Surgical，Inc.（Santa Clara，CA），Medtronic（Minneapolis，MN），Medrobotics（Raynham，MA），Titan Medical，Inc.（Toronto，Ontario，Canada），以及Virtual Incision Corporation（Lincoln，NE）。

二、机器人的未来

在讨论机器人技术的未来时，有几个值得探讨的重要概念。这些主题包括手术控制台或界面的设计，使用访问端口的数量（这取决于特定的机器人系统）、手术机器臂的模块化或集成、机器人端口的大小、模拟训练的使用、拓展现实技术（视觉和触觉），以及在外科手术中自主计算机的使用。其他问题包括未来系统的成本、数据分析的未来，以及这些系统的价值定位如何随着时间的推移而演变等。

三、外科医生端口／接口

手术机器人控制台将包含不同的操作路径。有些平台将是沉浸式的，如Initive Surgical，Inc.系列平台，但多数新平台都专注于开放的视觉控制台，以允许外科医生有更多的可视空间，并提高外科医生操作的灵活性。这包括TransEnterix，Inc.，CMR Surgical Ltd.，Medtronic[7]，Titan Medical，Inc.，Medrobotics和ColubrisMx公司正在设计的机器人系统。目前争论的焦点是，是使用封闭的手术控制台／界面进行植入手术并避免外界干扰更有利，还是采用开放式控制平台以便医生能更好地掌握手术实时情况更有利。这里也可能有一些符合人体工程学的优势。除了开放与封闭的视觉控制台争议之外，关于外科医生控制平台的设计也存在争议。这些设计包括从模仿手指运动的手控装置（如在开放手术中），到类似于传统腹腔镜器械手柄的手控装置，或类似视频游戏控制器、远程控制界面及全新设计的新型控制系统[8]。还有关于在外科医生操作台上整合触觉反馈也存在争议[8,9]。目前，只有一种系统包含触觉反馈（TransEnterix，Inc.），但几乎没有临床数据能证实触觉反馈在机器人手术系统中的优劣势[10]。

四、端口设计

外科手术机器人被设计用于多种用途，包括多端口设计、单端口设计和腔内柔性设计。大多数多端口机器人系统设置3～4个机器人控制端口（包括摄像头），但也有提议研发能够通过多达6个访问端口来控制机器臂的系统。随着更多的端口（带有相应的机械臂）被加入到同一个体腔，一位外科医生就可以灵活操控整个系统，但这必须与机械臂之间的碰撞与干扰保持微妙的平衡。随着多端口机器人系统的发展，基于计算机外部和内部干扰的管控将会不断优化。

单端口机器人系统的设计旨在消除外部干扰，并只允许存在一个切口及瘢痕。从外观上讲，如果还没有进行临床实践，那么这仅仅是理念上的一种优势。单端口系统在有些工作区域是有意义的，例如，需要通过一个较大端口获取样本的情况。单端口系统可能允许在没有外部干扰的情况下围绕腔体进行更大范围的移动，但与目前的多端口系统相比，单个仪器的移动宽度和广度较小。Intuitive Surgical，Inc.，Medrobotics，Titan Medical，Inc.，Auris Health，Inc.，Virtual Incision Corporation 和 ColubrisMx 已经或正在设计单端口系统（图 30-1）。

此外，单端口机器人系统可以经口在腔内放置并用作腔内操作平台，但腔内系统的最终发展目标是成为灵活的单端口系统，可以在空腔内移动更远的距离。这最终可以实现复杂的 NOTES，这是大约15 年前产生的概念，但由于当时机械工具和技术过于粗糙，无法安全有效地进行广泛应用，因此并不实用。同样重要的是，要注意用于导管（应用于心脏和血管内）的单端口 / 单通道机器人系统的开发；Sensei X 机器人导管系统［Hansen Medical，Inc.（现

为 Auris Health，Inc.），Redwood City，CA］和结肠镜检查 / 柔性内镜检查［Invendoscope E200 system（Invendo Medical GmbH，Germany）、NeoGuide Endoscopy System（NeoGuide Endoscopy System，Inc., Los Gatos，CA）、ViaCath System（BIOTRONIK，Berlin，Germany）］，以及为 NOTES 程序[11] 设计的其他机器人系统。机器人技术的前景是允许进行腔内和经腔道手术，但这个概念目前仍处于早期阶段。腔内手术随着各种机械平台的发展而进步，这些平台被设计为可以通过自然腔道进行手术操作。数字平台为这些机械设备赋予了更强的能力，以提高外科医生在器官内和关键解剖目标附近的手术精度。

五、患者端机器人设计：集成与模块化

在系统中如何管理手术机械臂的设计也存在着差异，专家们对此争论不休，目前正处于发展阶段。Intuitive Surgical，Inc. 平台采用集成式吊臂设计，所有机械臂都连接到手术床边的操作平台上。其他非单口系统现在专注于将每个机械臂装备在自己的移动平台上，以便于根据具体病例使用不同的机械臂（TransEnterix，Inc.、Medtronic 和 CMRSurgical，

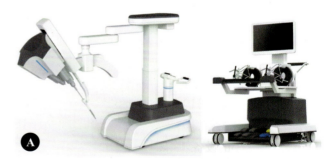

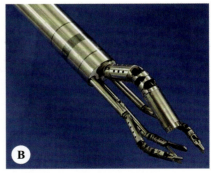

▲ 图 30-1 已经或正在设计单端口系统

A. ColubrisMx 的新兴机器人单端口系统，带有开放式控制台和推车旁边的单臂机器人；B. 特写细节说明正在等待 FDA 批准的新机器人系统的单端口设计（经 ColubrisMx 许可转载）

Ltd.)。与更传统的单臂操作方法相比，模块化机械臂系统还可以配置并使用更多独立（即模块化）的机械臂，以快速进入和操控更大的腔内空间。然而，这种模块化方式确实需要更多的软件让机器人设备识别每个其他机械臂（尤其是彼此相关的机械臂），因为它们之间不再有物理连接。

一些公司通过开发具有机器人驱动（Human Xtensions）的腹腔镜手持器械，将模块化设计带到操作者手中。因为外科医生就在手术床边，这种方法的一种好处是取消了独立的远程（在患者手术床边）外科医生控制台 / 界面；另一个好处是，该系统大大降低了成本。然而，一些专家认为，更低的成本可能无法抵消复杂新兴机器人系统所带来的优势。

台式机械臂系统也在开发中，这使得手术床和机械臂成为一个整体。与吊杆安装系统相比，手术台系统的物理集成度更高，可以降低手术区和手术室的混乱程度。这些系统包括了由 Verb Surgical, Inc. 和 Virtual Incision Corporation 设计的系统。随着机器人系统复杂性的增加，我们很可能会看到为非常规应用而设计的特定机器人。

六、机器人设备尺寸（直径）

机器人设备的尺寸和相应端口的直径是可变的。多端口系统通常使用 12mm、8mm 和 5mm 的设备，具体取决于设备的复杂性及其功能。一些直径为 3mm 的设备也已经开发出来，但目前还没有一款可用的关节枢纽装置。单端口机器人和腔内平台的发展可能会催生出更小的执行臂，因为从直觉上讲，更小的单通道系统需要更小的设备才能成功安装在系统中。

七、成本

在讨论机器人手术时，成本常常是争论的焦点。多年来，随着更具竞争力的系统出现，专家们对这些系统的成本变化持有不同的预测。大多数专家认为，机器人系统的成本将在未来 10 年内下降。也有一些专家表示，资本成本将被纳入到每例手术的流程成本中。医院和公司之间正在提出和使用不同的成本分担模式[12]。

八、自主性

机器人系统的自主性是一个复杂的话题。自主范围从作为纯主从式手术机器人（几乎没有基于机器辅助的决策）到完全相反的情况，即 AI 完全自主地驱动手术机器人从开始到结束完成整个手术任务，而仅有很少的人工监督和人工投入。完全自主系统可能需要几十年才能成熟。这一领域正在由 Activ Surgical 等公司进行研究。目前已证明在特定环境下的自主手术任务是可以完成的。最近，一项研究对此进行了报道，该研究强调了 STAR 的能力，体内肠道吻合术在此基础上应运而生[13]。机器人手术系统为数据集成和分析提供了机会，这可能比腹腔镜本身更为重要。随着数字化手术的发展，手术程序的可变性将会降低，AI 手术现场指导（即手术过程中画出手术禁区以保护重要解剖结构）有望实现[9, 14]。使用风险预测技术可能会替代触觉反馈；除了手术禁区概念外，还有以视觉或听觉线索为对象的研究，旨在帮助外科医生测量操作应力（视觉力反馈）[10]。

九、重新定义远程手术

尽管使用机器人系统进行远程手术的最初理想并未随着该系统的引入而被广泛采用，但通信技术的进步可能会开启远程应用的新时代。这可能包括远程监护、专家援助和实时术中会诊[12]。

总结

具有创新技术的新一代机器人平台正以前所未有的速度展现出来。手术的创新为机器人手术的未来开启了无限的可能性。这些进步不仅将继续提高手术机器人的适用性，还将允许把手术入口从多个切口转变为更小的切口、具有单端口平台的单切口，甚至朝着转变为具有腔内无切口的设计方向发展。最后，随着 AI 和 VR 技术的发展，自主手术和远程监护即将出现。

参考文献

[1] Kwoh YS, Hou J, Jonckheere EA, Hayati S. A robot with improved absolute positioning accuracy for CT guided stereotactic brain surgery. IEEE Trans Biomed Eng. 1988;35(2):153–60.

[2] Schleer P, Drobinsky S, de la Fuente M, Radermacher K. Toward versatile cooperative surgical robotics: a review and future challenges. Int J Comput Assist Radiol Surg. 2019;14(10):1673–86.

[3] Leal Ghezzi T, Campos CO. 30 Years of robotic surgery. World J Surg. 2016;40(10):2550–7.

[4] Hockstein NG, Gourin CG, Faust RA, Terris DJ. A history of robots: from science fiction to surgical robotics. J Robot Surg. 2007;1(2):113–8.

[5] Intuitive Surgical I. Annual report 2018. 2018. Available from: http://www.annualreports.com/ HostedData/AnnualReports/PDF/NASDAQ_ISRG_2018.pdf.

[6] Smith R. Robotic surgery: the future is already here. 2019. Available from: https://www.linkedin.com/pulse/ robotic-surgery-future-already-here-roger-smith.

[7] Medtronic. Robotic-assisted surgery (RAS) analyst. Updated 2019. Updated 24 Sept 2019. Available from: http://investorrelations.medtronic.com/ static-files/75f6cb56–5c12–440f–8e1a–1cc7bc6182e1.

[8] Namdarian B, Dasgupta P. What robot for tomorrow and what improvement can we expect? Curr Opin Urol. 2018;28(2):143–52.

[9] Gosrisirikul C, Don Chang K, Raheem AA, Rha KH. New era of robotic surgical systems. Asian J Endosc Surg. 2018;11(4):291–9.

[10] Brodie A, Vasdev N. The future of robotic surgery. Ann R Coll Surg Engl. 2018;100(Suppl 7):4–13.

[11] Peters BS, Armijo PR, Krause C, Choudhury SA, Oleynikov D. Review of emerging surgical robotic technology. Surg Endosc. 2018; 32(4):1636–55.

[12] Aruni G, Amit G, Dasgupta P. New surgical robots on the horizon and the potential role of artificial intelligence. Investig Clin Urol. 2018;59(4):221–2.

[13] Leonard S, Wu KL, Kim Y, Krieger A, Kim PC. Smart tissue anastomosis robot (STAR): a vision-guided robotics system for laparoscopic suturing. IEEE Trans Biomed Eng. 2014;61(4):1305–17.

[14] Marecik S, Kochar K, Park JJ. Current status and future of robotic colorectal surgery. Dis Colon Rectum. 2019;62(9):1025–7.

第 31 章　人工智能与计算机视觉
Artificial Intelligence and Computer Vision

Sam Atallah　著

王道峰　译

一、背景

视觉是人类认知最重要的一个方面。生物视觉系统的进化极其重要，它在大约 5.4 亿年前便促使地球上物种类型朝着生物多样性爆发式演化[1]。人类以及大多数灵长类动物大脑的近一半都用于处理视觉信息，使其能够看到环境并与之互动。作为人类，我们自然而然地演化出对周围环境的视觉感知和解释周围环境的能力。

虽然视觉是人类的本能，但对机器来说却是一个极其复杂的挑战。虽然计算机视觉和人类视觉有根本的不同，但大脑处理视觉刺激的一些重要方面是现代计算机视觉的基础。因此，我们必须首先了解动物形成视觉的过程。Hubel 和 Wiesel 等在 20 世纪 50 年代后期进行了一项关键的研究：采用电生理学研究猫的视觉感知。在这个动物模型中，他们研究了哪些视觉刺激会导致初级视觉皮质神经元的激活。重要的实验结果表明，定向边缘的简单图像会促使这种神经元激活，而且视觉感知似乎"始于"对物体边缘和方向性边界的诠释[2]。

1963 年，Larry Roberts 发表了一篇代表了对计算机视觉的最初见解之一的作品。从本质上讲，作者通过定义形状边缘来定义几何形状的思想来诠释计算机视觉[3]。在 20 世纪 70 年代，David Marr 在 Hubel 和 Wiesel 的基础上，建议可以将图像直观地分解为"原始草图"，这意味着可以首先将图像解构为其关键界限、边界和边缘，其目的是为了渲染实际 3D 视野[4]。

然而，与今天的标准相比，20 世纪 70 年代计算机速度、计算机能力和图形图像渲染能力都非常差，这使得计算机视觉的创造能力难以实用，而更多地停留在理论层面。利用图像结构[5]和广义柱体[6]的

方法是将图像分解为简单部分或几何特征的两种方法。例如，一辆卡车的图像可以分解成圆圈来表示车轮，矩形来表示车厢。因此，复杂的物体和图像被简化成几何的原始部分，这些部分之间的距离和彼此之间的关系是机器对图像进行分类的依据。这种将图像分解成原始部分的方法一直持续到 20 世纪 80 年代[7]。

由于计算机能力有限，而且在互联网、数码相机以及图像采集和存储之前的时代，计算机视觉非常有限，不适合在现实世界中使用。尽管如此，对计算机视觉的研究仍在继续，在 20 世纪 90 年代末，人们开始产生将场景或图像分解成各个部分的想法[8]。在这里，计算机将把图像的各个部分组合在一起，就像人类将一个大型拼图中的类似碎片组合在一起一样，即使拼图的图像是未知的。在这个类比中，一个人可能只知道它们看起来相似，但不知道实际的图片最终会是什么。然而，计算机使用像素来代替拼图，将类似的像素放在一幅图像中，这个过程被称为图像分割[8]。

今天，我们知道，即使是复杂和独特的数字图像，如人脸，也可以被面部识别软件识别，这在许多机场安检设施、智能手机（如 iPhone X 及以后）和各种社交媒体平台（如 Facebook）中都是相当普遍的。但在个人面部识别技术出现之前，必须要有能够识别人脸的计算机。2001 年，实时人脸检测技术[9]被引入，到 21 世纪初中期，第一批具有人脸识别功能的数码相机（在相机的取景器上，通常以绿色方形勾勒出人脸）问世了。

在开发人脸（一般性人脸）检测的时候，使用图像特征作为图像可定义属性的概念开始用于计算机视觉。这意味着任何对象都可以分解出更小的特征。

例如，一张脸是由眼睛、鼻子、嘴唇、耳朵、下颌等特征组成的。将图像分解为基本特征的想法是，当物体出现在不同的有利位置和相对于摄像机角度的位置时，机器更容易识别物体。这允许机器查看和跟踪对象的较小方面，从而在视点（例如）发生变化时识别该对象[10]。2006 年，随着空间锥形匹配技术的进步，该技术取得了进一步的发展[11]，它本质上允许计算机根据给定的特征确定任何给定的图片所代表的场景。例如，如果一个场景的一个特征被识别为太阳，那么这将提示机器寻找周围的可能是天空。以类似的方式，梯度直方图（histogram of gradient，HoG）[12]和可变形部件模型[13]被用于帮助机器识别人体形态。

随着 21 世纪初中期以来计算机能力的提高，以及互联网上数字图像数量和质量的提高，大规模的图像分析成为可能，计算机科学家在现实环境中评估各种算法的能力变得更加实际。因此，PASCAL 视觉对象挑战等项目，包括 20 个图像类，每个类别 10 000 张图像，用于训练机器识别各种对象，到 2010 年准确率逐渐提高到约 40%[14-17]。此外，一个更庞大的项目名为 Imagenet[18]，其目标是利用 1400 万张图片对大多数（22 000 个）物体进行分类。

Imagenet 对图像分类的初始精度显示，28% 的图像被错误分类，但在 2012 年，这一数据显著改善，分类错误率下降到 16.4%。这是计算机视觉的一个重要里程碑。这一年，卷积神经网络首次应用于 Imagenet，显示了很高的准确性。到 2015 年，利用卷积神经网络进行图像分类已经成为计算机视觉的标准；经过进一步的优化，准确率提高到仅有 3.57% 的错误率，低于人类标记同一数据集的错误率（5.1%）。Krizhevsky 等[19]在 2012 年将卷积神经网络应用于图像识别的开创性工作，是基于 LeCun 等在 1998 年[20]提出的想法，这些方法相互之间非常相似。

到 2020 年，互联网上交换的大部分数据和带宽都是基于图像和视频的，并且基于图像的数据量一直在以惊人的速度增长。例如，在你阅读这句话的 10s 内，有另外 50h 的视频将被上传到 YouTube。这类内容可以输入机器，为机器学习和计算机视觉提供重要的训练集。

二、机器学习

机器学习是 AI 的一个重要分支，可以用于分类（如图像分类）和预测（特别是基于多维数据进行预测的能力）。机器学习可以是统计学习，包括自然语言处理和语音识别；或者深度学习。现代计算机视觉中使用的卷积神经网络利用了深度学习，正如我们将看到的，深度学习由若干层或堆栈组成。堆栈越深，卷积神经网络就越复杂。机器学习也可以分为不同的类别：有监督学习、无监督学习和强化学习（图 31-1）。在监督学习中，机器是在包含答案或解决方案的数据集上训练的。例如，在外科手术中，想象我们可以通过训练计算机识别各种解剖目标（如指向目标并告诉它这是肝脏）。在无监督学习中，计算机必须自己找出解决方案或确定图像分类。通过强化学习，计算机被赋予一个目标（如赢得一场游戏），程序按照特定的规则编程，然后允许通过反复试验和错误来操作和改进。换句话说，计算机从错误中学习。

图像分类的评估需要一个训练图像集，一个验证图像集，最后一个测试图像集（图 31-2）。卷积神经网络和图像识别的思想是一种无监督机器学习的形式，在这种学习中，计算机使用已知的信息，如图像特征，来确定任何给定对象的标签（即名称）。在外科应用中，这是一个解剖结构。其目标是利用机器学习的能力，可能通过云接口来帮助识别手术中的关键结构和手术地标。最终，这种技术将被应用到下一代机器人系统中。

三、理解卷积神经网络

卷积神经网络并不像想象的那么难理解。让我们用一个非常简单的例子来说明卷积神经网络是如何识别图像的：大写字母 X。这可以分解成一个 2D 像素数组。让我们假设"X"由一个 6×6 像素的数组表示（图 31-3）。像素阵列可以分解，这样每个像素就可通过给定一个值来定量表示。我们选择一个简单的例子来表示这两个值：+1 像素用黑色表示，-1 像素用白色表示。现在，我们的目标是让计算机确定它正在看的是什么（字母 X），而不考虑可能发生的变化，如不同的笔迹。换句话说，我们需要计算机不仅仅能够识别字母 X 的"教科书"版本；我们需要它来识别不同的形式。例如，在外科手术中，我们希望计算机视觉能够识别关键结构，如胆总管或输尿管，尽管在训练阶段提供给机器的例子存在差异。记住，计算机是非常"字面"而死板的。这

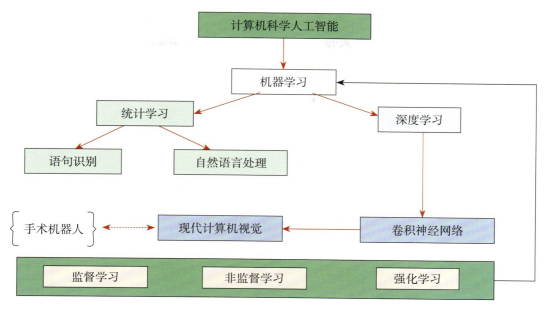

▲ **图 31-1　AI 示意**

突出显示了机器学习如何被分为两类，深度学习和统计学习。卷积神经网络涉及深度学习，是未来 10 年计算机视觉发展的重要途径。机器学习也可以根据所使用的方法进行分类。机器学习主要有三大类：有监督学习、非监督学习和强化学习

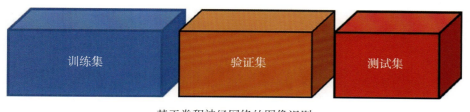

基于卷积神经网络的图像识别

◀ **图 31-2　计算机视觉的机器学习路径**

以计算机视觉为例，使用测试图像对卷积神经网络进行评估是非常重要的。验证图像集允许在真实环境实现之前建立图像分类精度

1	-1	-1	-1	-1	1
-1	1	-1	-1	1	-1
-1	-1	1	1	-1	-1
-1	-1	1	1	-1	-1
-1	1	-1	-1	1	-1
1	-1	-1	-1	-1	1

▲ **图 31-3　大写字母 X 的 6×6 像素阵列示例**

在这个简单的例子中，像素要么全黑（+1），要么全白（-1）。这将在本章中用于说明机器学习和卷积神经网络的原理

意味着，如果我们训练它们识别字母 X，或任何图像，然后向机器展示确切的图像，它们会被识别出来，但如果只是轻微改变，没有深度学习算法，它们就不会被识别出来。

卷积网络通过将图像分解成更小的特征，帮助计算机识别结构和物体。在我们的字母 X 的例子中，像素可以分解成 4 条对角线，其中 2 条向上倾斜，2 条向下倾斜，并有一个中心点相交。因此，在本例中，我们将每条对角线定义为这幅图像的特定特征（图 31-4），由于其中两条对角线是相同的，所以 X 只由两个特征组成。我们可以将 X 的交叉点定义为一个特性，但是为了简单起见，我们将 "X" 限制为两个特性 ［ 向上倾斜（/）和向下倾斜（\）线 ］。

卷积神经网络的第一步是将已知的特征与手头的图像进行比较。在我们的例子中，一个 3×3 的特征（来自给定训练集的数据）与图像 "X" 来检查

它是否适合以及适合程度如何，这个过程叫作滤波。可以把它看作是一种计算机可以判断给定特征与给定图像匹配程度的方法（已知特征，但计算机不知道正在分析的图像）。这种试图在图像的每个可能部分拟合和评估匹配的接近性的行为定义了一个卷积，

通常用符号⊗表示。图 31-5 展示了由计算机进行卷积的过程。虽然计算机计算每个 3×3 像素数组的值，以数学上确定已知特征与"X"图像之间的相似或不同，它类似于人类在拼图时，问自己"拼图适合这里……或者那里吗"，一边在拼图游戏中尝试每一个

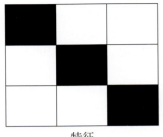

特征

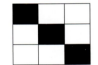

特征

◀ **图 31-4　图像的特定特征定义**

所有的图像都可以分解成更小的部分，称为特征。在这里，我们已经确定了组成字母 X 的两个特征之一，即向下倾斜的斜线，并用红色方块突出显示。这个相同的特征出现在 6×6 像素阵列的两个部位

▲ **图 31-5　卷积神经网络的基本原理**

在这里，计算机系统地尝试将特征放置在图像中的每一个可能位置（红色方块），以寻找最佳匹配（滤波过程）。这就像人类可能会试图把拼图中的一块放在每一个可能的地方，直到找到最合适的。在一幅图像中尝试每一个可能的位置，以找到最适合给定特征的位置，这种行为称为卷积，通常用符号⊗表示。因此，卷积只是计算机为已知特征找到最佳匹配的一种方法

可能的位置。

计算机不能像你我一样看东西，所以它必须把像素转换成代表像素色度和亮度的数字。它将像素相乘，然后除以给定帧中的总像素。在这里，我们的特征是一个 3×3 像素阵列，目标是比较像素。让我们考虑一个模式，其中测试图像与特征几乎匹配，仅差一个像素（图 31-6）。

在数学上，这可以表示为以下公式 31-1。

$$
\begin{array}{ccc} +1 & -1 & -1 \\ -1 & +1 & -1 \\ -1 & -1 & +1 \end{array} \qquad \begin{array}{ccc} +1 & +1 & -1 \\ -1 & +1 & -1 \\ -1 & -1 & +1 \end{array} \qquad (\text{公式 31-1})
$$

现在将已知特征对应的像素与图像相乘，我们可以计算出相似度，见公式 31-2。

$$
\frac{\begin{array}{l}(1\times1)+(-1\times1)+(-1\times-1)+\\(-1\times-1)+(1\times1)+(-1\times-1)+\\(-1\times-1)+(-1\times-1)+(1\times1)\end{array}}{9}
$$
$$
\frac{1+-1+1+1+1+1+1+1+1}{9}
$$
$$
\frac{8}{9}=0.89 \qquad (\text{公式 31-2})
$$

在某种意义上，这两个数字可以被认为有 89% 的相似性，因为它们只相差一个像素。更通俗地说，对于任意特征数组（xa, ya），与图像数组（xb, yb）的相似度表示为以下公式 31-3。

$$
\begin{array}{ccc} a_1 & a_2 & a_3 \\ a_4 & a_5 & a_6 \\ a_7 & a_8 & a_9 \end{array} \qquad \begin{array}{ccc} b_1 & b_2 & b_3 \\ b_4 & b_5 & b_6 \\ b_7 & b_8 & b_9 \end{array} \qquad (\text{公式 31-3})
$$

Sigma 符号可以表示任意两个像素矩阵的乘积如下公式 31-4。

$$
\sum_{x=1}^{n}\sum_{y=1}^{n}\left(a_{x,y}\times b_{x,y}\right) \qquad (\text{公式 31-4})
$$

现在乘积的和可以除以数组中的像素个数 n_p，如下所示公式 31-5。

$$
\frac{\sum_{x=1}^{n}\sum_{y=1}^{n}\left(a_{x,y}\times b_{x,y}\right)}{n_p} \qquad (\text{公式 31-5})
$$

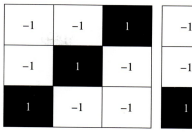

▲ 图 31-6　卷积神经网络匹配图像示例

卷积神经网络并不是要教会计算机识别精确匹配的图像，而是要教会计算机识别不精确的图像，这样如果图像足够接近和相似，它们就会被归入同一类别。这里，一个已知的特征（左）显示在一个测试图像（右）旁边。3×3 像素阵列的不同之处是一个黑色像素而不是一个白色像素。数学模型可以预测这个差异，并最终确定训练和测试图像是否足够相似，从而被归类为相同的图像

这是一个确定训练集特征和测试图像之间的相似度（特征匹配的可能性）的通用方程。

回到我们的图像 "X" 的例子，我们可以使用向下倾斜（\）的特征和向上倾斜（/）的特征进行卷积。利用所有已知的特征，并将它们卷积到图像中的每一个可能的位置；寻找最佳匹配产生卷积层。也就是说，每个特征输出一个"映射"，表示它在图像中的最佳匹配。每一个都代表一个额外的信息层次，帮助计算机从数学上"看到"整体图像。所以，就像物理层一样，层可以被堆叠，我们可以确定或设置层的数量以及它们的相对排列，因为它们是模块化的。卷积神经网络中重要的一点是，系统在可堆叠的数据排列中工作稳定且高效，像堆积乐高积木，甚至做一个三明治，你可以决定堆奶酪上的肉或在两片奶酪间堆西红柿，用一片面包堆在中间等。能够按照我们想要的任何顺序排列卷积神经网络堆栈，是这个设计的一个重要方面。

现在，我们已经获取了我们的数据集，执行一个或多个卷积⊗，并将它们放入堆栈中。下一步是池化（表示为符号▷），这在图像识别过程中是非常重要的。池化▷可以做两件事。首先，它将大大减少整体图像到一个更易于处理的大小。其次，更重要的是，它将允许在解释图像时具有更多的可变性。

池化▷需要使用预设的窗口大小和步幅遍历经过过滤的图像，并为任何给定窗口中的像素赋值最大值。假设窗口大小为 4 个像素，4 个像素组的最大值为 0.95。然后这组 4 个像素将减少到一个像素，最

大值为 0.95。在池化过程中，0.9 像素在 4 像素数组中的位置并不重要，因此这具有一定的灵活性，可以接受变化，从而使计算机视觉更"人性化"，并使其不那么字面化。这对于识别图像不完善来说是非常重要的；例如，摄像机角度的变化以及现实世界中图像和模式识别的其他障碍。

在卷积神经网络中，下一步或层称为归一化，这是使用校正线性单元（rectified linear unit，ReLU；R）归一化滤波像素值的过程；ReLU 的方法论超出了本章节的介绍范围。然后，经过过滤和再过滤的卷积神经网络的输出经过最后一个投票阶段，即所谓的全连接层（图 31-7）。在这里，计算机必须根据卷积神经网络的分析做出最终决定，确定图像是什么。它以线性数组或向量（即特征值）的形式列出像素，然后每个像素值都计入标记对象的总体投票。这是因为对象分类器必须从一组已建立的图像类别中进行选择，所以最终的输出实际上是对每个类别进行排序的数字投票。这样，计算机就可以为字母"X"的图像生成一个加权分数，例如，一个加权分数是字母"T"和"O"。投票的权重是这样的，那些正面预测图像的单位比那些不正面预测图像的更有分量。

另外，重要的是要理解全连接层本身可以堆叠，类似乐高。这意味着计算机可以投票，投票的结果可以用于下一次投票的输入。这样的中间投票不计算在内。事实上，它们并不是图像识别中最终答案的一部分。因此，它们通常被称为隐藏层（图 31-8）。

四、超参数

超参数允许计算机工程师控制神经网络中的各种设置。它不是由计算机学习的东西，而是由用户完全控制设置的参数。示例包括设置特征细节，例如特征的数量和像素大小。例如，一个特征可以是人眼，或者用户可以在人眼中包含多个特征，如眼睑、虹膜、眉毛和巩膜。用户还可以设置池化窗口的大小和幅度，并且还可以修改全连接网络中的参数。因此，超参数就像是对系统进行手动控制，让计算机科学家通过切换卷积神经网络中不同的参数来设计和试验不同的设置。

五、损失函数

在计算机视觉中，表示错误率是很重要的。更明确地说，我们需要知道要求计算机标记一个对象的次数和计算机标记错误的次数。这本质上叫作代价函数或损失函数 L_i。损失函数 L_i 在（x_i，y_i）示例，x_i 为图像（像素阵列），y_i 为整数标号（例如，我们希望计算机能够预测的物品或物体），通常表示如下

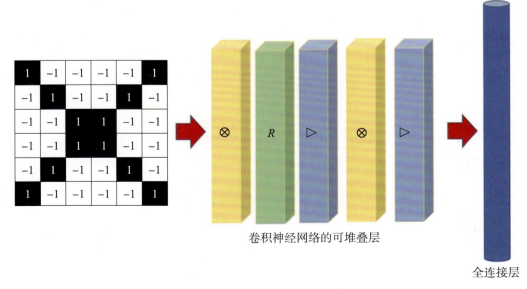

卷积神经网络的可堆叠层

全连接层

▲ 图 31-7　卷积网络结构模型

图示如何通过第一次卷积分析初始图像（我们熟悉的大写字母"X"的例子）⊗，然后用 ReLU，R 归一化，池化 ▷，接着增加一个卷积层⊗和池化层 ▷，然后进入最后一个步骤，即全连接的"投票"层。卷积神经网络的一个重要方面是排列的能力"堆叠"，这些层以多种方式排列，就像排列乐高积木一样

公式 31-6。

$$\{(x_i, y_i)\} \lim_{i=1} N \qquad \text{（公式 31-6）}$$

对于图像评分，$s=f(x_i, W)$，其中 W 为分配给图像的权重或参数（参数化方法，汇总所有从训练数据中得到的信息），则为如下公式 31-7。

$$L_i = \sum_{j \neq y_i} \max(0, s_j - s_{y_i} + 1) \qquad \text{（公式 31-7）}$$

这个方程告诉我们什么？这意味着，当计算机正确地对一个对象进行分类，并且最接近的分数处于 +1 或更多的安全边际值时，那么所造成的损失（错误率）为 0：计算机是正确的。但是，当计算机对一个对象进行了错误的分类，或者正确地对该对象进行了分类，但另一个对象的得分与正确对象的得分相比小于 1 时，那么它要么太接近，要么完全错误，就会产生损失，计算值越不正确，损失函数越高，计算机识别对象的能力就越差。

为了理解这一点，让我们假设在三个不同类别的对象上有 3 个训练示例。我们将使用如图 31-9 所示的临床图像。在这里，计算机必须能够从真实世界的场景中识别电凝钩、胰腺和回盲瓣。图像中会显示假设的输出分数，最高的分数代表计算机对图像分类的最终决定。你可以在这个例子中看到电凝钩被正确识别，但是回盲瓣和胰腺被错误识别。让我们使用上面的公式来计算每种情况的损失。胰腺图像中，回盲瓣评分较高，为 8.1 分；胰腺评分大于电凝钩评分，超过 +1 的差值，两者之间的损失为 0，

而胰腺（5.6）和回盲瓣（8.1）的损失为两者之间的绝对差值加 1，即 |（5.6-8.1）|+1=3.5。类似地，损失函数回盲瓣图像的 L_i 值为 4.0。计算机正确识别了电凝钩，训练集中的其他对象（胰腺和回盲瓣）与电凝钩评分相比都为 >+1 分，因此该训练样本的 L_i 损失为 0。

我们可以确定所提供的训练集的总损失函数。它是损失之和除以 N 个图像类别数，见下公式 31-8。

$$\frac{(3.5 + 0 + 4.0)}{3} = 2.5 \qquad \text{（公式 31-8）}$$

更一般地说，这可以表示为公式 31-9。

$$L = \frac{1}{N} \sum_{i=1}^{N} L_i \qquad \text{（公式 31-9）}$$

最后，数据丢失应包括一个正则化术语，以防止模型变得过于复杂；它基于这样一个公理：简单的方法通常比迂回的方法更好。完整的表达式可以写成公式 31-10。

$$L(W) = \frac{1}{N} \sum_{i=1}^{N} L_i \left[f(x_i, W), y_i \right] + \lambda R(W) \qquad \text{（公式 31-10）}$$

对于数据集 (x, y) 的评分函数，$s=f(x; W) \rightarrow Wx$（有效的线性分类器）。这里加入 $\lambda R(W)$ 项，表示模型的正则化因子。就我们的目的而言，常量的值并不重要，而且超出了本章的范围。

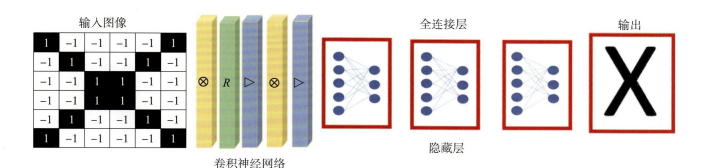

▲ 图 31-8 从测试图像输入到最终的计算机标记输出的整个卷积神经网络层

注意，全连接层也可以堆叠。这意味着存在中间（隐藏）层，其输出为下一个层的输入提供信息。只提供最终输出，在本例中是字母 X 的标签。这是一个非常简单的视图，通常在计算机视觉中，计算机会给最终的标签打分；分数越高，表明图像被正确分类的可能性越大

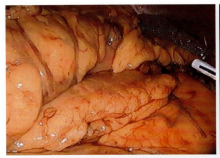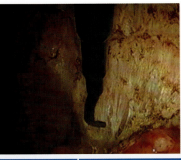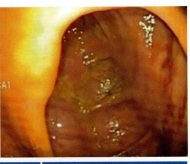

图像分类为（最高分）	评分 - 显示胰腺图像	评分 - 显示电凝钩图像	图示回盲瓣图像
胰腺	5.6	4.0	5.3
电凝钩	−2.3	10.8	−4.6
回肠盲肠瓣膜	8.1	2.3	2.3
损失函数	3.5	0	4.0

▲ 图 31-9 来自真实世界的外科手术病例视频测试图像

计算机要对每一项分类。通常，输出以数字分数表示：评分越高，图像就越有可能被正确分类。在这个假设的例子中，只有电凝钩被正确分类。不正确的分类代表了一个损失函数（错误率），必须进行评估。在这里，计算每个图像类别的损失值（请参阅文本）

然而，反向传播使用了误差信号（实际答案与正确答案之间的差值），网络自动调整并从其误差中学习，从而调整网络中的一些方面，如投票权重。

梯度下降是对卷积神经网络的参数做微小的改变，从而使误差最小化，使正确的图像识别最大化的过程。

参考文献

[1] Parker A. In the blink of an eye: how vision sparked the big bang of evolution. Cambridge, MA: Perseus Publishing; 2003.

[2] Hubel DH, Wiesel TN. Receptive fields of single neurones in the cat's striate cortex. J Physiol. 1959;148(3):574–91.

[3] Roberts LG. Machine perception of three-dimensional solids. (Doctoral dissertation, Massachusetts Institute of Technology) 1963.

[4] Marr D, Poggio T. A computational theory of human stereo vision. Proc R Soc Lond B Biol Sci. 1979;204(1156):301–28.

[5] Fischler MA, Elschlager RA. The representation and matching of pictorial structures. IEEE Trans Comput. 1973;100(1):67–92.

[6] Brooks RA, Creiner R, Binford TO. The ACRONYM model-based vision system. In: Proceedings of the 6th international joint conference on artificial intelligence-volume 1, 20 Aug 1979 (pp. 105–113).

[7] Lowe DG. Three-dimensional object recognition from single two-dimensional images. Artif Intell. 1987;31(3):355–95.

[8] Shi J, Malik J. Normalized cuts and image segmentation. IEEE Trans Pattern Anal Mach Intell. 2000;22(8):888–905.

[9] Viola P, Jones M. Rapid object detection using a boosted cascade of simple features. In: Proceedings of the 2001 IEEE computer society conference on computer vision and pattern recognition. CVPR 2001, 8 Dec 2001 (Vol. 1, p. I). IEEE.

[10] Lowe DG. Object recognition from local scale-invariant features. In: Proceedings of the seventh IEEE international conference on computer

vision, 20 Sep 1999 (Vol. 2, pp. 1150–57). IEEE.

[11] Lazebnik S, Schmid C, Ponce J. Beyond bags of features: Spatial pyramid matching for recognizing natural scene categories. In: 2006 IEEE Computer Society Conference on Computer Vision and Pattern Recognition (CVPR'06), 17 June 2006 (Vol. 2, pp. 2169–78).

[12] Dalal N, Triggs B. Histograms of oriented gradients for human detection. In: 2005 IEEE computer society conference on computer vision and pattern recognition (CVPR'05), 25 Jun 2005 (Vol. 1, pp. 886–93). IEEE.

[13] Felzenszwalb P, McAllester D, Ramanan D. A discriminatively trained, multiscale, deformable part model. In: 2008 IEEE Conference on Computer Vision and Pattern Recognition, 23 Jun 2008 (pp. 1–8). IEEE.

[14] Everingham M, Van Gool L, Williams CK, Winn J, Zisserman A. The pascal visual object classes (voc) challenge. Int J Comput Vis. 2010;88(2):303–38.

[15] Everingham M, Van Gool L, Williams CK, Winn J, Zisserman A. The PASCAL visual object classes challenge 2007 (VOC2007)results.

[16] Everingham M, Zisserman A, Williams CK, Van Gool L, Allan M, Bishop CM, Chapelle O, Dalal N, Deselaers T, Dorkó G, Duffner S. The 2005 pascal visual object classes challenge. In: Machine Learning Challenges Workshop, 11 Apr 2005 (pp. 117–76). Springer, Berlin, Heidelberg.

[17] Everingham M, Eslami SA, Van Gool L, Williams CK, Winn J, Zisserman A. The pascal visual object classes challenge: a retrospective. Int J Comput Vis. 2015;111(1):98–136.

[18] Russakovsky O, Deng J, Su H, Krause J, Satheesh S, Ma S, Huang Z, Karpathy A, Khosla A, Bernstein M, Berg AC. Imagenet large scale visual recognition challenge. Int J Comput Vis. 2015;115(3):211–52.

[19] Krizhevsky A, Sutskever I, Hinton GE. Imagenet classification with deep convolutional neural networks. In: Advances in neural information processing systems, 2012. (pp. 1097–105).

[20] LeCun Y, Bottou L, Bengio Y, Haffner P. Gradient-based learning applied to document recognition. Proc IEEE. 1998;86(11):2278–324.

第 32 章 外科手术的未来
The Future of Surgery

Rebecca A. Fisher　Suewan Kim　Prokar Dasgupta　著

叶哲伟　译

即使在当今社会，想要准确预测外科手术这样一个包含很多不定因素领域的未来发展也无从谈起。回顾手术史，经常是最意想不到的发现改变了外科手术的方式，比如幽门螺杆菌对胃癌发展的影响。本章将列出我们认为可能会影响未来 50 年外科手术发展的重要方向。为了确保本书在未来读者看来依然具有前瞻性，我们选择了受现有水平制约但未来极有可能促成外科手术重大突破的技术，其中大多技术目前尚在早期应用阶段。英国 *Topol Review* 杂志曾在 2019 年总结道，人们期待的进步需要对人员和技术进行大量投资，包括对技术发展的长期重视[1]。

我们将从生物医学领域的进展说起，该领域的进步将提升我们应用基因组学和再生医学，在细胞水平上治疗患者的能力。然后，我们将讨论能够为外科医生和患者提供更多信息的技术，如 VR 技术、AR 技术和 3D 打印技术。最后，随着数字化手术的不断发展，我们还会讨论未来可能出现的挑战，如数据保护和医学伦理问题。

一、基因组学

在未来，一个逐渐显著的方向是在日常医疗实践中使用基因组学技术。目前基因检测最广泛的应用是检测罕见疾病和癌症，例如，乳腺癌、卵巢癌，以及多发性内分泌瘤患者的 *BRCA* 基因检测。

在英国，10 万基因组计划（the 100 000 Genome Project）于 2012 年启动，联通英国 NHS 数据库，这意味着完成测序的基因组可以直接匹配患者医疗记录。2018 年 12 月，10 万个全基因组完成测序[2]。该计划旨在提高我们对个人和群体水平基因组的理解，并提出了新的挑战，即我们如何利用这种所谓

的大数据，来识别具有诊断意义或预后价值的基因序列[3]。诸如此类的大型项目有助于技术的发展，使基因检测更便宜、更快捷，从而使更多的患者从中受益。

随着这种技术更广泛的应用，我们可能会发现基因组学的应用在多学科团队决策中逐渐常规化，这使定制针对性遗传学治疗（即个性化医疗）成为可能。还可以预见的是，日后有家族性癌症风险的患者进行预防性手术的数量会增加，就如我们现在对具有 *BRCA* 基因突变的患者提供预防性乳房切除术一样。

在未来，更常见的可能是另一种基因检测方式，即通过外周血取样，检测释放到血液中的游离肿瘤 DNA 或 RNA，通过"液体活检"的方式来检测癌症[4, 5]。这可以减少侵入性活检的需求及其相关疾病的发病率，并降低患者、医生和医疗系统三方的成本。

二、再生医学

另一个在细胞水平备受关注的领域是再生医学。该领域主要研究因年龄、先天性缺陷、疾病和创伤而功能受损的组织的愈合、替换或再生[6]。它涉及组织工程之类的技术，并需要使用治疗性干细胞和基因疗法。

组织再生的一种方法是植入合成物，如生物活性玻璃，来刺激组织自愈。生物活性玻璃是一种具有成骨特性的材料[7]，如 Bonalive®，目前用于创伤、骨髓炎、脊柱手术和乳突手术的一种生物活性玻璃，该材料能够在促进骨形成的同时抑制细菌的生长[8, 9]。

现在有越来越多的人在机体无法自愈时，选择

通过在体外培养组织，再将它们植入体内的方法来恢复功能。该方法在目前临床治疗中已经有多种应用场景，主要是用于软骨或皮肤修复[10]。迄今为止，软骨的体外培养是该技术的主攻方向，因为软骨没有自己的血管组织，这对于其体外培养一直是一个挑战。已经问世的此类产品，如 Carticel®，它由自体培养的软骨细胞组成。这些软骨细胞提取自患者自己的股骨软骨，随后在体外进行培养，然后将其移植到缺损部位。Carticel® 于 1997 年被美国 FDA 批准，是第一个细胞疗法产品，已经在临床上使用了一段时间，它被用于急性或重复性创伤后有症状的股骨髁软骨缺损[11]。尽管现有的治疗方法致力于促进组织的修复和再生，但它们都不能彻底治疗损伤或疾病[12]。

再生医学一直追求的目标是如何在体外培养与人体基因匹配的器官来进行移植。随着发达国家人口的老龄化，对器官移植，尤其是心脏等器官的需求比以往任何时候都要大，这给现有的卫生医疗体系带来了极大的挑战，因为移植的器官只能来自该器官健康的已故捐赠者。从 2018 年 4 月到 2019 年 3 月，英国有 290 名患者等待心脏移植，但只有 181 颗心脏可用，这是器官严重短缺的例证[13]。并且对移植受者来说，同种异体组织具有终身的排斥风险和免疫抑制的不良反应（即移植物抗宿主病）。

目前，解决这些问题有以下三种思路：①在活体动物，比如猪体内构建人体器官；②将"器官芽"移植到患者体内，然后诱导有效的血管化；③通过用细胞填充细胞骨架支架来实现器官再生[14]。

三、三维打印

3D 打印技术借由 CAD 设计数字 3D 模型，并通过逐层打印的方式来构造真实物体。在过去的几十年里，这项技术在许多领域得到应用，包括整形外科、神经外科和心脏外科。该技术也被用于定制假肢、术前手术规划和医学教育[15]。此外，增加了时间变量的 4D 打印也正在兴起，例如，4D 模型可以展示骨骼位置是如何随着运动变化的，使组织结构之间的时空关系可视化[16]。

3D 打印的临床应用逐渐广泛，其中一项应用是定制假肢来替换由于先天畸形、癌症或外伤而缺失的肢体。这项技术为假体的个性化定制提供了一种具有成本效益的方法，尤其是当患者对假体的需求变化较快时，如还在长身体的残疾儿童（图 32-1）。未来可能会有随着个人的生长情况而产生相应变化的假体[17]。这也为全球医疗事业发展带来了希望，因为假体成本的降低，意味着像 e-NABLE 这样的慈善机构能够为战区和自然灾害地区有需要的人们提供假肢[18]。此外，3D 打印面部器官，如鼻子、眼睛和耳朵的技术，也得到了相应的发展。当创伤性事

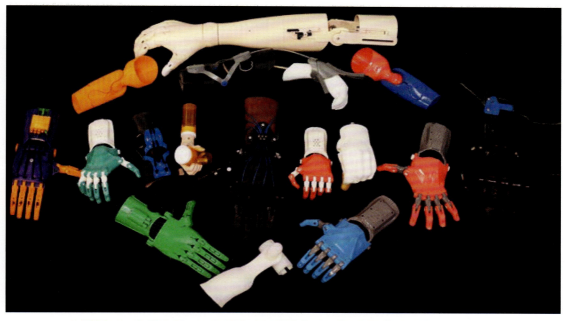

▲ 图 32-1　慈善机构 e-NABLE 制作的不同尺寸的 3D 打印假肢（引自 Jen Owen）

故发生或面部癌症手术后，患者可能会丧失很大比例的面部组织，3D 打印技术可以提供功能性和美学性修复。打印面部组织时，需要很多不同颜色和机械性能的材料，这点非常重要，因为假体的颜色需要和患者的肤色高度一致，以最大限度地减小色差，提升面容修复效果[19, 20]。

仅通过 2D 成像，可能很难理解个体解剖结构的复杂性。借助 3D 打印技术，外科医生可以在术前更精准地计划复杂或要求苛刻的手术[21]。这有助于改善临床成果，例如，缩短手术时间、减少失血和确保切缘阴性[22]。这项技术已经普遍用于颌面和矫形外科手术，并且有更多的领域开始使用它，特别是在为结构复杂的人体区域规划手术时，例如，患者特异性的脑动脉瘤模型可以供医生在术前练习如何使用夹闭术的夹子[23]。这种模型也可以进行消毒供术中使用。在未来，可能会有新技术的出现，使得模型的制造更加常规，这也将允许外科医生在临床中利用它们来进行患者教育及自我提升。

四、虚拟现实

数字技术中一个重大进展是 VR 技术，这项技术很有可能影响未来外科手术的发展。通过它我们可以在计算机模拟的 3D 虚拟环境进行实时交互。这可以用于对医生、医学生及患者的教育上。

近年来，外科手术培训的压力越来越大。《欧洲工作时间指令》(European Working Time Directive) 等立法，以及美国研究生医学教育认证委员会对普通外科住院医生实行每周 80 小时的工作时限，导致一些国家的临床工作量增加，工作时间减少，而培训时间则越来越有限。"见一个，做一个，教一个"的外科教学准则，在这个越发重视患者安全和诉求的时代已不再适用。这意味着，在临床实践中，与学员学习曲线相关的风险不再被接受。为解决这一问题，手术教学中模拟形式的技能培训项目有所增加，例如，目前学员非常熟悉的用于复苏模拟的数字化人体模型和用于腹腔镜技术培训的箱式模拟器。由于外科训练需要了解人体结构和手术平面，而 VR 可以高保真地还原手术情境，因此我们预计未来的手术培训将引入 VR 模拟技术。目前的 VR 训练一直受到模拟器成本的限制，能够用于临床训练的模拟器需要具有足够高的逼真度。然而，在未来希望这将成为更多医学院校和机构可以负担的选择[24]。

一些机构，如斯坦福大学的 VR 神经解剖学实验室，已经展示了如何在临床情境中使用 VR 与患者进行沟通[25]。我们相信，作为向患者解释复杂病理的一种有效方式，VR 可能会变得更加普遍。VR 技术已经被越来越多的医学院校用于帮助学生直观地理解 3D 解剖结构。随着这项技术的成本逐渐降低，这有望成为教学中的标准化组成。

五、增强现实

AR 不同于 VR，它可以将真实的物理环境与数字世界联系起来。它是通过将计算机生成的虚拟图像叠加在真实图像上实现的。这种技术最火的一个的例子，是 2016 年风靡全球的手机游戏口袋妖怪 (Pokémon Go)。AR 的进阶形式也被称为混合现实，也就是叠加图像和现实物体之间有更强的交互。

在外科手术中，AR 技术的大多数应用都是为临床医生提供更多视觉信息，包括扫描图像或术中传感器获得的图像等。后者实际应用的一个例子是美国纽约 AccuVein 公司的液晶静脉定位仪，该设备可以将静脉的实时图像投射到皮肤表面，帮助临床医生定位静脉，以便进行静脉穿刺和插管（图 32-2）。许多正在开发的技术可以在外科手术中将术前的摄片叠加到实时视频上，以便在微创手术时帮助预估解剖结构的位置。目前，这项技术的应用受到计算机计算能力的限制，因为它需要通过精确的渲染和

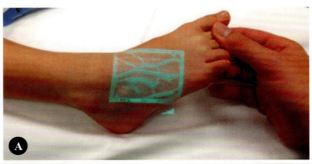

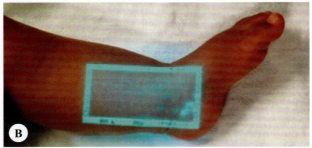

▲ 图 32-2　AccuVein 在临床中的应用（引自 Pirotte[26]）

最小的延迟将虚拟图像锚定到真实的结构上。预计，未来的技术将能够准确地实时应用患者扫描数据，这意味着外科医生在术中也能看到肿瘤的位置和关键结构[27]。

六、远程指导

在未来，远程指导手术技术很可能得到极大的发展，并成为手术的常规手段。远程指导技术能够使身处不同地区的外科医生在术中联网交流，相互学习。尽管现在远程医疗已经出现广泛应用，例如远程问诊，但术中远程指导仍是一项重大挑战[28]。迄今为止，许多远程指导技术要么因网络连接不稳定而行不通，要么需要专用网络连接，而这通常只为开创性病例的远程手术设置，不具备长期性[29]。当其他公司努力在较慢的本地无线连接上提供可靠的远程通信时（如远程通信公司 Proximie）[31, 32]，5G 互联网在该领域具有极大的潜力[30]。5G 触觉互联网能够帮助识别触觉运动，从而允许准确、即时地指导并记录外科医生的操作。此外，它也能帮助外科医生获得触觉反馈[30]。远程指导的潜力在于，能够更好地与其他地区的外科医生交流，这可以帮助我们在全球范围内实现手术技术的标准化。这种全球互联还节省了学习新的或复杂术式所需的出差成本[33]。Proximie 公司的远程指导模型总结了远程指导的用途，将其总结为"3P"模式，即准备（prepare）、执行（perform）和完美（perfect）（图 32-3）。

七、人工智能

AI 算法使机器能够通过识别、处理和预测的方式来完成人类才能完成的任务。AI 在医疗保健领域正在发挥着越来越重要的作用，因为我们在尝试用大数据通过模式识别来进行预测，从而推动机器学习和深度学习的进步。医疗保健领域正利用该技术来加强对异常数据的检测[34]。在病理学和放射学等专业领域，AI 算法可以用来提高识别恶性淋巴结的能力，包括识别高危淋巴结。

2016 年 11 月举行的乳腺癌淋巴结转移分类挑战赛（CAMELYON16 挑战）中，病理学家们和 AI 算法在规定时间内分析 200 多张载玻片。结果证明，AI 算法的判断接近于 11 位病理学家，可能某些算法表现更好。但应该注意的是，如果没有时间限制，病理学家的表现则与 AI 相当甚至更好[35]。人们相信，使用 AI 可以提高诊断和预测的准确性，从而改善患者的治疗效果[36, 37]。

八、机器人

机器人设备有很多优点，如可以执行对人类有

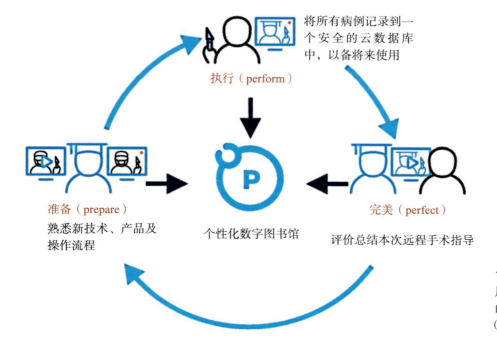

完整的解决方案

执行（perform）

将所有病例记录到一个安全的云数据库中，以备将来使用

准备（prepare）
熟悉新技术、产品及操作流程

个性化数字图书馆

完美（perfect）
评价总结本次远程手术指导

◀ 图 32-3　Proximie 的 3P 模式
用于概述远程指导在临床实践中的应用——准备、执行和完善（经 Proximie Ltd 许可转载）

害的任务，执行重复性的任务而不疲劳，帮助医生更精确地完成复杂手术[38]。机器人目前广泛应用于许多专业领域。与腹腔镜或开腹手术相比，机器人手术具有许多优势，包括3D可视化、图像放大、震颤消除和运动缩放。一些研究还表明，与传统开放式手术相比，机器人手术还有诸如减少出血量、减轻术后疼痛、缩短住院时间和减少并发症等优势[39]。

第四代达芬奇机器人（图32-4）是外科手术中最主要的商用手术机器人，与此同时Auris Health、美敦力（Medtronic）、CMR Surgical、Verb Surgical这些公司的新机器人手术系统已准备（或已经）进入临床应用。预计接下来10年，手术机器人的前景将更加广阔。尽管如此，达芬奇机器人目前仍是世界上应用最广泛的外科手术机器人。相比人类手臂，它的操作臂更细，更符合功效学，它的四条操作臂都安装了3D高清摄像头，这对于多象限的操作颇具意义。市场上还出现了同类机器人，如Revo-Ⅰ。Revo-Ⅰ具有开放式控制台和四臂系统等特点，2017年获韩国政府批准商用，2018年临床试验成功[34, 41]。

尽管主从控制式机器人有很多优势，但人类操作依然有失误的可能，因此机器人手术仍有改进的空间。通过不断地发展以增强机器人的功能，下一代机器人可能会具备触觉手套这样的功能，以提供更准确的触觉反馈或细胞级的图像导航[34]。未来的机器人系统可能会采用更高级的自动化和AI计算机驱动技术。

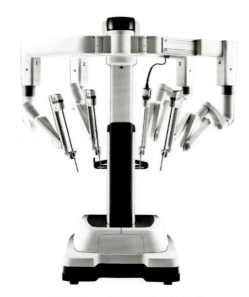

▲ 图32-4　达芬奇手术机器人
它有4个操作臂，这有利于多象限操作[40]（经 ©2020 Intuitive Surgical，Inc. 许可转载）

九、未来手术可能遇到的挑战

（一）数据安全

未来外科手术面临一个未知问题，那就是医疗保健系统如何在采用数字技术的同时保护患者数据的隐私性和安全性。目前，出于数据安全方面的考虑，数字技术在医疗保健系统的应用，远远落后于其他大型组织。例如，英国目前正在推动停止使用传真机和寻呼机系统，而这些技术早在几十年前就已经退出商界了[42]。本书中讨论的技术要想从研究领域应用到主流医疗保健领域，还需要做大量的工作来解决医疗数据相关的伦理和技术问题。一方面，需要提高医疗数据的安全性，特别是现如今医疗保健领域是网络犯罪最常见的攻击目标之一[43]。但另一方面，让医疗相关工作者有获取这些大数据的权限，可能会推动医学研究的重要进展和发现[44]。

（二）成本及伦理影响

另一个值得讨论的问题是这些技术的成本。引入仅可用于个别患者的技术，会进一步消耗卫生系统的资源，特别是在英国这样由于为少数患者使用昂贵技术而引发社会公正问题的国家。同时，由于更昂贵的外科培训（如VR培训）成为可选项，这也意味着，经费不太充足的机构中的受训人员可能会处于相对不利地位，并且可能只有在经费充足的机构就诊的患者，才有机会接受新技术的治疗。

可持续性也是未来各个医疗领域都要关注的问题，尤其是在目前看来相对落后的外科手术领域。外科手术从业人员已经习惯了环保理念缺失的手术，无菌意味着很多手术设备是塑料材质且一次性的，这产生了大量的浪费[45]。而且，新的技术发展意味着医院投资的设备可能在5年内就会被淘汰，从长远来看，这缺乏经济可持续性。此外，减少不必要的出差来减少全球碳排放的社会压力也越来越大。因此我们预计，在不久的将来，国际外科培训和合作可能会更加依赖于远程医疗。这也可能影响患者门诊随访的形式[46]。

总结

本书描述的数字化外科技术发展为外科手术光明的未来奠定了坚实的基础。这些技术的进步很可能会提高我们在细胞水平上预防和治疗疾病的能力，并允许为患者定制个性化手术。AI、VR、AR 和机器人技术的进步将为数字手术接下来 10 年的发展提供基础和框架。外科医生将通过这些新技术改善全球外科手术的格局，使更多患者能够获得程序标准、水平先进的外科手术治疗。

参考文献

[1] Topol E. The Topol review: preparing the healthcare workforce to deliver the digital future. HEE, Leeds [Google Scholar]. 2019.

[2] The UK has sequenced 100,000 whole genomes in the NHS. 2018. Available from: https://www.genomicsengland. co.uk/the-uk-has-sequenced-100000-whole-genomes-in-the-nhs/.

[3] Pitruzzella B. The future of surgery report. England: The Royal College of Surgeons; 2018.

[4] Schwarzenbach HH, Hoon DSB, Pantel K. Cell-free nucleic acids as biomarkers in cancer patients. Nat Rev Cancer. 2011;11(6):426.

[5] Diaz LA, Bardelli A. Liquid biopsies: genotyping circulating tumor DNA. J Clin Oncol. 2014;32(6):579.

[6] Rouchi AH, Mahdavi-Mazdeh M. Regenerative medicine in organ and tissue transplantation: shortly and practically achievable? Int J Organ Transplant Med. 2015;6(3):93.

[7] Jones JR, Brauer DS, Hupa L, Greenspan DC. Bioglass and bioactive glasses and their impact on healthcare. Int J Appl Glas Sci. 2016;7(4):423–34.

[8] Bonalive official website. Available from: https:// www.bonalive.com.

[9] Adams M, Reddy E, McNaboe T. Mastoid cavity obliteration using bonalive bioactive glass. J Laryngol Otol. 2016;130(S3):S15–S6.

[10] Huang H, Xu H, Zhang J. Current tissue engineering approaches for cartilage regeneration: IntechOpen; 2019.

[11] Hentze H, Graichen R, Colman A. Cell therapy and the safety of embryonic stem cell-derived grafts. Trends Biotechnol. 2007;25(1):24–32.

[12] Mao AS, Mooney DJ. Regenerative medicine: current therapies and future directions. Proc Natl Acad Sci. 2015;112(47):14452–9.

[13] Transplant statistics 2019 NHS Blood and Transplant Website. 2019. Available from: https://nhsbtdbe. blob.core.windows.net/umbraco-assets-corp/15720/annual_stats.pdf.

[14] Kobayashi E. Challenges for production of human transplantable organ grafts. Cell Med. 2017;9(1–2):9–14.

[15] Tack P, Victor J, Gemmel P, Annemans L. 3D-printing techniques in a medical setting: a systematic literature review. Biomed Eng Online. 2016;15(1):115.

[16] Gao B, Yang Q, Zhao X, Jin G, Ma Y, Xu F. 4D bioprinting for biomedical applications. Trends Biotechnol. 2016;34(9):746–56.

[17] Dodziuk H. Applications of 3D printing in healthcare. Polish J Cardio-Thoracic Surg. 2016;3:283–93.

[18] E-NABLE. Enabling the future E-NABLE website. 2019. Available from: https://enablingthefuture.org.

[19] Mohammed M, Tatineni J, Cadd B, Peart P, Gibson I, editors. Applications of 3D topography scanning and multi-material additive manufacturing for facial prosthesis development and production. Proceedings of the 27th Annual International Solid Freeform Fabrication Symposium; 2016.

[20] Nuseir A, Hatamleh MM, Alnazzawi A, Al-Rabab'ah M, Kamel B, Jaradat E. Direct 3D printing of flexible nasal prosthesis: optimized digital workflow from scan to fit. J Prosthodont. 2019;28(1):10–4.

[21] Malik HH, Darwood ARJ, Shaunak S, Kulatilake P, El-Hilly AA, Mulki O, et al. Three-dimensional printing in surgery: a review of current surgical applications. J Surg Res. 2015;199(2):512–22.

[22] Witowski JS, Pedziwiatr M, Major P, Budzynski A. Cost-effective, personalized, 3D-printed liver model for preoperative planning before laparoscopic liver hemihepatectomy for colorectal cancer metastases. Int J Comput Assist Radiol Surg. 2017;12(12):2047–54.

[23] Baskaran V, Strkalj G, Strkalj M, Di Ieva A. Current applications and future perspectives of the use of 3D printing in anatomical training and neurosurgery. Front Neuroanat. 2016;10:69.

[24] Satava RM. The future of surgical simulation. In: Stefanidis D, Korndorffer Jr JR, Sweet R, editors. Comprehensive healthcare simulation: surgery and surgical subspecialties. Cham: Springer International Publishing; 2019. p. 379–87.

[25] Lanese N. New neuroanatomy lab bridges virtual reality, operating room Stanford Medicine News Center. 2018. Available from: https://med.stanford.edu/news/ all-news/2018/03/new-neuroanatomy-lab-bridgesvirtual-reality-operating-room.html.

[26] Pirotte T. Vascular access in the perioperative period. In: Astuto M, Ingelmo P, editors. Perioperative medicine in pediatric anesthesia. Anesthesia, intensive care and pain in neonates and children. Cham: Springer; 2016. p. 285–340.

[27] Vávra P, Roman J, Zonča P, Ihnát P, Němec M, Kumar J, et al. Recent development of augmented reality in surgery: a review. J Healthc Eng. 2017;2017:1–9.

[28] Khor WS, Baker B, Amin K, Chan A, Patel K, Wong J. Augmented and virtual reality in surgery-the digital surgical environment: applications, limitations and legal pitfalls. Ann Transl Med. 2016;4(23):454.

[29] Micali S, Virgili G, Vannozzi E, Grassi N, Jarrett T, Bauer J, et al. Feasibility of telementoring between Baltimore (USA) and Rome (Italy): the first five cases. J Endourol. 2000;14(6):493–6.

[30] Miao Y, Jiang Y, Peng L, Hossain MS, Muhammad G. Telesurgery robot based on 5G tactile Internet. Mobile Netw Appl. 2018;23(6):1645–54.

[31] Greenfield MJ, Luck J, Billingsley ML, Heyes R, Smith OJ, Mosahebi A, et al. Demonstration of the effectiveness of augmented reality telesurgery in complex hand reconstruction in Gaza. Plast Reconstr Surg Glob Open. 2018;6(3):e1708.

[32] Kim SSY, Dohler M, Dasgupta P. The Internet of skills: use of fifth-generation telecommunications, haptics and artificial intelligence in robotic surgery. BJU Int. 2018.

[33] Schlachta CM, Nguyen NT, Ponsky T, Dunkin B. Project 6 Summit: SAGES telementoring initiative. Surg Endosc. 2016;30(9):3665–72.

[34] Rassweiler JJ, Autorino R, Klein J, Mottrie A, Goezen AS, Stolzenburg JU, et al. Future of robotic surgery in urology. BJU Int. 2017;120(6):822–41.

[35] Golden JA. Deep learning algorithms for detection of lymph node metastases from breast cancer. JAMA. 2017;318(22):2184.

[36] Panesar S, Cagle Y, Chander D, Morey J, Fernandez-Miranda J, Kliot M. Artificial intelligence and the future of surgical robotics. Ann Surg. 2019;270(2):223–6.

[37] Hashimoto DA, Rosman G, Rus D, Meireles OR. Artificial intelligence in surgery: promises and perils. Ann Surg. 2018;268(1):70–6.

[38] Diana M, Marescaux J. Robotic surgery. Br J Surg. 2015;102(2):e15–28.

[39] Ludwig WW, Badaan S, Stoianovici D. Robotic systems in urological surgery: current state and future directions. In: Hemal AK, Menon M, editors. Robotics in genitourinary surgery. Cham: Springer International Publishing; 2018. p. 901–8.

[40] Da Vinci Surgery website. 19/12/2019. Available from: https://www. davincisurgery.com/da-vincisystems/ about-da-vinci-systems##.

[41] Chang KD, Abdel Raheem A, Choi YD, Chung BH, Rha KH. Retzius-sparing robot-assisted radical prostatectomy using the Revo-i robotic surgical system: surgical technique and results of the first human trial. BJU Int. 2018;122(3):441–8.

[42] Thomas K. Wanted: a WhatsApp alternative for clinicians. BMJ. 2018;360:k622.

[43] Fuentes MR. Cybercrime and other threats faced by the healthcare industry.

[44] Salas-Vega S, Haimann A, Mossialos E. Big data and health care: challenges and opportunities for coordinated policy development in the EU. Health Syst Reform. 2015;1(4):285–300.

[45] Wyssusek KH, Keys MT, van Zundert AAJ. Operating room greening initiatives-the old, the new, and the way forward: A narrative review. Waste Manag Res. 2018;37(1):3–19.

[46] Dullet NW, Geraghty EM, Kaufman T, Kissee JL, King J, Dharmar M, et al. Impact of a university-based outpatient telemedicine program on time savings, travel costs, and environmental pollutants. Value Health. 2017;20(4):542–6.

相 关 图 书 推 荐

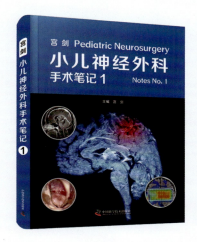

主编　宫　剑

定价　118.00 元

宫剑教授专注于儿童颅内肿瘤及各类先天性疾病外科治疗近 20 年，带领团队每年完成手术千余例，无论数量及质量均达到国际先进水平。本书上篇从每年千余临床病例中精心挑选出 50 例典型病例，详细介绍了患儿的主诉、临床症状和体征、术前术后影像学特点、手术操作要点、术后病理及蛋白基因检测结果、术后转归等，结合国内外最新研究进展，总结出该病种的治疗经验与手术体会，下篇则汇总了宫剑教授自 2020 年 6 月以来接受神外新媒体的多次访谈，就小儿神经外科常见疾病天坛诊疗规范进行了详细解读。本书是第一手临床资料的总结，实用性强，适合作为日常临床诊疗工作的参考资料，也适合广大患儿家长参考阅读。

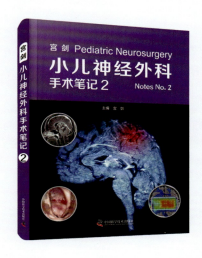

主编　宫　剑

定价　118.00 元

本书由北京天坛医院小儿神经外科主任宫剑教授主编，是继《宫剑小儿神经外科手术笔记 1》之后，宫剑教授及其团队"十年十部手术笔记"出版计划中的第 2 部。宫剑教授专注于儿童颅内肿瘤及各类先天性疾病外科治疗近 20 年，带领团队每年完成手术千余例，数量及质量均达到国际先进水平。本书上篇为每年千余例临床病例中精心挑选的 50 例典型病例，详细介绍患儿的主诉、临床症状和体征、术前术后影像学特点、手术操作要点、术后病理及蛋白基因检测结果、术后转归等，结合国内外最新研究进展，总结出该病种的治疗经验与手术体会。下篇则汇总了宫剑教授及马振宇主任接受神外新媒体的最新访谈，就部分病例的天坛诊疗规范进行了详细解读，对小儿神外的历史进行了系统回顾。本书是第一手临床资料总结，实用性强，适合作为日常临床诊疗工作的参考资料，也适于广大患儿家长参考阅读。

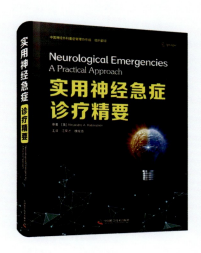

原著　[美] Alejandro A. Rabinstein

主译　江荣才　魏俊吉

定价　198.00 元

本书引进自世界知名的 Springer 出版社，是一部有关神经急症的实用诊疗著作。全书共 20 章，涵盖了急诊遇到的大多数神经急症，包括急性昏迷、头痛急症、癫痫发作及持续状态、各种急性脑血管疾病、大脑和脊髓创伤、肿瘤、中枢神经系统重症感染，以及药物引起的神经急症等，同时纳入了急诊神经眼科和急诊神经耳科这两个对非专科医师具有挑战性的领域，重点聚焦于神经急症的诊疗方法，同时提供诊断要点、治疗重点、预后概览、要点总结等关键内容，可帮助急诊医师迅速掌握神经急症诊断和治疗的相关知识及技能。本书内容系统、图文并茂，对神经急症的诊断治疗有很强的指导作用，适合广大神经内科、神经外科及急诊科相关医师阅读参考。

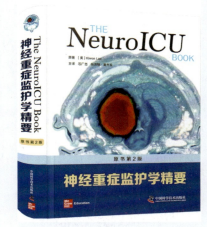

原著 [美] Kiwon Lee
主译 石广志 张洪钿 黄齐兵
定价 280.00 元

本书引进自世界知名的 McGraw-Hill 出版集团，由得克萨斯大学医学院著名神经重症医学专家 Kiwon Lee 教授倾力打造。本书为全新第 2 版，在 2012 年初版取得巨大成功的基础上修订而成。本书不仅对神经重症患者遇到的各种大脑及脊髓状况进行了介绍，而且还对神经疾病伴发各种器官功能不全和衰竭的处理进行了详细的阐述。本书保持了前一版以病例为基础的互动式风格，并对患者接受干预措施后可能发生的不良反应给出了实际建议，还特别向读者展示了遇到意外情况时的应对方案。

本书着重强调临床实践，针对神经重症监护病房的大量真实病例，通过流程图、表格、示意图、照片、文献追溯和关键知识点来进一步阐明分析，图文并茂，通俗易懂，不但对神经重症监护病房的医护人员有重要的指导意义，还可供神经内、外科一线临床医生工作中阅读参考。

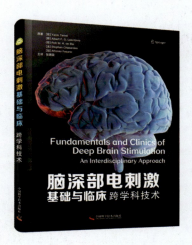

原著 [荷] Yasin Temel 等
主译 张建国
定价 158.00 元

本书引进自世界知名的 Springer 出版社，是一部介绍脑深部电刺激（DBS）相关理论和实践的专业参考书。书中所述融合了不同国家不同学科的专家意见，提供了适合 DBS 治疗的神经及精神性疾病的发病机制、脑解剖与功能、症状学方面的最新见解，涵盖了刺激方案的基本概念和最新概念，以及必要的硬件和软件知识等内容，还对特定患者的管理技巧和 DBS 治疗策略进行了总结。本书内容系统全面，深入浅出，图表明晰，非常适合 DBS 领域各层次的神经外科医师参考阅读，亦可作为多学科团队中该领域学者的案头参考书。

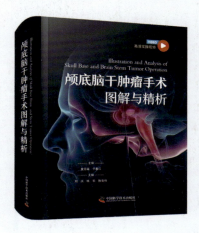

主编 刘 庆 杨 军 陈菊祥
定价 398.00 元

本书精选了中南大学湘雅医院神经外科近 10 年手术治疗各种颅底脑干肿瘤的典型病例与疑难病例。作者从理论到实践，对相关解剖病理特点及手术操作技术进行了系统阐述。全书共 12 章，先从解剖与病理视角宏观阐述了颅底脑干肿瘤的分类与特点，提炼了颅底脑干手术的微创理念与要点；然后详述了颅底脑干肿瘤的经典与复杂手术入路的相关要领；此外，还结合翔实的临床病例资料，全面介绍了各种颅底脑干肿瘤临床治疗的手术策略与技术要点，并细致记录了术者对相关微创手术的心得体悟。本书内容贴近临床，图文相得益彰，非常适合神经外科医生及相关医学生在临床实践中借鉴参考。

出版社官方微店